U0350612

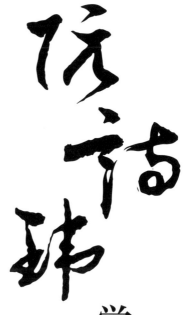

阮诗玮

RUAN
SHIWEI

XUESHU JINGYANJI

学术经验集

主　编　丘余良　阮诗玮
副主编　王建挺　许勇镇
编　委（按姓氏笔画顺序）

王建挺	丘余良	叶彬华	白发臣	阮诗玮	阮杏林	许勇镇	许　琦	许艳芳
任文英	陈锋斌	李述捷	李大治	吴　艺	何晓琪	余永鑫	陈雅文	陈晓玲
陈婷婷	陈丽萍	陈嘉嘉	张丽霞	杨爱国	郑敏麟	郑登勇	林丽贞	林冰菲
林文云	周　楚	周少峰	高　亮	骆杰伟	赵爱萍	赵凯彬	赵文婷	施怡宁
俞　跃	曹　慧	章娟娟	谢灯飘	雷黄伟				

海峡出版发行集团　福建科学技术出版社
THE STRAITS PUBLISHING & DISTRIBUTING GROUP　FUJIAN SCIENCE & TECHNOLOGY PUBLISHING HOUSE

图书在版编目（CIP）数据

阮诗玮学术经验集 / 丘余良，阮诗玮主编. —福州：建科学技术出版社，2021.10
ISBN 978-7-5335-6524-4

Ⅰ.①阮… Ⅱ.①丘… ②阮… Ⅲ.①肾病（中医）–中医临床–经验–中国–现代 Ⅳ.①R256.5

中国版本图书馆CIP数据核字（2021）第152274号

书　　名	阮诗玮学术经验集	
主　　编	丘余良　　阮诗玮	
出版发行	福建科学技术出版社	
社　　址	福州市东水路76号（邮编350001）	
网　　址	www.fjstp.com	
经　　销	福建新华发行（集团）有限责任公司	
印　　刷	福建新华联合印务集团有限公司	
开　　本	787毫米×1092毫米　1/16	
印　　张	21.5	
插　　页	4	
字　　数	428千字	
版　　次	2021年10月第1版	
印　　次	2021年10月第1次印刷	
书　　号	ISBN 978-7-5335-6524-4	
定　　价	168.00元	

书中如有印装质量问题，可直接向本社调换

阮诗玮 简介

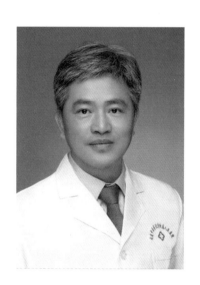

阮诗玮，男，汉族，1960年3月生，福建周宁人，毕业于福建中医学院和美国 *Fairleigh Dickinson University*，第二届福建省名中医，第六批全国老中医药专家学术经验继承工作指导老师，福建中医药大学附属人民医院主任医师、教授、博士研究生导师。

现任中华中医药学会特聘副会长、中华中医药学会肾病分会顾问。曾任宁德地区中医院医师、主治医师，福建中医学院附属人民医院（福建省人民医院）主治医师、副主任医师、主任医师，中华中医药学会常务理事及其肾病分会副主任委员，中国中西医结合学会常务理事，福建省中医药学会会长，福建省中西医结合学会名誉会长。国家自然科学基金同行评议专家、国家重点专项课题和国家科技奖评审专家。

现任全国政协委员、民盟中央常委、福建省政协副主席、民盟福建省委会主委。曾任福建中医学院附属人民医院副院长、院长，福建省卫生厅副厅长，福建省政协科教文卫体委副主任，福建省卫计委副主任，福建省计生协会常务副会长。

从事中医临床工作近40年，擅长肾脏病诊治，创立了以病理为基础，以症候为先导，根据体质之不同、时令之变化、运气之顺逆，辨病与辨证相结合，中西医结合的肾脏病多维周期诊疗体系。研制的保肾口服液、益肾降浊颗粒、益肾降糖饮、益肾清浊口服液、已金排石颗粒、尿感合剂、暑热晶等制剂，取得了良好的临床疗效。全国各地患者及东南亚、欧美等华人华侨纷纷前来求治。临证主张"六看"：一看天（天气情况、五运六气）、二看地（地理环境、水土方宜）、三看时（时令季节、疾病时段）、四看人（体质禀赋、心理状况）、五看病（包括中医的病和西医的病）、六看症（四诊症候），综合分析，审证求因，辨证论治。发表学术论文200余篇，主持和参与国家级、省部级、厅级课题20余项，主笔、编著、主编或主审《桐山济生录》《上卿济生录》《寒湿论治》《福建医学史略》《福建历代名医学术精华》《福建历代名医名著珍本精选（第一、二、三卷）》《农村常见病中医诊疗》等著作。获得奖励：2012年获中华中医药学会科学技术奖三等奖1项，分别于2012年、2013年获中国中西医结合学会科学技术奖三等奖2项，分别于2001年、2002年、2012年、2013年获福建省科技进步奖三等奖5项和1987年获宁德地区科技进步奖三等奖1项，2011年获中国中西医结合学会第二届中西医结合贡献奖，分别于2011年、2013年获福建医学科技奖二等奖2项。

丘余良 简介

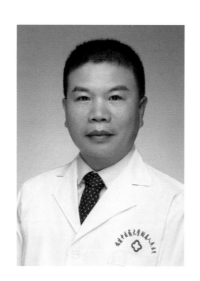

　　丘余良，男，福建上杭人，1971年12月生。福建中医药大学附属人民医院肾病科副主任，主任医师，副教授，硕士研究生导师。福建闽山中医肾病学术流派传承工作室、阮诗玮福建省名中医传承工作室负责人。

　　现任中华中医药学会肾脏病分会委员、福建省中西医结合学会常务理事、福建省中医药学会肾脏病分会副主任委员、福建省中西医结合学会肾脏病分会常委、福建省医师协会肾脏内科医师分会常委。

　　1995年毕业于北京中医药大学，长期从事中西医结合肾脏病临床及基础研究。主编、参编学术专著5部；主持国家中医药管理局课题1项、省厅级课题7项；发表学术论文20余篇。擅长中西医结合诊治各种原发及继发性肾脏疾病、血液透析及内科疑难杂症。

王序

　　我案头常置阮诗玮教授的两本书，一本是他13年前（2008年）送我的《寒湿论治》，该书不仅对寒湿合邪特征表述精当，而且对寒湿与伤寒，寒湿与湿邪，寒湿与湿热条分缕析、至为详明。全书以三焦辨证为纲，旁征博引，圆机活法，立法详备，尤为贵者；对寒湿证之发病，结合体质因素，治疗思路与强调体质个体差异，多有见解。2017年又赠我《上卿济生录》一书，对林上卿先生的临证经验、方药应用、医案医话和盘托出。其中林老治疗慢性肾炎尿毒症、肝硬化腹水的经验及临床运用乌头汤、上焦宣痹汤等方的经验皆匠心独用、启悟良多。于是我对阮教授的书倍感亲切、实用。去岁金秋我去福建讲学，阮教授安排我们在一间茶楼相聚。品茗之中，一则忆别来风雨，一则说他本人及其弟子正在整理《阮诗玮学术经验集》，别后数月，书稿既成，即将付梓，十分欣慰。

　　阮诗玮教授是福建省名中医，也是全国老中医药专家学术经验继承工作指导老师。他的行医经验和学术成果值得进一步总结梳理、参考学习。《阮诗玮学术经验集》书稿阅后，我深感此书涵盖了他的学术思想、临床经验、常用方药、医案医话，以及近年来的研究成果、专业论著等，内容十分丰富。该书病症结合，汇通中西。学术理论方面，"中医肾病诊疗体系""六看诊疗模式""矫枉平衡学说""主导病机论"等研究成果，令人耳目一新；临床经验方面，翔实论述了从三焦正邪辨治各类肾脏疾病的思路与方法，为后学者提供借鉴和启示；处方用药方面，经方时方共举，不偏不倚，既体现了他选方遣药之特色，又体现其勤于总结开发验方的特点。《阮诗玮学术经验集》还处处彰显着"融汇古今，博采众长，由博返约，大道至简，行走实地，仰望星空"之精神，尤值赞颂。

名老中医药专家是中医药文化传承的重要载体，他们的学术思想和临床实践，代表着中医药发展的当代水平。做好名老中医药专家相关经验的整理工作，是落实习近平总书记重要指示批示精神，推动中医药有序传承、创新发展的重要途经。借《阮诗玮学术经验集》一书出版之机，呼吁广大中医药同仁继续秉承大医精诚理念，深入挖掘祖国医药宝藏，切实做到传承精华、守正创新、精勤不倦、久久为功，努力推动中医药事业薪火相传、发扬光大，努力为人民谋福祉，为中华文明传承做贡献。

是为序，并与同道们共勉之！

中国工程院院士
国医大师
北京中医药大学终身教授　　王琦

辛丑年孟夏于北京

前言

PREFACE

　　阮诗玮老师自小立志为医，以治病救人为初心。阮师于 1977 年考入福建中医学院，系统地学习中医和现代医学课程。1982 年分配到宁德地区中医院工作，开始从事内科临床工作。1983 年底开始他师从福鼎名中医林上卿，作为助手从事门诊和病房查房工作，同时主笔整理林老的临床经验成《桐山济生录》。1990 年调到福建省人民医院（今福建中医药大学附属人民医院）从事肾内科工作。尽管阮师从 2000 年起也从事行政工作，但是他仍然一如既往地坚持门诊和查房，以临床和授徒为乐。

　　阮师从医近四十载，传承精华，创立新说，格物致知，精勤不倦，勤求古训，博采众方，继承了福建省多位著名老中医经验，开创了闽山学派——福建闽山中医肾病学术流派。他擅长中医、中西医结合诊治肾脏病及各科杂病。早在大学实习期间，他就提出了"六看"中医诊疗模式。至 20 世纪 90 年代末，经过多年的实践，他创立了以病理（机）为基础，以症候为先导，根据体质不同、时令变化、运气顺逆，辨病与辨证中西医结合肾病多维周期诊疗体系。他提倡从宏观思辨，从微观着手，是其"六看"理论在中医肾病领域的具体运用。从医至今，他培养博士、硕士研究生 86 人，发表学术论文 200 余篇，获得奖励 12 项，主笔、主编、编著、主审著作 9 部，研发院内制剂 6 种。

　　由于阮师的学术思想和临床经验分散于各类学术期刊和专著中，为了更好地传承和总结阮师的学术思想和临证思维，阮师率弟子丘余良、王建挺、许勇镇及师门同窗，收集既往的著述及跟师学习心得，加以整理，编纂成本书，以飨同道并惠及广大患者。

全书共 8 章，内容包括阮师的主要学术思想和观点、中医肾病临证经验、临证习用方药，并附临床验案与论文、论著选辑。本书包含了阮师治学、行医近四十载的主要学术成果及重要临证经验，具有较好的理论研究和实际应用的参考价值，并根据国内外肾脏病研究进展对学术经验进行更新与探讨，力求做到内容详实，叙述简洁，通俗易懂。

本书能够付梓，要感谢同门的大力支持和帮助；感谢福建中医药大学附属人民医院重点专科办公室的大力协助；感谢福建省卫生与健康委员会、福建省中医药管理局对福建闽山中医肾病学术流派传承工作室、阮诗玮福建省名中医传承工作室的资助，感谢国医大师王琦院士百忙中为本书作序！

由于我们学术水平有限、临床经验不足，对阮师的学术思想和临床经验总结难免粗浅，部分内容可能存在一些失当之处，敬请读者原谅并提出宝贵意见，以便我们在今后的著作中纠正并加以改进。

丘余良

2021 年 5 月于福建中医药大学附属人民医院

目录
CONTENTS

第四章 97

常用方剂

第五章 124

常用特色中药

第七章　　　　　　　　　　　　　　　　　　　212

论文选辑

第一章 阮诗玮的中医之路

少时的阮诗玮家住卫生院附近，多次目睹患者的病痛，尤其是邻居小玩伴被哮喘夺走了生命，对他触动很大，于是便萌生了要做一名医生治病救人的念头。小时候，他自己难免患过感冒发热之类的病症，医生给他开西药打针，他拔腿就跑，母亲只好带他看中医服中药。每逢路过卫生院，他都要闻一闻中药房溢出的香味。有一年春节前，他洗脚时因水太热，脚上的冻疮被烫伤而感染，寒战高热，足红肿热痛，除夕夜家庭团聚，他都无法上桌吃饭。其母上菜园采了一把萝卜叶，加一撮盐巴，捣烂后，敷于疮处，足之热痛立减，红肿渐消，寒热减轻，不几日而愈。还有一次他磨砍柴刀时，不慎将手腕割开了三四厘米，他捂着伤口，径直跑到卫生院对面一位有止血中草药的大妈家里，大妈给他敷上草药粉，鲜血即止，不久自然愈合。上初二那年，不慎摔倒，手腕脱臼，还是一位女中医给他复的位。1977年底恢复高考，考虑到西医招生多，录取概率高，他第一志愿报福建医科大学医疗系。由于种种原因，他成为一名中医系（福建中医学院1978年11月从福建医科大学分出复办）77级的本科生。也许，这就是他与中医药的缘分吧。

福建中医学院中医系77级的教学安排，是先上好西医课程并短期实习后，才开始上中医课程。由于中小学时期的现代教育和入学头两年的西医学习，使得他读中医的开头，比较费解与费劲，如入云里雾里，朦朦胧胧，但他有一个信念，既然作为一名中医学生，将来要用中医医术治病救人，就得把这门学科学好。该读的读，该背的背，不论理解与不理解，先记下来再说。与读西医时一样认真，字斟句酌，向老师请教，和同学讨论。教室、寝室、食堂、图书馆四点一线，日复一日，是那一代大学生的生活写照，点滴时间都舍不得浪费，全身心投入学习，因为他们深感学习机会难得，祖国迫切需要一代代真才实学的知识分子。除了学好24门必修课外，他还选修自学了《脾胃论》、温病学派主要代表作、汉语修辞学、中国历史、古汉语、地理学、逻辑学、自然辩证法、医学气象学、免疫学、统计学、高等数学等。

由于"77级"的光环，放假期间许多乡亲就找他诊治疾病，学了中医药学后，治病疗效显著提高，他对中医越发充满兴趣与热爱。记得老家邻村一位患甲型肝炎的14岁学生，医者予茵陈蒿汤等治疗3个月，患者越来越疲劳，转氨酶等也越来越高，听说阮诗玮放假回家，便求治于他。他见该学生面色苍黄无华，舌淡胖有齿痕，苔灰滑腻，脉迟缓，予附子理中汤加茵陈，立刻见效。如此等等，不胜枚举。

1981 年医学界出现诽谤中医不科学和反对中西医结合的论调,学校召开一个关于"中医现代化"的讨论会,他作了"中医是一门来自实践的科学,中医现代化不能舍近求远,中西医结合是中医现代化的基础"的发言,博得好评。撰写《中医是一门来自实践的科学》的文章发表于当年校内刊物《求索》,勇敢地与错误思潮作斗争。

1981 年暑假伊始他被安排到宁德地区第一医院(现闽东医院)实习。实习期间,多次登门求教闽东名老中医陈荫南"尺后脉"与"六和汤"等;在院接触了大量急危重症患者,并在带教医师的信任嘱咐下,开展中西医结合诊治,常取得较好疗效,使自己深受鼓舞,增强了信心。如一例 40 多岁女性尿毒症患者,血肌酐高于 12mg/dl、代谢性酸中毒、低钙抽搐、恶心时吐,时有神经精神症状,可闻及心包摩擦音,舌淡苔白,舌边有瘀点,脉弦细,他选用二仙汤加益气健脾、活血祛瘀等中药治疗,患者症状日渐好转,血肌酐下降,月余可以出院。1982 年初夏,福建中医学院教务处考核小组到实习医院考核实习生,面试时问道:一年的实习即将结束,你有哪些体会?他回答道:要开好一张中医的处方必须"六看":一看天(天气情况、五运六气)、二看地(地理环境、水土方宜)、三看时(时令季节)、四看人(体质禀赋、心理状况)、五看病(包括中医的病和西医的病)、六看症(四诊症候),综合分析,审证求因,辨证论治。这是他至今仍然长期坚持并践行的主张。

1982 年夏,他大学毕业分配到宁德地区中医院工作,由于该院正在兴建,他寄在宁德地区第二医院(现宁德市医院)上班,轮转了内科、儿科、中医科等科室,以麻杏石甘汤和葶苈大枣泻肺汤化裁治疗小儿肺炎并心衰、用"汗法"治疗夏季热、芳香散寒开窍治疗病毒脑(为此,首次提出了"寒湿凝闭心包证")、用干姜甘草汤治疗"肺部占位"咯血等疗效甚好。工作期间,他向黄农老中医求教中风的中医诊治经验,感到临床上中西医取长补短有机结合,可以明显提高急危重症的救治效果。每次轮到他出门诊,他都认真诊察患者,客观收集临床资料,并以"六看"思辨,抓住主导病机,审因辨治,开好处方,疗效甚佳,不超过 4 个月,门诊患者比肩继踵,医务科汤科长称赞他:"年轻医生很棒!门诊病人很多。"

1983 年 11 月,根据林上卿老中医的申请,宁德地区中医院派他到福鼎作为林老的助手,负责跟随林老在福鼎县中医院的门诊,参加县医院、县中医院危重疑难病症的中医会诊和桐山卫生院住院部的查房工作,同时,整理林老的临床经验。林老用大陷胸汤加味成功救治一例绞窄性膈疝,令他十分振奋。林老治急危重症常选仲景之方,并擅用大剂量中药,而对于杂病,林老用药剂量并不重,选的也是一般常用方剂。当时,阮诗玮体会到邪盛病急,非大剂量无以挫其势,其药之毒,则邪抵之,邪不盛,则正为伤;诸脱之危症,则当大剂回阳固脱之品;而杂病者,往往正虚邪恋,阴阳偏颇,数邪错杂,纠缠侵蚀,则当耐心周旋缓图。他将林老的经验整理成《桐山济生录》,博得刘渡舟、姜春华、俞慎初等中医名家的好评,获宁德地区科技进步三等奖,该书后以《上卿济生录》出版。

阮诗玮的家乡周宁县是福建省海拔最高的县，地处鹫峰山脉东麓，气候寒冷潮湿，年降雨量达 2070mm，常常浓雾缭绕，尤以春季为甚，冬春长而夏季短，福建人称那里是"天然的空调城"。当地人多病寒湿，煎"龙牙头"（亦称"寒草"、脱力草"）汤内服，外浴"坑荃"（石菖蒲连根叶）熬汤以驱之。长辈们经常提到寒湿，使"寒湿"这个词，从小就在他的脑海里留下了深深的烙印。进入大学后，学习中医课程时，他开始注意到寒湿的概念及其致病特点和辨治措施，涉猎古今医家之论述。如《素问·调经论》曰："寒湿之中人也，皮肤不收，肌肉坚紧，荣血泣，卫气去。"《素问·六元正纪大论》谓："寒湿之气，持于气交，民病寒湿，发肌肉痿，足痿不收，濡泻，血溢。"又："感于寒湿，则民病身重胕肿，胸腹满。"又："感于寒，则病人关节禁固，腰脽痛，寒湿推于气交而为疾也。"明·李梴《医学入门》卷五："久处卑湿，雨露浸淫，为湿所着，腰重如石，冷如水，喜热物熨。不渴便利，饮食如故，肾着汤加附子；停水沉重，小便不利，五苓散、渗湿汤。"明·秦景明《症因脉治》卷三："寒湿腹胀之证，身重不温，手足厥冷，腹胀无汗……"又："寒湿身肿之证，身重身痛，足胫冷，胸满闷，遍身肿……"卷四："寒湿痢之证，初起恶寒发热，身痛头疼，呕吐不食，不作渴，痢下脓血，或下黑水，腹反不痛。"清·吴坤安《伤寒指掌》卷四："脉沉迟而濡，身无热，但吐泻，口不渴，小水清利，身痛重着，或手足肿痛者为寒湿，宜分渗兼温中，胃苓汤加炮姜、木瓜，重者，加附子。"清·翁藻《医钞类编》卷五："寒湿头痛，首如裹，面如蒙，恶风恶寒，拘急不仁……宜苍、朴、紫苏之属。寒湿头痛，眩运，渗湿汤；湿气在表，头重，羌活胜湿汤。"清·吴瑭《瘟病条辨》："寒湿伤阳，形寒脉缓，舌淡，或白滑，不渴，经络拘束，桂枝姜附汤主之。"清·雷丰《时病论》："夫寒湿之为痢也，腹绵痛而后坠，胸痞闷而不渴；不思谷食，小便清白，或微黄，痢下色白，或如豆汁，脉缓近迟之象，宜用温化湿邪法加木香治之。"等。然而，前人并未系统完整地论述寒湿，没有形成寒湿病的病因、发病、病理变化、辨证论治及其转归等完整系统的理论，不便于后人全面地、系统地认识寒湿病，从而影响临床疗效。因而，他便留心于此，欲著《寒湿论治》一书，期望完成前人之未尽，便于来者更好地全面认识和辨治寒湿。

大学毕业后，他开始全面收集有关寒湿病症的临床资料，并拜访了一些老中医，如黄农、汪济美等老先生等。跟随林上卿老中医期间，他向林老谈了欲著《寒湿论治》的想法，林老认为很有必要，并表示其行医以来诊治寒湿病例颇多，可以回顾收集入书。于是，阮诗玮便动笔著书，到 20 世纪 80 年代后期初稿完成。该书详细叙述了寒湿的病因、病机、辨证论治和理法方药。以三焦和正邪辨证为纲，综合运用六经、脏腑、四层（卫气营血）辨证等辨证方法，从而明确寒湿的病变部位，了解病理变化，分析病势传变，认识病性转变，预测病证预后，归纳病候表现，分上、中、下三焦不同经脉脏腑，列其证候特点，析其理，陈其法，选其方，示其案，使读者一目了然，用以指导寒湿病的临证辨治。

1984 年 6 月宁德地区中医院开诊后，阮诗玮轮转了中医心血管、呼吸、神经、消化等科室，1987 年定肾脏病内科专业，并选送中山医科大学附属第一医院肾内科进修学习；

1990 年调到福建省人民医院（福建中医药大学附属人民医院）从事肾内科工作。经过多年的实践，至 20 世纪 90 年代末，他创立了以病理（机）为基础，以症候为先导，根据体质不同、时令变化、运势之顺逆，辨病与辨证中西医结合肾病多维周期诊疗体系。提倡从宏观思辨，从微观着手，是其"六看"理论在中医肾病领域的具体运用。他认为慢性肾脏病病情复杂，病机繁芜，应从宏观思辨，微观入手，辨清病因、病位、病性、病势以推导出疾病的主导病机，需综合运用三焦、四层、六经、脏腑、正邪辨证法进行辨证。三焦、四层、六经辨证意在指明病变部位，脏腑辨证则是病位的进一步细化。正邪辨证则分析了正气与邪气所处状态（病性与病势），以知扶正祛邪之主次，温清消补之选择。正气辨证，则为辨病家正气虚实及体质强弱，如迟冷质多虚寒、倦㿠质多气虚、腻滞质多痰湿、晦涩质多血瘀、燥红质多阴虚内热；邪气辨证主要辨清外感及内生病理产物，外感包括六淫乖戾邪气，内生病理产物包括气滞、血瘀、痰湿、火郁、寒湿、湿热、浊毒、宿食内积等。

　　阮诗玮认为矫枉平衡是机体达到"动态平衡"的普遍存在的生理现象，矫枉失衡是病理变化的一个基本过程，矫枉失衡可由矫枉无力、矫枉过正、矫枉生枝所造成，矫枉失衡的防范是治疗的一个重要组成部分。他还认为阴阳是八纲辨证之总纲，表里述病位，寒热道病性，虚实析病势，阴阳概括其他六纲，不应与其他六纲并列，因此叫作阴阳六纲辨证为妥。并且，他主张中西医并重，择其善者而从之，不断优化临床诊疗方案，以达到疗效好、副作用小、医源性创伤少、康复时间快、生存质量高、诊疗费用低的临床医学追求目标。他经常说："存在决定原理，而非原理决定存在。坚决摒弃门户之见，坚决摒弃逆认识论的'被殖民者的思维'，坚决反对本本主义、形而上学。不要轻易否定存在，而是一定要尊重存在，探索存在的事物，从而把握其规律，揭示其原理。"我们要充分尊重中医药客观存在的临床疗效，充分发挥其独特优势作用，优化临床诊疗方案，更好地为患者解决病痛服务，更好地实现临床医学目标追求。

　　阮诗玮以"格物致知，精勤不倦"作为座右铭，倡导明白古今，明辨是非，明晰事理。他认为做学问，要从点到面，由寡及多，观表窥里，贯通上下，把握纵横，通内达外，多维视角，融汇古今，博采众长，由博返约，大道至简，行走实地，仰望星空。他创立了闽山学派，拜其师林上卿等为第一代，自置第二代，目前第三代传人 80 余人，第四代传人 60 余人。

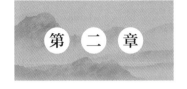

主要学术思想和学术观点

第一节　阮诗玮六看诊疗模式的构建与意义

阮诗玮教授于临床诊疗中总结经验，提出了以病理（机）为基础，以证候为先导，根据体质之不同、时令地域之变化，辨病与辨证中西医结合肾病多维周期诊疗体系，灵活应用于临床，疗效显著。

整体观念和辨证论治是中医学的特色，辨证论治实则是整体观念在解决临床实际问题中的具体运用。为进一步发挥中医优势，阮师提出了六看诊疗模式，涵盖了宏观、中观、微观 3 个层次的内涵。

一、六看诊疗模式的具体内容

1. 看天　《素问·著至教论》云："上知天文，下知地理，中知人事，可以长久。"从中医学的学科属性来说，其具有自然属性、社会属性，是多学科交叉渗透的一个知识体系，人体生长壮老已的生命规律和疾病的发生发展往往与自然界各种物质的运动、变化和发展呈同步性，两者同样受到自然整体气化运动的影响，这种影响的客观存在，衍生出了中医对"看天"的深入研究。所谓"看天"，主要指的是看五运六气、天气情况。

五运六气直接关系到疾病的发生、发展。中医治疗上不乏对五运六气的探讨，如《黄帝内经》强调整体观念，创造性地论述了自然气化与生命气化的密切联系；王肯堂在《医学穷源集》中阐述了人体五脏之气与自然界五运六气变化的关系，并应用大量医案分析解读；陈修园继承张仲景的学术思想，系统整理了历代关于五运六气的观点；现代朱光海等对 2019 年的岁运进行推演，得出乙亥年的运气特点是气盛运衰，天刑之年，告诫时人该年气候极端无常，易耗伤正气。在临床中，分析五运六气指导实际治疗，在指导平人的调摄养生、慢病患者的康复护理等方面，具有独特优势。

现代研究也试图厘清五运六气的机制，杨美娜等认为太阳供给地球热与光，使其产生四季更替，而太阳活动的重要现象是太阳黑子，黑子产生的时空电磁场与疫病的发生关系密切，这对于传染病的预防有重要意义。总之，在临床中应用五运六气学说于诊疗切实有效，然而到目前为止对五运六气学说的探究还只是冰山一角，实现从宏观思维出发考虑人体生长发育、疾病发生发展还有漫长的道路要走，这就需要我们不断完善这一体系。

2. 看地 不同的地域，地势有高低、气温有寒热，在不同地域长期生活的人，就有腠理疏密、体格强弱、饮食喜好的不同。考虑到这些差异，古代医家便提出了"因地制宜"的治疗原则，正如《素问·异法方宜》所言："故东方之域……其病皆为痈疡，其治宜砭石……中央者，其地平以湿……故其病多痿厥寒热，其治宜导引按跷"。

中医师在临床诊疗中应询问患者的出身地及居住环境。其因有二：一是可根据地理环境施治，以外感风寒为例，南方气候温暖潮湿，腠理疏松，阳气易外泄，风寒袭表时慎用发汗力较强的药物，否则易伤阴耗气；北方气候严寒，腠理致密，阳气闭于内，可考虑用麻黄、桂枝一类发汗解表。二是可根据水土方宜施治，如某些山区易发地方性甲状腺肿，东南沿海地区易得足癣等。这些疾病有地方倾向性，诊疗时应适当考虑。因地制宜是诊疗过程中的一个基本原则，讲究地域性，应合理应用药材，切勿生搬硬套，南人北治。

3. 看时 因时制宜是辨证论治中另一个重要的治疗原则。《灵枢·岁露论》云："人与天地相参也，与日月相应也"，指出人体与日月天地相关，要适应其变化。顺应日月天地变化的关键在于探索年月季节、昼夜晨昏对人体功能产生影响的规律，根据规律协助辨治。

人与天时相适应，天时有周期，大致可分为年周期、四季周期、月周期、日周期等。阮师较常应用到的是四季周期和月周期。就时令节气而言，由于气候变化，寒热温凉、干燥湿润变化幅度较甚，对人体的生理、病理影响明显，临床辨证论治大有不同。以咳嗽一证为例，春日风热客肺，方予桑菊饮疏风清热；夏日炎热，暑伤阳气，用清络饮清透暑热，暑多夹湿，用鸡苏散祛暑利湿；长夏湿热偏盛，以清化湿热、宣痹通络为法，方用上焦宣痹汤；秋日燥邪犯肺，温燥宜桑杏汤，凉燥宜杏苏散；冬日治宜宣肺疏风、化痰止咳，常用止嗽散合二陈汤。临床上诸多患者按照四季周期进行诊疗，症状明显改善。就月令而言，每月的月相盈亏变化规律，更多应用于妇科及针灸治疗中。以女子的月经周期为例，在月经周期的不同阶段，阴阳气血周期性地消长，胞宫定期开阖藏泄。因此，在治疗女性患者时，应注重顺应变化规律，调理气血，因势利导。

现代有学者提出"看时"不能流于表面，而应该深入对《黄帝内经》的认识，在自然时间之流中向外寻找生命节律的起因，掌握与自然变化相通的"道法自然"生命规律。正如"其知道者"的古人，不妄作劳，适寒暑、顺阴阳，和于术数，度百岁而去。中医师不仅需要应用周期治疗疾病，更应懂得利用规律指导患者养生，顾护正气，使邪不能犯。

4. 看人 《灵枢·百病始生》有云："风雨寒热，不得虚，邪不能独伤人……两虚相得，乃客其形，两实相逢，众人肉坚"，邪气伤人，形体强盛者不易发病，病之所凑，必于正气所虚之处，且同种邪气客于不同人所虚之处，亦有化热、化燥、化火、夹湿等不同，究其原因，乃个体体质之区别。

阮师于临床中分辨体质禀赋的标准主要是参照匡调元教授的中医体质学说，大体分为正常质、迟冷质、倦㿠质、腻滞质、晦涩质、燥红质 6 种。正常质舌淡红、苔薄白，语音洪亮，目视精明，形体自如，切脉或平、或缓、或长；迟冷质素体虚寒，感邪易寒化；倦㿠质，多气血虚弱，喜静嗜卧，少气懒言，虚邪贼风皆易感之；腻滞质，平素嗜食肥甘厚腻，清阳易困，发为困倦、腹胀、大便黏滞，易阻气机；晦涩质，面色晦暗，瘀阻局部，则见疼痛，瘀阻脉络，则血不循经而见血；燥红质素体阴虚，多舌红少苔脉细，感邪易入里化热。正确地辨别各种体质，能够预知患者感邪和病情发展的倾向性，做到"未病先防，既病防变，已病防传"，并能够正确地指导临床用药。

体质禀赋是各种因素作用于人体的综合结果。其一方面受先天影响，相对稳定；另一方面，它又不是绝对静止的，具有动态可变性，除了前述的天时、地理、时节外，还受性别、年龄、情志等的影响。现代医学能够帮助阐述中医体质学说的机制，丰富中医体质学说的内容，要应用好现代医学工具，推动中医学的发展。

5. 看病 中医学在认识和治疗疾病的过程中，总结疾病全过程的总体属性和规律，归纳出病的定义，即是有特定的致病因素、发病规律和病理演变的一个完整的异常生命过程。中医辨病论治源远流长，《素问·平热病论》云："劳风法在肺下。其为病也，使人强上冥视，唾出若涕，恶风而振寒……以救俯仰，巨阳引"，讲述了劳风病的病位、症状和治法。张仲景的《伤寒杂病论》对 50 多种杂病的病因、病机、证候、治法做了精辟的论述。《神农本草经》提及常山、蜀漆可治疟疾。王梦英的《霍乱论》对霍乱病有深刻见解。历代医家极为重视辨病论治，在辨病查因、辨病用药、辨病用方等方面都取得了一定进展。

阮师"看病"指的是审查中医的病、西医的病。一方面，中医病和西医病可对照着看。中医病名多以"症状性病名"为主，往往体现的是当前急需解决的问题，当疾病发展后，可能转变为另一个中医病，甚则另外一个系统的疾病，其在一定程度上缺乏逻辑连贯性，故可参照相对应的西医疾病，预测疾病的发展可能。另一方面，中医病和西医病应分开看。首先，有些中医病名是特有的，生搬硬套到西医病名显然不可行。《金匮要略》中"狐惑病""奔豚气""阴阳毒"等，便难以对应到西医疾病上。以"百合病"为例，其是由心肺阴虚内热、百脉失和导致的以神志恍惚不定、行动异常为特征的疾病，治以百合为主药而得名，在西医现有疾病体系中，或与精神疾患有关，但仍无法明确挂钩。其次，中医诊疗思路与西医有显著差别，中医讲究整体观念，而西医讲究循证；再者，中、西医在疾病的认知上有本质的差异。中医认为发病与否取决于邪正双方斗争的结果，病性与感受的邪气有关，强调的是"气"，何气所致？西医则更强调"物质"，何物所致？即相对应的检查、检验结果等。

在中医诊疗体系里，辨病论治往往作为辨证论治的补充手段而存在，但是其重要性同样不可轻视。辨病论治有利于进一步认识疾病的性质，把握各种疾病的特殊性，预测疾病的转归。

6. 看证   证是中医学特有的概念，是对疾病发展当前或者一定阶段特点的概括和总结。阮师认为对证与病机的把握是中医治疗疾病的关键。"看证"具有以下两方面的优势：一是治疗更有针对性。针对病因，结合病机，疾病的分类更加清晰，治疗更加有针对性。二是可解决西医无病可辨的问题。中医辨证论治可通过对患者主观上的不适结合舌苔脉象，划分表里寒热虚实阴阳，再推演出病因病机，从而确定选方用药。

《伤寒论》云："观其脉证，知犯何逆，随证治之"。中医辨证论治极具学科特色，临床选方用药时，动态关注证的变化，分清证的主次，分析症状，推演出疾病的病因病机，辨证施治。

▌二、六看诊疗模式构建的意义

六看诊疗模式是全方位、多层次、分阶段的诊疗模式。全方位体现在它诊疗思维的广泛性、整体性，涉及天文、地理、社会、哲学等多学科知识。多层次是指可将该模式分为3个层次：宏观层次的大宇宙概念（天－地－时），中观层次的小宇宙概念（人－病－证），微观层次的微宇宙概念（西医的检验、影像学及病理学）。分阶段是指在临床个案中，既分时间的阶段也分病证的阶段。六看诊疗模式构成了中医临床诊断中新的思维框架。

（1）以整体观念为指导的全方位诊疗模式：整体观念是中医理论体系的两大主要特点之一，其注重人体自身的完整性和人与自然社会环境之间的统一性和联系性。要真正做到整体观，应正确认识各学科与中医的关系：中医"天人合一"的思想理念中"气一元论"的认识论正是来自于哲学派系；人生活在社会环境中，必然会受到社会环境的影响，这就要求医者适当涉猎社会学、心理学、伦理学等内容；现代医学发展迅速，解剖学、生理学、病理学等内容也是中医师的必修课。临床疾病往往是复杂多变的，仅从疾病去治疗，疗效通常难以尽如人意，以整体观念为指导进行诊疗在此方面极具优势。

（2）以系统融合为核心的多层次诊疗模式：中医药的发展是建立在中国哲学的基础上，是形而上的科学，宏观理念贯穿中医诊治疾病的整个过程。现代医学同样对中医学的宏观性做出假想，目前普遍认同的"大爆炸"理论形成人与天地万物的说法，进一步证明了宇宙大环境（天－地－人）对人体的影响。以宏观层面为基底，进一步探讨人体发病的倾向性、病证的特殊性和症候的多样性，层层递进。随着诊疗的深入，微观层面也逐渐被重视，医学的发展促进微观层面不断得到更新、补充，各项医学检查越来越精细、准确。若要建立这样的诊疗模式，须有基本成型的知识框架，考虑周全，层次分明，条理清晰。

（3）以动态个性为导向的分阶段诊疗模式：按两部分分阶段，一是分时间的概念，即前文所述的日月天地变化的规律，于诊疗中辨清周期时间，因"时"治宜。二是病症的阶段，从疾病的基本病机出发进行探讨，可分为正邪俱盛、邪盛正衰、邪去正虚、正盛邪退几个阶段，治疗时便按照实际阶段正确应用扶正、祛邪两种原则。

小结：六看诊疗模式是阮师学习诸家及在数十载的临床诊疗中探索出的一种新型中医诊疗模式，是顺应中医发展的产物。六看诊疗模式需要扎实的基本功，涉猎各知识体系，应用于临床时有效便捷，准确显效。故广泛推广六看诊疗模式，对促进中医理论发展、提高中医诊疗水平有重要意义。

第二节　论矫枉平衡与矫枉失衡

人体以其正反馈的功能形式适应外界环境的变化，以其负反馈的功能形式协调内环境的稳定，以保持"动态平衡"，使身体保持健康状态。正反馈和负反馈实际上是一个矫枉的过程，矫枉平衡是机体与导致失衡因素主动抗争而达到"动态平衡"的过程，是一普遍存在的生理现象，矫枉失衡系指矫枉（主动抗争）无力、过正或节外生枝，而使"动态平衡"遭受破坏的病理过程。

一、矫枉平衡是普遍存在的生理现象

人体生存的外环境和内环境并非静止的，而是不时地在运动变化着的，不断地产生"枉"的情况，与此同时，机体也是不断地在"矫"以达到"动态平衡"。譬如，天空炎热，刺激下丘脑体温中枢，通过神经内分泌的信息传递，使产热减少，散热增加，出现出汗等，以使体温恒定在 37℃ 左右，同时，出汗使血容量下降，则刺激口渴中枢产生口渴的感觉，并使垂体后叶分泌抗利尿激素增加，加上肾素 - 血管紧张素 - 醛固酮系统的作用，使排尿减少，以保持体液的稳定；气候寒冷而出现寒战，使产热增加，散热减少，亦达到衡定体温的作用……这些都是正反馈的过程，是人体对外界环境变化反应的矫枉平衡形式。

在体内，餐后血容量增多，反馈至下丘脑 - 垂体，使抗利尿激素分泌减少，同时，肾素 - 血管紧张素 - 醛固酮系统活性下降，排尿增多，以使血容量稳定在一定的范围。又如，由组织及肠道进入肝脏的胆固醇，大部分在肝内降解为胆汁酸，随胆汁排入小肠，其中小部分降解为胆酸盐从粪中排出，每日约 0.8g，其余大部分被重吸收回肝，形成肝肠循环，从小肠再吸收的胆汁酸能抑制肝内胆汁酸形成，从而调节胆固醇的降解。此外，维持机体的酸碱平衡，主要是通过肾脏排出多余的 H^+，保持血液中 $NaHCO_3$ 的正常含量，从而稳定血液的正常 pH 值，当体液偏酸时，肾脏排出 H^+ 增强，吸收 $NaHCO_3$ 的量增加，使血液的 pH 值保持在一定范围；相反，体液偏碱时，肾脏排出 H^+ 减少，尿中排出 $NaHCO_3$ 量增加，以控制血液 pH 值的上升……不胜枚举，均属负反馈形式的矫枉平衡过程，可见矫枉平衡是普遍存在的生理现象。

祖国医学认为："动极者，镇之以静，阴亢者，胜之以阳"（《类经附翼·医易义》），阴阳的相互斗争，相互制约，亦即"矫枉"，以保持"阴平阳秘"（《素问·生气通天论》）即"平衡"是人体生理活动的基础。五行之间，肺（金）气清肃下降，可以抑制肝阳的上亢，肝（木）的条达，可以疏泄脾土的壅郁，脾（土）的运化，可以制止肾水的泛滥，肾（水）的滋养，可以防止心火的亢烈，心（火）的阳热，可以制约肺金清肃的太过，这是对矫枉平衡生理现象的形象概括。

二、矫枉失衡是病理变化的基本过程

矫枉是机体的一种自卫能力，其目的是达到"动态平衡"，但是，矫枉是要付出代价的，它可造成消耗、衰竭，使矫枉无力，也可因为过于强烈而损害自体，出现矫枉过正，还可节外生枝而出现弊端，使"动态平衡"遭受破坏，亦即"矫枉失衡"，表现出一系列病理现象，它是病理生理变化的一个基本过程。

（一）矫枉无力

矫枉无力可由遗传或疾病造成。在人类的研究中表明，正常血压者的子女每日摄入16g盐一段时期后，血压值无变化，而高血压者的子女，由于肾排钠能力减退，则呈现明显的升压反应……为此之类系遗传导致的矫枉无力。获得性免疫缺陷综合征（AIDS）患者，无力消灭不断在体内产生的突变细胞，而易患癌症；急性心肌炎、心肌梗死的病人不能耐受盐负荷，而容易产生心衰等均属疾病造成的矫枉无力。

另一方面，矫枉是一种消耗的过程，它可使器官功能衰竭而导致失衡。在许多慢性肾脏疾病中，残余肾单位为了保持机体的水、电解质平衡和排除代谢产物，而出现高压力、高灌注、高滤过的"过度滤过"，这是一种矫枉的代偿反应，但是过度滤过可使肾小球毛细血管和系膜造成一系列的损害，加速肾小球硬化。肾小球硬化发展下去又可致肾单位进一步减少，后者使残余肾单位的过度滤过进一步加重和肾单位更严重的破坏。这种恶性循环持续下去，则不可避免地使慢性肾衰竭病程进展加快。贫血的患者，为了保证重要器官的供氧，心脏加快工作，使每分钟心排血量增加，心脏负荷加重，长期可导致心肌肥厚、心力衰竭，而出现一系列矫枉失衡征象，均系不断地消耗所造成。

中医学中，"阴虚则阳亢，阳虚则阴盛"为矫枉无力之失衡，"阴胜则阳病，阳胜则阴病"乃矫枉消耗之失衡。肝火亢盛，肾水涵之，以制约肝火，此时肾水被灼而耗损，久之，呈肝肾阴虚，肝阳上亢之证，系矫枉消耗而致失衡。脾虚之人不能运化水湿，在长夏每为湿邪所侵，而成脾虚湿阻之候，属矫枉无力失衡……

（二）矫枉过正

矫枉过正往往出现于一些免疫功能失常的病人，机体对外来抗原的反应过于强烈，以致在排除外来抗原的过程中，严重地损害了自体，如急性、亚急性重型肝炎。临床治疗亦是矫枉的过程，以达到动态平衡的目的，但是治疗过当，则产生矫枉失衡，如休克患者扩容过量，出现心衰肺水肿，抗凝过度而产生的出血，利尿过度出现血容量不足、电解质紊乱等。中医方面如阳热之证，叠进寒凉，致中阳戕伤，阴虚患者用大剂滋腻之品，而碍中土之健运，致脘腹满闷等，以上系治疗中的矫枉过正。

（三）矫枉生枝

矫枉生枝即矫枉的过程中出现节外生枝，引起新的失衡。1972 年 Bricker 提出了"有得即有失论"（trade off theory）用以解释慢性肾功能不全的病理机制，实际上是一种矫枉生枝的现象。

Bricker 认为，血磷在慢性肾衰竭时浓度常升高，其程度和肾小球滤过率的下降成比例。主要由于肾小球滤过率下降，磷酸盐滤过减少，从而使血磷浓度上升，后者引起血钙离子水平下降，刺激甲状旁腺激素分泌，抑制肾小管上皮细胞对磷的重吸收，使血磷浓度下降。但由于肾单位的进一步破坏，血磷会再度升高，致使甲状旁腺激素分泌更多。由此可见，在慢性肾衰竭的早期，钙磷代谢虽然在相当长的时间内维持了平衡，但是是以血中甲状旁腺激素水平的升高为代价的。该激素作用于骨骼破骨细胞膜表面受体后，使腺苷酸环化酶活化，从而形成环 3'5'AMP，促使钙离子容易从细胞外（即骨质中）转入细胞内。环 3'5'AMP 能使细胞内氢离子浓度提高，同时刺激溶酶体内各种酶合成与释放，从而使氢离子与释放的溶酶体酶作用于骨骼基质，使骨钙溶解。持续性甲状腺功能亢进，是造成骨营养不良的重要原因。除了对骨骼系统产生影响外，高浓度甲状旁腺激素能使脑钙含量增高，可能与尿毒症中脑电图异常有关，甲状旁腺激素也可能是产生尿毒症周围神经病变有关原因之一，对造血系统也有影响，产生贫血；钙磷沉积过高，使转移性钙化易于形成。此外，它和酸中毒、消化道溃疡形成、阳痿、瘙痒、心肌病等的产生均有关系。Bricker 还指出，尿毒症时机体为排出体内积聚的钠盐，利钠激素分泌增多，该激素不但对肾小管细胞，且对其他组织的钠转运作用也有影响，特别是脑细胞、红细胞等，从而产生细胞水肿及功能异常。

自由基学说是 20 世纪 80 年代生物医学的里程碑，炎症反应时，通过活化磷酸己糖旁路使葡萄糖消耗增加，出现"呼吸爆发"（respiratory burst），伴随前列腺素的生物合成和释放，以及吞噬细胞溶解时形成的 $\cdot O_2^-$、H_2O_2、$\cdot OH$、$'O_2$ 等活性氧，后者对细菌有细胞毒作用，并能灭活病毒，此即氧自由基参与清除微生物，此外，它们还能清除免疫复合物。然而，氧自由基过多对机体也有危害，尤其是 $\cdot OH$，它是氧化能力很强的自由基，对体内的碳水化合物、氨基酸、核酸、多不饱和脂肪酸（PUFA）均可使之氧化。其作用的代谢环节、部位、组织和细胞成份不同，就表现为不同的疾病。如攻击敏感的酶及电子传递系统，使三羧酸循环的代谢步骤受到干扰以至破坏，从而使能量合成代谢障碍，进一步干扰细胞膜及细胞器的功能与结构，攻击 DNA 或 RNA，使细胞突变，造成癌变和子代畸形，作用于线粒体膜，微粒体膜及溶酶体膜，引发更多的自由基反应而产生更多新的自由基，进而损伤更多的细胞；作用于结缔组织基质中的黏多糖，促进关节炎的发生。这也是矫枉生枝的病理过程。此外，急性肾小管坏死时的"管球反馈"，肾盂肾炎的肾小管坏死与免疫的关系等均属矫枉生枝。

中医临床可见脾土壅滞患者，肝来疏土，日久影响肝之本脏功能，出现木郁之象，如慢性胃炎患者常常有之。高血压早期多为肝阳上亢，心火亢盛，此时肾水上济以制约心肝之火，而使肾精耗损，阴损及阳，晚期可见肾阳亏虚不能化气行水而出现水肿等。这既是矫枉消耗，亦是矫枉生枝。在治疗上用黄芪益气而出现脘胀，柴胡之劫肝阴，糖皮质激素治疗变态反应性疾病等而出现类库欣综合征等，均属矫枉生枝现象，是临床所不期望的。

三、矫枉失衡的防范

防范矫枉失衡是临床治疗的一个重要组成部分。如慢性肾衰竭患者需限制含磷食物的摄入，抑制磷的吸收，以减少甲状旁腺激素（PTH）的分泌；优质低蛋白饮食，以减轻"过度滤过"；在运用糖皮质激素时选择对下丘脑－垂体－肾上腺轴抑制较小的泼尼松，并在内源性糖皮质激素分泌高峰的清晨顿服；用甲状腺素预防抗甲状腺药物的突眼副作用；以陈皮对抗黄芪生胀之弊；拌砂仁以防地黄之碍胃等，皆是防范"矫枉失衡"的实例。临床应提倡抓住时机，有的放矢，勿使过度，中病即止，以防范"矫枉失衡"在治疗中产生。

总结　综上所述，矫枉平衡是机体达到"动态平衡"普遍存在的生理现象，矫枉失衡是病理变化的一个基本过程，矫枉失衡可由矫枉无力、矫枉过正、矫枉生枝所造成，矫枉失衡的防范是治疗的一个重要组成部分。

第三节　继承创新论治寒湿

2008 年 6 月，阮诗玮教授编著的《寒湿论治》一书，由福建科学技术出版社出版。全书 10 万多字，该书详细论述了寒湿的病因、病机、辨证论治和理法方药。以三焦和正邪辨证为纲，综合运用六经、脏腑、四层（卫气营血）辨证等辨证方法，从而明确寒湿的病变部位，了解病理变化，分析病势传变，认识病性转变，预测病证预后，归纳病候表现，分上、中、下三焦不同经脉脏腑，列其证候特点，析其理，陈其法，选其方，示其案，使读者一目了然，用以指导寒湿病的临证辨治，是我国第一部中医治疗寒湿病的专著。

一、著书立论缘由

阮师的家乡宁德市周宁县是福建省海拔最高的县，地处鹫峰山脉东麓，气候寒冷潮湿，年降雨量达2070mm，常常浓雾缭绕，尤以春季为甚，冬春长而夏季短，福建人称那里是"天然的空调城"。当地人多病寒湿，煎"龙牙头"（亦称"寒草"、"脱力草"）汤内服，外浴"坑荤"（石菖蒲连根叶）熬汤以驱之。长辈们经常提到寒湿，使"寒湿"这个词，从小就在他的脑海里留下了深深的烙印。

进入大学后，学习中医课程时，他开始注意到寒湿的概念及其致病特点和辨治措施，涉猎古今医家之论述，上则溯源内难经，下及明清各家著述。考虑到前人并未系统完整地论述了寒湿，没有形成寒湿病的病因、发病、病理变化、辨证论治及其转归等完整系统的理论，不便于后人全面地、系统地认识寒湿病，从而影响临床疗效。因而，他便留心于此，欲著《寒湿论治》一书，期望完成前人之未尽，便于来者更好地全面认识和辨治寒湿。

大学毕业后，他开始全面收集有关寒湿病症的临床资料，并拜访了一些老中医，如黄农、汪济美等老先生。跟随林上卿老中医期间，他向林老谈了欲著《寒湿论治》的想法，林老认为很有必要，并表示其行医以来诊治寒湿病例颇多，可以回顾收集入书。于是，阮师便动笔著书，到20世纪80年代后期初稿完成，其后几次修改完善，于2008年出版。

二、主要内容

《寒湿论治》一书分为上下两篇。

上篇为总论，总括了寒湿病的病因、病机、诊法、鉴别诊断、辨证纲领、论治思路、治疗法则和瘥后调理等8个部分，第一次系统地整理分析了寒湿病的基本知识。

下篇为各论，从寒湿客于肺卫、寒湿历节、寒湿上蒙清空、少阳寒湿、寒湿凝闭心包、寒湿闭阻胸阳、心病寒湿、脾胃寒湿、肝经寒湿、寒湿伤肾等10个部位的寒湿病，详细论述各寒湿病的特点、病因病机及辨证论治，并分别以经典的病案加以阐释。其中，寒湿凝闭心包证，是阮师第一次从临床中总结出来的证型，是中医学的创新。

三、学术思想

（一）羽翼温病，发人所思

张仲景以伤寒立论而著《伤寒杂病论》，奠定了辨证论治的基础，然而该书偏重于伤寒而未详细论述温病；明清代温病学家认识到其不足，重视温病的病因病机及治疗与伤寒有别，不断总结，著书立说，使温病学说得以进一步发展。而寒湿理论及经验散在古今医籍中，并未成为体系。阮师素来勤于临床，擅于思考，观察到临床多有病寒湿者，因为医者未重视而误治，甚者贻害性命。因此，阮师结合临床实践，广泛收集相关著作，并与多位名老中医深入探讨，几次修改书稿才著成《寒湿论治》一书，既是对中医的继承和创新，也开创了寒湿病的辨证诊治的先河。

（二）旁征博引，溯源经典

阮师秉承格物致知、精勤不倦之志，深入研究经典古籍，擅于总结。该书汇集了从《黄帝内经》到温病各家对于寒湿病的论述。关于寒湿病的特性，阮师认为应分寒、湿两部分，寒为冬之主令，有内寒与外寒之分，其临床表现各异，阴盛则寒，寒则气收是其特性；而湿为夏之主令，亦有内外之分，湿胜阳微，首如裹，氤氲黏腻，下先受之是湿邪之特性。阮师论及寒湿之发病，首提阳气挫伤之重要性，并以《黄帝内经》中三焦之生理病理阐释寒湿病三焦气机郁闭之旨。书中提及"寒湿伤人，每每有凝结之变"，其病理实质突出在"凝"，形象地描述了病理特点。阮师认为"寒伤营、湿伤气"，寒湿病亦有初病在气、久病入络之病机。在病理演变中，当明悉虚实寒热转化、体质之别，不可偏执；于诊法之中，又当察色按脉，详审其证，从而鉴别寒湿与伤寒、温热、湿热之异。

（三）屡析病机，审势而为

关于寒湿病的病机。阮师认为，寒湿来犯，客于三焦；或寒湿内生，阳气受损，属单纯致病者少。临床所见多内外合邪，症状丛生，寒热错杂，病机纷芜。此种情境，必当观其脉证，知犯何逆，随证寻机，因机立法，以法治之。阮师以三焦、正邪辨证为纲，分证阐发，动态观察，屡析病机，审势而为。虽寒湿客于一脏，但表现各异，病机多有不同。如肾病寒湿，可有腰痛、水肿、水蓄、滑利、气喘、阴疽、寒厥等表现；其寒湿之邪所累，又有腰府、骨脉、它脏之异。再如脾胃寒湿，可致痞、或痛、或呕、或利、或闭、或积、或晕厥、或发黄、或失血等症；在病位上，中焦失于运化，清浊相干，脉气冲逆，又有上逆扰心、下及肝胆肠肾、久病痰瘀入络之别。书中示人于动态中察病情演变，实属难得。

（四）三焦正邪，立法详备

关于寒湿病辨证，阮师认为寒湿病当"以三焦辨证和正邪辨证为纲领，六经辨证、脏腑辨证、卫气营血辨证等辨证方法亦参用其间，临证贵在提纲挈领"。三焦辨证法温病，上焦包括心肺、心包、胸中；中焦属脾胃；下焦包括肝肾、膀胱、大小肠。该书首先提出正邪辨证方法，极具创见性，邪气辨证当分清寒湿偏颇；正气辨证即体质禀赋气血阴阳虚实寒热等辨证，应了解正气虚实、体质寒热。论治当审其病位、寒湿多寡、体质、时令、病程久暂及兼夹，时时固护阳气、燮理气机、不忘复遗。恰如仲师所言，新虚不胜谷气者，当损谷则愈；又须不妄作劳，调摄养生。是书针对寒湿病证，立法备焉，详细论述，教人以活法，授人以渔技，尤其重视瘥后调理，不使前功尽弃。

（五）诸方并举，寒温统一

关于寒湿病治疗选方用药，阮师认为不论古人经方，后世时方、验方，唯有辨证无误而用之临床方能见成效。临证之时，寒湿病症状繁芜，病情复杂，为医者贵在灵活应变，万不可死守一方一药，墨守成规。因此该书选用效验显著之方，而不拘于伤寒温病或者古今方之异，随证化裁，并收入了阮师临证验方，于所列方药之后，即出加减权重，示人圆机活法。

书中除古方、时方，所选入偏方、验方尤其值得留意。如治寒湿束表的麻黄苍术汤、寒湿肺痈之三虫一草汤、寒湿厥证之三姜三桂、治寒湿历节之通痹汤等。方后多附有病案，足见验方效果不容小觑，值得借鉴。

（六）实案举隅，佐证立论

在寒湿病的论治中，阮师在自己临床实践的过程中，总结了部分验案，使寒湿病的辨治体系更具有说服力。如书中提及肺病寒湿，有"寒湿酿痰，蚀营成痈"之说，与中医院校教材所述肺痈属"感受风热、痰热素盛"而致"热壅血瘀，酝酿成痈，血败肉腐化脓""辨证总属实热之证"迥然有异。书中针对寒湿肺痈，与仲景寒湿结胸之主方三物白散及验方三虫一草汤主之。方后附有验案支持，可见寒湿肺痈之实。温病厥证多以湿热、温热邪痹心包为主，略于寒湿所致心包蒙蔽之证。《寒湿论治》书中详细描述寒湿蒙蔽心包所致凶险病证、立法处方，并备有误案，教人临证时万不可一见昏厥肢冷即乱投安宫牛黄丸、紫雪丹等凉开之品。

总之，阮师编写《寒湿论治》是践行对中医学的传承与创新，在实践基础上发皇古义，创立新说，本书可作为寒湿病论治之圭臬，值得大家学习及临床参考。

第四节　慢性肾脏病的三焦正邪辨证

阮诗玮教授从大学毕业后，从医临证近40年，根据临床经验，深入研究探索，提出了"以病理（机）为基础、以证候为先导，根据体质之不同、时令之变化、运气之顺逆，辨病与辨证中西医结合"的肾脏病多维周期诊疗体系，强调临证必须"六看"：天、地、时、人、病、症，并且要综合运用三焦、四层、六经、脏腑、正邪辨证等法，了解疾病的动态演变及病机转化。有一点非常重要，诊病要重视基本病机，抓住主导病机，辨病机而因机证治。阮师认为肾脏病从中医辨证来说，跟肺、脾、肾、三焦关系密切，也和心、肝、膀胱有一定关系。三焦辨证基本涵盖慢性肾脏病的所有诊治，三焦是决渎之官，水道出焉，肾脏蒸腾气化与三焦通利有着密切联系。中医的治疗大法就是扶正祛邪，实际上，每个中医看病之时，往往都在辨别正邪病势之虚实、病性之寒热、病位之表里，何正（气、血、阴、阳等）之虚？何邪（风、寒、暑、湿、燥、火、痰、瘀等）之实？正邪辨证贯穿各种辨证之始终，以便制订扶正祛邪之权重。

慢性肾脏病以其症状而言多属于祖国医学"水肿""癃闭""关格""虚劳"等范畴。其发病机制比较复杂，主要与肺、脾、肾、膀胱、三焦有着密切的关系。明代李梴在《医门入学》中强调"肾病宜调和三焦"。三焦不畅，气化不利，津液停聚而成水湿痰饮诸邪。三焦气机不畅，推动运行乏力，血停肾络，化瘀成邪。邪郁日久，耗损正气；内在肾阴亏虚，水湿痰饮可蕴结化热成毒，肾阳不足，可致寒湿内生。肾元亏虚，结聚成实。慢性肾脏病多为素体禀赋不足，加之外感、内伤、饮食劳倦等，病情迁延不愈，病程缠绵日久，往往形成正虚邪实之证。

一、肾病与三焦、正邪的辨证关系

肾病的发病部位虽然以下焦为中心，但常涉及上、中、下三焦，且符合三焦传变形式：始于上焦、经过中焦、终于下焦。上焦证多见于肾病初发阶段或者已有肾病复感外邪，此阶段元气尚充，病邪尚未深入。若感邪较重，尤其合并肾病宿疾，元气渐亏，邪盛入里，病在中焦，此阶段元气已亏，邪气较盛，正邪交争而出现正邪胶着的状态，此时病情缠绵难愈。下焦证以肾元大亏为主，且易出现多种病理产物相结合，造成了临床治疗的困难。同时，也使上焦、中焦易为邪气所伤。

中医讲究八纲辨证，即阴阳、表里、寒热、虚实，阴阳为总纲，所以准确地说，应该称为二纲六目。通过这二纲六目，对疾病的病因、病位、病性、病势有初步的了解。阮师在临床诊疗中常从三焦四层分部入手，以卫气营血辨析病变的深浅层次及发展趋势，再用三焦辨证对慢性肾脏病的发病部位进行定位，最后以脏腑辨证进一步细化，结合正邪辨证，进而权衡施治，选方用药。

二、慢性肾脏病的三焦正邪辨治

阮师常用的方剂，可通过三焦来进行归纳划分。上焦包括：上焦宣痹汤、翘荷汤、麻黄连翘赤小豆汤、三拗汤、泻白散、越婢加术汤等。中焦的代表方包括五加减正气散、升阳益胃汤、参苓白术散、补中益气汤、理中汤、左金丸、大黄附子汤等。下焦常用二仙汤、六味地黄丸、益肾降浊汤、知柏地黄丸、益肾清浊汤、滋肾丸等。具体应用如下。

病在上焦时主要是以邪实为主，多见于肾病初发阶段或者已有肾病复感外邪，此阶段元气尚充，病邪尚未深入。一方面，上焦易受外感六淫侵袭，另一方面是感邪化热伤阴或内伤虚损，阴虚内热而发病。肺为水之上源，宣降通调水道，邪客于肺，肺失宣肃，上焦不利，下窍亦为之闭塞，水湿泛滥则见颜面、四肢水肿，可伴发热恶风、咽痛等症。上焦为病，重在宣肺通调水道。常选用枇杷叶、麻黄、连翘、杏仁、鱼腥草、益母草、瓜蒌皮、桑白皮、牛蒡子、板蓝根、蝉蜕、柿叶等宣肺气、清热毒、利膀胱之品，以"提壶揭盖"，达到水液畅行的目的。

病情进展至中焦，此阶段元气已亏，邪气较盛，正邪交争而出现胶着状态，正气尚有余力与邪气相争。把中焦分为以正虚为主和以邪实为主两种状态，正虚常用方有二：一是参苓白术散，一是升阳益胃汤。以邪实为主也有两个代表方：一是六和汤，一是加减正气散。脾胃居于中焦，运化失职有虚实之分。实证多因感受寒湿、暑湿或湿热，脾失健运，水湿不行，郁结不化。症见面目及四肢微肿，面色黄，恶心呕吐、纳差，便溏尿短，舌红苔腻，脉濡数。常用藿香、佩兰、紫苏叶、荷叶、郁金、苍术、草豆蔻、草果、扁豆、神曲、黄连、枳壳、厚朴、半夏、木瓜等畅中化湿之品。虚证多因脾虚不能治水，气化不行，则三焦失司，水湿内停，水液妄行。证见肌肤水肿，腰以下为甚，按之凹陷不起，伴面色萎黄，精神疲惫，胸腹胀闷，纳呆，便溏尿少，舌淡苔白腻，脉沉细弱。此型当治以温中健脾、利水消肿。选用党参、白术、黄芪、干姜、肉桂、陈皮、茯苓、赤小豆、薏苡仁、芡实、莲子、山药等健运中土之味。

疾病发展到下焦，大多已经造成肾元的严重亏损，再结合痰瘀等病理产物，使得治疗更加棘手。阮师认为若是肾阴虚，辨为阴虚火旺、瘀浊内阻证者，可用益肾清浊口服液；肾气虚弱、阴血亏虚、脉络瘀阻证者，则用益肾降浊冲剂；糖尿病者，用益肾降糖饮；狼疮肾病患，证见热毒炽盛者，用解毒健肾汤滋补肾阴，清解热毒也可取得较好的疗效。若累及肾阳，常用济生肾气丸、真武汤温补肾阳，散寒化饮；若阴阳俱虚于下而致虚火上炎之肾炎、尿路感染、高血压病者，则投而二仙汤以治之；肾气阴两虚之尿路感染、肾炎、IgA肾病等，加减膏淋汤、参芪地黄汤主之。下焦之证，常见脏腑相兼为病，若心肾不交，可用清心莲子饮，益元气，泻阴火，交通心肾；若脾肾气虚、浊毒瘀滞，可用益肾降浊汤健脾益肾，通利降浊；若肾虚兼肝郁，可用滋水清肝饮滋阴养血，清热疏肝。

三、验案举隅

刘某，女，63岁，2019年9月30日来诊。主诉：发现血肌酐升高半年。缘于半年前无明显诱因体检发现血肌酐 113.5μmol/L，尿蛋白+，隐血+++，就诊某三甲医院，诊断"慢性肾功能不全"，予"尿毒清颗粒、科素亚"联合治疗，效果不显，现血肌酐升高至 130.7μmol/L，辰下：双下肢轻度水肿，小便泡沫多，咽痛，口干不苦，夜尿4~5次，舌红苔黄腻，脉弦滑尺沉。既往高血压病史2年，否认药食物过敏史。辅助检查：（2019年9月30日，福建省人民医院）尿素氮 8.22mmol/L，血肌酐 130.7μmol/L，胱抑素C 2.12ng/L，尿酸 408mmol/L，GFR 37.1ml/min；尿常规：尿蛋白+，隐血+++。西医诊断：慢性肾衰竭，中医诊断：水肿–脾肾气虚，阴虚火旺证。治法：益气行水，滋阴清热。方予参芪地黄汤加减。处方：太子参 15g，黄芪 15g，生地黄 15g，山萸肉 15g，淮山药 30g，牡丹皮 10g，土茯苓 15g，鹿衔草 15g，车前子（布包）15g，黄柏 10g，知母 10g，六月雪 15g。21剂，水煎服，每日1剂，早晚饭后分服。2019年10月21日复诊，患诉双下肢轻度水肿消除，咽痛减轻，处原方续服21剂。后续门诊随访，复查肾功能：尿素氮 6.08mmol/L，血肌酐 92.6μmol/L，胱抑素C1.91ng/L，尿酸 326.3mmol/L，GFR 56.2ml/min；尿常规：

尿蛋白微量，隐血微量。

按：患者既往高血压病史，现症见双下肢水肿，尿检示蛋白尿、血尿，属中医学"水肿、尿血、尿浊"范畴。病者年逾六旬，脾肾已亏，元气不足，气虚而水湿输布失常、溢于肌肤、发为水肿；气阴不足，虚热内生，故见咽痛口干；脾虚失运，湿热内生，故见苔黄腻，脉弦滑尺沉。结合三焦正邪辨证，患属正虚邪盛，体质为腻滞质与燥红质夹杂，病性属虚实夹杂，病位属脾肾，辨为脾肾气虚，阴虚火旺。采用参芪地黄汤加减治疗，益气行水，滋阴清热，攻补兼施。生地黄、淮山药、山茱萸补五脏之阴以纳于肾，牡丹皮、车前子、土茯苓泻五脏之浊制水湿之邪，酌加太子参、黄芪、知母、黄柏养气阴、清虚热，六月雪、鹿衔草利湿降浊，药后症缓，水肿消退，因患病日久，故予守方久服，缓缓图之。

第五节　论三焦辨证法在肾脏疾病中的应用

在近40年的肾脏病中西医结合诊治和研究工作中，阮诗玮教授明确提出：三焦正邪辨证是肾脏病辨证的核心。福建省名老中医林上卿先生对肾脏病的三焦辨证有独到的临床见解，在林老的经验著作《上卿济生录》中就单独罗列了三焦辨治肾炎一文，阮诗玮教授师从林上卿老中医而得其心传，并在继承其经验基础上不断创新，将林老"三焦辨证"论治肾病的学术思想于临床反复验证数十年，使之更加系统、完善。今我们在总结《黄帝内经》及张仲景、刘河间、吴鞠通等历代医家著述关于三焦辨证学术思想的基础上，提出三焦辨证法适用于肾脏疾病中的诊治，并对肾脏病的三焦生理、病理、临床诊疗经验等做进一步的总结，期望对中医肾脏疾病辨治体系的构建及推广有所裨益。

▎一、三焦辨证法的临床研究概况

三焦辨证法，始于内难时代，为仲景所习用，经刘河间总结，叶天士发挥，吴瑭构思成体系。古往今来，三焦辨证法始终指导着外感、内伤疾病的临床诊治，其疗效优势在数百年临床实践中不断凸显，尤其对于温热病的辨治，已然成为临证之准绳。在近现代著作中，均以"三焦辨证"作为规范名称，如《辞海》《中医大辞典》等皆可见"三焦辨证"词条。

（一）三焦辨证法的源流及概述

1. 什么是三焦、什么是三焦辨证　三焦，最早出自《黄帝内经》。《素问·金匮真言论篇》言："胆、胃、大肠、小肠、膀胱、三焦，六府皆为阳"，明确指出三焦为六腑之一，且论及三焦具有运行水液、营卫、元气的功能。对于其形质如何，历来都是争论的焦点，而无确切定论。《灵枢·营卫生会》则提出"上焦如雾，中焦如沤，下焦如渎"，道出三焦为部位的定义，将五脏六腑分为上、中、下三个部位，即膈以上为上焦，包括心、肺；膈至脐为中焦，包括脾胃、胆、大小肠；脐以下为下焦，包括肝肾、膀胱、胞宫等，此定义已然超出六腑的概念。

今所言三焦辨证既不同于六腑之三焦，也非部位之三焦，而是一种以部位三焦为基础，结合气化出入阐明机体生理、病理状态，从整体恒动地认识、分析疾病的辨治体系。该体系往往被认为是温病的辨证纲领，用于温病的病情分析、病机推演、证候归纳、治疗指导等。但事实上，多数人并没有认识到三焦辨证在杂病、外感疾病等方面的运用价值，在《伤寒杂病论》《金匮要略方论》中，张仲景早就将三焦辨证灵活地运用于寒湿病症、内伤杂病的发病及辨证治疗中，为后世三焦辨证体系的运用及构建做了良好的示范。

2. 三焦辨证法的形成与构建　三焦辨证法源自《黄帝内经》《难经》，两书中对于三焦的部位、功能、形态特点、病症等进行论述，这为三焦辨证法的形成与构建奠定了生理、病理学基础，如在《黄帝内经》所述及"三焦咳""三焦胀"等病名，虽未提出明确具体治疗方案，但为三焦辨证在临床运用提供了借鉴。

最早将三焦辨证法灵活运用于临床疾病辨治的医家是汉代张仲景，在其著作《伤寒杂病论》中有多处关于运用三焦辨证法阐发疾病发生、病机分析、治疗原则、方药使用的论述。如对于疾病发生，有"热在上焦者，因咳为肺痿；热在中焦者，则为坚；热在下焦者，则尿血，亦令淋秘不通"；病机分析方面，有"太阳病六七日，表证仍在，脉微而沉，反不结胸，其人发狂者，以热在下焦"；治疗原则上，如"无犯胃气及上二焦"；方药使用，谈及"理中者，理中焦，此利在下焦，赤石脂禹余粮主之"等。张仲景对三焦辨证的灵活运用为后世三焦辨证体系的完善和构建起到承先启后的意义。

以后至唐宋金元时代，三焦辨证开始在各家著作中得以广泛论述。唐代孙思邈将三焦辨证与寒热虚实结合，对临证常见治法方药进行归纳而著《备急千金要方》，如《千金要方·卷第二十·三焦虚实第五》说："夫上焦如雾……若实则上绝于心，若虚则引气于肺也"；"中焦如沤……若虚则补于胃，实则泻于脾，调其中和其源，万不遗一也"；"下焦如渎……主肝肾病候也……所以热则泻于肝，寒则补于肾也"；有学者指出宋代《圣济总录》一书"因其总结三焦辨证之理法方药较之其他医籍更为全面，堪称宋代论述三焦辨证的代表作"；金元医家刘河间擅治热病，将三焦辨证更系统地运用于热病的分期辨治，为后世温病的三焦辨治提供了有益的借鉴。

到了明清时期，温病学家辈出，薛雪作《湿热病篇》将三焦理论运用于湿热病的诊治，开创了湿热病的三焦辨治先河；叶天士将三焦辨证与卫气营血辨证相结合，指出"上焦药用辛凉，中焦药用苦寒，下焦药用咸寒"，"不但分三焦，更须明在气在血"，使三焦理论在温病诊治中得以全面发挥；吴瑭总结前人基础而著《温病条辨》，可谓集大成者，以三焦为纲，对温病的发病、传变进行演绎，确立诊治规律，并出具完备的临证方药，系统地构建了三焦辨证体系，使温病学的诊治走向成熟与完善。

（二）三焦辨证法的广泛适用性

通过不断临床实践及探究，我们发现三焦辨证法在临床中具有广泛适用性。如在外感病方面，不论温热病、湿热病，还是寒湿、伤寒、疫病等，三焦辨证均可作为主要辨治方法；对于内伤杂病，三焦辨证法亦是临证之准绳。

1. 三焦辨证法适用于外感疾病 外感类疾病，从病因论，多为感触六淫、疫毒邪气致病。临床主要包括温热病、湿热病、寒湿病、伤寒病、疫病等。对于伤寒一病，三焦辨证法早已为张仲景所习用，兹不赘述。对于温热病，叶天士明确指出温病的三焦传变，"温邪吸入，上焦先受""上焦不解，漫延中下""其人肾水素亏，虽未及下焦，先自彷徨矣"，故提出温病当明辨三焦，分而治之。薛雪著《湿热病篇》，提出"湿蒙上焦""湿伏中焦""湿流下焦"，以三焦辨证来概括湿热病的病机，确定方药。对于疫病，清代《松峰说疫》一书即明确指出"治瘟疫须分上中下三焦"，清代医家喻嘉言提出"上焦如雾，升而逐之，兼以解毒；中焦如沤，疏而逐之，兼以解毒；下焦如渎，决而逐之，兼以解毒"，指出瘟疫三焦分治原则。对于寒湿疾病的辨治，阮师所著《寒湿论治》一书，即明确指出"寒湿病以三焦辨证和正邪辨证为纲领"。因此外感类疾病的论治，三焦辨证尤为适用。

2. 三焦辨证法适用于内伤杂病 按病因分类，除外感疾病类，临床其他疾病归入内伤杂病范畴。从三焦辨治内伤杂病，可见于历代医家著作。如治疗胸痹一病，汉代张仲景认为该病"阳虚知在上焦，所以成胸痹、心痛者"，法当温通上焦，方选瓜蒌薤白白酒汤等；明代《景岳全书》论及"凡病心腹痛者，有上中下三焦之别。上焦者，痛在膈上……中焦痛者，在中脘，脾胃间病也。下焦痛者，在脐下，肝肾大小肠膀胱病也。凡此三者，皆有虚实寒热之不同，宜详察而治之"，除此外，又指出消渴、反胃、呃逆等多种病症的三焦分治；而吴鞠通于《医医病书·治内伤须辨明阴阳三焦论》中言："必究上、中、下三焦所损何处。补上焦以清华空灵为要。补中焦以脾胃之体用各适其性，使阴阳两不相奸为要。补下焦之阴，以收藏纳缩为要；补下焦之阳，以流动充满为要。补上焦如鉴之空，补中焦如衡之平，补下焦如水之注"，为内伤杂病的三焦辨治确立了治疗原则。

综上，三焦辨证法并不局限于温病的辨治，也适用于其他外感疾病、内伤杂病。三焦辨证法并非简单以三焦分病症，三焦辨证法基于部位三焦之生理、病理，结合机体气化升降出入阐明疾病发病、传变、转归，从整体恒动地认识、分析疾病病位、病性、病势，而确定治法、方药，具有临床普适性。

▌ 二、肾脏疾病运用三焦辨证法的依据

基于以上论述可知三焦辨证法具有广泛适用性，无论外感或内伤杂病，三焦辨证都

可应用之。从中医角度出发，我们知道肾脏疾病既有属外感病类，亦有属杂病者，尤以慢性肾脏病，因病程长，痼疾缠身，更易招致时邪猝疾的发生，因此三焦辨治体系完全适用于阐发肾脏疾病的发病、传变、病理机制，并指导肾脏疾病的临床治疗，下文将进一步探析。

（一）从三焦辨证论肾脏病的发病

《黄帝内经》指出："上焦如雾，中焦如沤，下焦如渎"，《难经》明言："三焦者，水谷之道路，气之所终始"，明确了三焦主乎水谷之营运、气化之出入，是元气循行之道路。《中藏经》认为三焦"总领五脏六腑、荣卫、经络、内外左右上下之气也"，将三焦置于重要地位。张仲景认为三焦居里，营卫主表，三焦元真之气可化生营卫，由腠理所出入，亦即《金匮要略》所言"腠者，是三焦通会元真之处，为血气所注；理者，是皮肤脏腑之纹理也"，营生于中焦，卫出于下焦，营卫气化生于三焦，由腠理出入而卫外营养周身。临床上从三焦辨证论百病，可知疾病的发生与否与人体三焦元真调和、正气强弱关系密切，"若五脏元真通畅，人即安和，客气邪风，中人多死"，三焦气机调和，元真不虚，人则康健，否则，正气不足，其腠理不固，一有染邪，极易传里，导致三焦气血逆乱，发为危笃之症。百病皆从之，而肾脏疾病的发生亦不离其宗。

1. 病发于表，以传于里　临床上不少肾脏病的发生源于或继发于感染性疾病（如呼吸道疾病、皮肤病、泌尿系感染、传染病等），从中医发病看，实是感触六淫时邪（风、寒、暑、湿、燥、火）或疫毒邪气（乙肝疫毒、丙肝疫毒、鼠疫毒、虫害等）。外感邪气侵犯机体，有从口鼻而入，或中于肌腠，症状多见于上焦肺卫（恶寒、发热、咽痛、颜面水肿、肉眼血尿等表现），如急性肾炎、IgA肾病等；亦有邪气直中中焦脾胃，表现为胁痛、呕吐、腹胀、便溏、纳少、双下肢水肿等症状；感触疫毒邪气者，往往发病迅猛，初起卫表症状不明显，不一二日便传于里，致三焦气机壅滞，气血逆乱而见喘证、脱证、少尿、昏迷等危重症。

2. 邪气传易，损于他病　在肾脏疾病中，不少属于继发性肾损害，从中医论，此源于他病传易，病有从上焦传下焦，亦有从中焦传下焦者。如消渴病早中期，其病位居于中上焦，其邪热盛，元真不虚，故邪气不得传，但久病正气虚馁，邪热鸱张，消砾阴精，邪热自上而下，酿生痰瘀浊毒，则下焦肾元将损，演变为消渴病肾病；又如过敏性紫癜，中医称葡萄疫，病发可见周身皮疹、发热、咳嗽等肺卫郁热症状，亦可以关节疼痛、腹痛、呕吐、纳少、便血等湿困中焦症状为初发表现，倘下焦元气屡弱，其上二焦邪气便可传入下焦，发为尿血、尿浊、水肿等症。

3. 病邪内伏，遇邪而发　部分肾脏疾病属于先天性肾病，亦有不明原因者归为原发性肾病，此多因于下焦邪气深伏，亦有因素体禀赋不足，邪气乖张，内生发病者。有些先天性肾病，往往年幼时不发病，待年长之时开始发病而被诊断，此乃因于年幼受外界因素影响少，渐长则客邪外犯、起居劳作、饮食不慎等故，时日一长，则下焦肾精日亏，邪气萌动，而尿血、耳聋、尿毒之症渐显；又如多囊肾病，多受邪于父母，我们认为此因先天肾精不足，伏燥瘀毒停于肾络，故发为下焦癥瘕；原发性肾小球疾病，多反复发作，迁延不愈，此多因于邪风客热深伏下焦肾络，致病情缠绵，每有外邪客于上焦或正气不支，则诱而发病。

（二）从三焦辨证论肾脏病的传变

肾脏疾病的传变指肾病的发生、演变、转归，由于引起肾病的种类较多，因此其中变化规律并非一成不变。但纵观各种肾病的发展过程，亦有其特定的规律性，从肾病的发病初期，到疾病中晚期，往往存在病位由表及里，由上至下，病情由轻到重，正气不断衰减的规律。

1. 起于上焦，次传中焦，终于下焦　吴瑭认为温病的传变存在着"上焦病不治，则传入中焦，胃与脾也""中焦病不治，即传下焦，肝与肾也"的规律。从临床实践出发，大部分的肾脏疾病亦符合发于上焦，次传中焦，终及下焦的一般规律。但临床上不少肾脏病的发病不尽如是。如有发于上焦者，如急慢性肾炎、紫癜性肾炎、消渴肾病，亦有直接发于中焦者，如乙肝相关性肾炎，亦有病症仅局限于下焦者，如多囊肾，此与内生伏邪相关。因临床变化多端，为方便阐述，故依上焦－中焦－下焦次第规律对肾脏疾病的传变进行分析。

发病之初，不少肾脏病多先有恶寒、发热、咽痛、头痛等上焦见证，而后见肉眼血尿、水肿、尿频、尿急、尿痛等，此乃邪气侵犯上焦卫表，循经下犯下焦肾络，或旧有痼邪伏于下焦，经新邪诱发而萌动发病，此多见于急性肾炎、肾盂肾炎或慢性肾炎急性发病者。若病在上焦便及时截断，则邪气去病情向愈；否则邪入下焦，浊毒瘀血内结，可发为急性肾衰竭、少尿，或浊毒内盛而逆传心包，可发为尿毒症脑病致神昏、中风等症。

部分患者经及时治疗后，病可向愈；但亦有新邪去而痼邪伏留者或失治误治者或久用西药损伤脾胃而病仍不去者，此类病患多见双下肢水肿、血尿、蛋白尿等病状反复，迁延不愈，此多表现为湿热内困中焦或肺脾不足，统摄不能见证。此阶段标志着病由上焦传入中焦，正气渐虚，邪气留恋。

若病在上中二焦不能及时止损，恢复正气，则久病及肾，便可传于下焦。病入下焦者，或脾气久亏，气虚及阳，寒湿内重，可表现为畏冷、疲倦、面色㿠白、水肿等肾阳虚见证，或脾虚不能散精，气血化生无源，阴血渐损，可致头晕、耳鸣、盗汗、燥热口干、腰膝酸软等肾阴虚见证。此种病状多见于肾脏疾病中晚期。

2. 二、三焦并病不少见　因肾脏疾病临床表现复杂，且不少肾病多由他病传易而来，四时更替，新病加以痼疾，常使病机更加繁芜。故病见于二三焦者不在少数，如慢性肾炎既可见肺脾上中二焦同病，又可见脾肾中下焦同病；若慢性肾功能不全至中晚期，合并急性感染，多属三焦壅滞，气血逆乱。对疾病进行分析时，便不可局限于见肾治肾，因不少病症极易被忽略，故临床辨治时又当仔细鉴别。

3. 死证多为三焦竭部 尿毒症后期可表现为食入则吐，小便闭塞不通，可归属于关格。关格自古以来被历代医家认为是四大死症之一，可知该病之危重凶险。但从临床看，尿毒症后期又不局限于关格一证，因后期三焦气机逆乱，湿瘀浊毒内盛，变证百出，浊毒攻冲上焦头窍，可致谵妄神昏、中风，上凌心肺，可致喘脱，损及中焦胃络，可见吐血、便血，下焦阳竭，则发为癃闭、关格，此乃仲师所言"三焦相溷，内外不通""下厥上竭""三焦竭部"之局。三焦竭部，乃上中下焦气机不和，故气机逆乱，不归其部。元真之气不得通畅，"荣卫不能相将，三焦无所仰""三焦不归其部，上焦不归者，噫而酢吞；中焦不归者，不能消谷引食；下焦不归者，则遗溲"。吴瑭在《温病条辨》所提及三焦各有其死症，"在上焦有二：一曰肺之化源绝者死；二曰心神内闭，内闭外脱者死。在中焦亦有二：一曰阳明太实，土克水者死；二曰脾郁发黄，黄极则诸窍为闭，秽浊塞窍者死。在下焦则无非热邪深入，销铄津液，涸尽而死也"，亦有相似之处。

（三）从三焦辨证谈肾脏病的病理机制

1. 下焦有损，邪气深伏为主导病机 临床上肾脏疾病主要以小便色、质、量、味、排便感觉异常、颜面肢体水肿、腰酸痛等为主要表现，从中医角度看，其基本病机为下焦肾之封藏、主水与膀胱决渎之功失常，从而导致水液代谢失常、精微不固、湿瘀浊毒泛生，故此类疾病的主要病变部位在下焦肾与膀胱。

人体感邪后，何以发为肾病，而非发为他病？从临床实际出发，我们认为肾病的发生主要与邪气深伏下焦密切相关。清代著作《羊毛瘟论》载："夫天地之气，万物之源也；伏邪之气，疾病之源也。"中医大家任继学教授明确指出："若正气不足，未能及时清除邪气或邪气潜伏于正虚之所不易祛除，则致邪气留连，潜伏于人体，待时而发，待机而作，即谓之伏邪。"同时又将伏邪分为外感伏邪、内伤伏邪，颇符合临床实际。邪气内伏于下焦，故一有感邪，则内外相召，发为肾病，此恰如西医学所言肾脏免疫复合物的沉积使肾炎反复难愈，又如输尿管梗阻的存在导致尿路感染频繁复发，其中根由均源于伏邪藏匿。外感六淫之邪可趁虚伏留于肾络，伺机借势而发，如我们曾发文所论述"部分传染性疾病、感染性疾病、寄生虫病及自身免疫性疾病等所致肾脏损害，因其发病季节、致病特点及传变规律与伏暑具有相似性，故可从伏暑进行论治"；内伤邪气（湿浊、瘀血、结石等）长期伏留肾络，戕伐肾精元气，致虚者愈虚，实者愈实，若猝然遇外邪感触，亦可发为肾病。故不论外感伏邪或是内伤伏邪均可遗留于下焦，迁延作祟，发为肾病。

即便下焦存在伏邪，但并非每个人、每次感邪均可发为肾病，其中缘由又与肾元是否虚损相关，可以说肾元不足是邪气内伏的根本原因。不论先天禀赋不足，或是后天情志所害、外力、劳倦等，均可导致肾元损伤，《黄帝内经》言："邪之所凑，其气必虚""两虚相得，乃客其形"，《类经》提出："然必内有所伤，然后外邪得以入之"，是故邪伏下焦乃因于肾元不足。而伏邪久留又可暗耗肾精，使肾元日亏，从而形成恶性循环，终发为尿浊、水肿、癃闭之症。综上，邪气深伏下焦是肾脏发病的主要矛盾，而肾元不足是根本原因，倘伏邪不去则正气难复、疾病无以向愈。

2. 病位不拘下焦肾脏，可多焦多脏腑并病 现代医学所言肾脏疾病并不等同于中医之肾虚，故"见肾治肾"是误也。虽说肾脏疾病的主要病变部位在下焦肾与膀胱，但从临床看来又不局限于肾脏。多数肾脏疾病的病程往往积年累月，疾病表现复杂，常可发生传变，因此其涉及病位可见多焦多脏腑。如《景岳全书》中有言："凡水肿等证，乃肺、脾、肾三脏相干之病。盖水为至阴，故其本在肾；水化于气，故其标在肺；水惟畏土，故其制在脾。今肺虚，则气不化精而化水，脾虚则土不制水而反克，肾虚则水无所主而妄行"，此虽仅言水肿一证，但已明确表明肾脏疾病的病位不拘于肾与膀胱，还与其他脏腑相关。

下焦肾脏为先天之本，为一身阴阳之根本。《素问》曰："肾者主水""肾者水脏，主津液"，表明肾主水及主封藏的功能，肾脏精气封藏有度，气化司职，则水液输布、代谢平衡，精微不致下泄。若肾元有损，肾精不足，气化失司，水液输布、代谢异常，则痰饮水湿内盛，则出现小便不利、水肿等症；肾气不固，不能内守，精微下泄，则可出现血尿、蛋白尿，倘病久精微漏泄不止，又可暗耗肾中精气，使病情更加难愈。故疾病初期肾元不足，邪气可趁机作乱而发病；中期肾虚不纠又可致病情迁延、出现各种并发症，如肾精不足不能化生血液、亦不能主骨生髓，故可见贫血、骨病的发生；后期肾气衰败，则诸毒邪丛生，又将使病重危笃，可见肾元充足与否决定着肾脏疾病的向愈。

下焦膀胱与肾相表里。膀胱者，州都之官，主尿液的贮藏和排泄，其经络广布项背，与外界相通，极易受邪，《素问》明言："膀胱不利为癃，不约为遗尿"，指出小便疾患以膀胱为常见，而膀胱病变又易传入肾脏，如膀胱湿热引起热淋，若邪气盛或治疗不及时，便可上传于肾，发为腰痛、淋证重症（急性肾盂肾炎）。

中焦属脾胃，与肾病亦密切相关。《黄帝内经》云："湿气大来，土之胜水，寒水受邪，肾病生焉""诸湿肿满，皆属于脾""肾者，胃之关也。关门不利，故聚水而从其类也"，可见肾脏疾病的发生、传变与脾胃密切相关。脾胃亏虚将诱使肾脏疾病的一系列病理变化，兹总结如下：一者，后天饮食不洁、劳役所伤、药毒等可使脾胃气受损，脾胃不足则失于运化水液，水湿内停，可引起或加重水肿。二者，脾主运化、统摄精微，胃为水谷之海，脾禀气于胃，而灌溉四旁，营养气血，故中气所生赖于脾胃。如胃不受纳，脾虚不能统摄，湿浊内困，清阳不升，再因肾虚不固，则将使尿中精微下泄愈加严重，血尿、蛋白尿反复难愈。三者，脾胃属中焦，受气取汁，变化而为血，若脾胃亏虚，生化乏源，则可见低蛋白血症、贫血等并发症。因此临床上脾肾同病是肾脏疾病的常见证型。

上焦肺与肾属相生关系，称为金水相生，二者在经络上相通，《素问》："足少阴之脉，其直者，从肾上贯膈，入肺中"，因此邪气可在肺肾之间相互传变，或肾虚及肺，或肺虚及肾，临证多见。在肾脏疾病发病过程中，主要病理变化可见如下两端：一者，水液代谢失调。肺为水之上源，主宣发肃降，通调水道，肾为水脏，主气化司二便，故外邪犯肺，水聚上源，不能通调，可影响肾之气化，致毛孔不开，小便不利，发为水肿，若肾虚失于气化，则水湿内停，寒饮可上射于肺，亦可致肺肾同病。其次，精微失布。肺主宣发布散精微，肾主藏精。若肺病不能布散精微，则肾失所藏，而肾虚不能滋养于肺，则肺虚失于布散，均可致精微代谢失调，出现尿蛋白等症。

在肾病的发生、发展过程中，除肾、膀胱、肺、脾、胃外，心、肝等脏腑亦参与疾病的演变，如尿毒症常伴发心悸、胸痹等，是为浊毒逆传心包，心阳不振，又疾病晚期可见神昏、谵语、中风等症，实乃浊毒乖张，肾虚肝旺，风痰闭窍。综上，肾脏疾病的病位不拘于下焦肾、膀胱，还波及上中二焦多脏腑。

3. 病性多为虚实夹杂，寒热相兼　"肾衰即肾虚"这种认识并非确切，但亦有一定的依据，恰如前文所述，但凡邪之所凑，其真气必虚，故肾病的发生与肾元不足密切相关。但从临床上看，因单纯肾虚致肾脏疾病者往往不多见。因多数肾脏疾病病程较长，故在疾病的发病及进展过程中，实邪贯穿疾病始终，除了新感六淫时邪，内生浊毒、痰饮、瘀血、郁热等邪气亦参与了肾脏病的每个环节，实邪的伏留又可损害脏腑气血，使正气更虚，气血不畅又可使邪实愈加横逆乖张，从而导致整个疾病过程中持续存在虚实夹杂、正邪抗衡的状态。

经云："阴虚则内热""阳虚则外寒"，大凡阴阳气血偏损，则邪气内生。在是类疾病演变过程中，阳虚往往多生阴寒，但因湿饮瘀血停聚极易阻滞气机，又可化生郁热浊毒，故阳虚与郁热常并见；精微久泄，可演为阴虚，阴虚本见内热，但机体三焦不利，多有水湿内停，又可伤及阳气，故阴虚与寒饮相兼又不少见。因该类疾病存在三焦气机不遂，虚实夹杂，故上寒下热、内寒外热、脾寒胃热、肝寒脾热等错综复杂的证型多见，这也是肾脏疾病病情迁延、治疗棘手、反复难愈的原因所在。

▎三、肾脏病三焦辨证法的具体应用

（一）治上焦如羽，非轻不举

主要适用于因外感邪气侵犯上焦所发病证者或慢性肾脏病见上焦症状者，此多见疾病的初期阶段。病位多在心肺，可有卫分、气分、营分、血分之别。上焦证治所用方药多轻清升扬之品，以其气薄、味辛而入上焦。以正邪分证简述如下：一者，上焦司天，易受外感六淫侵袭。外感六淫不外乎风寒暑湿燥火，而风邪为百病之长，常兼见它邪。如风邪与寒邪相兼形成的风寒表证，常用越婢加术汤或小青龙汤，对于风寒夹饮引起水肿、咳喘等症常效；若风热相搏，常用银翘散、翘荷汤，二方对于咽痛、咳嗽、血尿等急性肾炎发作者，也有良好的治疗效果；风湿夹热者，选方如麻黄连翘赤小豆汤、上焦宣痹汤，皆为水肿伴皮肤疖肿、咳嗽等症适方；暑邪与肾病密切相关，夏月感暑多夹湿，邪热耗气，湿浊缠绵，常加重病情，选方多以香薷饮、清络饮与鸡苏散为主；燥邪可分为温燥与凉燥，咽喉与肾相连，喉痹秋季常见，选方有桑杏汤、杏苏散之别。二者，上焦感邪化热伤阴或上焦虚损，内生邪热。对于此种病证，阮师常用二方，若是心肺气阴两虚，兼湿热内郁，常用保肾汤加减；若肺阴有损，虚热内生，多用沙参麦冬汤补肺滋肾。临证之时，不论初犯邪气或旧有痼疾再加卒病，总要祛邪为首要任务。

（二）治中焦如衡，非平不安

主要适用于：①外感邪气直中中焦所发病证者：由于肾脏病患者正气不足，于四时之中极易感触六淫邪气，直中于里，表现为中焦病证。②慢性肾脏病见中焦证者：如不少慢性肾衰竭起病即以消化道症状多见，便需从中焦入手进行治疗；其他继发性肾脏病由于并发胃肠道症状者，亦可从中焦论治，如紫癜相关肾炎、狼疮肾炎均可引起腹痛腹泻、黑便等症状者。此阶段元气已亏，邪气较盛，正邪交争而出现胶着状态，正气尚有余力与邪气相争。病位以脾胃、大小肠为主，亦可有气分、血分之别。脾胃属中焦，常以辛凉甘寒，苦辛通降治之，虚者以甘寒滋胃体，甘温建中气，实者以苦温燥脾湿，苦寒败胃火，但又须时时顾护胃气。以正邪分证如下：一者，脾虚湿盛，常用参苓白术散或升阳益胃汤，前方常用于脾虚湿盛所致反复水肿、蛋白尿、倦怠、便溏等症，后者用于脾胃虚弱，中气不升，阴火伏存所致血肌酐升高、蛋白尿、口干、口苦、食少、体痛等症；若有胃阴不足者，甘露饮为常用。二者，邪实以湿浊中阻多见，习用陈氏六和汤（由香薷、藿香、白扁豆、茯苓、明党参、厚朴六味药组成）及吴瑭五加减正气散，对于湿困中焦之腹满、便溏、大便不爽等症，具有宣气化湿、调畅气机之功。

（三）治下焦如权，非重不沉

主要适用于肾脏病见下焦病证者。病位以肝肾、膀胱等为主。选方用药常以咸寒甘润，质重性沉，填补阴精。病至下焦，多虚实夹杂。临床常见证型如下：若阴虚火旺、瘀浊内阻，当治以滋阴补肾、清热泻浊、活血化瘀，选经验方益肾清浊汤（药物组成：山药、生地黄、山茱萸、知母、牡丹皮、黄柏、茯苓、车前子、六月雪、大黄、川牛膝、桑寄生、鹿衔草）；肾阳不足者，则当温阳益气、补肾填精，选用肾气丸加减；又有阴阳两虚，伏火内盛者，当温肾阳、补肾精、泻伏火、调冲任。可选加味二仙汤（药物组成：仙茅、仙灵脾、巴戟天、当归、黄柏、知母）；倘下焦以邪热见长者，又备一方，名曰：解毒健肾汤（药物组成：鱼腥草、鹿衔草、益母草、白花蛇舌草、金银花、半枝莲、楮实子、汉防己、太子参、麦冬、沙苑子、枸杞），可解热毒，兼补肾精、益气阴。适用于肾阴不足而热毒内盛之狼疮性肾炎、紫癜性肾炎、高血压病等。

值得注意的是，此类疾病到了中晚期，已不单纯拘于一焦一脏腑，病变可见中下焦病变或上下焦并病，甚则三焦皆病。此时病情复杂多变，因此治疗又当注重三焦联系，权衡并治。

第六节　阮诗玮教授"阴阳六纲"辨证浅析

阮诗玮教授创立了独特的临证"六看"辨证论治模式和辨病与辨证中西医结合的肾脏病多维周期诊疗体系。阮师认为八纲辨证具有举要驭繁、提要钩玄作用，在中医学中地位不可替代，但阴阳之辨应是八纲辨证之总纲，表里述病位，寒热道病性，虚实析病势，而阴阳概括其他六纲，不应与其他六纲并列，因而应称其为"阴阳六纲"辨证为妥。虽前人有所提及，然阴阳总领其他六纲之地位不受重视，阮师认为此举易混淆概念不利于临床辨证，今赘述八纲含义，再议阴阳二纲总领地位。

中医在其五千年的发展道路上，形成了独特的诊疗疾病的思路。关于疾病的发生、发展及其转归的认识创立了独到的诊疗体系——辨证论治。其又分辨证、论治两个部分。所辨之证乃机体在疾病发展过程中某一阶段病理反映的概括继而以所辨之证论其所治。经过长期医疗实践，前人根据辨证时不同侧重点总结出了多种辨证归类的方法，为众所周知的有八纲辨证、六经辨证、卫气营血辨证、三焦辨证等。当中又以八纲辨证最具提纲挈领性。

▍一、八纲辨证源流、基本概念及内涵

八纲辨证滥觞于《黄帝内经》时期，其核心思想零散地体现在书中字里行间。如"沉浊在内，浮泽在外""邪气盛则实，精气夺则虚"。到了汉代张仲景时期，对其进一步深化，将理论应用于临床，指导临证用药。明清时期进一步发展，基本完整地提出这8个方面，"虽后世千方万论，终难违越矩度，然究其大要，无出乎表、里、虚、实、阴、阳、寒、热八者而已"（《医林改错》）。最终由近代医家祝味菊正式提出"八纲"这一概念并由后世编写入《中医诊断学》书中。

中医在面对疾病时善于将其进行"黄金分割"，将病邪与人体正气进行病位、病性、病势三维坐标轴立体划分，这种 X、Y、Z 轴三维立体辨析模式在面对纷繁复杂的疾病时，便于厘清疾病内在性质和机制，达到"四两拨千斤"的效果，最终以辨其证论其治，是以能够将千人千辨的证素进行快速归纳划分的。而八纲辨证恰为这种模式的代表，八纲乃阴、阳、表、里、寒、热、虚、实八个纲纪。是用"二分法"将病位、病性、病势分为表里、寒热、虚实。哲学意义上的"二分法"即认识和辨别事物时将其划分为完全对立的两个方面，以此来排除另一方面。这样极简化的逻辑思维方式，能十分有效、快速地辨别事物性质。"二分法"加之"三维立体轴"，各类证素纵横交错形成了一张巨大的网格，而医者则是能通过网格快速捕捉猎物的"蜘蛛"。八纲辨证是中医诊疗疾病时高度的逻辑概括。

（一）表里述病位

表里，病邪之深浅，部位之上下前后内外也。顾名思义，先将疾病以内外区分——外感表证与内伤杂病。然而此表里究其背后的逻辑含义，阮师认为表里不仅是代表了病变的部位，更是表达了疾病的趋势，是时间和空间的双重含义。《素问·咳论》言："皮毛者，肺之合也，皮毛先受邪气，邪气以从其合也"，是以人体受邪是一个过程，病邪首犯皮毛，当病邪从外向内逐渐深入时，不仅反映了其自身所处的位置，也阐明了其入侵的时间及变化的趋势。这与治法和疾病预后息息相关。表证多以汗法散其邪，半表半里多用和法，更为重要的是里证疾病的变化趋势及规律，正所谓"见肝之病，知肝传脾，当先实脾"，表里二纲提示我们疾病变化的趋势，以便临证诊疗时预测疾病变化，尽早做出策略。

（二）寒热道病性

寒热，疾病之性质。没有精密的仪器，人们对世间万物及自身的最直观的感知便是寒与热。这是一组根据患者的症状和体征判断其病性归属的纲领。寒是外感寒邪或内生阴寒而使机体表现出一系列具有"冷凉苍白、冷痛拘挛、脉迟"等临床症状。反之热是外感热邪或内生火邪而使机体反映出一系列具有"灼热黄干、红肿神乱、脉数"等临床症状。十问歌首问寒热，寒热理论贯穿于中医学基本理论体系，是临床上常用的辨证施治纲领。《素问·阴阳应象大论》中指出"阳胜则热""阴胜则寒""阳虚则外寒，阴虚则内热""审其阴阳，以别柔刚，阳病治阴，阴病治阳""药性四气，温热寒凉"。寒热理论不仅可以判断疾病的性质以指导辨证，还能指导临床施治用药，也是指导药性区分的理论，是直观的物质基础到逻辑推演的桥梁，因而凝结成了"热者寒之、寒者热之"的中医治疗大法。然八纲之中的寒热不仅仅代表了其本身的两种性质，其背后的逻辑应是对所有疾病性质的判断，如"风暑燥湿"等。

（三）虚实析病势

虚实，正邪之盛衰。阮师认为虚实析病势，这里的病势并非一般所说的疾病的趋势，而是正邪盛衰之势，正如物理学上举起物体所产生的势能，正气旺则有力举起为实，正气衰则无力举起为虚。《素问·通评虚实论》中"邪气盛则实，精气夺则虚"。决定发病的关键在于人体自身的正气能否抵御外界的病邪之气，邪正交争的过程也是发病的过程，邪盛正衰，正不胜邪，疾乃生之。虚实则是反映了"邪盛""正衰"二者何为主要方面的两个纲领，邪实以祛邪，正衰以扶正。虚实常与寒热互用一起反映疾病特点，例如虚寒证、实寒证、虚热证、实热证。病势的判断可以提示医者什么是诊治过程中的主要矛盾。

二、阴阳

（一）阴阳基本概念及其相互关系

表里言其病位，寒热道其病性，虚实状其邪正盛衰。然其阴阳所谓何状？阴阳究其字义，向阳而阳，背阳而阴。从最初的日照向背推演为万事万物都能够用阴阳的概念进行解释，日阳而月阴，昼阳而夜阴，白阳而黑阴，刚阳而柔阴，火为阳水为阴，燥为阳湿为阴，外为阳内为阴，南为阳北为阴。先民在生产实践过程中亲身体验各种对立自然现象，逐步将其归纳成一种相对的而非绝对的概念。正是这种农业为根基的经济模式下，与自然界更为密切的接触，将自然物质抽象成理念，一种哲学观念——阴阳理论逐渐形成。

阴阳是从物质中抽象出来的哲学概念，其核心是对立统一。《素问·阴阳应象大论》曰："阴静阳躁、阳生阴长、阳杀阴藏"。两者因为性质完全不相同而相互对立制约，在制约过程中此消彼长。《老子》云："有无相生，难易相成……前后相随。"又说明了阴阳两方互根互用，两者在对立中统一。阴阳双方不是一成不变的，两者可以在彼此消长到了极点便可以相互转化，所谓"物极必反""寒极生热""月满则亏"。

（二）阴阳理论是中医学基础

古人以阴阳论万物，探索世界的原理。《道德经》中云："道生一，一生二……三生万物。万物负阴而抱阳，冲气以为和"，《荀子·礼记》曰："天地和而万物生，阴阳接而变化起"，先哲们认为阴阳合和交感而产生宇宙万物，再以阴阳推万物。此时的阴阳不仅仅代表了一组对立的概念，而是在对立之前二者是统一的，即世界的本元，所代表的是既对立又统一的概念。中医基础理论正是以阴阳理论等一系列中国古代哲学为根柢，也是对比西方医学截然不同的思维方式。中医理论经典之鼻祖《黄帝内经》正是极大地受了这一理论的影响，诸多篇幅以阐明如何用阴阳理论解释人体结构、生理、病理。诚如《素问·阴阳应象大论》中所云"天地者，万物之上下也；阴阳者，血气之男女也；左右者，阴阳之道路也；水火者，阴阳之征兆也；阴阳者万物之能始也"，以阴阳化万物，并将其化于医道之中，《素问·阴阳应象大论》曰："阴阳者，天地之道也，万物之纲纪……治病必求于本。"道出阴阳本质是一个不断运动和变化的过程，即对应疾病本身也是一个动态变化的过程，这也是中医学不同于其他医学，强调以动态的眼光看待疾病的特点，同时也说明了治病之本求于阴阳。在各项科学技术落后的时代，先哲运用取象比类、推理演绎建立起中医学框架，以阴阳逻辑理论推演人体生理病理，正是智慧哲学土壤滋养了中医学。

阴阳渗透在中医学中的方方面面，主要体现在以下几个方面。

1. 阴阳与解剖 《素问·宝命论》曰："人生有形，不离阴阳。"古人善取象比类，以阴阳表示具体的物质，将人体的解剖结构进行阴阳归类，如经络、脏腑、药性等。"五藏为阴，六府为阳""筋骨为阴，皮肤为阳""夫言人之阴阳，则外为阳，内为阴。言人身之阴阳,则背为阳,腹为阴""心为阳中之太阳""肺为阳中之太阴""卫阳营阴""十二经脉分三阴三阳""药性温热属阳,寒凉属阴",诸如此类,不胜枚举。

2.阴阳与生理 《素问·阴阳应象大论》曰:"阳化气、阴成形""阴在内,阳之守也;阳在外,阴之使也"。一方面,相对于物质功能而言,阳属功能,具有推动激发兴奋防御之用;阴属物质,是精血津液,没有物质基础难以推动功能的产生。二者相辅相成。另一方面,功能中凡是兴奋的、激发的、温煦的属阳,凡是宁静的、抑制的、凉润的属阴,《难经》中道:"阴沉而伏,阳动而伏",二者有协同作用,共同维持人体功能正常运作。

3.阴阳与病理及治疗 阴阳学说还应用于解释病理机制,《素问·生气通天论》曰:"阴平阳秘,精神乃治;阴阳离决,精气乃绝。"中医认为人体生理状态应是"阴平阳秘",阴阳协同维持人体健康,阴阳的不平衡最终会导致疾病的发生发展,如《素问·阴阳应象大论》指出"阳胜则热""阴胜则寒",《灵枢·刺节真邪》曰:"阴气不足则内热,阳气有余则外热。"故《素问·至真要大论》中提出"谨察阴阳所在而调之,以平为期",以调节人体阴阳平衡来诊治疾病。"阳病治阴""阴病治阳""寒者热之""热者寒之"等诸多治疗原则由此得出。

阴阳理论是中医理论的基础,无论从解剖、生理、病理及诊治方面都以之为根柢。

三、阴阳六纲

以阴阳二分事物的法则,其余六纲皆可归之门下。阮师认为二者关系犹如母子,后者从属于前者。表为阳,里为阴。表里为病位之阴阳。热为阳,寒为阴,寒热为病性之阴阳。实为阳,虚为阴,虚实为病势之阴阳。前文中阐明余六纲皆可组合交错以分析疾病的特点性质,如里虚热证等,独不能与阴阳相提并立。因此根据逻辑推理法则,阴阳与六纲应属不同层次,阴阳为总纲,余六纲为其分支。从阴阳理论渗透到中医学的那一刻开始便十分重视阴阳的主导地位,《素问·阴阳应象大论》言:"善诊者,察色按脉,先别阴阳。"强调了诊治疾病时应先分阴阳,后世医家张景岳在其书中指出"阴阳为医道之纲领""凡诊病施治,必须先审阴阳";程钟龄《医学心悟》有"至于病之阴阳,统上六字而言,所包者广",直指余六纲应归属阴阳。到了近代将八纲辨证正式写入教科书中,模糊了层次,才抹杀了阴阳总纲的主导地位。

阮师认为治病之本论其阴阳,人以阴平阳秘为期,矫枉平衡是普遍存在的生理现象,强调以"和"为贵,几百年来"扶阳派"与"滋阴派"争论不休,然二者实则同类,只看到了问题的一个方面而忽略了另一方面,疾病的发生正是阴阳的失调,即"矫枉失衡",应追求二者平衡。事物皆有两面性,阴阳理论正是强调了看待事物既要一分为二,又要统一协调。面对纷繁复杂的病理病因病机,首论阴阳,以其阴阳偏胜与不足论其诊治,对从医临证都十分有意义。相反的,忽略阴阳总纲地位,与余六纲混为一谈,主次不分,层次不清,不仅混淆了初学者的概念,还背离了中医理论的核心,不利于临床施治且混淆了中医思维，因此将八纲辨证更名为阴阳六纲辨证更为合适，以此强调阴阳总纲地位。

第七节 论"主导病机"

病机学说是揭示和解说疾病的病情进展演变本质和规律的理论体系。近年来，随着对病机理论的研究不断深入，病机理论也有不少突破。阮诗玮教授提出主导病机的观点，认为临床上各种疾病的发生都有其主导病机，且不少疾病病程长、并发症多，致使病机复杂，故而如何在纷繁复杂的病机中厘清主导病机及次要病机以解决主要矛盾显得十分重要。

一、主导病机的内涵

主导病机是指在疾病发病过程中占据主导作用的主要病机，与次要病机相对，主导病机决定着疾病的病情进展及转归，是临床事件发生的主要矛盾。哲学上认为，事物的发展都是运动上升的，并且在问题的解决过程中得以不断发展，而在发展过程中解决问题，最重要的在于抓主要矛盾。一个个体发生疾病，倘若病情单纯则病机简单，辨证抓主要病机也显得相对容易；然由于现代生活影响因素多端，不少代谢性疾病高发，对于多数慢性患者来说，往往数疾缠身，基础病情复杂，此时辨别病机往往不易，而结合患者发病节气、居住环境、体质、病理检查、主要症状等，条分缕析，分析出当下最紧要之病机并着手处理显得尤为重要。这病机好比洋葱，有多层，解除疾病的矛盾必然要从最显而易见、急需解除的外围开始，而不能从最里层开始。

疾病的主导病机有别于基本病机。一般认为基本病机包括狭义的基本病机和广义的基本病机。广义的基本病机主要指机体对于致病因素侵袭所产生的最基本的病理反应，是病机变化的一般规律。主要包括邪正盛衰、阴阳失调、精气血津液代谢失常及内生五邪等，主要用于揭示所有疾病的总规律，具有普遍性。目前认为狭义的基本病机是指某一疾病贯穿始终的总机括。机体由若干脏腑、组织、器官所组成，当这些脏腑出现病变时，就会产生不同的病机，临床疾病多种多样，不同的疾病和不同的症候，各有其特殊的基本病机。可见广义的基本病机针对的是所有疾病的普遍性研究，狭义的基本病机针对的是单个疾病群体普遍性的研究，而主导病机更注重单个疾病个体性、时空性的研究。

▌二、临证抓主导病机的意义

临床上最易犯的错误是通过诊断为某某疾病而简单辨出证型，此方法往往难以满足临床的需要，由于临床上病机兼夹，病情复杂，证型不似书本那样单纯，多互相交叉而不能截然分开；亦有人提出根据疾病基本病机进行论治者，但值得注意的是，疾病的基本病机是在一定时空内相对稳定的具有相对独立过程的病机，故而仅仅通过疾病的基本病机是难以直接抓住疾病当前病机关键点的，比如糖尿病的辨治多从消渴论治，其基本病机多为阴虚燥热，但由于基本疾病、地域环境、体质、药害等因素影响，临床上痰瘀互结、湿热内蕴、脾气亏虚等病机亦多见，故单纯从疾病的基本病机或辨证分型进行论治具有不足之处。再者一个个体罹患多种疾病者不在少数，如若患者同时患有糖尿病、高血压病、脑卒中、淋证等疾病，即便掌握了所有疾病基本病机，此时该患者的病机又当如何定性？因此提出抓疾病主导病机便显得十分必要。

抓主导病机要求把握疾病病机的演变规律，具有恒动、联系、变化的特性，有助于把握疾病的转归。虽然目前根据古代文献研究和现代一些临床数据可以得出部分疾病的基本病机，比如淋证为"肾虚而膀胱热"、糖尿病的基本病机是"阴虚燥热"、咳嗽病的基本病机"肺失宣降"等。但是临床辨证时，由于疾病个体的病机在时空上都是变化不定的，因此疾病的基本病机仅可作为参考用，在疾病的进展过程中基本病机能大致总结其规律，为个体中的普遍性。但其忽略了疾病主体的个性化，疾病的主导病机在基本病机的基础上，结合临床各种复杂病理要素进行分析，抓住当前疾病的最核心病机，更有助于把握疾病的进一步的发展趋势。

抓主导病机在疾病的辨治上更有助于把握治疗大法的原则性、方向性及灵活性。主导病机论与基本病机并不相悖，相反抓主导病机时要求结合疾病基本病机进行综合考虑，比如疾病从六经进行辨证，如果太阳病则其基本病机是外邪袭表，营卫失和，治以汗法，那么抓住外邪袭表，营卫失和的基本病机，则把握住了治疗的基本原则和方向。于此基础上，若病家体质强壮，腠理致密，而表现为周身骨节疼痛、无汗出则当予以麻黄汤强力发表；若体弱或已发汗，表现为汗出绵绵，恶风者，则当予以桂枝汤解肌发表；如果汗后不解，身小痒者，又当予以桂枝二麻黄一汤小发其汗，这是在把握大方向的基础上，参看主导病机之变化而灵活处置，亦是"观其脉证，随证治之"精神之体现。又如消渴一病，其基本病机为阴虚燥热，若患者久病长期服用降糖药致脾胃受损，湿浊内盛而表现腹胀、便溏等，那么在把握基本病机基础上，便应当注重病机之转变，抓住当下脾虚湿盛病机的出现，而不能固守养阴润燥之法。

抓主导病机有助于把握临床用药的准确性，不失偏颇。近年来对于疾病基本病机的研究不断深入，故而也随之总结了系列的经验方，如针对慢性肾衰竭脾肾亏虚、浊毒内蕴的基本病机，有类似益肾排毒方、尿毒清、肾衰宁等经验方，并被开发成中成药，值得肯定的是这些方子在辨证准确的基础上运用，确实行之有效，但是如若拘泥于脾肾亏虚、浊毒内蕴的基本病机而泛泛选用经验方，那么临床治疗慢性肾衰竭的疗效将大打折扣，因为固守这样的治疗方法不免要陷入经验主义的桎梏。阮师认为慢性肾衰竭的病机不唯脾肾亏虚、浊毒内蕴一端，所有生存于天地间之人，必然要受到天地之气影响，慢性肾衰竭的病人病程漫长，禀质异于或弱于常人，更容易受四时之气及情志、饮食等因素影响。由于慢性肾衰竭患者体质虚弱，极易伤食伤寒伤暑，故而在治疗时当审辰下所苦，把握当前主导病机，几分祛邪几分补益，据证斟酌。

三、如何抓主导病机

临证时若单纯根据症状辨证或者局限于基本病机去治疗都不免有失偏颇，因此主导病机论要求在抓主导病机时，应当结合该疾病的基本病机（可参考现代疾病病理改变及古现代文献研究结果）、天时地域差异、个体差异、主症舌脉进行综合考虑，既要把握疾病的总体病机及演变规律，又要抓住当前的主要病机，进行判处方药。

（一）古今互参，凝练基本病机

古代医籍文献给我们研究中医病机理论提供了丰富的依据和经验，古人通过反复多次的临床实践和观察总结出来的疾病病机对于现代中医临床实践和理论具有确切的指导意义。如针对痹症一病，《素问·痹论》不仅首先提出该病的病名，也明确指出"风寒湿三气杂至合而为痹"的基本病机，后世多沿用此说，并于此基础上不断发展创新；由于现代中医学所面临的各种疾病多为西医病名，而西医疾病和中医疾病又无法截然等同，在目前我们对西医疾病中医基本病机研究尚未深入的情况下，主要还是从中医疾病的病因病机理论出发来认识西医疾病的诊治规律，但应该引起注意的是由此将带来认知的局限性。比如对于冠心病的认识，通过其症状我们多将其归入"胸痹"的范畴，以往多从古代文献出发，认为该病的基本病机为"阳微阴弦"，也就是上焦阳气虚损、阴寒内盛所致，因此治疗上多从通阳宣痹入手，然而临床效果并不令人满意。20世纪60年代以后提出的"本虚标实，标实中血瘀贯穿发病过程始终"的病因病机转化，治疗大法由"宣痹通阳"向"活血化瘀"为主进行转化后，临床疗效显著提高，而由陈可冀教授团队提出的冠心病存在"瘀毒互结"致病的理论使临床上对冠心病基本病机的研究得以进一步深入。可见在抓主导病机时，我们不仅要从传统的疾病病机观点出发，也要关注现代疾病的中医基本病机研究，不断学习，古今互参。

（二）参看天文地理，无失气宜

对于临床上不少疾病在已经知晓基本病机的基础上，在诊治方面要准确抓住其主导病机，审查患者的居住环境及发病时的节气显得尤为重要。《黄帝内经》有云："人以天地之气生，四时之法成"，指出了人受四时气候所影响，无论平人或是病体，皆是如此。因此在治病养生时，必然要顺乎四时，以平为期。恰如《素问·六节脏象论》所言"不知年之所加，气之盛衰，虚实之所起，不可以为工矣。"因地域之不同，故有"一病而治各不同而皆得愈"，《素问·异法方宜论篇第十二》所载，东方之民易病痈疡，西方之人病生于内，北方之人藏寒易生满，南方之人善病挛痹，中央之人多患痿厥寒热，皆是明训。阮师辨机治病时亦十分注重地域特点，认为福建属于亚热带海洋性季风气候，全年平均温度偏高，且西北面有山脉环绕，能阻挡寒风，东南部临海，空气湿润，所以温暖潮湿是福建省尤其是沿海一带的气候特点，故而风、湿、热邪在此地盛行，而同在福建，不同地区其水土方宜又有不同等。临床上疾病病情复杂，病机繁芜，因此只有把握住了病机在时间和空间上不断变化的趋势，才能避免陷入按图索骥的桎梏，这也是抓主导病机的出发点和优势所在。

（三）禀赋不一，不可轻易忽之

人之体质有强弱厚薄之分，即便得相同疾病，其传化亦有不同，此时就须考虑体质禀赋之不同。哲学上认为不同事物的矛盾在其发展过程中各有其特点，因此我们必须抓住矛盾的特殊性，面对不同体质的患者，应该从实际情况出发，审机辨治。对于体质的最初认识源自《黄帝内经》时代，如《灵枢·阴阳二十五人第六十四》中首先提出按五行对人的体质进行分类；而后《伤寒论》也提出辨治处方时应考虑强人、羸人、尊荣人等区别；现代中医家进一步完善体质辨识体系，如王琦总结九种体质学说、匡调元提出六种体质状态等。从临床实践可知，机体的阴阳气血盛衰将决定着所感触疾病的倾向性及转归，因此注重认识和学习体质理论将有助于我们在临证时将辨识体质与辨证论治进一步结合，更好地把握好主导病机。

（四）四诊合参，重在主症舌脉

临床诊病时医者一般被要求全面系统地搜集四诊资料，从而进行辨证论治，掌握病势转归，从而进行处方判药。然而临床不少疾病病情复杂，有些患者所言症状纷杂难别，此时如若"眉毛胡子一把抓"，往往叫医者莫衷一是，容易顾此失彼。故而抓主症显得十分重要，如何抓主症？阮师认为"抓主症时应针对主诉，有目的地进行询问、排除鉴别、综合分析，并结合病家舌、脉、形、色、神以进一步明确"，因此抓主症不能简单地认为是"头痛医头、脚痛医脚"。主症是病的主要脉证，如太阳病"脉浮，头项强痛而恶寒"是也，又如小结胸病"正在心下，按之则痛，脉浮滑"者。临证时抓住主症，结合舌脉，条分缕析，四诊合参，有助于把握现下之主导病机而不至失之毫厘、差以千里。

总之，临证治病时既不能拘于某某疾病而简单辨出证型，亦不可泥于基本病机而不考虑疾病个体化的特性。主导病机论要求把握疾病的总体病机和转变规律，又要抓住时下最主要病机，既要结合该疾病的基本病机，也要参考天时地域差异、个体差异、主症舌脉等进行综合考虑，如此方能开出一张切中病机、纠逆挽偏、应手起效的好方子。

第八节　刍议"六淫"

"六淫"，即风、寒、暑、湿、燥、火，长期以来，它一直作为中医外感病的病因，在今天看来，这已不适应中医现代化的要求，但是，"六淫"系统理论仍是辨证论治体系的重要组成部分。

一、"六淫"是朴素的病因说

远在古代，我们的祖先用直接观察的方法，获得许多天气因素与人体疾病关系的经验，并在当时"阴阳学说""五行律说""天人感应"等哲学思想的支配下提出了风、寒、暑、湿、燥、火，在正常变化之时为"六气"，当异常变化之际，则为"六淫"，是疾病的外因，它与人体脏腑相应，与四时季节相关。《素问·至真要大论》指出："夫百病之生也，皆生于风、寒、暑、湿、燥、火，以之化之变也。"嗣后，历代医家大都把"六淫"遵为外感病的病因，直至当今中医界依然如此。

病因，就是导致疾病的原因和条件，有生物、理化、社会、心理、天文、气象、遗传、免疫等诸方面。由于，受时代科技水平的限制和朴素唯物论哲学思想的局限性，"六淫"病因说，只是直观地反映了一些气象条件与疾病的关系而已，虽然，它是医疗气象学的先驱，但与现代医疗气象学相比，在深度、广度、精确度上还远为不足。而且，作为病因学说，没有涉及生物、化学、免疫、遗传等致病的原理，显然，落后于当今时代、社会的发展，已不适应中医现代化的要求。

譬如，众所周知，荨麻疹中医属风疹，是由于致敏的机体接触抗原，如异体蛋白、花粉、药物等，产生过敏反应而成。然而，中医界却普遍解释为吹风引起，这未免太直观了。再如，痢疾，有阿米巴引起的，还有痢疾杆菌导致的，病因不一，特点不同，治疗与预后亦有差别。但是，中医界却认为均由湿热浸淫所致，将之笼统化了，这对掌握它们的发展演变规律十分不利。诸如此类，不胜枚举。故此，从病因的概念出发，"六淫"作为外因是不够全面的，它只是一种古代的朴素病因学。

追溯历史，许多医家也认识到了"六淫"病因学的局限性，出现了麻毒、痨虫、疫疠等病因学说。元代王履就不同意"以四气之因"论"致病之理"。明代吴又可指出"夫温疫之为病、非风、非寒、非暑、非湿，乃天地间别有一种异气所感"。公然否定了"六淫"病因学。古人尚且如此，我们今天更不能抱残守缺，应该积极地吸收现代病因学的成果，来充实中医理论体系，取长补短，建立一个既具有中医特色，又富有时代特征的现代中医病因学体系。

二、"六淫"属辨证论治系统论

现代医疗气象学研究阐明，夏季降雨后地面因蒸发冷却形成逆温，影响污染物（包括生物和理化致病因子）向上扩散，浓度增高，加上蒸汽的作用，使致病因子同人体接触面积增大，况且这骤然的气候变化对人体的免疫系统、神经系统等都带来影响，使抵抗力下降而易为邪气所感。所谓，天暑下逼，地气上蒸，多病湿热，常发生于这种情况。可是，在阴盛之体，就不一定是湿热病了，而是性质相反的寒湿，在阴虚之人，可能还表现为加减葳蕤汤证，与湿热、寒湿都不同。这说明"六淫"的产生是内外因综合作用的结果。

风湿痛的患者周围血管收缩扩张时间延长，体温调节机制紊乱，在日变气温升高或降低 3℃ 以上；逐日气压变化升高或降低 1kP 以上，逐日湿度上下变化大于 10%，他们就不能适应而出现临床症状。但干、湿、冷、热、气压高低的绝对值对其影响不大。中医每以"风寒湿"之气的偏颇来概括这些临床症候群（即病体对气候变化的客观反映），这是对这种客观反映的综合表达，由此产生的理法方药就是对这种客观反映的改造。可见，这里的"风寒湿"不是病因，而是"证"。

临床医生在运用"六淫"理论时，并非因为患者着凉起病，即断为"伤寒"，其实有可能是风热证，也不因为夏季之病而都诊为热病。他们每以症状舌脉为依据"审证求因"而得出"六淫"。因此实际上"六淫"不是用来表示病因，而是对气象、生物、理化等因素作用于不同个体，而产生的临床症候群的概括，诚然，它属于"证"的范畴。"六淫"系统理论是辨证论治体系的重要组成部分，它系统地概括了疾病过程中邪实的一面，并为治疗提供方向。

虽然，吴又可否认"六淫"为温疫的病因，但是，它在温疫的辨证论治上，也不知不觉地应用了"六淫"辨证的系统理论。所出达原饮等方，无非是芳香化湿、清热达邪之剂。此外，麻疹、肺痨、疟疾、白喉、百日咳，以至今天的病毒性肝炎、肺炎等也离不开"六淫"系统理论来辨证论治。

所以，我们一方面在认识到"六淫"病因学的局限性的同时，另一方面要充分肯定"六淫"系统理论是我们祖先经过几千年的实践逐步完善起来的，其中有许多精华，我们必须推陈致新，发扬光大。

第九节 "动的均衡"与"安内攘外"*

拜读陈立夫先生《中医之理论基础》一文［《实用中西医结合杂志》，2（1）：4，1989］获益匪浅。先生以《易经》之哲理阐明中医之道理，指出了以"动的均衡"为特征的"中和位育原理"为中医之科学理论基础，真是画龙点睛，独具慧眼，是对中医生理学的高度概括。

易者，变易也，然变动中有其轨迹与法则可循，故变易中有不易之理，是谓"动的均衡"。只有变动才有发展进化，同时，只有均衡才能协调生存。变动与均衡相互依存，故曰："致中和，天地位焉，万物育焉"。不论是"致广大"之中医，或是"尽精微"之西医，庶几能在"动的均衡"上取得共识。现代分子生物学之 cAMP 与 cGMP，免疫学之 TH 与 TS，自由基学说中的 $[OH^-][H_2O_2][O_2]$ 与 SOD（超氧歧化酶）、CAT（过氧化氢酸）等，它们是一对不同作用的两个方面，彼此间应取得动态平衡，任何一方的增加或减少（偏盛或偏衰），并且超过了一定的阈值，皆可导致疾病的发生。

先生指出："每一事物，又必须具备质、能、时、空四大条件，其质能之相对盈虚消长，则以阴阳代表之"，是中和，则阴平阳秘也。"其时空之调整适应，则赖五行以达成之"，是中和，则不亢不卑而承制也。失中和，即变动中达不到均衡，乃中医之病理，表现为阴阳之偏盛偏衰，五行之相乘相侮。此外，尚有"矫枉失衡"之现象，如肝火亢盛，肾水涵之以制约肝火，此时肾水被灼而耗损，久之，呈肝肾阴虚、肝阳上亢之证。再如，阳热之证，叠进寒凉，致中阳戕伤；或阴虚患者，大剂滋阴之品，每碍中土之健运，致中脘满闷之症等，均属"矫枉失衡"之列，乃失中和表现也，在此特正名之。

先生以为中医治病之原理系"安内攘外""先从安内入手"，尚不够全面，还应有"攘外安内"，从攘外入手者也。如金元四大家之一张从正，主张祛邪以安正者是也。邪实者，攘外为先为主；如以安内为先，则闭门留寇，为害甚矣；正虚者，安内为先为主；误投攻伐，则犯虚虚之戒，亦不足取。或安内，或攘外，必详审质、能、时、空之变化，而酌情定度，切不可机械从事矣。故而，致中和有两个途径，一者"安内攘外"，一者"攘外安内"。中药、针灸之法莫不如斯。

管窥之见，还望指教。

附:

1989 年，陈立夫先生在《实用中西医结合杂志》上发表《中医之理论基础》一文，阮诗玮教授拜读之后，写了一篇题为《"动的均衡"与"安内攘外"》的心得，并附一信，

---

* 此篇为阮诗玮教授读陈立夫先生《中医之理论基础》后所作的读后感。

寄呈陈立夫先生教正。陈先生于当年十一月复阮师一信如下。

诗玮先生：

中秋手书，迄今始由台北转到，敬悉种切，台端对于中医药研究之深，用力之勤，致为钦佩。

内难两经之所言者，为预防重于治疗，亦今日西医所谓"免疫医学"是也，弟所称"安内"即"求致中和"之道，"致中和"则抵抗外侵最强之境地也，有时为求安内而以一致对外，作团结号召者，亦即。

台端之所谓先后问题，唯"先安内"以"攘外"，乃为常道耳，专复并颂。

道礼！

陈立夫

一九八九年十一月廿七日

第十节　临证脉学发微，首论"双关脉"法

阮诗玮教授在临床中不但注重整体观，提倡"六看"中医诊疗模式，在临诊中也非常重视脉诊，对门诊和病房的每一位患者，都会认真切脉，与其他三诊互参，辨证施治。他在临证中也关注到一些特殊脉象，比如"双关脉"。

一、双关脉的内涵及理论源流

阮师经过不断临床实践和理论考证，提出临证可见"双关脉"。双关脉是指右侧关部扪及双条脉动，其脉可浮可沉，以弦、紧、洪、滑或促疾脉象多见，常见于腹胀、腹痛、泄泻、呕吐等脾胃系疾病或以脾胃亏虚或邪滞等为主要病机的相关病证。该脉象多因疾病发生而出现，部分患者经治疗后可消失，由此可知不属于解剖异常。

在古代中医文献中可见类似双关脉的脉象，如双弦脉。双弦脉是指在左手或右手的桡动脉可扪及双条弦脉，该脉象不拘左右手或部位之别。最先记载双弦脉的论著是《金匮要略》，《金匮要略·痰饮咳嗽病脉证并治》篇曰："脉双弦者，寒也，皆大下后善虚"。清代徐忠可所撰《金匮要略论注》中有载："有一手两条脉亦曰双弦。此乃元气不壮之人，往往多见此脉，属虚"；而日人丹波元简之《脉学辑要》引吴山甫曰："双弦者，脉来如引二线也……若单弦，只一线耳"，均对双弦脉提出新的见解。后世医家对双弦脉多有记述，今人也有关于双弦脉的病例报道，如邹孟城在其经验著作《三十年临证经验集》

中指出，双弦脉"一旦出现多主重病、久病或证情复杂之病，此时倘不能把握病机、当机立断，则毫厘千里之失在所难免"；现代王凤山等也有对双弦脉的报道。可见双弦脉可扪及双条脉动之义绝非理论上的主观臆测，而是临床医家通过实践所得的经验发现。双关脉和双弦脉一般都可扪及双条脉动，但是双关脉仅局限于右侧关部，其脉象不局限于弦象，亦可见紧、洪、滑或促疾等脉象。因此双关脉的提出可以说是在双弦脉基础上的进一步研究和发挥。

二、双关脉的产生机制

关者，位于高骨之后，居太渊之上，左关候肝胆，右关候脾胃，因此右侧关脉与脾胃气之盛衰密切相关。脾胃居中属土，主受纳而万物所归也，人以脾胃为本，脾胃者为水谷之海也，平人气象论："平人之常气禀于胃，人无胃气曰逆，逆者死。"黄元御曰："木以发达为性，己土湿陷，抑遏乙木发达之气，生意不遂，故郁怒而克脾土"，指出脾胃虚或肝木王可出现肝木乘脾，倍克土气，而致中焦受损；中土为气血生化之根蒂，性喜燥恶湿，若内伤脾胃，可致寒湿之邪内生，或元气虚弱而阴火内生；或肾水内泛，致湿邪所侵，土气困厄，则灾害四起；久病脾胃虚极，肝木不能荣，万木俱枯，五脏虚极，则风气四起，气立衰败。右侧关脉为脾胃所主，因此当关脉出现双线脉象则提示脾胃出现病变，其病证可虚可实。

总的来说，双关脉产生的机制缘于疾病进展过程中，正邪交争，病势强盛所致，或因邪气涨然，如海浪拍拍，势来未去之征；或因邪气愠愠，脉郁不解，此如琴弦绷紧之时弹搏出的振波；若疾病进展过程中，正气极虚，阴气至盛，阳气将离，亦可见此脉，犹如垂垂将枯之苍树欲拔根而去。根据双关脉在疾病进展及转归过程中出现的强弱及形态不同，又可有复关脉和走关脉之演变；临证时切诊扪及双关脉对脾胃系病的病情诊察、判断预后、指导用药方面具有重要意义。

三、双关脉的临证意义

双关脉有本位脉和演变脉象之不同，本位脉象即在右侧关部出现双线脉象，其脉形可见双线等大，或弦紧，或洪，或滑，或一弦一弱，其总病机在于中气壅滞或中气受损。双关脉可见弦象，弦为肝脉，倘若右关出现肝脉，说明脾胃之气受肝气来克，治以疏肝理脾或疏肝健脾为法，临证时可权衡肝郁与脾虚之轻重程度，斟酌用药；若病者素来脾胃虚损，双关脉见一弦一弱，则提示脾胃气虚馁，肝木强劲，治疗应注重抑肝扶脾；弦与紧为相类脉象，若双关脉见紧，此为寒，寒性收引，抽掣不能左右，脉亦见紧凑弹指，病势为急，若为阴寒内盛，治当温阳散寒除湿；双关脉见滑，此为痰湿内阻脾胃，胃气壅滞不行；双关脉见洪，为阳明热盛，热气逼迫所致。临证变化莫测，脉象可有掺杂，故此处所列脉象仅为举常达变。

演变脉出现在病情进展过程中，如果发现演变脉象，有助于预判疾病的总体走势及转归。

复关脉：双关脉可出现演变脉，复关脉可见脉形一大一小，有回位之征，有正气回复之机，故称复关脉。其中病机为邪气将去，正气欲复。临床意义提示疾病将复之兆。

走关脉：双关脉在病情演变过程中，可出现走关脉，因脉象呈现双脉极细极促，为数疾之脉，飘无定踪，有元气走散，气机衰微之机，因此称走关脉。其病机为中焦之气将绝，摇摇无根。临床意义提示脾胃气欲绝，阴阳离决。

总之，在临证中留心观察，双关脉总可寻见，而其临床意义亦值得广大中医同道一起学习和探讨。

第十一节　厥阴温热浅谈

厥阴温热乃温热之邪侵犯厥阴经，而以神昏、痉厥为主要特征的温热性质的外感急性病，系温病学中最为凶险之候，亦是中医急症学研究的重要课题之一。笔者不揣浅陋，直陈管见，以抛砖引玉。

一、厥阴温热的病因病机

厥阴包括手厥阴心包、足厥阴肝，并与手少阳三焦、足少阳胆相表里。

手厥阴心包，居于上焦，为心之外围，保护心脏，代心用事，其性属火。心包之火以三焦为通路，可达于下焦，使肾水温暖，以涵养肝木，命门之火蒸化肾阴上乘，以使心阴充足，心火不亢，这样则上焦清和，下焦温暖，"水火既济""少火生气"。若心阴不足，或心火偏亢，邪热炽盛，同类相招，则易内陷心营，"壮火食气"。《灵枢·邪客篇》云："诸邪之在于心者，皆在于心之包络"，而成手厥阴心包温热之证。心藏神，舌为心之苗，火热炽盛，扰乱心神，攻窜苗窍，致神昏谵语、舌蹇等症；阳热闭遏于内，心气不得外达四末，阴阳之气不相顺接，则为身热肢厥，即所谓"热深厥亦深，热微厥亦微"。有从上焦卫分，邪热亢盛，心之气阴不足，径入心包，"逆传"而来，即叶天士所谓"温邪上受，首先犯肺，逆传心包"；有气分热盛，失治误治，内陷营血，闭阻心包，"顺传"而至；亦有暑热"直中"心包而发。

足厥阴肝，居于下焦，是将军之官、藏血之脏，体阴用阳，禀风木而寄相火，下连寒水。肝肾互资，为乙癸同源，即精血同源；上接心火，成子母相应，肝阳易亢，肝风易动。热邪炽盛，深入厥阴，引动肝风，风火相煽，愈炽愈烈，并消耗真阴，此"热极生风"也；

或温邪久羁，灼烁真阴，水不涵木，虚风内动，此"血虚生风"也。《素问·痿论》曰："肝主身之筋膜"，肝风内动，其人手足抽搐，牙关紧闭，两目上视，颈项强直，甚至角弓反张。正如《素问·至真要大论》曰："诸风掉眩，皆属于肝""诸暴强直，皆属于风"。热邪亢盛，阳极似阴，或真阴垂竭，阴阳不相维系，则见昏厥等症。

经脉相连，脏腑相关，邪热炽盛，内陷心包，可同时引动肝风，肝经热盛，可循经上扰，内闭心窍，暑热之邪，可同时"直中"两厥阴，可致神昏与痉厥互见，心包与肝同病，证情较为复杂。

病因学上，《黄帝内经》指出："正气存内，邪不可干""邪之所凑，其气必虚"，厥阴温热的内因出于人体心气，心阴不足，肝肾阴精亏损，临床上可见真阴不足的春温之病，每多热极生风，虚风内动之候。然而，四时不正之气，也是引起厥阴温热的必要条件，有时还占主导地位，风热之邪，其性升散，主动，善行数变，与厥阴相应，多从口鼻上受，来势较急，发病迅速，易"逆传心包"，引动肝风。暑热之邪，炎热酷烈，发病急骤，传变极速，可直中手、足厥阴经，卒然引起昏迷或痉厥之变。燥热之邪，消耗津液，日而久之，亦可见虚风内动之候。湿热之邪，从热化燥，损伤津液，深入营血，也有痉厥之变。

▌ 二、厥阴温热的辨证论治

（一）手厥阴心包温热

手厥阴心包温热，乃邪陷心包，心窍阻闭，以神昏肢厥为主要表现。在营分者病情严重，深入血分则最笃深重。

1. 本证　见神昏谵语或昏愦不语，舌謇肢厥，舌质红绛，或纯绛鲜泽，身体灼热，脉或细数；或猝然昏倒，不知人事，身热肢厥，气粗如喘，牙关微紧或口开，舌绛脉数，治以清心开窍。热清则无邪所犯，开窍则启心包之闭，清宫汤送服安宫牛黄丸或紫雪丹、至宝丹。安宫牛黄丸清心解毒较优，热毒炽盛者尤适；紫雪丹清热息风较胜，兼有抽搐者用之；至宝丹开窍之力较强，愦深痰多者多用。

若见神昏谵妄，灼热躁扰，斑疹密布紫黑，吐血，衄血，舌绛苔焦，乃热入血分，尤为重笃，急宜神犀丹合安宫牛黄丸，凉血解毒、清心开窍。

2. 兼证

（1）热入心包，兼有腑实：见身热神昏，舌謇肢厥，便秘，腹部按之硬痛，口渴欲饮，饮不解渴，治以清心开窍、攻下腑实，方用牛黄承气汤，两少阴合治。

（2）热闭心包，血络瘀滞：见身热夜甚，神昏谵语，漱水不欲咽，舌绛无苔，望之苔干，扪之尚润，或紫晦而润萎，治以犀地清络饮、清营泄热，开窍通瘀。

3. 与阳明腑实的鉴别　阳明得病，肠道热结，腑气不通，邪热不得下泄而上扰，胃热乘心，致神识不清，火热内结，可致身热肢厥，必须与手厥阴心包温热，尤其兼腑实者鉴别。一般来说，阳明腑实证，发现谵语而神识昏迷不深，呼之能应，以谵语为主，邪入心包，则谵语或昏愦不语，神识昏迷较深，呼之不应，以神昏为主。前者伴有舌苔老黄干燥，脉实或滑疾；后者伴有舌謇、红绛无苔，脉不实而细数，其发病较前者为急且重。治疗上，前者取小承气汤或调胃承气汤轻泄阳明腑实，里热一清，谵语自然消失，其他阳明温病症状也可逐渐解除；后者非清心开窍，神识不醒。《温病条辨·中焦篇》第九条曰："阳明温病，下利谵语，阳明脉实，或滑疾者，小承气汤主之；脉不实者，牛黄丸主之，紫雪丹亦主之。"

4. 与下焦蓄血证鉴别　下焦蓄血证，多由邪入血分，热与血结，蓄于下焦所致。心主血，血分瘀热扰于心神，故有神志失常。必须与手厥阴心包温热，尤其兼有血络瘀阻者鉴别。区别要点在于下焦蓄血证，神志如狂，或清或乱，其人狂言，少腹坚满，大便色黑，小便自利；热入心包则神志昏迷，其人谵语。治疗上前者用桃核承气汤攻下泄热、通瘀破结，后者宜清营泄热、开窍通瘀，用犀地清络饮。

5. 与湿热酿痰蒙蔽心包鉴别　热陷心营，内闭心包，心神失常，与气分湿热郁蒸不解，蒸酿痰浊蒙蔽心包，心神失常，虽同属热病，但有温热和湿热不同性质的区别，前者昏迷程度较深，神昏谵语或昏愦不语，且伴有高热、烦躁、肢厥、舌绛等症，多见于热入营血分阶段；后者昏迷程度较浅，神识昏蒙，似清似昧或时清时昧，间有谵语，身热不高，朝轻暮重，舌苔黄腻，脉濡滑而数，治则上有清心开窍与豁痰开窍之异，方有安宫牛黄丸等与菖蒲郁金汤之分。

（二）足厥阴肝之温热

足厥阴肝为风木之脏，邪热入犯，则肝风内动，故以痉厥为主要特征，因邪热炽盛或阴精亏损而致，故有虚实之辨。

1. 实证　其痉厥势急，频繁有力，热深厥深，多见于温病极期，有肝之本经热极者，有阳明热盛及心营热炽涉及肝经者，皆可引动肝风，治疗上也有所区别。

（1）肝经热盛动风：证见身热壮盛，头晕胀痛，手足躁扰，甚则瘛疭，狂乱惊厥，舌红苔燥无津，脉弦数，治宜清热凉肝、息风止痉，方用羚角钩藤汤。

（2）阳明热盛：引动肝风，证见壮热心烦，口渴引饮，手足瘛疭，甚至角弓反张，苔黄而燥，如属无形热盛者，以白虎汤加羚角、钩藤，清泻胃热、凉肝息风；如属热结腑实者，用调味承气汤加羚角、钩藤，攻下腑实、凉肝息风。

（3）心营热盛，引动肝风：证见灼热肢厥，神识昏迷，手足瘛疭，舌质红绛，此属手足厥阴同病，尤为危笃，急当清心开窍、凉肝息风，清营汤加羚角、钩藤、牡丹皮或紫雪丹，两厥阴合治。

2. 虚证　见于手足蠕动，甚则瘛疭，口角颤动，心中憺憺大动，肢厥神倦，低热颧红，五心烦热，形体消瘦，盗汗，口干舌燥，耳聋失语，舌红绛少苔，脉虚细带数，或细促，多见于温病后期，治疗上以三甲复脉汤或大定风珠滋肾养肝、潜阳息风。何秀山云："血虚生风，非真风也，实因血不养筋，筋脉拘挛，伸缩不能自如，故手足瘛疭，类如风动，故名内虚暗风，湿热病末期多见此症，以热伤血液也。"

3. 与杂证中风的鉴别 手足厥阴温热与杂病中风，均有神昏、痉挛，为心窍阻闭，肝风内动之象，必须注意区别。前者乃外感所致，初期即有身热不显，后者因于内伤而成，初起无明显身热，常表现为猝然昏仆，不省人事，语言不利（而非谵语），口眼㖞斜，半身瘫痪等，其中㖞僻不遂，以及苏醒后多有偏瘫后遗症，是杂病中风区别于手足厥阴温热的关键。

（三）手足厥阴温热辨

手厥阴心包温热系在上焦，见于温病之先期、极期，以神昏谵语为主要表现，急宜清心开窍。足厥阴肝之温热系在下焦，有虚实之分，治疗上需息风止痉，实者见于温热极期，以凉肝为主；虚者见于温病后期，以养阴为要。正如吴鞠通指出："惊厥神昏，舌謇烦躁，统而言之为厥阴证。然有手经足经之分：在上焦以清邪为主，清邪之后，必继以存阴；在下焦以存阴为主，存阴之先，若邪尚有余，必先搜邪。"

务须指出，开窍之剂乃为厥闭而设，临床上温病极期而无窍闭者，不可早用，此非预防之剂。小儿稚阴稚阳之体，肝阳偏亢，肝风易动，邪虽在卫、气，每因高热而一时抽搐，当以清热透邪为主，不宜早用凉肝息风之品。此外，手足厥阴温热互见，如神昏兼有抽搐，痉厥兼有谵语昏迷等，必须分清孰主孰次，治疗也有所侧重，有时开窍与息风两法并进。

三、厥阴温热与厥阴伤寒

《素问·热论篇》曰："今夫热病者，皆伤寒之类也。"《难经·五十八难》亦曰："伤寒有五，有中风，有伤寒，有湿温，有热病，有温病。"可见，广义之伤寒，指一切外感病，包括温热病在内。然而，由于时代的限制和临床实践的约束，张仲景的《伤寒论》详于寒而略于温，尤其厥阴病更不完善，而被悬为千古疑案。虽有言热厥，却无具体方剂。

历史在前进，祖国医学也随着时代的步伐在不断完善和发展。清代温病学家的崛起，充实了中医外感病脉因证治的内容，同时厥阴病的理法方药也得到了补充。可以说，厥阴温热是在厥阴伤寒的基础上，对厥阴病的进一步完善和发展。然而，它们也是有区别的，一般来说，厥阴温热内因阳气偏盛或阴精亏损，外感温热之邪，火热炽盛，发病急骤，病情凶险，表现为阳热亢盛、阴精灼烁的热性病理过程，其特点为神昏、痉厥，以其发作次数、持续时间长短判断预后，治疗上以清热、开窍、养阴、息风为主；厥阴伤寒乃因脏腑虚寒，外感寒邪，一般不若温热急骤，然病情亦为深重，表现为肝寒犯胃，上热下寒，寒热错杂的病理过程，可现厥热胜复，然厥而不痉，烦而不昏，以厥和热的时间长短，推测病势进退，阳回则生，治疗宜温阳散寒或寒热并用。

总之，本文所论乃厥阴之温热性质外感急性病，不同于厥阴伤寒，亦非湿热蒙闭，其以神昏、痉厥为主要特征，也异于杂证中风。临床上须细审明辨，揆度于手足之间、三焦之分、卫气营血之别，方能施治无误，挽生灵于危殆之顷。

第十二节　温病"伏邪"辨

伏邪温病，从字面上看，似乎是感受外邪未即发病，伏藏人体，过时而发。其实不然，阮诗玮教授有自己的一点见解。

伏邪温病，初起以灼热、烦躁、口渴、溲赤、舌红、苔黄等热郁于里的证候为主要表现。临床上有春温、伏暑、温疟等类型，包括现代医学的"流脑""乙脑""重型流感"等。《素问·金匮真言论》云："夫精者，身之本也；故藏于精者，春不病温。"可见机体精气充沛，抗病力强，则"邪不可干"。若正气不足，卫外功能低下，或阴精亏虚，内有蕴热，则易感温热毒邪，并可进一步内陷深入，病情凶险。现代医学认为，IgM等免疫球蛋白缺乏的患者，容易患"流行性脑脊髓膜炎"及肺部感染。倘若正气代表人体的免疫功能，正气不足，如Bruton型遗传性缺丙球蛋白血症；后天的失养，如脾胃虚弱，气血不荣，加之病后护理不当，元气不复，就会招致各种感染，如国外报道，病毒感染导致免疫功能低下一样。这可能是所谓"邪伏少阴""邪伏营分""邪伏膜原"的实质所在。由此可见，在伏邪温病中起主导作用的因素是体质的强弱。

既然这样，那么《黄帝内经》的"冬伤于寒，春必病温"到底如何理解呢？我们知道，肾藏精，主骨生髓，为元气之根，主冬令，与下丘脑－垂体－肾上腺、性腺存在有机的联系，还与胸腺有关，支配着人体的免疫功能。"冬伤于寒，肾先受之"，这与生物钟的理论切合。寒为阴邪易伤阳气，影响气化，势必损伤肾之精气；另外冬季易感寒邪者，也往往是肾气不足的缘由，故春季易受温热邪毒入侵，即可发为病温。并非一定是冬天之寒邪潜伏在体内，至春令诱发而致病。

诚然，现代医学许多传染病具有潜伏期，有的甚至数月半年之久，这也可以认为是中医伏邪温病的原因之一，但这是次要的，不能画等号。吴鞠通谓："长夏受暑，过夏而发者，名曰伏暑"，指的便是这方面而言。古人强调外因，然而对于伏邪温病的内因却认识不足。阮师认为，内因决定伏邪，即由于先天禀赋不足或由于后天的失养，正气不足，阴精先亏，内有蕴热，才是伏邪温病的重要因素。

第十三节 滥用活血化瘀之弊

观时下医者，或宗于"久病入络""久病必瘀"之说、或仅抓血瘀之表现，凡临证见有瘀血之症，如：久病，体痛固定不移、刺痛，咯血，癥积，面色紫黯，口唇、爪甲青紫，舌质紫黯、或舌有瘀斑瘀点，脉涩或结代，均投以大量活血化瘀之品，不辨瘀之成因、不求病之根本。

盖瘀血之形成，有跌打损伤、金刃所伤、手术创伤等外伤所致之离经之血；有脾不统血、肝不藏血而致出血成瘀；有气滞成瘀，气行则血行，气滞则血瘀，《血证论》中说："气为血之帅，血随之而运行；血为气之守，气得之而静谧。气结则血凝，气虚则血脱，气迫则血走"；有血寒成瘀，血得热则行，得寒则凝，《灵枢·痈疽》中说："寒邪客于经络之中则血泣，血泣则不通。"《医林改错》则说："血受寒则凝结成块"；亦有因虚致瘀，气分阴阳，是推动和调控血液运行的动力，气虚则运血无力，阳虚则脉道失于温通而滞涩，阴虚则脉道失于柔润而僵化；津血同源，津液亏虚，无以充血则血脉不利；或因血热煎灼血中津液，使血液黏稠致瘀，或血热迫血妄行致瘀，如《医林改错》中说："血受热则煎熬成块"。

治病必求于本。血瘀证之瘀血成因各异，本亦异，岂能治同？岂能概投以大量活血化瘀之品治之。且活血化瘀之品性多辛温，民间常言其性"破"，易损耗正气，若逢久病体虚之人，又施以大量活血化瘀之品，何异于"抱薪救火""饮鸩止渴"？《丹溪心法》有云："初用止血以塞其流，中用清热凉血以澄其源，末用补血以还其旧。"塞流即止血，在出血期间，止血防脱是当务之急；澄源即澄清本源，辨证求因，审因论治；复旧即调理善后，多治以补肾、调肝、健脾。此条虽云妇科崩漏之治疗原则，其实当为治疗血瘀的通用原则。故而，临证虽久病入络、久病必瘀，或见血证，或有血瘀表现，亦不能逞莽汉之勇、失医者之术，当紧守"六看"：一看天（天气情况、五运六气）、二看地（地理环境、水土方宜）、三看时（时令季节）、四看人（体质禀赋、心理状况）、五看病（包括中医的病和西医的病）、六看证（四诊症候），细辨虚实寒热、气血阴阳、旧病新疾、内伤外伤，紧抓病之根本，审证求机，审证求因，审因论治。因寒致瘀，则以温里散寒为主；因热致瘀，则以清热凉血为主；因虚致瘀，则以补益为主；气滞血瘀，则以行气理气为主；以上均可少佐以活血化瘀。而外伤新病，则可以活血化瘀之品为主。

时医之弊，在于滥用、过用活血化瘀，不辨根本、不辨病因病机，随波逐流，丢失辨证论治，陷入形而上学，实属不该。

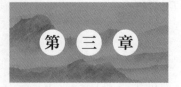

常见肾病的中医临证经验

第一节　慢性肾衰竭

慢性肾衰竭（CRF）是指各种慢性肾脏病造成的慢性进行性肾实质损害，引起肾小球滤过率下降（GFR<90ml/min）不能维持其基本功能，临床出现以代谢产物潴留，水、电解质、酸碱平衡失调，全身各系统受累为主要表现的临床综合征。美国肾脏病基金会（NKF）肾脏病预后质量倡议（KDOQI），为了加强对早期的慢性肾脏病（CKD）或CRF的认识和监测，加强和改善CKD-CRF的早期防治，提出CKD概念，即各种程度的慢性肾脏结构和功能障碍（肾脏损伤病史 > 3~6 个月），包括 eGFR 正常和不正常的病理损伤、血液或尿液成分异常，或影像学检查异常，或不明原因的 GFR 下降（eGFR<60ml/min）超过 3 个月，即为慢性肾脏病，同时将终末期肾脏病的诊断放宽到 eGFR<15ml/min，对晚期 CRF 的及时诊治有所帮助。

慢性肾脏病的防治已经成为世界各国所面临的重要公共卫生问题之一。据有关发达国家统计，近 30 年来慢性肾脏病的患病率有上升趋势。据有关统计，美国成人（总数约 2 亿）慢性肾脏病的患病率已高达 10.9%，慢性肾衰竭的患病率为 7.6%。据我国部分报告，慢性肾脏病的患病率约为 10.2%，其确切患病率尚待进一步调查。近 20 年来慢性肾衰竭在人类主要死亡原因中占第 5 位至第 9 位，是人类生存的重要威胁之一。

值得提出的是，慢性肾脏病具有不可逆性，随着疾病的进展，肾脏萎缩，最终发展到尿毒症期，需要肾脏替代治疗（包括血液透析、腹膜透析、肾脏移植等），因此在非透析阶段，运用中西医结合治疗，抑制肾脏病进展因素具有重要意义。

一、病因病机

关于慢性肾衰竭进展的发生机制研究，学者们陆续提出了一些学说，近年来关于某些细胞因子和生长因子在 CRF 进展中的作用，也有新的认识。

（1）肾单位高滤过：有关研究认为，CRF 时残余肾单位肾小球出现高灌注和高滤过状态是导致肾小球硬化和残余肾单位进一步丧失的重要原因之一。由于高滤过的存在，可促进系膜细胞增殖和基质增加,导致微动脉瘤的形成、内皮细胞损伤和血小板集聚增强、炎性细胞浸润、系膜细胞凋亡等,因而肾小球硬化不断发展。

（2）肾单位高代谢:CRF 时残余肾单位肾小管高代谢状况,是肾小管萎缩、间质纤维化和肾单位进行性损害的重要原因之一。高代谢所致肾小管氧消耗增加和氧自由基增多,小管内液 Fe^{2+} 的生成和代谢性酸中毒所引起补体旁路途径激活和膜攻击复合物（C5b-9）的形成,均可造成肾小管 - 间质损伤。

此外,肾组织上皮细胞表型转化的作用,以及某些细胞因子 - 生长因子的作用,均参与肾小球和小管间质的损伤过程,并在促进细胞外基质增多中起重要作用。有少量研究发现,细胞凋亡可能在 CRF 进展中起某种作用。近年发现,醛固酮过多也参与肾小球硬化和间质纤维化的过程。

一般认为中医古代文献中关于本病的记载,散见于"水肿、关格、癃闭、溺毒、虚劳"等病症中。水肿是以头面、眼睑、四肢、腹背、甚至全身水肿为表现的一类病证。关格是指小便不通与呕吐并见的危重症;癃闭是指小便点滴而出,甚则闭塞不通;溺毒泛指尿毒素不能从小便排出,因而导致头痛而晕,视物不清,甚则神昏痉厥、不省人事等;虚劳是指因虚致劳,积虚成损的一类病证,表现为虚弱疲乏、动作少力、面白无华、四肢不温等。以上这些都可能是慢性肾衰竭病程中不同阶段所出现的症状。

慢性肾衰竭多因先天不足、房劳多产、饮食不节、情志内伤、感受外邪、劳倦内伤、久病体虚等直接或间接地导致本病的发生。从病机上讲,病机复杂、非单纯虚证或单纯实证,常常多病邪、多脏腑同时致病,且虚实夹杂,以虚为本,以实邪为标。目前多数学者认为是肺、脾、肾亏虚为本,痰、湿、浊、瘀等为标,病机复杂。故此,对慢性肾衰竭患者,特别是病情危重患者,临床辨证时须详细观察,根据中医望、闻、问、切四诊合参及患者现代医学实验室、影像学检查等信息进行综合辨证。

慢性肾衰竭病因病机主要在于人体气机升降失常,并强调脾肾亏虚是导致慢性肾衰竭气机升降失常的主要原因。先天禀赋素弱、饮食不节、劳累过度、外邪侵袭、久病不愈等致肾气日衰。脾虚则运化失司,肾虚则气化失常,水液、浊毒、湿滞、瘀血留滞体内。总之,慢性肾衰竭的病机关键为三焦气化无权,清气不升,浊气不降,肾失开合,气化无权,湿毒瘀潴留所致。

二、临床表现

在 CRF 的不同阶段,其临床表现也各不相同。在 CRF 的代偿期和失代偿早期,患者可以无任何症状,或仅有乏力、腰酸、夜尿增多等轻度不适;少数患者可有食欲减退、代谢性酸中毒及轻度贫血。CRF 中期以后,上述症状更趋明显。在晚期尿毒症时,可出现急性心力衰竭、严重高钾血症、消化道出血、中枢神经系统障碍等,甚至有生命危险。

1. 水、电解质代谢紊乱 酸碱平衡失调和各种电解质代谢紊乱在慢性肾衰竭中相当常见。在这类代谢紊乱中，以代谢性酸中毒和水钠平衡紊乱最为常见。

（1）代谢性酸中毒：多数患者能耐受轻度慢性酸中毒，但如动脉血 HCO_3^- < 15mmol/L，则可有较明显症状，如食欲不振、呕吐、虚弱无力、呼吸深长等。上述症状可能是因酸中毒时，体内多种酶的活性受抑制有关。

（2）水钠代谢紊乱：水钠平衡紊乱主要表现为水钠潴留，有时也可表现为低血容量和低钠血症。水钠潴留可表现为不同程度的皮下水肿或（和）体腔积液，这在临床相当常见；此时易出现血压升高、左心功能不全和脑水肿。低血容量主要表现为低血压和脱水。

（3）钾代谢紊乱：当 eGFR 降至 20~25ml/min 或更低时，肾脏排钾能力逐渐下降，此时易于出现高钾血症；尤其当钾摄入过多、酸中毒、感染、创伤、消化道出血等情况发生时，更易出现高钾血症。严重高钾血症（血清钾 > 6.5mmol/L）有一定危险，需及时治疗抢救。有时由于钾摄入不足，腹泻、呕吐致钾丢失过多，应用排钾利尿剂等因素，也可出现低钾血症。

（4）钙磷代谢紊乱：主要表现为钙缺乏和磷过多。钙缺乏主要与钙摄入不足、活性维生素 D 缺乏、高磷血症、代谢性酸中毒等多种因素有关，明显钙缺乏时可出现低钙血症。血磷浓度由肠道对磷的吸收及肾的排泄来调节。当肾小球滤过率下降、尿内排出减少，血磷浓度逐渐升高。在 CRF 的早期，血钙、磷仍能维持在正常范围，且通常不引起临床症状，只在 CRF 的中、晚期（eGFR < 20ml/min）时才会出现高磷血症、低钙血症。低钙血症、高磷血症、活性维生素 D 缺乏等可诱发继发性甲状旁腺功能亢进（简称甲旁亢）和肾性骨营养不良。

2. 蛋白质代谢紊乱 CRF 患者蛋白质代谢紊乱一般表现为蛋白质代谢产物蓄积（氮质血症），也可有血清白蛋白水平下降、血浆和组织必需氨基酸水平下降等。上述代谢紊乱主要与蛋白质分解增多或（和）合成减少、负氮平衡、肾脏排出障碍等因素有关。

3. 心血管系统表现 心血管病变是 CKD 患者的主要并发症之一和最常见的死因。尤其是进入终末期肾病阶段，则死亡率进一步增高（占尿毒症死因的 45%~60%）。近期研究发现，尿毒症患者心血管不良事件及动脉粥样硬化性心血管病比普通人群高 15~20 倍。在美国，普通人群中心血管病的年死亡率是 0.27%，而血透患者则高达 9.5%，为前者的 35 倍。

（1）高血压和左心室肥厚：大部分患者有不同程度的高血压，多是由于水钠潴留、肾素－血管紧张素增高和（或）某些舒张血管的因子不足所致。高血压可引起动脉硬化、左心室肥厚和心力衰竭。贫血和血液透析用的内瘘，会引起心高排血量状态，加重左心室负荷和左心室肥厚。

（2）心力衰竭：是尿毒症患者最常见的死亡原因。随着肾功能的不断恶化，心衰的患病率明显增加，至尿毒症期可达 65%~70%。其原因大多与水钠潴留、高血压及尿毒症心肌病变有关。有急性左心衰竭时可出现阵发性呼吸困难、不能平卧、肺水肿等症状，但一般无明显发绀存在。

（3）此外还会出现尿毒症性心肌病：其病因可能与代谢废物的潴留和贫血等因素有关。以及心包病变包括心包积液，少数情况下还可有心包压塞。另外近年发现，血管钙化和动脉粥样硬化在透析患者中也非常常见，动脉粥样硬化往往进展迅速，血液透析患者的病变程度比透析前患者为重。除冠状动脉外，脑动脉和全身周围动脉亦同样发生动脉粥样硬化和钙化。

4. 呼吸系统症状　体液过多或酸中毒时均可出现气短、气促，严重酸中毒可致呼吸深长。体液过多、心功能不全可引起肺水肿或胸腔积液。

5. 消化系统症状　主要表现有食欲不振、恶心、呕吐、口腔有尿味。可为尿毒症的首发症状，消化道出血也较常见，其发生率比正常人明显增高，多是由于胃黏膜糜烂或消化性溃疡，尤以前者为最常见。

6. 血液系统症状　主要表现为肾性贫血和出血倾向。大多数患者一般均有轻、中度贫血，贫血程度一般与肾功能损伤程度成正相关，其原因主要由于促红细胞生成素缺乏，故称为肾性贫血；如同时伴有缺铁、营养不良、出血等因素，可加重贫血程度。晚期 CRF 患者有出血倾向，其原因多与血小板功能降低有关，部分晚期 CRF 患者也可有凝血因子Ⅷ缺乏。有轻度出血倾向者可出现皮下或黏膜出血点、瘀斑，重者则可发生胃肠道出血、脑出血等。

7. 神经肌肉系统症状　早期可有疲乏、失眠、注意力不集中等表现。其后会出现性格改变、抑郁、记忆力减退、判断力降低。尿毒症时常有反应淡漠、谵妄、惊厥、幻觉、昏迷、精神异常等。周围神经病变也很常见，感觉神经障碍更为显著，最常见的是肢端袜套样分布的感觉丧失，也可有肢体麻木、烧灼感或疼痛感、深反射迟钝或消失，并可有神经肌肉兴奋性增加，如肌肉震颤、痉挛、不宁腿综合征，以及肌萎缩、肌无力等。

8. 内分泌功能紊乱　主要表现有：①肾脏本身内分泌功能紊乱：如 1，25- 二羟维生素 D_3、促红细胞生成素不足和肾内肾素 - 血管紧张素Ⅱ过多。②下丘脑 - 垂体内分泌功能紊乱：如泌乳素、促黑色素激素、促黄体生成激素、促卵泡激素、促肾上腺皮质激素等水平增高。③外周内分泌腺功能紊乱：大多数患者均有继发性甲旁亢，部分患者有轻度甲状腺素水平降低。其他如胰岛素受体障碍、性腺功能减退等，也相当常见。

9. 骨骼病变　肾性骨营养不良（即肾性骨病）相当常见，包括纤维囊性骨炎（高转化性骨病）、骨生成不良、骨软化症（低转化性骨病）及骨质疏松症。在透析前患者中骨骼 X 线发现异常者约 35%，而出现骨痛、行走不便和自发性骨折相当少见（少于10%）。而骨活体组织检查（骨活检）约 90% 可发现异常，故早期诊断要靠骨活检。

三、诊断要点

临床医师应当十分熟悉慢性肾衰竭患者的病史特点，仔细询问病史和查体，并及时做必要的实验室检查，以尽早明确诊断，防止 CRF 的误诊。要重视肾功能的检查，也要重视血电解质矿物质（K^+、Na^+、Cl^-、Ca^{2+}、P^-等）、动脉血液气体分析、影像学等检查。

四、辨证论治

在慢性肾衰竭的发展过程中，可涉及多脏腑、多系统病变，往往本虚邪实、虚实并见，虚者以脾肾虚衰常见，实者多责之于湿邪、瘀血、浊毒等，实者即是慢性肾衰竭的病理产物，也是加重肾功能恶化的因素。阮师认为慢性肾衰的基本病机为"脾肾亏虚，浊毒瘀闭"，早期因脾虚失健，精微不固，失于制水，运化失司可表现为食少、乏力、血尿、蛋白尿等，久则脾病及肾，湿浊蕴毒，肾络瘀阻，而见腰酸，水肿甚，血肌酐、尿素氮升高；中晚期患者脾肾虚馁，气血不生，肾精不养，骨髓空虚，血脉不充，可见肾性骨病、肾性贫血、营养不良、阳痿等；阳虚水气上逆、州都不利，可见心悸、尿少、关格、癃闭等并发症；阮师倡导以病理为基础、以症候为先导，根据体质的不同、时令之变化、运气之顺逆，辨病与辨证中西医结合的肾脏病多维周期诊疗体系，临证主张"六看"：天、地、时、人、病、症也，综合运用三焦四层、六经、脏腑、正邪辨证法分析疾病的动态演变及病机演化，辨证施治，往往取得良效。

【心肺气虚，湿浊内蕴证】

（1）主症：纳差，饮食无味，脘腹胀满，肠鸣便溏，身重倦怠，腰膝酸软，少气懒言，面白无华或萎黄，口苦口黏，小便频数，夜尿清长，蛋白尿、血尿，尿少水肿，舌质淡红，舌边或见齿痕，苔薄白或薄黄，脉迟缓或细弱或沉细。多见于（CKD1~3）期。

（2）治法：益气健脾，升阳除湿。

（3）方药：升阳益胃汤（《内外伤辨惑论》）加减，药用黄芪30g，法半夏10g，明党参15g，炙甘草3g，独活6g，防风6g，白芍15g，羌活6g，陈皮6g，茯苓15g，柴胡6g，车前草15g，白术10g，黄连3g，大黄（后入）6g，六月雪15g。

若有怕冷者，加肉桂6g、干姜6g；若纳差，食少，呕逆痰涎者，加木香6g、砂仁（后入）6g；若皮肤干燥，胸部刺痛，固定不移者，加丹参20g、桃仁6g、红花3g。

【元气亏虚，湿浊内蕴证】

（1）主症：倦怠乏力，气短懒言，腰酸膝软，身重困倦，食少纳呆，恶心呕吐，脘腹胀满，下肢水肿，蛋白尿或血尿，大便溏泻，舌质淡，舌边有齿痕，苔黄腻，脉沉细。多见于（CKD2~4）期。

（2）治法：清热益气，养阴生津，祛湿健脾。

（3）方药：清暑益气汤（《脾胃论》）加减，药用黄芪30g，明党参15g，炙甘草3g，当归10g，陈皮6g，苍术6g，白术6g，车前草15g，升麻6g，葛根15g，神曲6g，青皮6g，黄柏6g，麦冬15g，五味子3g，大黄（后入）6g，六月雪15g。

若口干，五心烦热者，加地骨皮10g、知母6g；若食少腹胀者，加厚朴6g、枳实6g、焦三仙各15g。

【气津两伤，湿热内蕴证】

（1）主症：倦怠乏力，腰酸膝软，腰痛，懒言少气，口渴心烦，夜寐欠安，咽痒、咽痛、头昏、胸闷，恶心欲呕，下肢水肿，夜尿清长或小便短赤，蛋白尿或血尿，泄泻或大便不通，舌质淡或舌质红，舌边可见齿痕，苔腻，脉沉细或细数。多见于（CKD3~4）期。

（2）治法：清暑益气，养阴生津，清热祛湿。

（3）方药：清暑益气汤（《温热经纬》）加减，药用太子参15g，西瓜翠衣15g，荷叶15g，石斛15g，麦冬15g，黄连3g，知母9g，淡竹叶15g，生甘草6g，山药15g，大黄（后下）6g，六月雪15g。

若水肿甚，小便不利者，加车前子（布包）15g、猪苓15g、泽泻15g、白茅根15g；若腹胀纳呆者，加厚朴15g、焦三仙各15g；若畏寒甚者，加肉桂9g、鹿角胶15g。

【阴虚火旺，浊瘀内阻证】

（1）主症：头晕目眩，头痛，腰酸膝软，耳鸣，形体消瘦，肌肤甲错，潮热盗汗，口干咽燥，五心烦热，失眠多梦，大便干结，尿少色黄，舌质淡红少苔或舌质红少津，脉细数或弦。

（2）治法：滋阴益气，补益肝肾，祛湿泻浊，活血化瘀。

（3）方药：益肾清浊汤（自拟方）加减，药用知母12g，黄柏12g，生地黄15g，山茱萸15g，山药15g，茯苓15g，牡丹皮12g，车前子（布包）15g，鹿衔草15g，六月雪15g，大黄（后入）3~6g，桑寄生15g，怀牛膝15g。

若心烦失眠者，加酸枣仁30g、夜交藤15g、合欢花15g；若大便干结不通者，大黄加量9g，并加厚朴15g、枳实15g。

【肾阳虚衰，湿浊蕴毒证】

（1）主症：精神萎靡，乏力甚，畏寒肢冷，手足心热，头晕眼花，腰膝酸软，纳呆便溏，小便黄赤或清长，舌质淡有齿痕，苔白腻，脉沉细或细弦。

（2）治法：温肾助阳，健脾化湿。

（3）方药：二仙汤（《妇产科学》）加味，药用仙茅15g，仙灵脾15g，巴戟天15g，知母9g，黄柏9g，当归15g，熟地黄15g，山茱萸15g，肉桂6g，茯苓15g，大黄（后入）3~9g，六月雪15g。

若纳呆，腹胀者，加明党参15g、白术15g、厚朴15g；若小便不利，加黄芪30g、益母草15g、泽泻10g、白茅根15g；若五心烦热者，去肉桂、山茱萸，加地骨皮15g、旱莲草15g、女贞子15g。

【脾肾气虚，浊毒内蕴证】

（1）主症：倦怠乏力，气短懒言，腰酸膝软，脘腹胀满，食少纳呆，恶心呕吐，肢体困重，面色萎黄，大便稀溏，小便频数、短少，舌质淡胖，舌边有齿痕，舌苔白厚或腻，脉沉缓或沉细。

（2）治法：健脾益肾，降浊祛瘀。

（3）方药：益肾降浊汤（自拟方）加减，药用大黄（后入）3~9g，茯苓 15g，六月雪 15g，桑椹 15g，太子参 15g，白术 10g，黄芪 30g，桑寄生 15g，当归 10g，车前子（布包）15g，丹参 15g，怀牛膝 15g，陈皮 6g。

若畏冷怕寒，四肢不温者加干姜 6~9g、肉桂 3~10g。

第二节　慢性肾炎综合征

慢性肾炎综合征是指以蛋白尿、血尿、高血压、水肿为临床表现，可伴有不同程度的肾功能减退。本病起病方式各有不同，病情迁延，病情缓慢进展，最终可能发展为慢性肾衰竭的一组肾小球疾病。慢性肾炎综合征临床可持续数年甚至数十年后，肾功能逐渐恶化并出现相应的临床表现（如血压增高、贫血等），最终发展至终末期肾脏病。而持续的蛋白尿、高血压等是肾脏疾病进展的危险因素之一，可损伤肾小球、肾小管，诱导并加重肾间质纤维化形成，从而加速疾病进展至慢性肾衰竭。

一、病因病机

大多数慢性肾炎的病因尚未明确，其中仅极少部分是由急性肾炎迁延不愈转化而成；大多数并非由急性肾炎迁延而来，而诊断时就已经是慢性肾炎。除链球菌以外，其他细菌及病毒感染，特别是乙型肝炎病毒感染可以导致慢性肾炎。本病多系免疫复合物型肾炎，其循环免疫复合物或原位免疫复合物沉积于肾小球的不同部位而引起组织损伤，因而形成了不同的病理类型。

本病中医病因复杂多样，基本病机为本虚标实。《素问·经脉别论》云："饮入于胃，游溢精气，上输于脾，脾气散精，上归于肺，通调水道，下输膀胱，水精四布，五经并行。"肾主水，为"封藏之本，受五脏六腑之精而藏之"，为先天之本；肺主宣发、主肃降，具有布津液、通调水道之功；脾主统摄、主运化，为后天之本；《医方集解》云："肺为水之上源，肾为水之下源"。《诸病源候论》云："水病无不由脾肾虚所为"。因此可知该病病位主要在肺、脾、肾三脏。

先天禀赋不足或后天调摄失宜，日久由虚入损，以致脾的运化、升降功能受损，肾的封藏功能不足，肺的宣降功能失调。若肾不藏精，或脾不摄精，可见精气下泄，精微下注而见血尿、尿浊；肺脾肾虚损则不能正常运化、输布水液，泛于体表，发为水肿；肾为腰之腑，肾精亏虚，加之中焦脾运受损，不能运化五谷精微补养先天之肾，腰腑失于荣养则见腰痛。故本虚包括肺、脾、肾三脏亏虚，其中以脾肾两脏亏虚最为关键，具体主要包括肺气虚、肺阴虚、脾气虚、脾阳虚、肾阴虚、肾阳虚。水液运化、输布障碍，日久停聚成湿，蕴于肌肤，内归脾肺，影响脾肺功能，可导致水液外溢而为水肿；湿邪伤肾络，可导致血尿、尿浊。脏腑亏虚，推动无力，可致血行瘀滞，或湿邪阻滞经络致湿瘀内阻，血溢脉外，而见血尿、尿浊、腰痛。

二、临床表现

慢性肾炎可发生于任何年龄，但以青、中年男性为主。多数起病隐袭、缓慢，以血尿、蛋白尿、高血压、水肿为其基本临床表现，可有不同程度肾功能减退，病情迁延、反复，渐进性发展为慢性肾衰竭。

三、诊断要点

主要根据临床症状诊断：

①起病缓慢，病程迁延。

②持续性尿常规检查异常或肾脏缩小，肾皮质变薄。

③常伴有高血压。

④可有不同程度的肾功能损害。

⑤肾活检病理检查可见系膜增生性肾小球肾炎、局灶节段性肾小球硬化、膜性肾病及系膜毛细血管性肾小球肾炎等。

四、辨证论治

西医治疗原则是参考其临床表现及病理类型给予相应的治疗，抑制免疫介导炎症、抑制细胞增殖、减轻肾脏硬化，以防止或延缓肾功能进行性恶化、改善或缓解临床症状、防止并发症。采取饮食调摄、去除急性加重诱导因素、控制血压、减少蛋白尿、糖皮质激素等治疗。

慢性肾炎综合征的中医治疗，阮师主张早期及时治疗，一方面早期邪实，正气未衰，便于扶正以驱邪外出；另一方面慢性肾炎迁延不愈，容易导致疾病发展至慢性肾衰竭，最终需行肾脏替代治疗。早期一般以标实为主，故治疗应以"实者泻之"为原则；慢性迁延期以本虚为主或虚实夹杂，又应着重益气健脾固肾为治，尤其重视保护脾胃的健运功能。

【气阴两虚，湿瘀内阻证】

（1）主症：面色无华，少气乏力，或易感冒，午后低热，或手足心热，腰痛或水肿，口中黏腻，面色黧黑或晦暗，舌质偏红，或有瘀点、瘀斑，苔少，脉细或涩。

（2）治法：益气养阴，化湿祛瘀。

（3）方药：保肾方（自拟方）或清心莲子饮（《太平惠民和剂局方》）。

保肾方：太子参、黄芩、桑椹子、石莲子（杵）、益母草、茯苓、车前子（布包）、茜草、玉竹、荠菜各15g，当归9g，炙甘草3g。

清心莲子饮：石莲子（杵）15g，太子参15g，地骨皮6g，柴胡6g，茯苓15g，黄芪15g，麦冬15g，车前草15g，陈皮6g，鹿衔草15g，山萸肉6g，甘草3g。

若血瘀明显者，加蝉蜕6g、水蛭3g、地龙10g；夹杂湿热浊毒之邪者，加白花蛇舌草15g、大黄3~6g。

【肺阴亏虚，固摄失司证】

（1）主症：咳嗽，咽干，咽痒，易感冒，少气懒言，或者因上呼吸道感染而诱发血尿、蛋白尿，午后低热或手足心热，舌红或偏红，脉细或弱。

（2）治法：滋阴补肺，润燥固摄。

（3）方药：沙参麦冬汤（《温病条辨》）加减，药用沙参15g，玉竹6g，麦冬15g，天花粉15g，扁豆6g，桑叶15g，甘草3g。

若口干明显、饮水多者，加知母6g、石膏15g、淡竹叶6g；若血尿明显者，加藕炭6g、大蓟6g、小蓟6g；若蛋白尿明显者，加黄芪15g、党参15g、鹿衔草15g、大黄3~6g。

【脾胃气虚，湿浊内盛证】

（1）主症：纳少或脘胀，倦怠乏力，或水肿，大便溏，舌质淡红、有齿痕，苔薄白，脉细或滑。

（2）治法：健脾和胃，祛湿泻浊。

（3）方药：参苓白术散（《太平惠民和剂局方》）加减，药用白扁豆6g、炒白术15g，茯苓15g，炙甘草3g，桔梗6g，莲子肉15g，党参15g，砂仁（后入）6g，山药15g，薏苡仁15g。

若纳呆、腹胀明显者，加枳壳6g、厚朴6g、神曲6g、山楂6g；伴恶心、呕吐者，加藿香6g、砂仁6g、丁香6g、柿蒂6g；肢体水肿明显者，加车前子15g、猪苓15g、泽泻12g。

【湿困中焦证】

（1）主症：纳呆，恶心或呕吐，口中黏腻，脘胀或腹胀，身重困倦，精神萎靡，舌苔腻，血尿素氮、血肌酐偏高。

（2）治法：化湿泻浊。

（3）方药：六和汤（《太平惠民和剂局方》）加减，药用砂仁（后入）6g，藿香6g，厚朴6g，杏仁6g，法半夏6g，白扁豆12g，木瓜9g，明党参15g，炒白术10g，茯苓15g，炙甘草3g。

便溏者，加陈皮6g、芡实15g；血尿素氮、血肌酐明显升高者，加六月雪15g、荠菜

15g、鹿衔草 15g、大黄 3~6g。

【肾阴亏虚，肝阳上亢证】

（1）主症：目睛干涩或视物模糊，头晕、头痛，耳鸣，五心烦热或手足心热或口干咽燥，腰脊酸痛，或遗精、滑精，或月经失调，舌红少苔，脉弦细或细数。

（2）治法：滋补肝肾，平肝潜阳。

（3）方药：滋水清肝饮（《医宗己任编》），药用熟地黄 15g，当归 6g，白芍 15g，酸枣仁 15g，山萸肉 15g，茯苓 15g，山药 15g，柴胡 6g，山栀子 3g，牡丹皮 6g，泽泻 6g。

腰膝酸软明显者，加杜仲 6g、桑寄生 15g、怀牛膝 15g、续断 15g；虚热显著，颧红潮热甚者，加白薇 6g、青蒿 6g；夜尿频繁者，加桑螵蛸 15g、益智仁 15g；夜寐欠安者，加酸枣仁 10g、首乌藤 15g、合欢皮 12g。

【脾肾气虚、湿浊内阻证】

（1）主症：腰脊酸痛，疲倦乏力，或水肿，纳呆，脘胀或腹胀，恶心或呕吐，口中黏腻，身重困倦，大便溏，尿频或夜尿多，血尿素氮或血肌酐偏高，舌质淡红、有齿痕，苔腻，脉细或滑。

（2）治法：健脾补肾，祛湿化浊，固摄止淋。

（3）方药：膏淋汤（《医学衷中参西录》），药用山药 30g，芡实 18g，生龙骨（先煎）20g，生牡蛎（先煎）20g，生地黄 15g，太子参 15g，白芍 15g。

血尿素氮、血肌酐明显升高者，加六月雪 15g、荠菜 15g、鹿衔草 15g、大黄 3~6g；蛋白尿明显者，加生黄芪 15g、党参 15g、鹿衔草 15g；夜尿频繁者，加桑螵蛸 15g、益智仁 15g。

【脾肾阳虚、固摄无权证】

（1）主症：全身水肿，面色㿠白，畏寒肢冷，腰脊冷痛，纳少或便溏，精神萎靡，性功能失常（遗精、阳痿、早泄），或月经失调，舌嫩淡胖，有齿痕，苔白，脉沉细或沉迟无力。

（2）治法：温补脾肾。

（3）方药：金匮肾气丸改汤（《太平惠民和剂局方》），药用熟地黄 15g，茯苓 15g，山药 15g，山茱萸 15g，牡丹皮 6g，泽泻 12g，肉桂 3g，炮附子（先煎）6~12g。

若水肿明显者，加车前子（布包）15g、猪苓 15g；若畏寒肢冷，腰脊冷痛，四肢不温者，加仙灵脾 10g、仙茅 10g、巴戟天 6g。

第三节　糖尿病肾病

糖尿病肾病（diabetic kidney disease，DKD）是糖尿病所导致的慢性肾脏疾病，是糖尿病最常见的微血管并发症之一，同时也是导致终末期肾病的首要致病因素之一，此外也是心血管疾病发生的高危因子。文献报道国内 2 型糖尿病患者中 DKD 的发生率为 25%～40%。本病的临床主要表现为持续性蛋白尿和（或）肾小球滤过率下降。

目前针对 DKD 治疗主要是对危险因素的干预，包括针对高血糖、高血压、高血脂、肥胖(尤其是腹型肥胖)的治疗,避免肾毒性食物及药物,避免急性肾损伤及蛋白摄入过多。临床上多主张用 ACEI（血管紧张素转换酶抑制剂）或 ARB（血管紧张素Ⅱ受体阻滞剂）降低肾小球内动脉压，减少尿蛋白和延缓慢性肾功能不全的进程。此外，近几年新型口服降糖药 SGLT-2 抑制剂在临床研究中显示有显著降低肾脏事件风险作用，已被国内外指南推荐用于糖尿病合并慢性肾脏病的二线用药。

DKD 如果早期控制，综合治疗，可以有效延缓病情的进展，如果未能有效控制各项危险因素，一旦发生临床期糖尿病肾病，则肾功能呈持续性减退，直至发展为终末期肾衰竭。

一、病因病机

糖尿病肾病的发生与遗传因素及长期高血糖密切相关，在细胞外，葡萄糖与蛋白质发生非酶催化反应，形成糖化复合物。葡萄糖也可由葡萄糖转运蛋白转运至细胞内，通过多元醇通路代谢为山梨醇，通过氨基己糖生物合成过程代谢为葡糖胺。这些生物合成通路介导了高血糖诱导的肾损害，此外，过多的葡萄糖能直接改变细胞内信号通路而发挥毒性作用，目前认为是高血糖导致肾损害的主要机制。

中医根据其症状表现有泡沫尿、水肿、恶心呕吐、尿少等不同表现,可归属于"尿浊""水肿""关格"等范畴，根据其原发病，目前临床也称该病为消渴肾病。

糖尿病肾病初期是由消渴日久，正气亏虚，阴津亏耗，损伤正气及肾阴所致。病机主要为气阴两虚，正如《景岳全书》云："下消者，下焦病也。小便黄赤，为淋为浊。如膏如脂……其病在肾"。本病病位以肾为中心，又与脾、肝密切相关。病程日久，脾肾气虚进一步导致水液生化输布失常，水湿不化，湿聚可成痰，郁久可化热，致湿热内聚或痰热内蕴；久病多瘀，消渴日久致脏腑衰微，气血推动无力，血液瘀滞或因消渴患者阴虚内热，耗伤津液，亦使血行不畅而致血脉瘀滞。因此在本病发展过程中，常有水湿热瘀夹杂其中，使病情辨证多有兼夹。肝主疏泄，肾主藏精，两者相互制约，若肝失疏泄，气郁化火，火盛伤阴，下劫肾阴，使肾失封藏而见尿浊。随着病情进展，可由阴虚向阳虚转化，最终导致阴阳两虚。

二、临床表现

DKD 早期除糖尿病症状外，一般缺乏肾脏损害的典型症状；临床期肾病患者可出现水肿、腰酸腿软、倦怠乏力、头晕耳鸣等症状；临床表现为肾病综合征的患者可伴有高度水肿；肾功能不全氮质血症的患者，可见纳差，甚则恶心呕吐、手足搐搦；合并心衰可出现胸闷、憋气，甚则喘憋不能平卧。本病早期无明显体征，之后可逐渐出现血压升高，或面色苍白、爪甲色淡、四肢水肿、胸水、腹水等。

三、诊断要点

①有糖尿病病史。

②尿白蛋白 / 肌酐比值升高（UACR）≥ 30mg/g 和（或）肾小球的滤过率下降（eGFR<60ml/min）。

③排除其他慢性肾脏病。

④合并视网膜病变有助于 DKD 的诊断。

⑤确诊 DKD 后，应根据 eGFR 进一步判断肾功能受损的严重程度。

⑥病因难以鉴别可进行肾穿刺病理检查。

四、辨证论治

本病基本特点为本虚标实。本虚为气阴两虚，气虚主要责之于脾气虚和肾气虚，阴虚主要表现为肝肾阴虚，标实为湿（痰）、饮、热、瘀。脾肾气虚日久，可致血虚。所及脏腑以肾、肝、脾为主，病程较长，兼证变证随病情加重而出现。根据阮诗玮教授肾脏病辨治体系、三焦正邪辨证等辨治思维，本病从上焦、中下焦、下焦证治，上焦辨证多为气阴两虚，湿热内蕴，中下焦辨证脾肾气虚夹瘀、脾肾气阴两虚夹瘀，下焦辨证为血虚水盛、肝肾阴虚虚火内盛，肝肾亏虚、湿浊内蕴。治疗重点针对虚实的不同，采用扶正祛邪并行。扶正补虚根据所辨证的脏腑不同及气虚、阴虚、血虚的不同，制定不同的扶正方案，根据湿邪、水饮、热邪、瘀血不同及程度的不同制订不同的祛邪目标。疾病后期表现为慢性肾衰竭参照慢性肾衰竭诊治。

（一）上焦辨证

【气阴两虚，湿热内蕴证】

本虚以脾气虚肾阴虚为主，标实以湿热为主。

（1）主症：乏力，咽干口燥或伴口舌生疮、咽痛，可伴多食易饥，心悸、失眠，小便淋浊，舌红苔黄腻，脉细数无力。

（2）治法：益气养阴，清热化湿。

（3）方药：清心莲子饮（《太平惠民和剂局方》卷五）加减，药用石莲子（杵）

15g，黄芪 20g，太子参 15g，龙舌草 15g，麦冬 12g，地骨皮 6g，茯苓 15g，丹参 15g，葛根 20g，茵陈蒿 15g，车前草 15g，黄芩 6g。

若倦怠乏力、少气懒言较甚者，可加山药 15g、炒白术 12g，口渴明显者，加天花粉 15g、芦根 20g、白茅根 20g；气短汗多者，加五味子 10g、山萸肉 15g；心悸失眠较甚者，可加酸枣仁 15g、麦冬 15g。

（二）中下焦辨证

【脾肾气虚夹瘀证】

（1）主症：神疲乏力，面色萎黄，纳食减少，腹胀便溏，神疲体倦，少气懒言，小便频数，尿中泡沫增多，腰膝酸软，头晕耳鸣，舌质暗红，舌胖大，舌边有齿痕，舌苔白，脉沉缓。

（2）治法：补益脾肾，降浊祛瘀。

（3）方药：保肾汤（自拟方）和补阳还五汤（《医林改错》）化裁，药用炙黄芪 20g，太子参 15g，地骨皮 6g，麦冬 15g，石莲子（杵）15g，桑椹 15g，茜草 15g，益母草 15g，茯苓 15g，当归 10g，车前子（布包）12g，玉竹 15g，荠菜 15g，川芎 10g，桃仁 6g，红花 3g，地龙 10g，炙甘草 3g。

若有畏寒肢冷、腹泻严重的阳虚表现，可去荠菜，加干姜 6g、补骨脂 10g、炮附子（先煎）10g。

【脾肾气阴两虚夹瘀证】

（1）主症：多食易饥，咽干口燥，口渴喜饮，倦怠乏力，心悸，气短懒言，头晕耳鸣，腰酸腿软，心烦失眠，遗精早泄，自汗、盗汗，五心烦热，溲赤便秘，舌暗红少苔或花剥苔，或舌质红少津，脉濡细或细数无力或弦细。

（2）治法：益气养阴，活血通络。

（3）方药：益肾降糖饮或汤（自拟方），药用制何首乌 15g，玄参 15g，生地黄 20g，太子参 15g，生黄芪 20g，山药 15g，肉苁蓉 15g，当归 10g，赤芍 15g，苍术 6g，僵蚕 10g，马齿苋 15g，黄芩 6g，鲜石仙桃 15g。

若阴虚火旺，面红烦热，尿黄赤伴有灼热不适者，可加知母 9g、黄柏 6g；低热者，可加青蒿 9g、鳖甲（先煎）15g。

（三）下焦辨证

【血虚水盛证】

（1）主症：面色苍白，眼睑水肿如卧蚕，双下肢、腹部重度水肿，泡沫尿，大便质稀，纳少，寐差，盗汗，舌淡红苔光剥，脉沉细。

（2）治法：益气养阴，活血通络。

（3）方药：当归芍药散（《金匮要略》卷下）加减，药用当归 10g，赤芍 15g，茯苓 15g，白芍 15g，泽泻 12g，车前草 15g，木瓜 10g，六月雪 15g，生黄芪 20g，川芎 10g，陈皮 6g，炒白术 15g。

若小便短少，可加桂枝 6g；水肿甚，大便溏薄，可加桂枝 12g，或加补骨脂 10g、炮附子（先煎）6~12g；兼有气短口干属气阴两虚证者，可加山茱萸 15g、山药 20g、太子参 15g；若兼有潮热盗汗属阴虚火旺证者，可加生地黄 15g、女贞子 15g、墨旱莲 15g；蛋白尿较甚者，可加水陆二仙丹（金樱子 15g、芡实 15g）；若久病见舌色紫暗有瘀点瘀斑、脉涩属湿滞血瘀者，可加桃仁 6g、红花 3g。

【肝肾阴虚，虚火内盛证】

（1）主症：腰膝酸软，两腿无力，眩晕耳鸣，失眠多梦，形体消瘦，潮热盗汗，五心烦热，咽干颧红，尿黄短小，便干，舌红少津，脉细数，男性有阳痿、遗精、早泄，女性有经少经闭等症状。

（2）治法：补益肝肾，滋阴清热。

（3）方药：益肾清浊汤（自拟方）加减，药用生地黄 20g，山茱萸 15g，山药 15g，牡丹皮 10g，知母 9g，黄柏 10g，茯苓 15g，鹿衔草 15g，桑寄生 15g，大黄 6g，川牛膝 15g，车前子（布包）15g，六月雪 15g。

若便秘者，加火麻仁 15g、郁李仁 15g；遗精者，加芡实 15g、金樱子 15g；月经不调者，加香附 6g、当归 10g。

【肝肾亏虚，湿浊内蕴证】

（1）主症：口干多饮，多尿，消瘦，小便泡沫增多，或见腰膝酸痛、头晕耳鸣，舌淡苔薄白，脉弦滑。

（2）治法：补益肝肾，清湿化浊。

（3）方药：杞菊地黄丸改汤（《审视瑶函》）加减，药用枸杞子、生地黄、山萸肉、山药、马齿苋、车前子（布包）、生黄芪、茯苓、六月雪各 15g，大黄 6g，僵蚕 10g。

湿毒内蕴外发，伴皮肤瘙痒者，可加地肤子 15g、地骨皮 12g；大便质稀者，可加苍术 6g、佩兰 6g。

第四节 慢性高尿酸肾病

高尿酸血症肾病是指原发性或继发性高尿酸血症伴有尿酸沉积于肾组织，引起肾结石、泌尿系梗阻、间质性肾炎、急性或慢性肾衰竭为表现的肾脏疾病。高尿酸血症肾病多好发于肥胖以及长期肉食酗酒人群，男性患者发病率明显高于女性，西方国家发病率高于东方国家。近年来，由于我国饮食结构逐渐转向以高蛋白、高嘌呤饮食为主，我国高尿酸血症肾病发病率呈现逐年增高趋势。本病的临床表现包括急性尿酸肾病、慢性尿酸盐肾病和尿酸性肾结石。

慢性尿酸盐肾病的治疗主要是低嘌呤饮食，应用抑制尿酸合成药以控制高尿酸血症，预防尿酸盐沉积为主，急性尿酸肾病是还应予碱化尿液和水化治疗，尿酸性结石可采用排石疗法、体外冲击波碎石或手术治疗。高尿酸血症的肾外表现亦应该积极治疗，包括控制高血压和防治感染。痛风急性发作时应迅速减轻急性关节炎的发作，防止尿酸结石形成和肾功能损害。

急性尿酸肾病积极治疗，病情通常可逆。慢性高尿酸血症肾病病情缓慢进展，晚期可出现肾功能严重损害。本节中药治疗主要针对慢性尿酸盐肾病。

一、病因病机

慢性尿酸盐肾病是人体嘌呤代谢异常，造成尿酸生成过多或无法通过肾脏排泄，导致血尿酸升高。尿酸盐在血液达到饱和后沉积在肾髓质间质组织，激活局部肾素 - 血管紧张素 - 醛固酮系统，损伤内皮细胞，引起肾小球高压力、慢性炎症反应、间质纤维化等病理改变，最终导致肾功能损伤的疾病。

中医古籍无"痛风肾"记载，但可查及"痛风"一词。元代名医朱丹溪《格致余论》指出："彼痛风者，大率因血受热已自沸腾，或卧当风，寒凉外搏，热血得寒，污浊凝涩，不得运行，所以作痛，痛则夜甚，发于阴也"。所论痛风发病特点与现代医学认识一致。据其临床表现，可归于中医的"痹症 - 肾痹"。《素问·四时刺逆从论》曰："太阳有余，病骨痹身重；不足病肾痹。"肾痹属五脏痹之一，由骨痹日久不愈，加之肾虚，复感外邪，内舍于肾所致。正气不足以及脏腑虚损为其主病因，湿热浊瘀互为因果，滞留体内，贯穿于疾病的整个过程。脾肾阳虚为本，湿浊、瘀血互结成形为标。此外饮食不节，嗜食醇酒肥甘厚味日久损伤肝脾，或因先天禀赋不足，肾虚累及肝脾运化，二者皆可导致肝脾失调，肾虚水泛，湿浊瘀血内生，浊瘀互结，内积聚于肾，外阻滞于骨骼经脉关节而发为本病。

二、临床表现

慢性尿酸盐肾病早期可无肾病症状，或仅轻微腰痛、水肿、高血压，伴轻中度蛋白尿，夜尿增多，部分伴有脓尿或菌尿，有结石者常有血尿，或仅有肾外表现。如呈急性发作深夜加重，常因精神紧张疲劳、饮食不当、酗酒和感染所诱发，临床表现以小关节红肿热痛为主，尤以第一跖趾关节最为常见，其次为踝、手腕、膝关节等。后期可致关节畸形僵硬痛风结石形成以致活动受限。早期尿浓缩稀释功能下降，晚期因多数肾小球受累出现氮质血症甚至尿毒症。

三、诊断要点

①中年以上男性患者有肾脏疾病表现：小至中等量蛋白尿伴镜下血尿或肉眼血尿、血压高或水肿、尿浓缩功能受损。

②高尿酸血症病史：男性和绝经后女性血尿酸＞420μmol/L（7.0mg/dl）、绝经前女性＞350μmol/L（6.0mg/dl）。

③尿酸排出增多大于4.17mmol/L（700mg/d），尿呈酸性（尿pH小于6.0），尿路结石为尿酸成分。

④出现特征性关节炎表现、尿路结石或肾绞痛发作，伴有高尿酸血症应考虑痛风。关节液穿刺或痛风石活检证实为尿酸盐结晶可做出诊断。

四、辨证论治

本病基本特点为本虚标实，本虚为脾肾气虚和肝肾亏虚，标实为湿热、瘀血。所及脏腑以肾、肝、脾为主，常同时表现为关节病变，根据阮诗玮教授肾脏病辨治体系、三焦正邪辨证等辨治思维，本病从中焦、中下焦、下焦证治，中焦辨证为湿阻中焦，中下焦辨证为脾肾气虚，下焦辨证为湿热蕴结，浊瘀内阻，肝肾亏虚，湿热下注证。本病发病没有明显的季节性。治疗上重视清利湿热，或兼以化痰湿，或兼以活血化瘀，尤其应该强调肝脾肾同调。痛风发作者，兼以祛风止痛、化气散结；结石形成者，兼以化石通淋；肾功能损害者，更当以保护肾功能为中心，利湿泄浊解毒。

（一）中焦证治

【湿阻中焦证】

（1）主症：足背疼痛，呈针刺样，泡沫尿，尿偏短少，肢体困重，脘腹胀满，寐尚可，大便质黏腻不爽，舌淡红苔黄腻，脉细。

（2）治法：疏风祛湿清热、通络止痛。

（3）方药：当归拈痛汤（《医学启源》）加减，药用羌活9g，防风10g，升麻6g，葛根15g，炒白术12g，苍术6g，当归10g，明党参15g，甘草3g，苦参10g，黄芩9g，知母9g，茵陈蒿15g，猪苓15g，泽泻12g，土茯苓20g，萆薢15g。

若关节疼痛剧烈，可加海桐皮10g、姜黄10g、威灵仙15g、秦艽12g；若泡沫尿增多，可加芡实15g、金樱子15g。

（二）中下焦证治

【脾肾气虚证】

（1）主症：足背疼痛伴神疲乏力，下肢水肿，面色无华，腰膝酸软，食欲不振，口淡不欲饮，尿频或夜尿多；舌淡红有齿痕，苔薄，脉细。

（2）治法：益肾健脾，泄浊化湿。

（3）方药：四君子汤（《太平惠民和剂局方》）合六味地黄汤（《景岳全书》卷五十三）加减，药用生黄芪 25g，明党参 15g，茯苓 15g，生地黄 20g，山茱萸 15g，山药 15g，土茯苓 25g，车前子（布包）10g，盐肤木 15g，炒白术 6g。

若关节发凉，疼痛剧烈，遇冷更甚，加炮附子（先煎）9~12g、细辛 3g、桂枝 10g、干姜 6g、全当归 10g。

（三）下焦证治

【湿热蕴结，浊瘀内阻证】

（1）主症：关节肿痛，精神疲乏，肢体屈伸不利，平素易拘挛，或伴口干、口苦，舌质紫暗苔白，脉弦涩。

（2）治法：清热利湿，泄浊化瘀。

（3）方药：盐肤木汤（自拟方）加减，药用盐肤木 15g，土茯苓 20g，车前草 15g，豨莶草 15g，秦艽 12g，明党参 15g，六月雪 15g，三棱 10g，莪术 10g，大黄 6g，防风 10g，威灵仙 12g，生地黄 30g。

若肝肾亏虚者，可加桑寄生 12g、怀牛膝 12g、续断 10g、杜仲 10g、女贞子 15g；兼有脾气亏虚者，可加炒白术 12g；若关节僵硬、变形者，可加僵蚕 10g、皂角刺 6g 等；若皮下有结节者，加胆南星 10g、天竺黄 10g；若瘀血明显，关节疼痛、肿大、畸形，可加三七 6g、地鳖虫 6g；若热盛者，可加黄柏 6g、牡丹皮 10g。

【肝肾亏虚、湿热下注证】

（1）主症：足趾关节疼痛，下肢痿软无力，局部红肿，泡沫尿，神疲乏力，腰膝酸软，大便黏腻不爽，纳寐尚可，舌红苔黄腻，脉沉滑。

（2）治法：清热利湿，舒筋壮骨。

（3）方药：四妙丸改汤（《成方便读》）加味，药用薏苡仁 20g，川牛膝、生地黄、秦艽、土茯苓、车前草、盐肤木、豨莶草、六月雪各 15g，防风 10g，苍术、大黄、黄柏各 6g。

若伴腰部隐痛者，加杜仲 10g、续断 10g、补骨脂 10g；若气滞者，加青皮 9g、乌药 10g。

第五节　泌尿系结石

泌尿系结石是指在集合系统、输尿管、膀胱及尿道内形成的结石，大部分为磷酸钙、草酸钙、磷酸铵镁尿酸、胱氨酸等晶体物质，为泌尿系统的常见病、多发病。肾脏形成的结石90%含有钙，其中草酸钙结石最为常见。泌尿系结石的严重程度取决于结石的大小、类型和位置，比如小结石可以无症状，一些大结石可引发梗阻性肾病，导致肾脏功能损害，甚至导致慢性肾脏疾病。有研究表明，泌尿系结石的发生与遗传、环境和饮食习惯等因素有关。泌尿系结石多发生于青壮年，男性发病率多于女性。通常来说，泌尿系统任何部位均可发生结石，但常始发于肾，泌尿系结石形成时多位于肾盂或肾盏，可排入输尿管和膀胱。

一、病因病机

有研究表明，尿液中的钙盐、尿酸、草酸等成分增加可导致泌尿系结石的形成；长期高动物蛋白、高蔗糖及高钠饮食可促进泌尿系结石的形成；磺胺类药物、三聚氰胺等药物容易在尿中形成结晶，形成结石；泌尿系统感染、尿路异物、尿路梗阻等也容易引起肾脏结石。所以，由此可见，影响结石形成的因素有很多，年龄、性别、种族、遗传、药物、环境因素、饮食习惯和职业与结石的形成都有着密切的关系。

泌尿系结石的发病机制与尿液中的晶体过饱和、尿路通畅性及黏膜表面性状异常、抑制物减少或促进物过多等因素密切相关。过饱和取决于结石成分的自由离子的乘积，而不是它们的摩尔浓度。物质从过饱和溶液中形成固相的过程，叫做成核。同种成核是指同种离子形成结晶。异种成核是指两个晶体连接到一起或用尿液的其他成分如脱落上皮细胞使得晶体增加，比如草酸钙结晶和尿酸晶体成核形成更大的结晶。最后，结石成长过程中要与矿物质与基质共存，发生一系列脱水、态相的转变过程，使得结石越来越致密和坚硬。

中医学将泌尿系结石归为"石淋""砂淋""血淋""腰痛""癃闭"等范畴，中医认为泌尿系结石形成的病因病机主要是肾虚膀胱湿热为本，气滞血瘀为标。

由于肾虚气化不利，膀胱湿热蕴结日久、炼液成石，砂石阻滞经络气机可引发疼痛、尿血、小便不利等症状，如《金匮要略心典》记载："淋病有数证，小便如粟状者，即石淋也。乃膀胱为火热燔灼，水液结为滓质，犹海水煎熬而成碱也。"《诸病源候论》载："诸淋者，由肾虚而膀胱热故也。"《古今医统大全》载："热在胕中，煎熬日积，轻则凝如脂膏，甚则结为砂石。"均说明了肾虚膀胱湿热这一观点。

历代医家认为气滞血瘀是泌尿系结石的主要病理改变，结石为有形实邪，停留体内，势必阻滞气机，影响肝气疏泄和气血津液运行，重者卡顿于狭窄部位而出现局部疼痛、肾积水等症状。另外，结石易损伤脉络，可致出血，离经之血即是瘀血，瘀血阻滞影响气血运行，因此气滞血瘀在结石的发病过程中有重要的意义。正如《证治要诀》所云："治淋之法……若用本题药不效，便宜施以调气之剂，盖津道之逆顺皆一气之通塞为之也。"《丹溪心法》指出："其滑淋、砂淋、石淋三者，必须开郁利气，破血滋阴方可也。"均强调了气滞血瘀这一观点。

二、临床表现

泌尿系结石最典型的两个临床表现是疼痛和血尿，其他病情严重的可表现为尿路感染和急性肾损伤。

1. 肾区疼痛　泌尿系结石引起的疼痛可分为绞痛和钝痛。大部分患者有腰部和上腹部间歇性疼痛史，疼痛常呈阵发性，亦可为持续性。当小结石进入输尿管或肾盂输尿管连接处时常引起绞痛，疼痛可突然发生，逐渐加剧直至难以忍受，疼痛有时也会放射至下腹部、腹股沟和大腿内侧，可发生尿急、尿频、恶心、呕吐等症状，严重肾绞痛发作时，患者可出现大汗淋漓、脉搏细速甚至血压下降等情况。

2. 血尿　结石是引起血尿的常见原因，以镜下血尿居多，肉眼血尿少见，一般肾区疼痛常伴血尿，也有患者因无痛性血尿来就诊。肉眼血尿常见于大结石、肾绞痛和尿路感染等疾病。

三、诊断要点

泌尿系结石的诊断应包括：确定结石存在、判断有无并发症及结石形成的病因这三部分。所以对具有典型临床表现的泌尿系结石，诊断一般并无困难。通过了解既往病史，饮食习惯，体格检查，B超、腹部平片、静脉肾盂造影等影像诊断和尿液分析，可做出病因和病理生理诊断，绝大多数患者可以确诊。之后再进一步了解结石的大小、数目、形态及有无尿路梗阻或感染，进行肾功能评估，判断有无并发症。

四、辨证论治

阮诗玮教授认为，泌尿系结石证属下焦之膀胱和肝肾一腑两脏，又分虚实两端，实证主要有湿热下注（膀胱）、肝郁气滞、瘀血阻滞、湿浊内蕴；虚证主要有肾阴亏虚和肾阳不足。

【湿热下注证】

（1）主症：腹部或下腹部持续疼痛，畏寒发热，恶心呕吐，尿频、尿急、尿痛等尿路刺激症状，或排尿困难，或有血尿、脓尿，舌质偏红，苔黄腻，脉滑数。

（2）治法：清热利湿，通淋排石。

（3）方药：四妙丸改汤（《成方便读》）、石韦散改汤（《外台秘要》）合三金汤（《中医症状鉴别诊断学》引上海曙光医院经验方）加减，药用苍术 10g，川牛膝 9g，薏苡仁 30g，滑石 15g，冬葵子 9g，石韦 15g，泽兰 15g，泽泻 15g，大黄（后入）3~6g，枳壳 9g，金钱草 30g，海金沙 10g，鸡内金 10g。

若疼痛甚加延胡索 10g、白芍 20g；血尿加白茅根 20g、小蓟子 15g；脓尿加金银花 10g、蒲公英 10g；肾积水加茯苓 15g、猪苓 15g。

【肝郁气滞证】

（1）主症：腰部或下腹部绞痛，可向会阴部放射，伴胸闷嗳气，每遇情绪不畅易发作，有时小便出血或小便突然中断，舌红，苔薄腻，脉弦。

（2）治法：调肝理气，清热排石。

（3）方药：柴胡舒肝散改汤（《医学统旨》）合石韦散改汤（《外台秘要》）加减，药用北柴胡9g，白芍15g，紫苏梗9g，枳壳9g，川芎9g，金钱草30g，石韦15g，滑石15g，白茅根15g，车前子（布包）15g。

若疼痛甚，加延胡10g、五灵脂10g；血尿，加白茅根20g、仙鹤草20g；大便干燥，加生大黄（后下）3~6g。

【瘀血阻滞，湿浊内蕴证】

（1）主症：腰部及下腹部疼痛固定不移，有时刺痛，或痛引腰背，或伴血尿，舌质黯紫或有瘀点，苔薄黄腻，脉弦涩。

（2）治法：活血祛瘀，化湿排石。

（3）方药：已金排石汤（院内制剂方），药用金钱草30g，郁金15g，海金沙15g，鸡内金10g，赤芍15g，白芍15g，川牛膝9g，车前子（布包）15g，王不留行15g，生蒲黄（布包）15g，荠菜15g，石韦15g。

若血瘀重，加路路通10g、川牛膝12g、三棱10g、莪术10g；湿热重，加熟大黄3~6g、薏苡仁20g。

【肾阴不足证】

（1）主症：腰痛绵绵不休，腰膝酸软无力，头昏耳鸣，失眠多梦，潮热盗汗，五心烦热，口干，舌质偏红，少苔或花剥苔，脉弦数。

（2）治法：滋补肾阴，清热排石。

（3）方药：知柏地黄汤（《医宗金鉴》卷五十三）加减，药用生地黄、熟地黄各15g，山茱萸15g，枸杞子15g，泽兰15g，泽泻15g，川牛膝15g，车前子（布包）15g，石韦15g，云茯苓15g，牡丹皮15g，金钱草30g，海金沙15g。

若气虚加生黄芪20g、明党参15g、菟丝子20g等。

【肾阳不足兼湿瘀证】

（1）主症：神疲乏力，腰腹隐痛，小便艰涩，排尿无力，尿中夹有砂石，少腹坠胀，纳差，便溏，面色暗，舌苔薄，舌边有齿痕和脉沉涩。

（2）治法：温阳化气，利湿排石。

（3）方药：金归排石汤（自拟方）加减，药用炮附子（先煎）10g，炙甘草6g，赤芍15g，白芍15g，当归10g，川牛膝10g，王不留行10g，生蒲黄10g，金钱草25g，郁金10g，海金沙10g，鸡内金10g，车前子（布包）10g。

若温阳化气为首要治则，常用药物如桂枝10g、乌药10g；其次要注意清热解毒利湿，去其湿热毒邪，常用药物如败酱草 20g、金银花 15g、连翘 15g、桃仁 6g。另外，还要注意酌加行气药木香 6g、青皮 9g、橘核 6g、川楝子 9g。

第六节　泌尿系感染

泌尿系感染，是指各种病原微生物侵袭泌尿系统引起的感染性化脓性疾病，可分为上尿路感染和下尿路感染。上尿路感染常见的疾病是肾盂肾炎，下尿路感染常见的疾病是膀胱炎和尿道炎。根据有无尿路结构或功能的异常，可分为复杂性尿路感染和非复杂性尿路感染。复杂性尿路感染常发生于婴幼儿和老年人，老年男性患者中，老年人因为前列腺肥大发生尿路梗阻，常需要导尿而继发尿路感染。新生儿以及婴幼儿的尿路感染常常提示存在泌尿系统潜在的解剖学异常，虽然发生率小于 2%，但也应该引起重视。尿路感染的发病率占人口的 0.91%，随着年龄的增长，尿路感染的发生率明显升高。女性发病率明显高于男性，大部分的急性、非复杂性尿路感染均发生于女性。

▎一、病因病机

革兰阴性杆菌为尿路感染最常见的致病菌，其中最常见的是大肠埃希菌，占全部尿路感染的 80%~90%；其次为副大肠埃希菌、克雷伯杆菌、变形杆菌、铜绿假单胞菌等。5%~10% 的尿路感染由革兰阳性细菌引起，主要是葡萄球菌、肠球菌和粪链球菌。真菌性尿路感染多见于糖尿病、留置导尿和长期使用广谱抗生素或免疫抑制剂的患者。此外，支原体、衣原体、病毒和寄生虫也可引起尿路感染，通常尿路感染由一种细菌所致，偶可有两种以上细菌混合感染。

尿路感染的发病机制较为复杂，正常情况下，进入膀胱的细菌很快被清除，因为机体有自身的防御功能，如排尿的冲刷作用、前列腺分泌物中的抗菌成分、尿道和膀胱黏膜的抗菌能力，这些都能起到抑制、清除、杀伤细菌的作用。但当机体抵抗力下降时，细菌大量进入膀胱上皮，可导致炎症因子的大量释放，中性粒细胞趋化和聚集，触发一系列的炎症反应，产生感染性化脓性疾病。目前认为，尿路梗阻、膀胱输尿管反流、尿路畸形和结构异常、导尿管等尿器器械的使用是尿路感染的易感因素。感染途径包括细菌经尿道上行感染、血行感染、直接感染和淋巴道感染。另外，有研究认为，遗传因素、微生物、宿主行为等可能与尿路感染的发生有关。

▎二、临床表现

1. 膀胱炎　常见于年轻的健康女性，主要表现为尿频、尿急、尿痛、下腹疼痛及排尿不适。尿液常混浊，并有异味，约 30% 可见血尿。一般无明显的全身感染症状，但少数患者可有腰痛、发热，且通常发热体温小于 38.0℃。

2. 急性肾盂肾炎 通常起病较急，常见于育龄期妇女，临床表现与感染程度有关。表现为尿频、尿急、尿痛、腰痛和（或）下腹痛，全身感染症状有发热、寒战、恶心、呕吐、头痛、食欲不振等，体检可见肾区压痛和叩痛，肋脊角及输尿管点压痛。腰痛程度不一，多为钝痛、酸痛。

3. 慢性肾盂肾炎 临床表现复杂。全身及泌尿系统局部表现均不典型，病程隐蔽。可有间歇性低热、间歇性尿频、排尿不适。随着病程的进展，可出现电解质紊乱、肾小管性酸中毒、肾小管功能损害等病症。最终可因肾小球功能受损而导致肾衰竭。

4. 尿道炎 急性尿道炎时尿道外口红肿。男性急性尿道炎患者的主要症状是出现尿道分泌物，开始时为黏液性，逐渐变为脓性，分泌量也随之增加；女性患者，尿道分泌物少。患者自觉尿频、尿急、尿痛，可见脓尿，少数患者有血尿。耻骨上方及会阴部有钝痛感。尿三杯试验，第一杯可见血尿或脓尿。慢性尿道炎症状多不明显，有的无症状，或只在晨起后见少量浆性分泌物黏着尿道外口。

三、诊断要点

（一）尿路感染的定性诊断

凡是有真性细菌尿者，均可诊断为尿路感染，一般用的方法是清洁的中段尿细菌定量培养，诊断标准为：①菌落数 $\geq 10^5$/ml。②清洁离心中段尿沉渣 WBC > 5/HP，且涂片找到细菌者。③对于意识障碍或其他原因不能取清洁中段尿标本的患者，可做耻骨上膀胱穿刺取尿培养，有菌生长。④若致病菌为球菌，菌落数 $\geq 10^4$/ml。

（二）尿路感染的定位诊断

真性菌尿的存在表明有尿路感染，但不能判定是上尿路或下尿路感染，因此需要进行定位诊断。

1. 根据临床表现定位诊断 下尿路感染常以膀胱刺激征为突出表现，一般少有发热、腰痛等症状，但上尿路感染常有寒战、发热、恶心、呕吐等全身症状，甚至出现毒血症症状，伴有明显腰痛、输尿管点和（或）肋脊点压痛、肾区叩痛和（或）压痛等。

2. 根据实验室检查定位诊断 可采用膀胱冲洗后尿培养法、静脉肾盂造影、尿酶测定、尿 β_2 微球蛋白含量的测定、尿渗透压测定等来区别是上尿路感染还是下尿路感染。

四、辨证论治

尿路感染是一种常见病和多发病，西药治疗以抗菌消炎为主，同时注意休息，多饮水，多排尿，保证每日尿量在 1500ml 以上；饮食宜清淡，忌辛辣刺激饮食；女性患者应注意预防，保持会阴清洁，大便后手纸由前向后擦，避免污染，洗澡应以淋浴为主；性生活后注意排尿等。阮诗玮教授治疗尿路感染从三焦辨证论治，上焦主要是心火上炎，中焦主要是阳明湿热、中气下陷，下焦主要是肝经湿热、阴虚火旺。

（一）上焦证治

【心火上炎证】

（1）主症：小便频数，色黄赤、有时可见血尿，短涩不畅，尿时刺痛，心胸烦热，口渴面赤，口舌生疮，舌红脉数。

（2）治法：清心凉血，利水通淋。

（3）方药：导赤散（《小儿药证直诀》）合清心莲子饮（《太平惠民和剂局方》卷五）加减，药用生地黄15g，通草3g，生甘草梢3g，竹叶9g，石莲肉15g，白茯苓15g，黄芩9g，麦冬9g，地骨皮9g，车前子（布包）15g。

若便秘者，加枳实10g、生大黄（后下）3~9g；若小便红赤者，加茜草10g、小蓟15g、地榆炭10g；若口渴面赤甚者，加知母9g、生石膏15g、天花粉15g。

（二）中焦证治

【阳明湿热证】

（1）主症：小便黄赤，灼热刺痛，大便秘结或溏而不爽、里急后重，脘腹胀满，纳呆，口苦口黏，或面色多黄暗又有油光，或不恶寒反恶热，舌质红，苔黄腻，脉沉滑。

（2）治法：清热燥湿通腑，利水通淋。

（3）方药：导赤承气汤（《温病条辨》卷三），药用赤芍15g，生地黄15g，生大黄9g，黄连6g，黄柏6g，芒硝6g。

若大便秘结严重、腹胀满疼痛难忍者，可加厚朴9g、枳实10g；若大便溏而不爽、里急后重，可去生地黄、生大黄、芒硝，加黄芩10g、车前草15g。

【中气下陷证】

（1）主症：小便淋沥不已，时作时止，每于劳累后发作或加重，尿色浑浊，尿热，或排尿时阻塞不畅、淋沥涩痛，伴有小腹拘急疼痛，少气懒言，四肢无力，困倦少食，饮食乏味，不耐劳累，动则气短；或气虚下陷，有脱肛、胃下垂等其他内脏下垂者；舌质淡，苔薄白，脉细软，或脉洪大，按之无力。

（2）治法：益气健脾，升阳利水。

（3）方药：补中益气汤（《内外伤辨惑论》）合五苓散改汤（《伤寒论》）加减，药用炙黄芪15g，党参15g，炒白术15g，炙甘草5g，当归9g，陈皮6g，升麻3g，柴胡3g，猪苓9g，泽泻15g，茯苓15g，桂枝6g，车前子（布包）15g，生姜3片，大枣6枚。

若内脏下垂者，炙黄芪量可加大，党参可易为人参；若面色苍白无华，四肢不温，腰酸乏力，舌质淡，苔白而润，脉沉细数者，可加炮附子（先煎）6~12g、肉桂6~10g等。

（三）下焦证治

【膀胱湿热证】

（1）主症：小便频数，灼热刺痛，色黄赤，小腹拘急胀痛，或腰痛拒按，或见恶寒发热，或见口苦，大便秘结，舌质红，苔薄黄腻，脉滑数。

（2）治法：清热利湿通淋。

（3）方药：八正散改汤（《太平惠民和剂局方》）加减，药用通草5g，车前子（布包）15g，萹蓄15g，大黄5g，滑石15g，生甘草梢3g，瞿麦15g，栀子9g，灯心草5g。

若便秘者，加枳实10g、生大黄（后下）3~9g；若小便红赤者，加茜草10g、小蓟15g、地榆炭10g；小腹重坠者，加乌药10g、川楝子9g。

【肝经湿热证】

（1）主症：小便频数，灼热刺痛，色黄，胁肋胀痛，口苦，带下量多而臭，阴部瘙痒，舌红，苔黄腻，脉弦滑而数。

（2）治法：泻肝清热除湿。

（3）方药：龙胆泻肝汤《医方集解》加减，药用龙胆草6g，栀子6g，黄芩9g，通草3g，泽泻12g，车前子（布包）15g，柴胡6g，甘草3g，当归10g，生地黄15g。

若大便干结，加生大黄（后下）3~9g、玄参15g；若小便红赤者，加茜草10g、小蓟15g；小便灼热刺痛甚者，加白茅根20g、萹蓄15g、瞿麦15g、琥珀粉（冲服）1.5g。

【阴虚火旺证】

（1）主症：小便频数、滞涩疼痛，尿黄赤混浊，腰膝酸软，手足心热，头晕耳鸣，四肢乏力，口干口渴，舌质红少苔，脉细数。

（2）治法：滋阴益肾，清热通淋。

（3）方药：知柏地黄丸改汤（《医宗金鉴》）加减，药用知母15g，黄柏9g，生地黄15g，山茱萸15g，山药15g，泽泻15g，茯苓15g，牡丹皮15g，车前子（布包）15g，川牛膝9g。

若小便灼热刺痛，可加萹蓄15g、瞿麦15g、滑石15g；若见骨蒸潮热者，可加青蒿10g、鳖甲（先煎）15g；若气阴两虚，气短乏力者，加太子参15g、生黄芪15g。

【血虚热注证】

（1）主症：小便色红，可见尿中带血或纯溺鲜血，小便频数、排尿时尿道涩痛，可伴有少腹疼痛，腰酸，舌质红，苔白厚，脉细数。

（2）治法：清热利湿通淋，行气活血止血。

（3）方药：五淋汤（《医学三字经》）加减，药用茯苓15g，白芍15g，山栀子9g，当归6g，灯心草6g，白茅根15g，藕节15g，小蓟15g，茜草15g，地榆15g，生甘草5g。

若小便赤涩灼痛较甚，大便干燥，舌苔黄厚，可酌加生大黄（后下）3~9g、滑石

15g；若纯溺鲜血，可增加生地黄 15g、鬼箭羽 15g。

【脾肾两虚证】

（1）主症：小便淋涩作疼，或排尿时阻塞不畅，伴有小腹拘急疼痛时作时止，每于劳累后发作或加重；尿色浑浊、或如膏如脂；面色无华，神疲乏力，少气懒言，腰膝酸软，食欲不振，口干不欲饮水，舌质淡，苔薄白，脉沉细。

（2）治法：健脾补肾，清热通淋。

（3）方药：膏淋汤（《医学衷中参西录》上册），药用太子参 15g，淮山药 30g，生地黄 15g，山萸肉 15g，芡实 15g，龙骨（先煎）20g，牡蛎（先煎）20g，赤芍 15g，白芍 15g，甘草 6g。

若湿热重者，常加萹蓄 15g、瞿麦 15g、车前子（布包）15g；若伴有血尿者，加藕节炭 10g、茜草炭 10g；若夹瘀者，加路路通 10g、王不留行 10g；若脾虚气陷，肛门下坠，少气懒言者，可加党参 10g、炙黄芪 20g、炒白术 10g、炙甘草 6g、升麻 3g、柴胡 3g；若面色苍白无华，四肢不温，腰酸乏力，舌质淡，苔白而润，脉沉细数者，可加炮附子（先煎）6~9g、肉桂 3~6g 等。

（四）三焦湿热证治

【热盛于湿】

（1）主症：小便淋涩作疼，色黄赤，小腹拘急疼痛，身痛，或有咽痛、牙龈肿痛，腹胀纳呆，口苦，渴不多饮，大便时肛门灼热，溏而不爽，或发热，汗出热解，继而复热，舌红，苔黄腻或淡黄而滑，脉缓。

（2）治法：清热泻火，利湿通淋。

（3）方药：黄芩滑石汤（《温病条辨》卷二），药用黄芩 9g，滑石 9g，茯苓皮 9g，大腹皮 6g，白蔻仁（后入）6g，通草 3g，猪苓 9g。

若有咽痛、牙龈肿痛甚者，加黄连 6g、炒栀子 6g、知母 9g、生石膏 15g；若大便时肛门灼热，溏而不爽，加黄连 6g、白头翁 10g、木香 6g。

【湿盛于热】

（1）主症：小便频数，灼热刺痛，色黄赤，小腹拘急胀痛，身重疼痛，肢体倦怠，面色淡黄，胸闷不饥，或有恶寒，或午后身热，或身热不扬，苔白不渴，脉弦细而濡。

（2）治法：宣畅气机，清利湿热。

（3）方药：三仁汤（《温病条辨》），药用杏仁 15g，飞滑石 18g，白通草 6g，白蔻仁（后入）6g，竹叶 6g，厚朴 6g，生薏苡仁 18g，法半夏 10g。

若身重疼痛甚者，加羌活 6g、独活 6g；腹胀纳呆，加藿香 6g、佩兰 6g、神曲 6g。

【湿热俱盛】

（1）主症：小便频数短赤，灼热刺痛，小腹拘急胀痛，发热倦怠，胸闷腹胀，肢酸咽痛，口渴，或身目发黄，或泄泻，或颐肿，舌苔白或厚腻或干黄，脉濡数或滑数。

（2）治法：宣畅气机，清利湿热。

（3）方药：甘露消毒丹改汤（《医效秘传》）加减，药用滑石 15g，黄芩 9g，茵陈蒿 15g，石菖蒲 6g，川贝母 5，通草 3g，藿香 9g，连翘 9g，白蔻仁（后入）6g，薄荷（后入）6g，射干 9g。

若小便频数短赤，灼热刺痛较甚者，炒栀子 10g、淡竹叶 6g；若身目发黄，加虎杖 10g、郁金 10g、金钱草 20g；腹胀纳呆，加藿香 6g、佩兰 6g、神曲 6g。

第七节　肾病综合征

肾病综合征是指因多种肾脏病理损害而导致的"大量"蛋白尿及其引起的一组临床表现，是以大量蛋白尿（尿蛋白定量 ≥ 3.5g/d）、低白蛋白血症（血浆白蛋白 ≤ 30 g/L）、水肿、高脂血症为基本特征的临床综合征。肾病综合征可分为原发性肾病综合征和继发性肾病综合征。本节仅讨论原发性肾病综合征。

原发性肾病综合征的病理类型有多种，原发性肾病综合征的患者在疾病治疗过程中往往长时间使用糖皮质激素、细胞毒类药物、免疫抑制剂等，部分患者出现激素等药物抵抗或依赖现象，这类难治型肾病综合征出现的顽固性水肿在西医利尿等常规治疗下常常疗效欠佳，且由于在发病过程中易引发各种并发症。蛋白尿长期未能缓解的患者可发展为肾衰竭，是当今临床的一大治疗难题。阮诗玮教授审证求因，辨证施治，巧妙发散中西结合思维，常起到较好治疗效果。

一、病因病机

（一）西医发病机制

肾病综合征发病机制错综复杂。现代多项临床研究表明，肾病综合征的蛋白尿发生与肾小球滤过膜的通透性包括电荷屏障、孔径屏障变化，尤其是裂隙隔膜蛋白分子的异常有关。当原尿中蛋白含量超过近端小管的重吸收能力时，形成蛋白尿。尿液中丢失大量血浆白蛋白，导致低蛋白血症。血浆胶体渗透压降低血管内水分向组织间液移动，而发生水肿。有效循环血容量下降可以激活神经、内分泌的调节反射，表现为交感神经张力升高、儿茶酚胺分泌增加、肾素-血管紧张素-醛固酮活性增加、抗利尿激素释放增加，引起远端肾小管对钠的回吸收增加，导致继发性钠、水潴留。但也有研究发现，部分肾病综合征患者的血容量并不减少甚或增加，血浆肾素水平正常或者下降，提示肾病综合征患者的水钠潴留并不依赖于肾素－血管紧张素－醛固酮系统的激活，而是与肾小管上皮细胞水通道蛋白的功能相关，是肾脏本身导致水钠潴留的结果。概括而言，明确的发病机制目前还存在一定争议，应根据不同患者、不同病程进一步研究探讨。

（二）中医病因病机

肾病综合征在祖国医学中根据其表现主要归属为"水肿病"的范畴。《素问·水热穴论》指出："肾者，至阴也，至阴者，盛水也。肺者，太阴也，少阴者，冬脉也，故其本在肾，其末在肺，皆积水也。"《景岳全书·肿胀篇》中曰："凡水肿诸证，乃肺、脾、肾三脏相干之病，盖水为至阴，故其本在肾，水化于气，故其标在肺，水惟畏土，故其制在脾，今肺虚则气不化精而化水，脾虚则土不制水而反克，肾虚则水无所生而妄行。"诸多经典都清晰地阐明了三脏对水液的输布作用。若遇外邪侵袭，致肺气失宣，水道不通，则可出现水肿；若脾虚运化失常，不能升清降浊，清阳不升，浊阴不降，精微下泄，水液内停，故出现大量蛋白尿及水肿；若肾虚气化不利，开阖失常，小便不利，水湿内停泛于肌肤则出现水肿及蛋白尿。

结合多年临床经验，阮诗玮教授认为肾病综合征的病变与三焦脏腑的变化密切相关，若三焦枢机不利，气道壅滞，碍其阳气运行，肾元之气则运行受阻，气化、温煦功能受到影响，则气化不利，水道不通，血行艰涩，湿瘀之邪积于肾脏，久而化热酿毒，进一步造成肾脏的耗损；温煦功能失职，上不能鼓舞血行以司吐纳，中不能温煦脾土以司游散，下不能气化膀胱以司溺尿，则脏腑升降出入失和。阮师认为本病发展初期以本虚标实为主要病机，本虚主要为脾肾功能失调而引起的脾肾气虚等，标实则以湿热、瘀血、风邪、水湿等为患。后续患者长时间使用激素后其病机可由"脾肾气虚"向"阴虚火旺、热毒壅盛"转变。

二、临床表现

1. 症状体征　可发生于任何年龄，起病可隐匿也可急骤，部分患者可无明显临床症状。主要症状为水肿，水肿常出现于皮下组织较疏松部位，多出现于下肢，为指压凹陷性水肿，可伴有乏力、恶心、食欲下降、腰酸等，除外临床还可表现为蛋白尿、血尿、高血压及不同程度的肾功能减退。

2. 实验室检查　①大量蛋白尿（尿蛋白定量 ≥ 3.5g/d）。②低白蛋白血症（血浆白蛋白 ≤ 30g/L）。③高脂血症。

3. 主要并发症　①感染。②血栓、栓塞等并发症。③急性肾损伤。④蛋白质和脂肪代谢紊乱。

三、临床病理分型

原发性肾病综合征由多种病因、病理所引起，肾活检完善病理类型的诊断尤为重要。

其中原发性肾小球肾炎所致的肾病综合征常见病理分型如下。

1. 微小病变肾病 光镜下肾小球基本正常，近端小管上皮细胞可见脂肪变性，故又被称为"类脂性肾病"。免疫荧光阴性。电镜下的特征性改变是肾小球脏层上皮细胞的足突融合。

2. 系膜增生性肾小球肾炎 光镜下可见肾小球弥漫性系膜细胞增生伴系膜基质增多，病变严重时可见节段性系膜插入现象。

3. 局灶节段性肾小球硬化 病理特征为光镜下肾小球病变呈局灶性、节段性硬化，病变以系膜基质增多、血浆蛋白沉积、球囊粘连、玻璃样变性为特征。

4. 膜性肾病 光镜下肾小球毛细血管基底膜弥漫性增厚，"钉突"形成为特征。

5. 膜增生性肾小球肾炎（系膜毛细血管性肾小球肾炎） 其特点为系膜细胞增生及基质增多插入肾小球基底膜与内皮细胞之间导致肾小球基底膜增厚，毛细血管襻呈"双轨征"。

四、诊断要点

诊断条件：①大量蛋白尿（尿蛋白定量 ≥ 3.5g/d）。②低白蛋白血症（血浆白蛋白 ≤ 30g/L）。③高度水肿。④高脂血症（血浆胆固醇、甘油三酯均明显升高）。其中前两项为诊断的必要条件，后两项为诊断的次要条件。临床上只要满足上述两项必要条件，诊断即可成立，肾病综合征可以分为原发性和继发性,如考虑继发性肾病应积极寻找病因。在排除继发性肾病综合征，如糖尿病肾病、过敏性紫癜性肾炎、狼疮性肾炎、乙肝相关性肾炎、肾淀粉样变等之后才能诊断为原发性肾病综合征。

五、辨证论治

由于本病病理类型多样，病因、并发症也各有不同，其临床表现轻重不一。阮师在治疗上因人、因病、因症进行中西医的药物应用，治疗思路上主要有以下几点：①在疾病初期，病情较为轻浅或病证单一时根据三焦原则分治，而病情危重复杂则按"三焦亦一焦也"治之。②再辨阴阳，其中阳水以祛邪为主，予以发汗、利水攻逐之法；阴水则以扶正为主，予以健脾、温肾养阴之法。③本病在中后期由于大量糖皮质激素或免疫抑制剂运用，其纯阳燥烈之品势必进一步加重阴虚，阴虚日久则生内热，邪热与水湿相结，酿生湿热，而湿热郁久不解，易化热生毒。故在激素治疗期则以气阴两伤为主，以湿热毒等病理产物兼见。④斟酌西药运用时机，部分水肿患者在病理类型未知且临床症状典型时，可单独使用中药治疗，在明确病理类型且已介入激素治疗时，则应根据激素反应与中药使用情况适当调整西药用量。⑤饮食、情志的调摄：在早期、极期适当给予优质蛋白质 1.0~1.5g/（kg·d），对于慢性、非极期的肾病综合征应摄入 0.7~1.0g/（kg·d）优质蛋白质。若有水肿及高血压时，应限制摄取 2~3g 食盐。鼓励患者树立与疾病作斗争的信心，保持乐观、愉悦的心情，使其采取积极态度配合治疗。

（一）上焦为病

肺为水之上源，宣降通调水道，邪客于肺，肺失宣肃，上焦不利，下窍亦为之闭塞，水湿泛滥则见颜面、四肢水肿，可伴发热恶风、咽痛等表证。治疗上重在宣肺通调水道。

【风水相搏证】

（1）主症：感冒后出现眼睑及双下肢水肿，来势迅猛，伴发热、恶寒，四肢酸楚，小便不利，泡沫尿等。偏于风热者，伴咽痛，舌质红，脉浮滑数。偏于风寒者，兼恶寒，咳喘，舌淡红苔薄白，脉浮紧。

（2）治法：疏风清热，宣肺行水。

（3）方药：麻黄连翘赤小豆汤（《伤寒论》）加减，药用麻黄6g，连翘15g，杏仁9g，桑白皮10g，赤小豆20g，防风、白术、茯苓、车前子（布包）各15g。

若风寒偏盛者，可去连翘，加苏叶12g、桂枝6g；咳喘较甚者，加前胡12g；见汗出恶风者，加汉防己12g、生黄芪20g。

（二）中焦为病

再分虚实，实证者多因感受寒湿暑湿或湿热，脾失健运，水湿不行，郁结不化；虚则因脾虚不能治水，气化不行，则三焦失司，水湿内停，水液妄行。治疗以调理脾胃、温中健脾、化湿利水消肿为主。

【外感湿邪证】

（1）主症：面目及四肢微肿，面色黄，恶心呕吐、纳差，便溏尿短，舌红苔腻，脉濡数。

（2）治法：健脾祛湿，升清降浊。

（3）方药：六和汤加减（经验方），药用藿香、川厚朴、陈皮、大腹皮各6g，明党参、车前草、石莲子（杵）、六月雪、茯苓、鹿衔草各15g，生黄芪30g，炙甘草3g。

若肿胀甚者，加用蒲公英15g、紫花地丁15g；湿盛而糜烂者，加土茯苓15g；风盛而瘙痒者，加白鲜皮12g、赤芍15g；大便不通者，加生大黄（后入）5g。

【脾气亏虚证】

（1）主症：肌肤水肿，腰以下为甚，按之凹陷不起，伴面色萎黄，精神疲惫，胸腹胀闷，纳呆，便溏尿少，舌淡苔白腻，脉沉细弱。

（2）治法：温中健脾，利水消肿。

（3）方药：参苓白术散（《太平惠民和剂局方》），药用党参、茯苓、薏苡仁各20g，白术、莲子肉各12g，陈皮、砂仁（后入）各6g，白扁豆、山药各15g，炙甘草3g。

若脘腹胀闷甚者，可加大腹皮15g、木香15g；若见气短声弱，气虚甚者，可加炙黄芪 20g 健脾补气；若小便短少，可加猪苓 15g、泽泻 15g 增强渗利水湿之功。

（三）下焦为病

以肾亏虚（阴、阳）为本，精微不固，水湿泛滥。肾阴虚，水湿痰饮可蕴结化热成毒；肾阳虚，可致寒湿内蕴。治疗以大补肾元为主。

【肾阴亏虚证】

（1）主症：反复双下肢及颜面水肿，肢倦，发热或午后低热，伴口舌生疮、咽痛，心烦失眠，小便淋浊，舌红或暗红苔黄腻，脉数。

（2）治法：滋阴补肾，清热解毒，活血祛瘀。

（3）方药：解毒健肾汤（自拟方）加减，药用鱼腥草、鹿衔草、益母草、白花蛇舌草、金银花、半枝莲、太子参、麦冬、楮实子各 15g，沙苑子、枸杞子各 10g，汉防己 12g。

若见咽痛甚者，可再加牛蒡子 15g、蝉蜕 6g，若见水肿溃烂者，可加紫花地丁 15g、泽泻 15g。

【肾阳衰微证】

（1）主症：面目、全身水肿，腰以下为甚，按之没指，面色晦滞或㿠白，腰部冷痛，神疲形寒，四肢不温，大便溏泻，小便少，舌质淡，舌体胖大，苔白腻滑，脉沉微迟弱。

（2）治法：温肾助阳，化气行水。

（3）方药：济生肾气汤（《济生方》）加减，药用炮附子（先煎）12g，泽泻、桂枝、生地黄、山药、牛膝、车前子（布包）各 15g，茯苓 30g。

若小便清长量多者，去泽泻、车前子，加菟丝子 15g、补骨脂 15g；若见喘促，汗出，可加五味子 12g；若兼有头晕头痛，心悸失眠者，可加生龙骨（先煎）15g、生牡蛎（先煎）15g；若见神倦欲睡，泛恶，可加茯苓 15g、六月雪 15g 等。

（四）三焦俱病

由于本病病情复杂，总体病机为邪盛正虚、寒热错杂，其临床多呈三焦俱病，寒热虚实迭见。可见多脏腑兼病；肾中元气又为三焦气化所生，若气化失常，津液停滞，浊液不能外排，则为湿浊，脏腑功能失调，日久气滞血瘀，或湿浊阻络。湿浊痰饮瘀血，存于脉中，损伤肾络，日久或成毒浊，形成肾脏病变的病理基础，多种病理产物夹杂。故治疗上以益肾降浊、活血化瘀、疏利三焦为法。

【脾肾亏虚证】

（1）主症：双下肢凹陷性水肿，神疲乏力，面色萎黄，纳食减少，腹胀便溏，少气懒言，尿中泡沫增多，腰膝酸软，头晕耳鸣，舌质淡胖，舌苔白腻或白滑，脉沉缓或沉弱。

（2）治法：补益脾肾，降浊祛瘀。

（3）方药：益肾降浊汤（自拟方）加减，药用太子参、黄芪、茯苓、桑寄生、泽泻、六月雪各 15g，玉竹、桑椹、怀牛膝各 12g，炒白术 9g，熟大黄、陈皮各 6g。

若心烦不寐者，加酸枣仁 30g、夜交藤 15g；若大便硬结者，可加厚朴 15g、枳实 15g。

【气阴两虚夹湿证】

（1）主症：双下肢水肿，神疲乏力，可伴关节酸痛，小便淋浊，大便黏腻不爽，舌红苔黄腻，脉细数无力。

（2）治法：益气养阴，清热化湿。

（3）方药：清心莲子饮加减（经验方），药用石莲子（杵）、茵陈蒿、太子参、龙舌草、茯苓、山药、生黄芪、丹参、葛根各 15g，泽泻、枳壳各 10g，炒白术 9g。

若阴虚尿少者，加沙参 15g、麦冬 15g；若气虚偏重者，重用生黄芪，并加炒白术 15g；若见腰酸乏力，耳鸣等精气亏虚较甚者，加何首乌 15g、天冬 15g。

【血瘀水停证】

（1）主症：眼睑水肿如卧蚕，双下肢中重度水肿，面色晦暗，泡沫尿，大便质稀，纳少，寐欠安，舌暗红有瘀点苔白腻，脉弦。

（2）治法：活血化瘀，利水化湿。

（3）方药：当归芍药散加减（经验方），药用当归、炒白术各 10g，赤芍、茯苓、白芍、泽泻、车前草、木瓜、六月雪、生黄芪各 15g，川芎、陈皮各 6g。

若全身肿满，气喘烦闷，加葶苈子 12g、泽兰 12g；若腰膝酸软，神疲乏力，加山茱萸 15g、山药 15g；若见妇女经行腹痛，色黯红有瘀块，加川牛膝 15g、益母草 15g。

第八节　IgA 肾病

IgA 肾病是以肾小球系膜区 IgA 沉积为特征的肾小球肾炎。IgA 肾病分为原发性和继发性两大类，原发性 IgA 肾病是世界上最常见的原发性肾小球疾病，是一组不伴有系统性疾病，肾脏组织病理特点以系膜细胞和基质增生为主，免疫病理特点是系膜区以 IgA 沉积为主，临床上以血尿、蛋白尿、高血压为主要表现。IgA 肾病是一种进展性疾病，起病后每 10 年约有 20% 发展到终末期肾病（end stage of renal disease，ESRD）。

一、病因病机

原发性 IgA 肾病的病因尚未完全阐明。继发性 IgA 肾病的常见原发病包括过敏性紫癜、病毒性肝炎、肝硬化、系统性红斑狼疮、强直性脊柱炎、类风湿关节炎、混合性结缔组织疾病、结节性多动脉炎、结节性红斑、银屑病、溃疡性结肠炎、克罗恩病、肿瘤、艾滋病等。主要是通过循环免疫复合物和原位免疫复合物两种方式，使多聚提体 IgA 沉积于肾小球系膜区，造成肾小球的损伤。

中医学中虽无"IgA 肾病"这一病名，但根据其血尿、蛋白尿及水肿的临床表现，结合其病因病机特点，可归属于"水肿、腰痛、尿血"等疾病。IgA 肾病的病理变化主要发生于肾脏，可涉及肺、脾，其病因颇多，依据其病理性质可分为内因和外因两类，其发病机制主要是由内部和外部因素的相互作用引起的。

内因主要是由于先天禀赋不足，肺、脾、肾虚弱。由于肺为水之上源，肾为主水之脏，肾气蒸化及升降水液，有赖于肺气的宣发肃降运动，使之上布于周身，下归于肾或膀胱。受外邪影响，肺气虚弱，肺的宣发肃降及通调水道功能下降，则水液运输不畅，无力助肾代谢水液，则可发为此病。肾为先天之本，藏先天之精，滋脾之阴阳，助其运化；脾为后天之本，运化水谷精微，化生气血，滋先天之本，二者相互资生、相互促进。脾气不足，则运化不利，后天匮乏，无力滋肾，且运化不利，易伤饮食，变生湿邪，损伤脾阳，无力助肾代谢水液，水湿内生，经久不愈，可发展至肾水泛滥，发而为病。《素问·逆调论》说："肾者水脏，主津液"，肾主水主要表现在对水液代谢的主司和调节两方面，肾气不足，则气化不利，水液代谢异常，无力分清泌浊，且调控不及，膀胱开合无度，尿液排泄异常，则见水肿为患，可发为此病。《素问·水热穴论》说："肾者，胃之关也，关门不利，故聚水而从其类也，上下溢于皮肤，故为浮肿"。这些原因导致原发性 IgA 肾病发生的体质基础，使特定人群具有易感性。

外因主要有外邪、饮食及情志、六淫邪气等，以风热为多，风为百病之长，多夹湿、热邪气侵袭人体，外邪从皮毛腠理而入，侵及肺卫，循经入脏，或外邪侵袭口鼻，下及咽喉而通于肺，循少阴经脉下传，客于肾络、迫于膀胱，故外感后常引起 IgA 肾病的急性期或发作期。风邪易与湿邪相关，湿邪浑浊黏稠，难以去除，易化生湿热，下趋于肾，损害肾脏，并引起 IgA 肾病。误食不洁，或冷热混杂、饥饱无常、过食辛辣、过食肥甘厚味等，损伤脾胃，运化不利，酿生水湿，郁热内生，下趋伤肾，发而为病；或肝气郁滞，房劳过度，伤及肾气，均可致正气受损，卫外不固，外邪易袭，致邪正交争，内邪诱发，发而为病。

二、临床表现

IgA 肾病在临床上可以表现为孤立性血尿、反复发作性肉眼血尿、无症状性血尿和蛋白尿，也可合并水肿、高血压、肾功能减退，表现为肾炎综合征或肾病综合征。

三、诊断要点

1. IgA 肾病的临床诊断线索 尽管 IgA 肾病的临床表现和实验室检查缺乏特征性的改变，但如果出现以下表现，应怀疑 IgA 肾病：①上呼吸道感染或扁桃体炎发作同时或或短期内出现肉眼血尿，感染控制后肉眼血尿消失或减轻。②典型的畸形红细胞尿，伴或不伴蛋白尿。③血清 IgA 值增高，也有部分患者不升高。

2. IgA 肾病的病理诊断 肾脏穿刺病理是目前诊断的金标准，包括光镜下组织学改变、免疫病理改变和电镜病理改变。

四、辨证施治

西医根据不同的临床表现、蛋白尿水平、肾功能情况及病理改变决定治疗方案。处理原则：①防治感染。②控制血压。③减少蛋白尿。④保护肾功能。⑤避免劳累、脱水和肾毒性药物的使用。⑥定期复查。常用的治疗方法包括：血管紧张素转换酶抑制剂（ACEI）、血管紧张素受体Ⅱ拮抗剂（ARB）、糖皮质激素和其他免疫抑制剂、抗血小板聚集、抗凝及促纤溶药、中药的应用以及扁桃体摘除（阮师认为中医辨治完全可以解决扁桃体炎症，坚决反对摘除扁桃体）。出现急慢性肾衰竭请参见相关章节。

中医对本病的病理性质认识为本虚标实、虚实夹杂之证。本虚为脾肾气虚、气阴两虚，标实为热毒、湿热、瘀血等。阮师认为在本病的发展过程中，往往可因虚致实，产生以热毒、湿热、瘀血为主的标实之证，而热毒、湿热、瘀血又可成为使病情恶化加重的病理因素。临床需审证求因，综合考虑，辨证论治。

【气阴两虚，湿瘀内阻证】

（1）主症：面色无华，少气乏力，或易感冒，午后低热，口中黏腻，面色黧黑或晦暗，舌质偏红，或有瘀点、瘀斑，苔少，脉细或涩。

（2）治法：益气养阴，化湿祛瘀。

（3）方药：保肾方（自拟验方）或清心莲子饮《太平惠民和剂局方》。

保肾方：太子参、黄芩、桑椹、石莲子（杵）、益母草、茯苓、车前子（布包）、茜草、玉竹、荠菜各 15g，当归 9g，炙甘草 3g。

清心莲子饮加味：石莲子（杵）15g，太子参 15g，地骨皮 6g，柴胡 6g，茯苓 15g，黄芪 15g，麦冬 15g，车前草 15g，生甘草 3g，陈皮 6g，鹿衔草 15g，山萸肉 15g。

若血瘀明显者，加蝉蜕 6g、水蛭 3g、地龙 10g；夹杂湿热浊毒之邪者，加白花蛇舌草 15g、大黄 3~6g。

【邪热郁肺证】

（1）主症：咳嗽，咳痰，口干，咽干或咽痛，或伴耳鸣、目赤、牙龈红肿，血尿、蛋白尿急剧增加，伴或不伴恶寒、发热，舌淡红，苔黄或白，脉浮或数。

（2）治法：清上宣肺，凉血止血。

（3）方药：加味翘荷汤（自拟验方），药用薄荷（后入）6g，连翘 15g，赤小豆 15g，生甘草 3g，炒栀子 6g，桔梗 6g，射干 6g，淡豆豉 6g，枇杷叶 9g。

若发热、咽痛突出者，加牛蒡子 15g、金银花 15g；恶风、恶寒明显者，加防风 6g、荆芥 6g；咳嗽、咳痰明显者，加鱼腥草 15g、板蓝根 15g、瓜蒌 15g。

【中气亏虚，气不摄血证】

（1）主症：言语气短，疲倦无力，纳食减少，或水肿，小便清长，面色萎黄，舌淡，苔薄白，脉细弱。

（2）治法：益气健脾，固摄止血。

（3）方药：归脾汤（《济生方》），药用白术 15g，当归 6g，茯苓 15g，黄芪 15g，远志 6g，炒酸枣仁 15g，木香（后入）6g，党参 15g，炙甘草 3g。

伴水肿者，加车前子（布包）15g、猪苓 15g、泽泻 6g；若纳差、食少，加焦神曲 10g、炒山楂 10g、炒麦芽 15g、炒谷芽 15g；伴夜寐不佳，入睡困难者，加夜交藤 15g、合欢花 15g。

【湿热伤络证】

（1）主症：皮肤疖肿，咽喉肿痛，小溲黄赤、灼热或涩痛不利，面目或肢体水肿，口苦、口干或口黏，脘闷纳呆，口干不欲饮，苔黄腻，脉濡数或滑数。

（2）治法：清热利湿解毒，凉血止血。

（3）方药：小蓟饮子加减（《济生方》），药用苍术 10g，黄柏 6g，小蓟 15g，滑石（布包）15g，通草 3g，生地黄 15g，藕节 15g，淡竹叶 6g，栀子 6g，生蒲黄（布包）6g，当归 6g，生甘草 3g。

淋证甚者，加白茅根 15g、瞿麦 6g、萹蓄 6g、路路通 15g；瘀血明显者或尿中夹有血块者，加川牛膝 15g、桃仁 6g、红花 3g、牡丹皮 6g；纳差、食少者，加炒白术 10g、焦神曲 6g、焦山楂 12g。

【气阴两虚证】

（1）主症：面色少华，少气乏力，或易感冒，午后低热，或手足心热，腰痛或水肿，伴口干咽燥或咽红、咽痛，舌质红或偏红，苔少，脉细或弱。

（2）治法：益气养阴，凉血止血。

（3）方药：知柏地黄汤加参芪（《医宗金鉴》），药用知母 6g，黄柏 6g，山茱萸 15g，淮山药 15g，生地黄 15g，泽泻 12g，茯苓 15g，牡丹皮 6g，太子参 15g，黄芪 15g。

若倦怠乏力、少气懒言较甚者，可加生黄芪 15g、白术 6g、党参 15g；口渴明显者，加天花粉 15g、芦根 20g、白茅根 15g。

【瘀血内阻证】

（1）主症：面色黧黑或晦暗，腰痛固定或呈刺痛，或见肌肤甲错或肢体麻木，舌色紫暗或有瘀点、瘀斑，脉象细涩。

（2）治法：活血祛瘀。

（3）方药：血府逐瘀汤加减（《医林改错》），药用桃仁 6g，红花 3g，当归 6g，生地黄 15g，川芎 6g，赤芍 15g，川牛膝 15g，桔梗 6g，柴胡 6g，枳壳 6g，茜草 15g，甘草 3g。

若血瘀明显者，加蝉蜕 6g、水蛭 3g、地龙 10g；夹杂湿热浊毒之邪者，加白花蛇舌草 15g、大黄 3~6g。

第九节　狼疮性肾炎

系统性红斑狼疮（systemic lupus erythematosus，SLE）是因免疫失调产生一系列自身抗体导致的自身免疫性疾病，是一种累及多系统、多器官的结缔组织疾病。狼疮性肾炎（lupus nephritis，LN）是 SLE 最主要的内脏损害，也是继发性肾脏疾病中最常见的疾病之一。

我国系统性红斑狼疮患病率为 30.13~70.41 例 /10 万，多见于 20~40 岁的育龄期女性。在全世界的种族中，汉族人 SLE 发病率位居第二。在我国女性患病比例约为男性的 9 倍。起病可隐匿也可急骤，病程一般较长。发病过程中，几乎所有的 SLE 都会引起肾脏损害，并且其预后与肾脏损害程度密切相关。目前西医治疗狼疮性肾炎主要是通过糖皮质激素和免疫抑制剂，减少免疫复合物的产生，以达到抗炎、抑制免疫、减轻肾脏病理损伤的目的。

▌一、病因病机

SLE 的病因尚不完全清楚，目前认为 SLE 的发病与多种因素有关，如免疫、遗传、环境因素、性激素等。在多种因素的相互作用下，导致免疫系统发生异常的免疫应答，B 淋巴细胞和 T 淋巴细胞异常活化，持续产生大量的致病性自身抗体，免疫复合物和凋亡小体清除能力下降，自身抗体和免疫复合物攻击组织引起补体活化和炎症反应，从而导致 SLE 患者各组织器官的损伤。

中医学认为，狼疮性肾炎属"温毒发斑""水肿""腰痛""虚劳""日晒疮"等范畴。本病是由于先天禀赋不足，肾精亏虚或七情内伤，阴阳失调，气血逆乱，营卫不和，卫外不固或房事不节，伤及肾精，复感湿热邪毒；或服食毒热之品（或药物等），致气热血毒，气血运行失常，阻滞经络血脉，邪毒久稽，灼伤阴血，浸淫筋脉脏腑，损害肾脏而致。发病过程初期以热毒炽盛，燔血伤阴，继之阴损及阳，导致阳气不足，脾肾阳虚，开阖不利，水液停聚而为水肿。病程中由于乙癸同源，肾病及肝，可使肝肾同病。病之后期，肝、脾、肾同病，使五脏俱损，整个机体气化功能衰惫，从而使病情缠绵难愈。本病的形成多因禀赋不足，肝肾亏损，气阴两虚，脉络瘀阻，关键在于虚、毒、热、瘀。

二、临床表现

（一）症状

1. 肾脏受损的表现 以程度不等的蛋白尿及（或）镜下血尿为多见，伴有管型尿、高血压、肾功能损害。由于本病的病理过程是多样的，所以临床表现亦呈多种类型，预后亦各不相同。从临床表现上大致区别为5型。

轻型（无症状性蛋白尿或血尿）：占30%~50%。此类患者预后良好，大多数患者肾脏病变不发展。

肾炎综合征型：占35%~50%，患者有高血压、不同程度的尿蛋白，尿沉渣中有大量红细胞及管型，肾功能损害以至肾衰竭。病理改变多属弥漫增殖型病变。预后差。

肾病综合征型：约占40%，患者起病呈肾病综合征表现，预后较差。少数患者血压急剧升高伴随脑病、视盘水肿、心力衰竭及肾衰竭，可能有血管病变，疗效较差。

急进性肾炎综合征：短时间内出现少尿性急性肾衰竭。常伴全身性系统性病变表现。病理呈新月体肾炎，严重弥漫增生，伴血管病变及肾小管间质炎症。

慢性肾衰竭综合征：包括疗效较差的肾病综合征逐渐走向慢性肾功能不全，狼疮发病后短时间内走向终末期肾功能不全。

2. 全身表现 SLE病变可累及全身多个脏器，包括胸膜、心包膜、关节、皮肤、心肌、心瓣膜、肺、胃肠道、血液、肝、肾和中枢神经系统等。临床表现多种多样，既可仅仅表现为实验室检查的阳性而无明显的症状，又可表现为凶险的暴发型。

（二）体征

常见面部有红斑、弥漫性斑丘疹、盘状红斑样皮肤损害；可出现皮肤血管炎性病变（皮下结节、溃疡、皮肤或手指坏死等）、光敏感、荨麻疹、多形红斑、眼睑水肿、扁平苔藓样变和皮脂炎等；可出现水肿、胸腔积液、腹水、高血压、肝脾大、关节红肿等。

三、诊断要点

系统性红斑狼疮诊断可参考美国风湿病学会1982年修订标准和（或）中华医学会风湿病学会上海分会1987年标准进行诊断。

①临床呈现无症状性蛋白尿或（和）血尿、急性肾炎综合征、慢性肾炎综合征、急进性肾炎综合征、肾病综合征、慢性肾功能不全等表现。

②肾活检：病理表现符合狼疮性肾炎，并可进一步分型为轻微病变性（Ⅰ型）、系膜增殖性（Ⅱ型）、局灶性（Ⅲ型）、弥漫性（Ⅳ型）、膜性（Ⅴ型）和终末硬化性（Ⅵ型）。狼疮性肾炎患者病理类型常随系统性红斑狼疮活动及缓解而发生转换，故不但疾病治疗前应行肾穿刺明确诊断，而且治疗缓解后或疾病复发时还需再次肾穿刺以观察变化。

四、辨证论治

狼疮性肾炎的治疗仍以中西医结合的方法为优。治疗上糖皮质激素为首选，配合使用免疫抑制剂、抗凝药等西医治疗，但激素、免疫抑制剂副作用及激素耐药性日益显著，值得关注。中医在配合西医诊治狼疮性肾炎上也积累了丰富的经验，均获得良好疗效。因中医证型辨识除与狼疮活动程度有关外，还与患者体质、精神、环境、药物等因素密切相关。且LN患者肾脏受累表现与肾外器官受累常不平行，临床病变多样，虚实夹杂，寒热错杂，多种证型相互交叉，很难以单一证型来辨识，临床上常常是热毒炽盛中夹杂气阴两虚，脾肾两虚往往兼有热毒、血瘀；在本病的发病过程中，虚、毒、瘀贯穿本病的始终。

狼疮性肾炎可归于中医温病学的"伏气温病"范畴。患者素体虚弱，毒邪内蕴，移时感受外邪引而发病。活动期多为本虚标实，本虚为肾阴亏虚，标实为邪热瘀毒炽盛。治疗本病，阮诗玮教授根据温病学理论立法为补肾清热解毒法，以此法组方，称为解毒健肾汤。治以清热解毒、活血祛瘀、益气养阴。全方由鱼腥草、鹿衔草、益母草、白花蛇舌草、金银花、半枝莲、赤白芍、楮实子、汉防己、太子参、麦冬、沙苑子、枸杞子组成，临床或热盛或阴伤或肾虚辨证加减。共奏驱邪不伤正、扶正不留邪之功，标本兼治。

【热毒瘀肺证】

（1）主症：干咳无痰，气短乏力，颜面红斑，面赤心烦，尿黄便干，舌红苔黄，脉滑数。

（2）治法：清热解毒，凉血泻火。

（3）方药：清瘟败毒饮（《疫疹一得》）加减，药用生地黄15g，黄连6g，黄芩10g，牡丹皮12g，石膏15g，栀子9g，生甘草3g，竹叶15g，玄参12g，水牛角10g，连翘12g，芍药15g，知母12g，桔梗5g。

若风热者，症见鼻塞，咳嗽，无痰，时喷嚏，脸部隐约红斑显现，小便可见泡沫，大便如常，舌红苔白脉沉，治予桑杏汤加减，药用桑叶15g，杏仁6g，浙贝母6g，北沙参15g，淡豆豉6g，栀子6g，生甘草3g，玉竹15g，梨皮1个，鱼腥草15g，白花蛇舌草15g，薄荷（后入）6g。若大便干结者，加酒大黄5~10g。

【心阴亏耗证】

（1）主症：心悸，失眠，神疲，健忘，手足心热，虚烦，口舌生疮，舌红少苔，脉细数。

（2）治法：滋阴清热，养血安神。

（3）方药：天王补心丹（《校注妇人良方》）化裁，药用明党参15g，茯苓15g，玄参10g，丹参12g，桔梗5g，远志6g，当归10g，五味子5g，麦冬12g，天门冬12g，柏子仁20g，酸枣仁12g，生地黄12g。

若气阴两虚者，症见神疲乏力，心悸气短，五心烦热，头晕耳鸣，口干咽燥，自汗或盗汗，舌红少苔，脉细数无力。方予清心莲子饮加减，药用石莲子（杵）15g，太子参15g，地骨皮10g，银柴胡10g，茯苓15g，黄芪15g，麦冬15g，车前草15g，生地黄15g，当归6g，赤芍15g，白芍15g，生甘草3g。

【湿热内蕴证】

（1）主症：呕恶频频，纳呆食少，口苦口渴或口黏，神疲乏力，大便秘结，舌淡或红，苔黄腻，脉滑数。

（2）治法：清热祛湿。

（3）方药：宣痹汤（《温病条辨》卷二）加减，药用杏仁9g，连翘10g，山栀子10g，法半夏10g，滑石15g，赤小豆15g，薏苡仁30g，汉防己15g。

若尿少水肿者，加泽泻10g、茯苓15g；气虚者，加西洋参10g；若心悸气短者，加太子参15g、麦冬12g、五味子6g；若兼血瘀者，加茜草15g、丹参15g、赤芍15g。

【肝肾亏虚，热毒内蕴证】

（1）主症：两脸颊红斑，色暗红，颜面轻度水肿，面色黯淡，可见痤疮，五心烦热或低热不退，口干舌燥，潮热盗汗，关节痛楚，双目涩痛，头晕耳鸣，口干口苦，脱发，身困乏力，纳寐可，小便黄，大便调和，舌红苔黄腻，脉滑数。

（2）治法：清热滋阴，补肾通络。

（3）方药：解毒健肾汤（自拟方）加减，药用鱼腥草15g，白花蛇舌草15g，益母草15g，鹿衔草15g，太子参15g，麦冬15g，赤白芍各15g，茜草15g，生地黄15g，生甘草3g。

若蛋白尿者，加芡实、金樱子各20g；若腰痛者，加怀牛膝、盐杜仲各15g；若纳差便溏者，加炒白术6g、砂仁（后入）6g、鸡内金6g。

第十节　紫癜性肾炎

过敏性紫癜（Henoch-Schonlein purpura，HSP）是一种常见的微血管变态反应性出血疾病，以小血管炎为主要病变的系统性血管病变，也称作变应性血管炎。过敏性紫癜肾炎（Henoch-Schonlein purpura nephritis，HSPN）以非血小板减少性皮肤紫癜、腹痛、关节炎、肾炎为临床特征，多数患者发病前1~3周有上呼吸道感染史，随之出现典型临床表现。国内报道其发生率为30%~50%，约1/3患者因肠系膜血管炎而发生腹痛，伴呕吐、呕血、血便。40%左右患者可出现一过性关节炎症状（膝、踝、腕、肘）。肾脏受累主要表现为蛋白尿、血尿、管型尿，因肾小球毛细血管和间质血管炎性反应所致，称过敏性紫癜肾炎（HSPN）。过敏性紫癜肾炎，在儿童，肾损害大多数属于一过性。10%~20%的青少年和成人，可出现进行性肾功能损害，少数病例可演变为肾病综合征和慢性肾炎，是常见的难治性疾病之一。

一、病因病机

病因有感染（细菌、病毒、寄生虫等）、食物（牛奶、鸡蛋、鱼虾等）、药物（抗生素类、磺胺类、解热镇痛药等）、花粉、虫咬及预防接种等均可作为致敏因素，使敏感体质者机体产生变态反应，进而引起血管壁炎症反应。多数患者在上呼吸道感染后发病，链球菌感染被认为是过敏性紫癜发生的前驱事件，但目前研究证据尚不充分。本病主要病理为免疫复合物沉积于血管内膜下区域，引起中性粒细胞浸润和解体，释放的蛋白水解酶使血管内膜层损伤并断裂，表现出明显的血管炎性病理特征。

过敏性紫癜性肾炎根据临床表现，在紫癜阶段属中医学的"发斑""斑疹""肌衄""葡萄疫"等范畴。伴有肾损害时，与中医学的"血证""水肿"等相关。疾病后期，出现正气虚损时与"虚劳"相类似。

中医学认为，本病之内因多为先天禀赋不足，特殊体质状态（表虚、内有伏热），外因则为感风邪（多于寒冷冬季或春季发病，风寒、风热、湿邪）、饮食不节（过敏食物）、药物损伤（抗生素、磺胺、疫苗）刺激。基本病机是先天禀赋不足，复感外邪。先天阴虚质燥，营血之中已有伏火，复受风热、温热之邪或药毒，两热相搏，血热炽燔，灼伤肤络，血溢肌表发为紫癜；若热毒内扰肠道，阻遏气机，损伤肠格，则腹痛便血；热毒深入下焦，灼伤肾（膀胱）络，血渗尿中而出现尿血；热扰肾关，肾失封藏，精微外泄则发生蛋白尿、管型尿。

二、临床表现

（一）症状

皮肤紫癜：在紫癜发作前1~2周，患者常有疲倦、乏力、头痛、低热、急性上呼吸道感染或其他前驱症状，然后皮肤出现紫癜（有时呈圆形丘疹或类似渗出性红斑），以四肢、臀部为多，尤其下肢伸侧多见，两侧对称分布，常分批出现。除紫癜外，可并发荨麻疹、水肿、多形性红斑或溃疡坏死。

关节酸痛或关节肿胀：多见于膝、踝、肘、手指等关节，可为游走性（关节型紫癜）。如伴有低热，在皮肤紫癜未出现前易误诊为风湿病。

腹痛：多为儿童病例，常常为发作性绞痛，伴有恶心、呕吐、便血（腹型紫癜）。腹痛虽剧烈，但多无腹肌强直。如果腹痛不伴有紫癜，甚易误诊为急腹症。肠道不规则蠕动可诱发肠套叠，此现象小儿多见。

肾脏损害：表现为肉眼或镜下血尿，有时有蛋白尿、管型尿，有水肿、血压升高等症状。

15% 的患者表现为肾病综合征。若出现肾病综合征伴有高血压时，约 25% 患者可发展至肾衰竭。少数患者可表现为急进性肾炎。

其他症状：少数病例可有神经系统症状（发生率 3%~7%）。少数病例可有呼吸系统受累，出现咯血等症状。

（二）体征

皮疹发生在四肢远端、臀部及下腹部，多呈对称性分布，为出血性斑点，压之不退色，稍高于皮肤表面，皮疹可分批出现，严重者可融合成片；腹痛患者可有黑便或鲜血便，偶见鼻衄或咯血。

三、诊断要点

①典型的皮肤病变，可伴有关节、消化道症状。

②病中或紫癜后，出现肾脏受累表现。

③血小板计数、功能及凝血相关检查正常。

④排除其他原因所致的血管炎及紫癜。

⑤确诊需在此基础上，经肾组织活检证实系膜增生性病理改变和肾小球内以 IgA 为主的沉积物等。

四、辨证论治

西医治疗一般使用激素、免疫抑制药、抗凝药及对症处理。本病采用中医药辨证治疗有良好疗效。阮诗玮教授兼收各家，临证辨治立足于自拟中医肾病诊疗体系，从 3 个层次了解患者病情，即：①宏观层次的大宇宙概念：含括"天、地、时"，包括天气情况、五运六气，时令季节，疾病时段，地理环境、水土方宜。②中观层次的小宇宙概念：含括"病、人、症"，即中医的病、西医的病，体质禀赋、心理状况，四诊症候。③微宇宙概念：现代医学技术下的机体状态，参见于检验、影像、病理学等。临证分四期辨治。

（1）过敏性紫癜未发期：体质偏颇、痼邪深伏。临床针对过敏性紫癜未发者，应重视纠正体质因素。过敏性紫癜患者多属腻滞质、燥红质之体，腻滞质之人湿浊郁久化热，湿热蕴结；燥红质者感热邪多化热，入营动血，脉络损伤，血不循经，溢于肌肤，发为瘀点瘀斑。

（2）过敏性紫癜向肾炎转变期：热传少阴，伤及肾络。少阴里虚、热毒炽盛是关键病机。在急性期，应以祛邪为主。因邪气内藏、潜伏体内是尿血、尿浊反复发作的根本原因，故治疗时应注意解表透邪，可适当加用竹叶、连翘、荆芥、薄荷、荷叶等清透之品；至迁延期，应注意扶正固本、滋肾填精，常用黄芪、太子参、女贞子、旱莲草、茜草、紫草、龙舌草、栀子等以益气养阴、解毒透邪、凉血止血。

（3）紫癜性肾炎肾功能损伤期：脾肾亏虚，浊毒内蓄。提早诊断、及时治疗是防止紫癜性肾炎肾功能损伤的关键。紫癜性肾炎急性发作时，应结合病情缓急，必要时予以中西医结合治疗，以防止肾功能损伤。紫癜性肾炎患者出现肾功能不全时，应当注重固护脾肾、益气养阴、解毒泄浊法的运用。

（4）病后初愈：正气不固、调摄不当。病后初愈可从调畅情志、饮食调节、适时锻炼、增强体质着手摄生。临床上不少患者可因接触变应原、调护不当、感触时邪、劳累过度等因素导致紫癜性肾炎反复发作，此乃正气不固、感触新邪、瘤邪萌动所致，可结合自身身体素质进行适当体育锻炼，提高机体免疫力。对于紫癜性肾炎初愈者，建议间断服用益气养阴之品以培补正气；若有余热留扰者，又当逐邪务尽，清其余热。瘥后患者应当建立一套适合自身的饮食系统，瘥后初愈，余邪留恋，应以扶助正气为要，佐以柔和祛邪，调理脾胃，恢复正气，调整人体之气血阴阳。阴虚体质、燥热体质者应注意饮食调护，谨和五味，忌食辛辣炙煿之品及发物，某些生猛海鲜等应慎之又慎。平时注意避风寒，节饮食，和喜怒，起居有常，不妄作劳，若有不慎感触外邪，应及时服用解毒发表药物以祛邪防止再发。

【热伤血络证】

（1）主症：发热或热退后骤起皮肤紫癜，密集融合成片，颜色鲜红或紫红，甚至出血坏死，尿血鲜红或有鼻衄、咯血、便血等，咽干口渴，舌质红绛，苔薄黄，脉洪数或滑数。

（2）治法：清热凉血。

（3）方药：银翘散（《温病条辨》）或犀角地黄汤（《外台秘要》）加减，若温燥之邪化火上炎，常选翘荷汤（《温病条辨》），药用犀角（水牛角代替）30g，生地黄15g，芍药15g，牡丹皮15g，大蓟9g，茜草15g，藕节15g，竹叶12g，女贞子9g，旱莲草9g。

若小便赤涩灼痛较甚，大便干燥，可酌加大黄10g、滑石10g；若咽喉肿痛者，加金银花12g、野菊花10g、牛蒡子10g。若妇女月经即将来临或正值经期，可加鬼箭羽10g。

【气不摄血证】

（1）主症：紫癜色淡，神疲乏力、食少懒言，心悸头晕，面色萎黄，大便溏薄，口淡不渴，舌淡胖边有齿痕，苔薄白，脉沉弱。

（2）治法：益气摄血。

（3）方药：补中益气汤（《内外伤辨惑论》）合归脾汤（《正体类要》）加减，药用生黄芪15g，党参15g，白术10g，炙甘草3g，当归10g，陈皮6g，升麻6g，柴胡12g，茯苓15g，远志10g，酸枣仁12g，木香6g，生姜3片，大枣6枚。

可加小蓟30g、黄芩炭12g、血余炭10g、仙鹤草15g；若见蛋白尿者，生黄芪增至20~30g，加菟丝子20g。

【阴虚火旺证】

（1）主症：尿黄，无尿频急、尿涩痛，胸口灼热感，夜间为甚，热时胸口见斑片状潮红，可自行消退，纳寐可，大便调，舌红，苔薄黄，脉细。

（2）治法：滋阴清热，凉血止血。

（3）方药：紫茜宁血汤（自拟验方）加减，药用紫草 15g，茜草 15g，生地黄 15g，赤芍 15g，白芍 15g，土茯苓 15g，盐肤木 15g，甘草 3g，升麻 6g，川牛膝 15g，地骨皮 10g，牡丹皮 10g，白茅根 15g。

若大便偏干者，加酒大黄 10g；若眠不实者，加酸枣仁 12g、夜交藤 15g、百合 10g。若腰痛者，加盐杜仲 10g、菟丝子 10g、桑寄生 10g。

【脾肾气虚证】

（1）主症：紫癜反复发作，小便频数带血，颜色较淡，面色㿠白，腰膝冷痛，纳呆便溏，或全身水肿，舌淡而胖，苔白润，脉沉弱。

（2）治法：健脾温肾。

（3）方药：益肾降浊汤（自拟方）加减，药用生黄芪 30g，太子参 15g，白术 15g，茯苓 15g，玉竹 15g，当归 15g，桑椹 15g，桑寄生 15g，怀牛膝 15g，丹参 15g，山楂 15g，陈皮 15g，大黄 15g，六月雪 15g，车前子 15g。

若水肿甚者，加泽泻 15g、白扁豆 15g；若纯溺鲜血者，可加生地 10g、小蓟 20g。

【气阴两虚证】

（1）主症：紫癜散在，斑色暗淡，时起时消，遇劳加重，易感冒，面肢水肿，镜下血尿、蛋白尿，伴气短乏力，腰膝酸软，劳累后加重，休息后减轻，口舌干渴，舌胖、质淡，边有齿痕，苔白，脉虚沉细。

（2）治法：健脾益肾，益气养阴。

（3）方药：参芪地黄汤（《杂病犀烛》）加减，药用党参 15g，生黄芪 20g，熟地黄 20g，山药 15g，茯苓 15g，牡丹皮 10g，山茱萸 10g，白术 15g，炙甘草 3g，生姜 3 片，大枣 3 枚。

若偏于气虚者，党参和生黄芪可增量至 30g；若偏于阴虚者，加生地黄 20g；若见水肿者，加泽泻 15g、赤小豆 15g；若镜下血尿明显者，可加小蓟 30g、墨旱莲 12g；若胃纳不香者，加砂仁、陈皮各 6g。

第十一节　高血压肾病

高血压所致的肾小动脉硬化即良性高血压肾硬化症称之为高血压肾病，研究发现每 13 例高血压患者就有 1 例发展成终末期肾病。在美国，终末期肾病发病率以每年 9% 的速度增长，其中因高血压引起的终末期肾病患者为 28%，仅次于糖尿病肾病（34%）。我国 18 岁及以上成人高血压患病人数 2.7 亿，患病率高达 25.2%，且随年龄增加而显著增高，是终末期肾病的主要病因之一。血管紧张素转换酶抑制剂（ACEI）、血管紧张素 II 受体拮抗剂（ARB）类药物在控制血压及肾脏保护上得到认可，是目前高血压肾脏早期患者首选。部分患者原发性高血压发展成恶性高血压导致的肾损害称高血压肾硬化症，其肾功能不全的发生率高，预后较差，多数进展为终末期肾病。

一、病因病机

长期的高血压可导致心、脑、肾等靶器官的损害，高血压肾病是其常见的严重并发症之一。肾脏既是高血压损害的靶器官，也是导致高血压的重要器官，高血压与肾病互为因果。现认为高血压肾病的发病机制在于长期持续高血压的存在，导致良性小动脉性肾硬化，肾血管阻力增加、血流量减少致肾功能减退，导致血管紧张素 II 等血管活性物质平衡失调，诱导肾膜细胞产生 TGF-β_1，促进肾小球系膜细胞增生、细胞外基质形成和沉积，最终导致肾小球硬化。

高血压肾病属于祖国医学"眩晕""腰痛""水肿""虚劳"等疾病的范畴。祖国医学认为本病致病因素复杂，与饮食劳倦、七情内伤、脏腑虚损及人体禀赋差异等诸多因素关系密切，进而引起人体阴阳失调、气血紊乱所致，其病机主要为本虚标实、虚实夹杂，本虚为脾肾阳虚，肝肾阴虚或阴阳两虚，标实为水湿、湿热、湿浊、浊毒、瘀血等。

二、临床表现

高血压肾病早期表现为夜尿增多，尿比重降低，尿钠排出增多，尿浓缩功能下降。中期表现为缺血性肾病形成后，肾小球损伤，尿化验异常，少量蛋白尿、红细胞，肾小球功能渐进受损，肌酐清除率下降，血清肌酐逐渐增高。晚期表现为肾体积进行性缩小，两侧常不一致，逐渐发展为尿毒症。全身表现主要为头晕或头胀、视物模糊、目眩等，以及心脑血管并发症、高血压眼底病变等。

三、诊断要点

①有明确的高血压病史并排除继发性高血压。
②病程多在 5~10 年以上。
③病变进展缓慢，肾小管功能损害早于肾小球功能损害。
④伴有高血压其他靶器官损害证据如左心室肥厚、眼底血管病变等。
⑤突出表现为肾小管间质损害，如尿液增多、尿渗透压低、尿 NAG 及 β_2 微球蛋白排出增多、镜下血尿、轻度尿蛋白（< 2g/d）。

⑥早期肾 B 超示双侧肾脏大小基本一致。

⑦肾活检示肾小动脉硬化为主的病理改变等。

四、辨证论治

目前，治疗高血压肾病的药物主要为血管紧张素转换酶抑制剂（ACEI）和血管紧张素 II 受体拮抗剂（ARB）类，在控制血压及肾脏保护上的功效得到认可，但 ACEI 或 ARB 类降压药仍不能较好地控制高血压肾病的进展，尤其在患者进入肾功能不全以后，更是缺乏治疗手段，主要以对症治疗为主。

近几年的研究显示，中医药在治疗高血压肾病及控制其肾功能进展，改善患者的症状、体征等方面具有一定的优势。阮诗玮教授认为高血压肾病可以概括为正虚邪实，正虚多以肝肾阴虚或脾肾阳虚为主，邪实多为火热、湿浊、湿热、瘀毒内留，虚实并存，互为因果；后期久病入络，痰瘀交阻，形成了本病错综复杂的病理过程。阮师认为虚、火、湿、浊、瘀、毒等存在于高血压肾病的全过程，只是不同阶段病变程度有所不同。虚是本病的根本，在考虑补虚的同时，应针对火、湿、浊、瘀、毒等病邪的偏盛偏衰，按照急则治其标、缓则治其本的原则，解决患者最突出的问题。高血压肾病的中医辨证，主要可以分为以下 5 个证型。

【肝火湿热证】

（1）主症：头晕，目眩，口干，口苦，口舌生疮，颜面油脂分泌多，性急易怒，失眠焦虑，水肿，舌红苔黄腻，脉滑数。

（2）治法：清肝泻火，清热利湿。

（3）方药：龙胆泻肝汤（《医方集解》）加减，药用龙胆草 6g，栀子 6g，生地黄 15g，柴胡 9g，黄芩 9g，生甘草 3g，绵茵陈 12g，土茯苓 15g，薏苡仁 15g，黄柏 9g，川牛膝 15g，泽泻 9g。

若热重便结者，加大黄 3~6g、芒硝（冲服）6g；湿重者，加通草 5g、藿香 6g；若身目发黄者，加虎杖 10g、郁金 10g、金钱草 20g。

【阴虚阳亢证】

（1）主症：头晕，目眩，胁肋或隐痛或热痛，性急易怒，腰膝酸楚，筋脉挛急，关节活动不利，眼睛干涩，溲黄津少，舌体瘦小少苔，脉弦细而数。

（2）治法：平肝息风，益气养阴。

（3）方药：天麻钩藤饮（《杂病症治新义》）加减，药用双钩藤 15g，牛蒡子 15g，天麻 10g，杜仲 15g，川牛膝 15g，桑寄生 15g，生黄芪 15g，桑椹 15g，大黄 6g，六月雪 15g，龙舌草 15g，黄芩 6g，草决明 15g。

若阴虚火旺，面红烦热者，可加知母 9g、黄柏 6g；低热者，可加青蒿 9g、鳖甲（先煎）15g。

【肾精亏虚证】

（1）主症：头晕目眩，视物模糊，耳鸣，肢体麻木，失眠多梦，腰膝酸软，遗精，女子经量少，小便浑浊或排尿无力，舌光红无苔，脉细弱或细数。

（2）治法：补益肝肾，清热泄浊。

（3）方药：益肾清浊汤加减，药用茯苓 15g、淮山药 15g、熟地黄 15g、山茱萸 15g、黄柏 9g、知母 9g、牡丹皮 9g、桑寄生 15g、鹿衔草 15g、车前子（布包）15g、六月雪 15g、大黄 6g、牛膝 15g。

若腰酸遗精者，加杜仲 10g、续断 10g、芡实 20g、金樱子 20g、鹿角胶 15g；若小便浑浊者，加荠菜 15g、川萆薢 10g。

【脾肾阳虚证】

（1）主症：面色㿠白，眼睑、下肢水肿，胸胁胀满，手足不温，腰膝酸软，口干不渴，小便清长，尿少或尿闭，舌淡胖，苔少，脉沉细等。

（2）治法：温肾健脾，利水消肿。

（3）方药：济生肾气丸（《济生方》）加减，药用熟地黄 15g、山茱萸 15g、牡丹皮 9g、山药 15g、茯苓 15g、泽泻 9g、肉桂 6g、炮附子（先煎）6g、怀牛膝 15g、车前子（布包）15g、淫羊藿 15g、陈皮 6g、桑寄生 15g、生大黄 6g、六月雪 15g。

若水肿甚，小便不利者，加猪苓 15g、木瓜 15g；若畏寒甚者，加干姜 6g、鹿角胶 15g。

【浊瘀阻滞证】

（1）主症：面色晦暗，周身乏力，纳呆，恶心，呕吐，腰痛，双下肢水肿，小便浑浊，色黄，大便干结，舌质暗红，苔黄厚腻，脉沉滑或弦涩等。此型多见于晚期的慢性肾功能不全的患者，此时患者病情多危重，变症峰起，患者多半有感染、电解质紊乱、心衰、出血等并发症。

（2）治法：补肾活血，利湿泄浊。

（3）方药：补肾活血解毒汤加减，药用连翘 10g、葛根 10g、柴胡 5g、牡丹皮 6g、大黄 6g、红花 3g、当归 6g、生地黄 10g、玄参 15g、枳壳 6g、赤芍 10g、甘草 3g、黄芪 15g、丹参 10g、六月雪 10g。

若血瘀重者，加三棱 10g、莪术 10g；若纳呆、腹胀者，加明党参 15g、炒白术 15g、厚朴 15g；大便干结者，加生大黄（后下）3~6g。

第十二节 乙肝相关性肾炎

乙型肝炎病毒（viral hepatitis type B，HBV）相关肾炎简称乙肝相关性肾炎，是乙肝病毒感染人体后，机体发生免疫反应，产生免疫复合物，免疫复合物损伤肾小球，或病毒直接侵袭肾组织而引起的肾炎。感染乙肝病毒是乙肝相关性肾炎的主要危险因素。据数据统计，20 世纪 90 年代，我国 HBV 的感染率为 10%~30%。据 2016 年 HBV 流行病学的一篇研究介绍，2016 年，我国的 HBV 感染及流行率为 6.1%。乙肝相关性肾炎的预后与其病理类型有关，多数良好，若为膜性肾病，自发缓解率可达 50% 以上，但部分成年患者也可发展为终末期肾功能不全，如膜增生性肾小球肾炎、系膜毛细血管性肾炎。

一、病因病机

HBV 相关肾炎的病因与感染乙型肝炎病毒相关，目前发现的 HBV 相关肾炎发病机制有如下几种。

（1）免疫复合物形成：包括上皮下免疫复合物、循环免疫复合物；如 HBeAg 穿过基膜，与上皮下的抗体结合，形成上皮下免疫复合物导致肾小球肾炎、HBV 抗原抗体结合的循环免疫复合物沉淀与肾小球毛细血管袢内，激活补体，造成免疫损伤。

（2）自身免疫损伤：HBV 患者体内可检出多种自身抗体，同时有血清 C_3 下降，循环免疫复合物增多等免疫学异常表现。

（3）病毒直接感染肾脏组织：HBV 除了感染肝细胞外，还能感染肾脏组织。运用现代分子生物生物学技术已发现肾脏组织中有 HBV-DNA 存在。

根据临床特点，本病属于中医学"水肿""胁痛""尿血""尿浊""虚劳"等范畴。病因主要与饮食不节、感染湿热邪毒、机体正气不足有关，病机乃本虚标实、虚实夹杂，其病位在肝、脾、肾，以正气亏虚为本，湿热疫毒侵袭为标；湿热邪毒侵袭于肝，传之于肾，困阻于脾，导致肾失封藏，肝失疏泄，脾失健运，湿热邪毒初阻碍气机，久之形成瘀血，继而瘀毒夹杂蔓延脏腑经络。出现精微失藏、水液失运之蛋白尿、血尿和水肿等症状。

二、临床表现

肾脏表现：主要表现为肾病综合征或肾炎综合征，发病隐匿缓慢，临床可见不同程度的水肿和疲乏无力，大部分患者尿检可见红细胞及尿蛋白，20% 患者出现肾功能不全，40% 患者可见高血压。

肾外表现：大多数患者肝功能正常，部分患者合并慢性迁延性肝炎、慢性活动性肝炎、肝硬化甚至重症肝炎，极少部分患者可出现低补体血症和冷球蛋白血症。

三、诊断要点

①血清 HBV 抗原阳性。

②患肾小球肾炎，并排除狼疮等继发性肾小球疾病。

③肾活检组织上找到 HBV 抗原。其中第 3 点为诊断必备条件。

四、辨证论治

目前临床指南推荐的治疗方案包括：①改善生活方式，合理使用 ACEI、ARB 降压药物控制血压及尿蛋白，表现为肾病综合征者，给予优质蛋白、低盐饮食，利尿剂控制水肿等对症治疗。②抗病毒治疗。③表现为肾病综合征，同时抗病毒治疗提示病毒复制阴性，而肾内表现不缓解的情况下，谨慎使用糖皮质激素。④免疫抑制剂治疗。长期使用免疫抑制剂、糖皮质激素会产生一系列的副作用，而中西医结合治疗 HBV 相关肾炎展示出了中医的特色以及很好的疗效。

阮诗玮教授长期从事肾脏病的诊治，对治疗 HBV 相关肾炎有着丰富的经验，认为本病的主要病理因素是湿热邪毒。湿热毒邪首犯太阴，从上焦或中焦下传下焦，从气分深入血分，初则阻碍气机，久之形成瘀血。最终瘀毒夹杂蔓延脏腑经络，使病情深痼难去。本病病位在肝脾肾三脏，病性属本虚标实，湿热邪毒始终贯穿于疾病的整个过程。湿热蕴结，留滞中焦，熏蒸肝胆；流注下焦，壅滞肾脉，热蒸瘀阻，瘀血内生，湿热伤阴，煎熬阴液，加重阴液亏虚；本虚主要为肝肾不足，脾气不充。《灵枢·本脏》所谓"脾坚则脏安难伤"，若正气虚损不甚，则邪气不致内传下焦；若脾气素来虚弱，则肝木来犯，横克脾土，夹湿热毒邪作乱，加重病情。临床上正虚与邪实二者互为因果，影响本病的发生、发展、变化与转归。阮师认为，治疗 HBV 相关肾炎时应充分发挥中医的整体观，从复杂的虚实夹杂证候中抽丝剥茧，抓住主导病机，又要处理好补虚与祛邪的关系，攻伐邪气之时，也要时时顾护正气。乙肝相关性肾炎的中医辨证，主要可以分为以下 5 个证型。

【脾虚肝郁，湿热内蕴证】

（1）主症：胁肋胀闷疼痛，身体困重，下肢水肿，纳呆，小便泡沫，舌红苔黄腻，脉滑数或弦数。

（2）治法：疏肝醒脾，清热利湿。

（3）方药：越鞠丸（《丹溪心法》）合龙胆泻肝汤（《医方集解》）加减，药用龙胆草 6g，黄芩 6g，柴胡 6g，生地黄 15g，车前子（布包）15g，通草 6g，当归 6g，栀子 6g，神曲 6g，白扁豆 15g，茯神 15g，明党参 15g，苍术 9g，香附 6g，甘草 3g。

若热重者，加白花蛇舌草 15g、鱼腥草 15g，湿重者，加藿香 6g、草豆蔻 6g，去茯神加土茯苓 15g；若身目发黄者，加虎杖 10g、郁金 10g、金钱草 20g；若脾虚气陷者，可加黄芪 15g、白术 6g。

【气阴两虚，湿浊内困证】

（1）主症：面色无华，少气乏力，身体困重，下肢水肿，手足心热，舌红少苔，脉细数。

（2）治法：利湿祛浊，益气养阴。

（3）方药：清心莲子饮（《太平惠民和剂局方》）合碧玉散（《外科证治全书》）加减，药用碧玉散 18g，石莲子（杵）15g，太子参 15g，地骨皮 15g，银柴胡 15g，土茯苓 15g，生黄芪 15g，麦冬 15g，车前草 15g，山药 30g，赤芍 15g，白芍 15g。

若湿浊兼肝胆郁热者，加郁金 10g、栀子 6g；若见骨蒸潮热者，可加青蒿 10g、鳖甲（先煎）15g；若少气乏力，太子参可易为党参。

【脾肾阳虚，水湿内停证】

（1）主症：面浮水肿，按之凹陷不起，脘腹胀闷，纳少便溏，腰膝酸软，神疲肢冷，面色苍白，小便短少，舌质淡胖，苔白，脉沉细无力。

（2）治法：温肾健脾，化气利水。

（3）方药：真武汤（《伤寒论》）加减，药用炮附子（先煎）9g，茯苓 12g，白术 9g，生姜 3 片，白芍 12g，黄芪 15g，防己 12g，甘草 6g。

若畏冷怕寒，四肢不温者，加干姜 6g、肉桂 3g；若水肿甚，小便不利者，加车前子（布包）15g、猪苓 15g、泽泻 15g、木瓜 15g；若腹胀腹水者，选实脾饮（《济生方》）加减。

【肝肾阴虚，湿热内伏证】

（1）主症：胁肋隐痛，遇劳加重，腰膝酸痛，两目干涩，口燥咽干，失眠多梦，或五心烦热，舌红，少苔，脉细数。

（2）治法：滋补肝肾。

（3）方药：一贯煎（《续名医类案》）加减，药用生地黄 15g，北沙参 15g，枸杞子 15g，麦冬 15g，当归 6g，川楝子 15g，六月雪 15g，大黄 3g，黄芪 15g，茵陈蒿 15g，赤白芍 15g。

若胁痛甚者，加蒲黄 15g、延胡 6g、五灵脂 6g；若腰膝酸痛者，加杜仲 10g、续断 10g、补骨脂 10g。

【气滞血瘀，湿困少阳证】

（1）主症：久病不愈，口苦，口干，恶心欲呕，头胀而痛，胁肋隐痛，面色黧黑，形体消瘦，腰痛乏力，甚则腹胀如鼓，小便色红或夹泡沫，舌紫暗或有瘀，脉细涩。

（2）治法：祛瘀养血，升阳除湿。

（3）方药：桃红四物汤（《医宗金鉴》）加减，药用当归 10g，生地黄 15g，桃仁 9g，红花 6g，川芎 6g，赤芍 15g，白芍 15g，益母草 15g，豨莶草 15g，生黄芪 15g，白术 10g，陈皮 6g，炙甘草 3g。

若胁痛甚者，加柴胡 10g、蒲黄 15g、延胡 10g、五灵脂 10g；若血瘀重者，加路路通 10g、川牛膝 12g、三棱 10g、莪术 10g。

第十三节　多囊肾

多囊肾是基因突变导致的肾皮质或髓质出现囊肿，可分为常染色体隐性遗传多囊肾（ADPKD）和常染色体显性遗传多囊肾（APKD）两种分型，临床可见双肾多发性、进行性肾脏囊泡充液、泌尿系感染和持续性高血压等特征。随着病程的迁延，可逐渐出现肾功能下降，甚至肾衰竭。本病目前尚无疗效确切的药物和明确的根治方法，主要以降压及对照治疗，随着患病时间的延长，预后多不理想，20% 的 APKD 病患 50 岁以后逐渐发展为肾功能不全尿毒症期，多囊肾占终末期肾脏病病因的 5%~10%。

遗传是多囊肾的主要病因。目前多囊肾的具体发病机制尚未明确，存在多种假说，代表性有"二次打击学说""纤毛致病学说"等，近年来多数观点认为炎症在发病中发挥着重要作用。现代生理病理研究揭示，多囊肾的形成多归于肾小管或者集合管的上皮细胞异常增殖，病变的上皮细胞异常跨膜调节和电荷作用下形成囊腔的液体积聚，细胞的外基质重塑，基底膜的顺应性降低，囊腔增大，在内分泌激素和生长因子共同促进下，进一步加快囊腔的进行性生长，囊液的停留积聚。

▎一、病因病机

阮诗玮教授认为，多囊肾疾患据其血尿、高血压等表现和病理过程可参考中医"腰痛""肾胀""肾积""积聚"等疾病范畴辨证论治，恰如《脉经·平五脏积聚脉证》曰："诊得肾积脉沉而急，苦脊与腰相引痛……骨中寒，主髓厥，善忘，其色黑。"《黄帝内经》有云："人之始生，以母为基，以父为楯。"人的孕育是由母亲的阴血作为基础，以父亲的阳气作为护卫的，阴阳相互结合而形成的，先天禀赋精纯之人，阴阳平顺，气血冲和，肉坚皮固，营卫运行通利和畅，适应外界的变化和抵抗疾病的能力增强。反而言之，多囊肾患者多是阴阳氤氲之时父精母血盛衰不同，是以先天肾精损害，肾脏阴阳偏颇，气血失和，肾虚气化失司，以致水湿内停，加之后天饮食起居调摄不当之故，痰瘀湿热交阻，脉络不畅，积聚渐成，凝聚不散，搏结于肾，暗生多个囊泡。此观点与现代医学认为多囊肾由先天遗传之因素不谋而合。多囊肾之病机早期可见肾气亏虚，进一步可发展至活动期的本虚邪实、伏毒结瘀，积聚渐大，后期脏腑阴阳暗耗，浊毒内蓄，终至尿毒症之候。

▎二、临床表现

本病早期可无症状，双肾外观改变不明显，随着病情的进展，有肾脏和肾外表现。年龄渐增，囊肿增大，可出现腰痛的症状，劳累时更甚，若囊肿伴有破溃出血、结石等因素，可有腰部或者腹部绞痛出现。据报告指出，多囊肾患者血尿、蛋白尿是常见症状，肉眼血尿可达 50%。至成年、中年以后，多数患者伴随高血压，高血压的出现与肾功能的损害呈正相关。此外，由于遗传性疾病，肾外症状多表现在多囊肝、心脏瓣膜发育异常、尿路感染、颅内动脉畸形等多方面疾病。

三、诊断要点

①凡有多囊肾家族史，B超示双肾体积增大，双肾或单侧肾脏有大小不等的囊肿，分布于皮质髓质，基因检测出阳性基因，可确诊。若无行基因检测，可结合辅助检查，合并多囊肝、颅内动脉瘤、胰腺囊肿，双肾增大，皮髓质呈簇性囊肿可考虑诊断为多囊肾。

② ADPKD的诊断除了依据家族史，还有B超和组织学检查，肾脏体积增大，伴有斑点状髓质条纹，在婴儿或青少年期就出现病症可考虑该诊断。

③已排除单纯性肾小管憩室以及单纯性肾囊肿。

四、辨证论治

阮师认为中医药虽然无法完全根治多囊肾，但在延缓病情发展、保护残存肾功能、治疗并发症（血尿、尿路感染等）、提高生活质量等方面具有优势。阮师认为多囊肾的病情演变可初步分为初期、活动期、尿毒症期三期，三者各阶段有不同病理变化、症候表现、肾功能转变等情况，据其分期辨证治疗。在治疗方面，阮师认为疾病初期应补其不足，纠其过偏，增强体质，严控相关危险因素是预防和抑制病情发展的主要措施，做到食饮有节，起居有常，不妄作劳，服用清养之品，远离辛辣炙煿之物，慎用肾毒性药物，此期据其症状正虚表现不明显，则以健脾利水、化浊软坚为主要治法，但仍需补其肾气，调其阴阳。此外，初期还需注重病患的心理疏导，多有初期病患多思多虑，心胆俱惊，劳碌奔波各地求医，过度治疗，加快进程，得不偿失。活动期囊肿生长扩大，常见气滞血瘀症候，故多以活血化瘀为主要治法，根据临证兼调各脏腑虚损，活血化瘀类虫药可能具有延缓多囊肾病发展的作用，故临证亦有酌情使用这类虫药。而该病后期，则主要为肾功能不全期，此阶段脏腑虚损，或肺失通调、脾失健脾、肝失疏泄、肾失蒸化导致气、血、水输布障碍，三焦气化不利，气、血、水进一步互搏，积聚肾脏。故阮师将该病按3期分证如下。

【气阴两虚，浊瘀互结】

（1）主症：早期可无症状，或可出现腰部酸痛，疲乏，纳食欠佳，或见血尿，或尿频、尿急、尿痛等症，舌质淡或舌质红，苔白厚或苔黄厚，脉滑或细数。

（2）治法：健脾益气，利湿化浊。

（3）方药：参芪地黄汤（《沈氏尊生书》）加减，药用生黄芪20g，明党参15g，山萸肉15g，山药30g，熟地黄15g，泽泻15g，茯苓15g，牡丹皮15g，炒白术15g，炙甘草3g，生姜3片，大枣3枚。

若见湿热之象，可去生姜、大枣，加黄柏6g、车前子（布包）15g。

【气阴两虚，瘀血内结】

（1）主症：腰部疼痛，稍动即有明显疼痛，或可在肾区触及包块，神疲倦卧，舌暗淡，苔白厚，脉涩。

（2）治法：益气养阴泻浊，消癥散结。

（3）方药：益肾消癥饮（自拟方），药用西党参 15g，淮山药 15g，三棱 10g，莪术 10g，桑椹 15g，桑寄生 15g，川牛膝 15g，生地黄 15g，山萸肉 15g，车前子（布包）15g，六月雪 15g，酒大黄 6g。

若疼痛甚，疼痛固定不移者，可加延胡索 10g、五灵脂 10g；伴见血尿者，可加白茅根 20g、仙鹤草 15g；伴见脓尿者，可加金银花 15g、蒲公英 15g。

【脾肾气虚，浊毒内蕴证】

（1）主症：肾区可扪及肿块，腰痛加剧，甚则压迫膀胱而致尿闭，恶心，呕吐，胃脘胀满，纳差食少，胁肋疼痛，水肿，极度乏力，面色萎黄或黧黑，舌暗，苔白或腻。

（2）治法：健脾益肾，解毒泻浊。

（3）方药：益肾降浊汤（自拟方），药用太子参 15g，生黄芪 15g，茯苓 15g，炒白术 9g，泽泻 15g，玉竹 12g，桑椹 12g，桑寄生 15g，六月雪 15g，大黄 6g，怀牛膝 12g，陈皮 6g。

若阳虚畏冷者，可加肉桂 6g、干姜 6g；若水肿甚者，可加车前草 15g；结合闽地之气候，有偏湿热者，酌加滑石 15g、车前草 15g、通草 3g；痛处固定不移者，可加三棱 10g、莪术 10g、土鳖虫 6g。

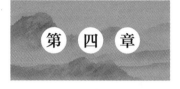

常用方剂

第一节　常用古方、时方

（一）逍遥散

1. 出处　《太平惠民和剂局方》。

2. 药物组成　当归、茯苓、白芍、白术、柴胡、甘草、生姜、薄荷。

3. 功效　疏肝解郁，养血健脾。

4. 主治病证　慢性肾脏病、慢性尿路感染属肝郁血虚脾弱证。症见两胁胀痛，头痛目眩，口燥咽干，情志失调（或情绪急躁、动则易怒，或情志抑郁、喜太息，或过于焦虑），或有尿频、尿急、尿痛，或有月经不调、乳房作胀，舌质红或暗红，苔稍黄，脉弦。

5. 运用经验

（1）药物组成化裁：白芍入肝、脾经，长于养血、敛阴、柔肝；赤芍入肝经，长于清血分实热，善散瘀血留滞；故临证常加赤芍，与白芍同用具有一散一收、一泻一补的特点，共奏清热凉血、活血化瘀、养血和营、柔肝止痛之功。

（2）随症化裁：若头痛目眩较甚者，可加石决明、钩藤、牡蛎；口燥咽干较甚者，可加芦根、黄精、桑椹；尿频、尿急、尿痛较甚者，可加车前草、滑石、萹蓄、瞿麦。

（3）合并症化裁：若兼有五心烦热等属肝肾阴虚火旺证者，可加牡丹皮、栀子；兼有腰膝酸软、乏力者，可加怀牛膝、山茱萸；兼有失眠多梦者，可加五味子、夜交藤。

（二）五味消毒饮

1. 出处　《医宗金鉴》。

2. 药物组成　金银花、野菊花、蒲公英、紫花地丁、紫背天葵子。

3. 功效　清热解毒，散结消肿。

4. 主治病证　慢性肾炎、慢性肾衰竭、肾病综合征、狼疮性肾炎、急性肾盂肾炎属热毒炽盛证。症见发热恶寒，烦躁不寐，面部或胸背痤疮，面赤口渴，口舌生疮，咽喉肿痛，关节肿痛，排尿频、急、涩、痛，血尿（尿红细胞计数较多），大便干结，舌质红，苔黄腻或黄干，脉细数或滑数或弦数。

5. 运用经验

（1）药物组成化裁：连翘能清热解毒、消痈散结，为"疮家圣药"，故常加连翘以加强清上焦热毒之力。因全方药性寒凉，易伤脾胃，故常反佐白术、大枣等温补健脾之品以顾护脾胃。

（2）随症化裁：若见痈疮起或已成脓者，可加穿山甲、皂角刺；口渴较甚者，可加芦根、天花粉；咽喉肿痛较甚者，可加龙舌草、桔梗、玄参；烦躁不寐较甚者，可加酸枣仁、石莲子、麦冬，或合栀子豉汤（栀子、淡豆豉）；关节肿痛较甚者，可加桑枝、秦艽、络石藤、豨莶草；排尿频、急、涩、痛较甚者，可加车前草、萹蓄、瞿麦、滑石；血尿较甚者，可加白茅根、小蓟、藕节炭；大便干结较甚者，可加生地黄、麦冬、决明子。

（3）合并症化裁：若兼有腰膝酸痛、耳鸣目干属肝肾不足证者，可加女贞子、山茱萸、桑寄生；兼有潮热盗汗等属阴虚火旺证者，可加黄柏、知母、银柴胡、地骨皮；若病久耗伤正气，兼有乏力、头晕、面色苍白属气血亏虚证者，可加黄芪、当归。

（三）清心莲子饮

1. 出处　《太平惠民和剂局方》。

2. 药物组成　黄芪、人参、炙甘草、麦冬、石莲子、黄芩、地骨皮、车前子、茯苓。

3. 功效　益气养阴，清热利湿。

4. 主治病证　肾病综合征、IgA 肾病、慢性肾炎、慢性肾衰竭、慢性尿路感染等属气阴两虚、湿热下注证。症见倦怠乏力，少气懒言，腰酸膝软，头晕心悸，口苦咽干，五心烦热，夜间偶有盗汗，烦躁不寐，遗精，夜尿清长，或小便短赤而灼热，或小便淋沥涩痛，蛋白尿或血尿，舌质红或舌质淡，舌边可见齿痕，苔白少津或苔白腻，脉沉细或细数或滑数。

5. 运用经验

（1）药物组成化裁：人参补益太过而易闭门留寇，性温而易动血伤阴；而久病脾气亏虚，肾气不足，郁火内炽，湿热久羁均可耗伤胃阴；故将其易为党参以达气血双补之效，或将其易为太子参以达气阴双补之效。天冬苦寒之性较甚，补肺阴、胃阴之力强于麦冬，还能入肾经以补肾阴、降肾火，故常将麦冬易为天冬以增强滋阴补肾之效。车前草与车前子均能清热利尿通淋，车前草又具有清热解毒之功，故湿热毒蕴者常将车前子易为车前草。

（2）随症化裁：若倦怠乏力、少气懒言较甚者，可加山药、白术（与人参、炙甘草、茯苓相合，取四君子汤之义）；五心烦热、腰酸膝软较甚者，可加牛膝、桑椹、山茱萸，或合二至丸（女贞子、墨旱莲）；口苦咽干较甚者，可加生地黄、玄参；烦躁不寐较甚者，可加酸枣仁、麦冬，或合栀子豉汤；小便淋沥涩痛较甚者，可加瞿麦、萹蓄；蛋白尿较甚者，可加桑螵蛸、覆盆子，或合水陆二仙丹（金樱子、芡实）；血尿较甚者，可加荠菜（上巳菜）、鬼箭羽、茜草炭。

（3）合并症化裁：若兼有舌暗见瘀点瘀斑等血瘀征象者，可加桃仁、丹参、三棱、莪术；兼有湿毒内蕴者，可加六月雪、大黄。

（四）龙胆泻肝汤

1. 出处 《医方集解》。

2. 药物组成 龙胆草、黄芩、栀子、泽泻、木通、车前子、当归、生地黄、柴胡、甘草。

3. 功效 清泻肝胆实火，清利肝经湿热。

4. 主治病证 ①慢性肾炎、狼疮性肾炎、慢性肾衰竭属肝胆实火上炎证。症见头痛目赤，胁痛，口苦咽干，耳鸣，听力下降，舌质红，苔黄，脉弦细或沉弦。②尿路感染属湿热下注证。症见小便频急、灼热涩痛或淋漓不尽，尿黄浊或尿色鲜红，腰胀痛，小腹坠胀，寒热口苦，头晕头痛，目赤耳鸣，妇女带下黄臭、外阴瘙痒，舌质红，苔黄腻，脉弦数或滑数。

5. 运用经验

（1）药物组成化裁：毛柴胡有清热解毒、散瘀、利尿之功，车前草较车前子而言又具有清热解毒之功，故湿热毒蕴者常将柴胡易为毛柴胡，将车前子易为车前草。

（2）随症化裁：若头晕、头痛、目赤较甚者，可加夏枯草、菊花、石决明、钩藤；口苦咽干较甚、或伴咽痛者，可加淡竹叶、石斛、天花粉、龙舌草、牛蒡子；小便频急、灼热涩痛或淋漓不尽较甚者，可加瞿麦、萹蓄、灯心草、滑石；尿色鲜红者，可加蒲黄、藕节、茜草；妇女带下黄臭、外阴瘙痒较甚者，可加黄柏、苦参、地肤子。

（3）合并症化裁：若肝肾相火引动心火，见心烦易躁、失眠多梦者，可加淡竹叶、石莲子、夜交藤，或合栀子豉汤；兼有视物模糊者，可加菊花、谷精草；兼有面部痤疮、皮肤红疹者，可加皂角刺、白花蛇舌草、小春花，或合五味消毒饮；兼有恶心呕吐者，可加姜半夏、黄连、竹茹；兼有纳差者，可加山楂、麦芽、谷芽；兼有大便干结者，可加大黄、虎杖、瓜蒌仁。

（五）上焦宣痹汤

1. 出处 《温病条辨》。

2. 药物组成 枇杷叶、郁金、香豆豉、射干、通草。

3. 功效 苦辛通阳，轻宣肺郁，理气化湿。

4. 主治病证 慢性肾脏病、尿道综合征属肺气痹郁证。症见咳嗽咳痰，痰少或痰清稀或痰黄稠不易咳出，气喘、胸痛、胸闷，咽中不爽、常有异物梗阻感，肢体水肿，尿频、尿急、排尿不畅，血尿或蛋白尿。舌质稍暗红，舌苔薄白或白腻，脉沉或弦。

5. 运用经验

（1）药物组成化裁：香豆豉辛、苦、微温，解郁开胃以利运湿；淡豆豉辛、苦、微寒，有解表、除烦、宣郁、调中之功；故宜透上焦湿邪用香豆豉，清解上焦郁热宜用淡豆豉。

（2）随症化裁：若咳嗽痰少者，可加杏仁、肺风草、桑叶；咳痰、痰白清稀者，可加干姜、细辛、五味子；痰黄稠不易咳出者，可加瓜蒌仁、海浮石、浙贝母、黄芩、鱼腥草；咳喘、胸闷者，可加瓜蒌、丹参、蜜款冬花、蜜紫菀、桔梗；尿频尿急较甚、或伴尿痛者，可加萹蓄、瞿麦、白茅根、栀子；血尿较甚者，可加茜草炭、血余炭、荠菜、鬼箭羽、紫草；蛋白尿较甚者，可加黄芪、芡实、桑螵蛸。

（3）合并症化裁：若兼有咽干口渴者，可加玉竹、天花粉、石斛、芦根；兼有咽痛者，可加马勃、玄参、牛蒡子、木蝴蝶、龙舌草；秋感温燥，伤于肺卫者，可合桑杏汤（桑叶、杏仁、沙参、象贝、香豆豉、栀皮、梨皮）；久病伤阴或素体阴虚见咳痰带血、烦热盗汗者，可加沙参、麦冬，或合生脉散（麦冬、五味子、人参易为太子参）；兼有咳痰无力、神疲乏力、气虚自汗者，可加黄芪、党参，或合玉屏风散。

（六）王氏清暑益气汤

1. 出处　《温热经纬》。

2. 药物组成　西洋参、西瓜翠衣、荷梗、石斛、麦冬、黄连、知母、竹叶、甘草、粳米。

3. 功效　清暑益气，养阴生津。

4. 主治病证　慢性肾脏病属于气阴两虚证。症见倦怠乏力，腰酸膝软，四肢酸楚，口渴心烦，夜寐欠安，咽痒咽痛，头昏、胸闷，恶心欲呕，下肢水肿，夜尿清长或小便短赤，蛋白尿或血尿，泄泻或大便不通，舌质淡或舌质红，舌边可见齿痕，脉沉细或细数。

5. 运用经验

（1）药物组成化裁：气阴两虚不甚者，将西洋参易为太子参以补气养阴而不留邪；气虚明显者，将西洋参易为党参以补中纳气；阴伤明显者，将西洋参易为明党参以增补阴之力。山药养阴益肺、补脾益气、补肾固精，具有肺、脾、肾三脏同补及上、中、下三焦同治的优势，故将粳米易为山药。荷梗、荷叶皆能清暑祛邪，但荷梗侧重理气宽胸，荷叶善清长夏之暑湿，又能升发脾阳、凉血止血，故头昏、胸闷者用荷梗，泄泻者则将荷梗易为荷叶。

（2）随症化裁：若有腰痛较甚者，可加桑寄生、刘寄奴、续断；四肢酸楚或疼痛较甚者，可加桑枝、忍冬藤、豨莶草、海风藤；咽痒咽痛较甚者，可加射干、山豆根、龙舌草、玄参；下肢水肿较甚者，可加泽泻、木瓜、车前草；肉眼血尿者，可加小蓟、茜草、六角仙、马鞭草、鬼箭羽、荠菜、藕节；恶心欲呕较甚者，可加木香、砂仁、神曲、竹茹；夜寐欠安者，可加合欢皮、夜交藤、柏子仁、酸枣仁；大便不通者，可加川大黄、芒硝、当归、火麻仁。

（3）合并症化裁：若兼有血肌酐高者，可加六月雪、大黄；糖尿病肾病有多饮多食者，可加马齿苋、荠菜、白僵蚕、枸杞；肾性高血压或合并高血压肾病有头晕者，可加夏枯草、杭菊花、鸡聆花、钩藤；有视物模糊者，可加谷精草、决明子、木贼、杭菊花；合并尿路感染有小便频急短数、艰涩点滴难出者，可加瞿麦、萹蓄、车前子、萆薢；合并泌尿系结石者，可加郁金、海金沙、鸡内金、金钱草；舌苔厚腻属湿浊内盛者，可加藿香、佩兰、白豆蔻、厚朴；舌红苔黄厚腻属湿热壅盛者，常去西洋参、麦冬，可加滑石、扁豆、茵陈蒿；舌红有赤裂痕属阴虚亏耗者，可加玉竹、生地黄、天冬、沙参。

（七）李氏清暑益气汤

1. 出处　《脾胃论》。

2. 药物组成　黄芪、人参、甘草、当归、陈皮、苍术、白术、泽泻、升麻、葛根、神曲、青皮、黄柏、麦冬、五味子。

3. 功效　清热益气，养阴生津，祛湿健脾。

4. 主治病证　慢性肾脏病属脾肾气虚兼湿热证。症见倦怠乏力，气短懒言，腰酸膝软，身重困倦，食少纳呆，恶心呕吐，脘腹胀满，下肢水肿，蛋白尿或血尿，大便不实，舌质淡，舌边有齿痕，苔黄腻，脉沉细。

5. 运用经验

（1）药物组成化裁：常将人参易为党参以益气健脾，或将人参易为太子参以益气养阴。车前草、车前子均能利水渗湿通淋，且车前草又能清热解毒、凉血止血；故湿热较盛者，可将泽泻易为车前子，血尿属湿热伤络者，可将泽泻易为车前草。天冬润燥之功强于麦冬，故湿热伤阴较著者，可将麦冬易为天冬。

（2）随症化裁：若血尿明显甚则肉眼血尿者，可加小蓟、荷叶、藕节炭、鬼箭羽、荠菜；下肢水肿者，可加木瓜、车前草。

（3）合并症化裁：若兼有皮肤瘙痒者，可加地肤子、白鲜皮、白芷、土茯苓；湿热伤阴明显者，可合二至丸；有血肌酐高者，可加六月雪、大黄；肾性高血压或合并高血压肾病有头晕者，可加夏枯草、钩藤，有视物模糊者，可加谷精草、木贼。

（八）翘荷汤

1. 出处　《温病条辨》。

2. 药物组成　连翘、薄荷、黑栀皮、桔梗、绿豆皮、甘草。

3. 功效　疏风清热，利湿消肿。

4. 主治病证　慢性肾脏病属于邪热犯肺证，慢性肾脏病合并外感邪热证。症见咳嗽，痰黄或黏白难咳，干咳无痰或痰少难咳，痰中带血丝，鼻干、咽燥或咽痛，口渴欲饮，鼻塞或流黄浊涕或喷嚏，头胀痛，微恶寒、发热，血尿、蛋白尿，小便不利，水肿，舌边尖红，苔薄白微黄，脉浮数。

5. 运用经验

（1）药物组成化裁：黑栀皮入肝经，能祛湿化瘀；炒栀子入心、肺、三焦经，能泻火除烦、清热利尿、凉血止血、消肿止痛，具有表热内热同清的优势，且与清心火而除烦躁之连翘相合可增强除烦、凉血以防心火下移之效，故将黑栀皮易为炒栀子。绿豆皮能清暑止咳、利尿解毒、退目翳；赤小豆能利水消肿、解毒排脓，且与炒栀子、桔梗相合，有"提壶揭盖"之意，可使水道通利，内蕴之水湿及内传之邪热均随小便而去，故将绿豆皮易为赤小豆。此外，方中必加荷叶，荷叶有清暑化湿、升发脾阳、散瘀凉血止血之效，能使脾气得健，一则内湿得消，二则使随尿外溢之血液及精微复归脉中，三则旺肺卫之气以驱邪外出并固表抗邪；故在清头面火热的薄荷基础上加用荷叶，亦延伸了方名"荷"字之义。

（2）随症化裁：若咳嗽较著且痰多色黄者，可加黄芩、鱼腥草、杏仁；有痰中带血，可加茜草、积雪草、车前草、白茅根；有痰少、黏腻难咳者，可加桑叶、菊花、芦根、浙贝母、天花粉。若口渴较甚者，可加玉竹、沙参、芦根、白芍；咽痛较甚者，可加牛蒡子、射干、马勃、积雪草、龙舌草；鼻塞、流黄浊涕者，可加鹅不食草、辛夷花；血尿较甚者，可加荠菜、白茅根、茜草、藕节炭、蒲黄炭；小便不利、水肿较甚者，可加赤小豆、茯苓、木瓜、车前草。

（3）合并症化裁：若兼有明显发热者，可加柴胡、青蒿、金银花、黄芩；尿黄、尿赤者，可加石膏、芦根、车前草、积雪草；兼有纳差食少者，可加神曲、山楂、鸡内金、麦芽、谷芽；兼有疲乏无力者，可加太子参、炒白术、淮山药；兼有腰部酸楚者，可加桑寄生、川断、杜仲、菟丝子、鹿衔草，或合二至丸；有血肌酐高属湿毒内盛者，可加大黄、六月雪；有唇舌色暗、脉涩属瘀血阻滞者，可加茜草、鬼箭羽、赤芍、当归、益母草。

（九）清络饮

1. 出处　《温病条辨》。

2. 药物组成　荷叶、银花、西瓜翠衣、扁豆花、丝瓜皮、竹叶心。

3. 功效　清透暑热。

4. 主治病证　慢性肾炎、慢性肾衰竭、肾病综合征属暑伤肺经气分轻证。症见：身热口渴不甚，咳嗽痰黄或黏，头昏头胀，血尿或蛋白尿，舌质淡红，苔薄白，脉细或细数。

5. 运用经验

（1）药物组成化裁：扁豆和扁豆花均有健脾和胃、消暑化湿、止泻之功，但扁豆健脾之效优于扁豆花，故常将扁豆花易为扁豆。丝瓜皮与丝瓜络均味甘、性凉，丝瓜皮能清热解毒，丝瓜络能开胃健脾、生津止渴、消暑除烦，清肺透络，故常将丝瓜皮易为丝瓜络。暑先入心，故常加竹茹清热除烦。此外，方中药物多用鲜品，因其气味芳香，清解暑邪之效更显著。

（2）随症化裁：若血尿甚者，可加荠菜、鬼箭羽、茜草、仙鹤草。

（3）合并症化裁：若兼有咽痛或伴胸闷者，加牛蒡子、蝉蜕、射干、积雪草，或合上焦宣痹汤；兼有咳嗽、痰黄者，可加黄芩、浙贝母、杏仁、五味子；若兼有尿频急、涩痛者，可加瞿麦、萹蓄、车前子；兼有肺热津伤证，可加沙参、麦冬、玉竹、天花粉；若伴暑湿感冒，可加香薷、藿香、厚朴花，或合鸡苏散（滑石、甘草、薄荷）。

（十）膏淋汤

1. 出处 《医学衷中参西录》。

2. 药物组成 山药、芡实、生地黄、党参、白芍、生龙骨、生牡蛎。

3. 功效 益肾健脾，固涩止淋。

4. 主治病证 慢性膀胱炎、慢性肾盂肾炎、尿道综合征、IgA肾病、前列腺增生属脾肾气阴两虚证。症见尿频、尿急，排尿费力或排尿时阻塞不畅，尿流变细，排尿时间延长，余沥不尽感，或有小便混浊，夜尿频数，夜寐欠安，腰酸或腰痛，倦怠乏力，舌质淡红或舌尖红，苔薄黄，脉沉细或细数。

5. 运用经验

（1）药物组成化裁：党参补气之力较强且能益气以补血，太子参补气兼可补脾肺之阴，其生津作用较党参为好；明党参有养阴的功效。故气虚为主者用党参，阴虚为主者可将党参易为明党参，气阴两虚并重者可将党参易为太子参。白芍养阴补血以柔肝，赤芍善散瘀血留滞，两药同用具有养阴而不敛邪、泻散而不伤正的特点；故常加赤芍。病久气不行血，瘀血内生，故常加路路通、王不留行。

（2）随症化裁：若有排尿时淋涩作痛属湿热重者，可加萹蓄、瞿麦、车前子；腰酸腰痛较甚者，可加山茱萸、杜仲、枸杞子；夜寐欠安较甚者，可加夜交藤、茯神、远志、酸枣仁；肾阴虚为主者，可加黄柏，或合二至丸。

（3）合并症化裁：若兼有血尿者，可加藕节炭、茜草炭、荠菜；兼有大便溏薄者，可加肉豆蔻；兼有便秘者，可加火麻仁、肉苁蓉、枳实；兼有口干者，可加天花粉、五味子、麦冬或天冬（与党参相合取生脉散之义）；兼有纳差者，可加麦芽、谷芽、山楂。

（十一）一加减正气散

1. 出处 《温病条辨》。

2. 药物组成 藿香梗、厚朴、茯苓皮、陈皮、杏仁、大腹皮、茵陈蒿、麦芽、神曲。

3. 功效 化湿泄浊，理气和中。

4. 主治病证 慢性肾脏病属湿郁中焦证。症见脘胀腹满，恶心欲呕，纳食欠佳，大便不爽或便溏、泄泻，肢体水肿，舌质淡舌边有齿痕，脉沉细或滑。

5. 运用经验

（1）药物组成化裁：藿香梗与藿香都具有祛暑解表、化湿和胃的功效，藿香梗偏于理气和中，藿香既能辛散风寒又能芳香化湿，且兼升清降浊；故常将藿香梗易为藿香。茯苓皮与茯苓都具有利水消肿的功效，但茯苓皮功专行皮肤之水湿，茯苓既能利水渗湿又能健脾和中，且兼宁心安神；故常将茯苓皮易为茯苓。谷芽具有消食和中、健脾开胃的功效，其消食作用功似麦芽而力稍逊，两者常相须为用，故常加谷芽，与麦芽同用以加强升降脾胃之气的功效。此外，慢性肾脏病病程迁延日久，易耗伤胃阴，故常酌加明党参养阴和胃。

（2）随症化裁：若脘胀腹满较甚者，可加山楂、枳壳、木香；恶心欲呕较甚者，可加姜半夏、紫苏梗；纳食欠佳较甚者，可加山药、白术；便溏、泄泻较甚者，可加薏苡仁、扁豆；肢体水肿较甚者，可加车前子、猪苓。

（3）合并症化裁：若兼有疲乏无力者，可加党参、黄芪；兼有尿频、尿急、或伴尿痛者，可加瞿麦、萹蓄、滑石；兼有口干者，可加葛根、石斛；兼有皮肤瘙痒者，可加地肤子、白鲜皮；兼有血肌酐升高者，可加六月雪、大黄。

（十二）三加减正气散

1. 出处　《温病条辨》。

2. 药物组成　藿香、厚朴、茯苓皮、陈皮、杏仁、滑石。

3. 功效　芳香化浊，清热利湿。

4. 主治病证　慢性肾脏病属湿热中阻证。症见脘腹胀闷，心烦口干，纳差食少，尿黄短，面浮肢肿，便溏、泄泻，舌质红，苔黄，脉数。

5. 运用经验

（1）药物组成化裁：茯苓皮与茯苓都具有利水消肿的功效，茯苓还能健脾和中、宁心安神，故常将茯苓皮易为茯苓。土茯苓具有清热利湿、解毒杀虫、通利关节的功效，故热盛于湿者可将茯苓皮易为土茯苓。

（2）随症化裁：若纳差食少较甚者，可加神曲、麦芽、谷芽；若伴呕吐者，可加砂仁、姜半夏、木瓜；面浮肢肿较甚者，可加车前子、防己、赤小豆。

（3）合并症化裁：若暑月兼暑湿伤表者，可加甘草、薄荷（与滑石相合取鸡苏散之义），或加西瓜翠衣、金银花、荷叶；兼有湿毒内盛、蕴结枢机者，可加六月雪、大黄；兼有胃阴不足者，可加明党参。

（十三）参苓白术散

1. 出处　《太平惠民和剂局方》。

2. 药物组成　莲子肉、薏苡仁、砂仁、桔梗、扁豆、茯苓、人参、甘草、白术、山药。

3. 功效　益气健脾，渗湿止泻。

4. 主治病证　慢性肾炎、IgA肾病、肾病综合征、慢性肾衰竭等属脾虚湿盛证。症见少气乏力，食少不化，胸脘痞闷，便溏或泄泻，面浮肢肿，蛋白尿或血尿，形体消瘦，面色萎黄，舌质淡，或舌边见齿痕，苔白腻，脉虚缓或细。

5. 运用经验

（1）药物组成化裁：常将人参易为党参以益气补血，或将人参易为太子参以益气养阴。莲子肉性平，具有益肾固精、补脾止泻、养心安神之功；石莲子苦寒，其清湿热、清心宁神之功较莲子肉更强；而肾病患者素有痼疾，湿邪留滞日久易化热，故常将莲子肉易为石莲子。

（2）随症化裁：若少气乏力明显者，可加大党参、山药用量，并加黄芪；食少、脘痞较甚者，可加陈皮、神曲、山楂、麦芽、谷芽；便溏兼肛门灼热者，可加马齿苋、车前子、黄连、椿根皮；镜下血尿较著甚至肉眼血尿者，可加野麻草、仙鹤草、蒲黄；蛋白尿较甚者，可加黄芪、桑螵蛸，或合水陆二仙丹。

（3）合并症化裁：兼有腰膝酸软属肝肾阴虚证者，可加女贞子、枸杞子、山茱萸、桑寄生；兼有排尿频急涩痛，属膀胱湿热证者，加马齿苋、车前草；暑月感受暑湿致便溏较甚者，可加荷叶或合六一散（滑石、甘草）。

（十四）补中益气汤

1. 出处 《脾胃论》。

2. 药物组成 黄芪、白术、陈皮、升麻、柴胡、人参、炙甘草、当归。

3. 功效 补中益气，升阳举陷。

4. 主治病证 ①慢性肾脏病属脾虚气陷证。症见神疲乏力，少气懒言，自汗，面色萎黄，困倦少食，大便稀溏，蛋白尿、血尿，妇女崩漏，舌质淡，舌边见齿痕，苔薄白，脉沉弱。②慢性尿路感染属脾气亏虚证。症见尿频、尿急时作时止，遇劳即发或加重，纳差，疲乏无力，少腹坠胀，面色无华，舌质淡胖，苔薄白，脉沉细。

5. 运用经验

（1）药物组成化裁：常将人参易为明党参以增强养阴和胃之功，或易为党参以益气补血。

（2）随症化裁：若自汗较甚，或伴平素易感冒者，可加防风（合黄芪、白术取玉屏风散之义）；纳差、便溏较甚者，可将白术易为炒白术，并加山药、扁豆；蛋白尿较甚者，可加大黄芪用量，或加桑螵蛸、芡实；血尿较甚者，可加仙鹤草、蒲黄、阿胶。

（3）合并症化裁：若兼有腰膝酸软者，可加山茱萸、熟地黄、杜仲；兼有失眠多梦者，可加茯神、远志、夜交藤；兼有小便淋沥涩痛者，可将炙甘草改为甘草梢，并加车前草、瞿麦、萹蓄；兼有小便清长、夜尿频者，可加覆盆子、菟丝子、益智仁；有舌质暗、脉细涩等夹瘀征象者，可加三七、当归、丹参。

（十五）升阳益胃汤

1. 出处 《内外伤辨惑论》。

2. 药物组成 黄芪、半夏、人参、炙甘草、独活、防风、白芍、羌活、陈皮、茯苓、柴胡、泽泻、白术、黄连、生姜、大枣。

3. 功效 益气健脾，升阳除湿。

4. 主治病证 慢性肾脏病属脾肾气虚、湿浊内蕴证。症见纳差，饮食无味，脘腹胀满，肠鸣便溏，体重倦怠，腰膝酸软，少气懒言，面白无华或萎黄，口苦口黏，小便频数，夜尿清长，蛋白尿、血尿，尿少，水肿，舌质淡红，舌边或见齿痕，苔薄白或薄黄，脉迟缓或细弱或沉细。

5. 运用经验

（1）药物组成化裁：明党参与其他补气药比较，能补气生津，兼通下行，与黄芪相合可补上走下，通调三焦气机，故将人参易为明党参并予以重用，亦同时重用黄芪。车前草与泽泻均能利水渗湿、泄热通淋，但车前草有清热凉血解毒之功，故将泽泻易为车前草。因生姜、大枣滋腻助湿，故予以弃用。常加大黄、六月雪以加强凉血祛瘀、解毒化浊之功，更利于导邪从下而解。

（2）随症化裁：若有夜寐欠安较甚者，可加合欢皮、夜交藤、半夏、薏苡仁；有腰膝酸软较甚者，可加女贞子、墨旱莲、桑寄生、续断、杜仲、菟丝子、鹿衔草。

（3）合并症化裁：若兼有胸闷者，可加郁金、枇杷叶、射干；兼有视物模糊者，可加谷精草、木贼、菊花；糖尿病肾病血糖高者，可加马齿苋、僵蚕、枸杞子。

（十六）桃红四物汤

1. 出处　方名出自《医宗金鉴》，药物组成录自《玉机微义》（转引自《医垒元戎》）。

2. 药物组成　桃仁、红花、当归、熟地黄、川芎、白芍。

3. 功效　活血化瘀，养阴补血。

4. 主治病证　慢性肾炎、紫癜性肾炎、乙肝相关性肾炎、糖尿病肾病、高血压肾病、慢性肾衰竭属血虚兼血瘀证。症见腰痛固定，头晕头痛，肢体麻木水肿，血尿，妇女月经延期、经闭或崩漏，出血紫暗或夹有血块，痛经，纳差，夜寐不安，便溏，舌质暗或舌边有瘀点，苔白，脉沉细或涩。

5. 运用经验

（1）药物组成化裁：生地黄能滋阴补肾、清热生津、凉血止血，且熟地黄滋腻碍胃之弊较显著，易影响气机而不利于化湿泻浊，故将熟地黄易为生地黄。白芍苦酸微寒，有养血敛阴、柔肝止痛之功；赤芍苦寒，能清血分实热，善散瘀血留滞；故常加赤芍与白芍同用。牛膝具有活血化瘀、引药下行之功，故常加牛膝作为使药。肝藏血，气行则血行，故常加香附以疏肝理气。

（2）随症化裁：若腰痛较甚者，可加女贞子、续断；头晕头痛较甚者，可加钩藤、刺蒺藜；肢体麻木较甚者，可加鸡血藤、丹参；水肿明显者，可加车前子、路路通、益母草；血尿较甚者，可加蒲黄、藕节炭、茜草；月经不调者，可加益母草、穿山甲；痛经较甚者，可加川楝子、香附、三棱、莪术、郁金；夜寐不安较甚者，可加夜交藤、酸枣仁，伴烦躁者可或合栀子豉汤。

（3）合并症化裁：若兼有恶心、腹胀、舌苔厚腻属湿浊内蕴证者，可加黄连、姜半夏、竹茹；兼有倦怠乏力、夜尿频多属脾气虚证者，可加党参、黄芪、白术、茯苓；烦热盗汗属阴虚证者，可加知母、黄柏、麦冬；兼有湿热浊毒者，可加大黄、六月雪。

（十七）六味地黄汤

1. 出处 《小儿药证直诀》。

2. 药物组成 熟地黄、山茱萸、山药、泽泻、牡丹皮、茯苓。

3. 功效 滋补肝肾。

4. 主治病证 慢性肾脏病属肝肾阴虚证。症见头晕头痛，耳鸣如蝉，腰酸乏力，夜尿增多，口干，面红，心悸，盗汗，五心烦热，夜寐欠安，血尿或蛋白尿，面浮肢肿，舌质红，舌体瘦小，苔薄黄或少苔，脉细数或弦细或沉细或细滑数。

5. 运用经验

（1）药物组成化裁：生地黄清热凉血、养阴生津，多将熟地黄易为生地黄，避免熟地黄甘温滋腻碍胃。泽泻与车前子均能利水渗湿，但泽泻较车前子性更寒，且车前子利水不伤阴又具止泻之功，故将泽泻易为车前子。因六味地黄汤补益肝阴血之功力略显不足，故常加何首乌、白芍、当归。

（2）随症化裁：若头晕头痛、耳鸣较甚者，可加钩藤、龙胆草、菊花；腰酸较甚伴腰痛者，可加杜仲、牛膝、枸杞子；腰酸伴腰部转侧不利者，可将茯苓易为土茯苓，或合立安丸（杜仲、牛膝、黄柏、小茴香、补骨脂），或加桑寄生、豨莶草、秦艽、忍冬藤、海风藤；口干较甚或伴干咳者，可加沙参、麦冬、天花粉；心悸、汗出较甚者，可加太子参、麦冬、五味子（取生脉散之义）；盗汗、五心烦热较甚者，可加地骨皮、黄柏；夜寐欠安较甚者，可将茯苓易为茯神，或加酸枣仁、郁金、夜交藤、合欢皮；血尿较甚者，可加荠菜、茜草、藕节炭。

（3）合并症化裁：若兼有视物模糊者，可加谷精草、茺蔚子、木贼、草决明；兼有尿频、尿急、尿痛者，可加萹蓄、瞿麦、白茅根；兼有皮肤瘙痒者，可将茯苓易为土茯苓，或加地肤子、白鲜皮。

（十八）知柏地黄丸

1. 出处 《医宗金鉴》。

2. 药物组成 知母、熟地黄、黄柏、山茱萸（制）、山药、牡丹皮、茯苓、泽泻。

3. 功效 滋阴清热降火。

4. 主治病证 慢性肾脏病、慢性尿路感染属肾阴亏虚、阴虚火旺证。症见头晕耳鸣，虚火牙痛，五心烦热，潮热盗汗，腰膝酸痛，咽干口燥，遗精，小便频数、灼热涩痛或淋漓不尽，小便短赤，少寐多梦，舌质红，苔干少津或少苔，脉弦细或细数或沉细数。

5. 运用经验

（1）药物组成化裁：常将熟地黄易为生地黄，在滋阴补肾的同时能清热生津、凉血止血，又可避免熟地黄甘温滋腻碍胃。常将泽泻易为车前子或车前草，在利水渗湿的同时又可达利水不伤阴之效；而车前草兼有清热解毒之功，车前子兼有滋肾疏肝之效，临证据辨证情况酌情选用。

（1）随症化裁：若虚火牙痛较甚者，可加地骨皮、石膏；咽干口燥较甚者，可加竹叶、五味子、葛根；小便频数、灼热涩痛或淋漓不尽、小便短赤较甚者，可加瞿麦、萹蓄；少寐多梦较甚者，将茯苓易为茯神，并加酸枣仁、柏子仁、石莲子、栀子。

（2）合并症化裁：若兼有气短自汗等气虚证者，可加黄芪、太子参或西洋参；兼有关节酸痛属风湿痹痛者，可加鹿衔草、桑寄生；有舌质暗、脉细涩等夹瘀征象者，可加三棱、莪术；有血肌酐高因湿毒内盛所致者，常将茯苓易为土茯苓，并加六月雪、大黄。

（十九）参芪地黄汤

1. 出处 《沈氏尊生书》。

2. 药物组成 人参、黄芪、熟地黄、山药、山茱萸、牡丹皮、茯苓、泽泻。

3. 功效 健脾补肾，益气养阴。

4. 主治病证 慢性肾衰竭、慢性肾炎、糖尿病肾病等属脾肾气阴两虚证。症见神疲乏力，少气懒言，心悸气短，腰膝酸软，眩晕耳鸣，口干咽燥，五心烦热，自汗或盗汗，易感冒，纳少，大便溏薄或大便干结，夜尿清长，面浮肢肿，蛋白尿或血尿，心烦少寐，舌质淡胖舌边有齿痕，少苔或苔薄白，脉沉弱或沉细。

5. 运用经验

（1）药物组成化裁：常将熟地黄易为生地黄，将泽泻易为车前子。因人参性温易动血伤阴，产量较少且价格偏贵；而党参、太子参均属平性，均可补气而无助热之弊；党参的补气作用和主治与人参相似，且其气血双补的特点为参类独有；太子参补气作用较党参为次，但其生津作用较党参为好、且有养阴之效；西洋参属凉性，能补气养阴、清热生津；故气虚较阴虚为著者，将人参易为党参，并将黄芪加量；阴虚较气虚为著者，将人参易为太子参，并将生地黄加量；气阴两虚而有火盛之象者，将人参易为西洋参。

（2）随症化裁：若阴虚燥热之象明显者，可加知母、黄柏；腰膝酸软较甚者，可加巴戟天、桑寄生、杜仲、续断；眩晕耳鸣较甚者，可加菊花、石菖蒲；心悸、汗出较甚者，可将太子参加量，并加麦冬、五味子（取生脉散之义）；易感冒者，可将黄芪加量，并加白术、防风（取玉屏风散之义）；纳少、大便溏薄较著者，可将党参加量，并加扁豆、木香；蛋白尿较甚者，可加沙苑子、覆盆子，或合水陆二仙丹；血尿较甚者，可加炒地榆、茜草、藕节。

（3）合并症化裁：若兼有湿毒内盛者，可加六月雪、大黄；兼有肝肾不足者，可加杜仲、牛膝；兼有遗精、尿频者，可加沙苑子、覆盆子、金樱子。

（二十）越鞠丸

1. 出处 《丹溪心法》。

2. 药物组成 香附、川芎、苍术、神曲、栀子。

3. 功效 行气解郁，清热泻火。

4. **主治病证** 尿路感染属肝郁气滞、气火郁于下焦证。症见情志不遂，心烦焦虑，尿频、尿急、尿痛，排尿涩滞或淋沥不尽，尿道有灼热感，纳差，寐欠安，舌质红或暗红，苔薄黄或黄腻，脉弦数或细数或沉弦。

5. **运用经验**

（1）药物组成化裁：槟榔除能消积外，尚有下气、行水之功，胀气水肿者，可将神曲易为槟榔，并加枳实、厚朴以破气下气、消积，从而将以行气为主之剂转变为疏调气机降、开为主之剂。炒栀子较栀子苦寒之性明显减轻，且具有清热利尿、泻火除烦、凉血止血之功，故火郁热重而脾胃虚弱者将栀子易为炒栀子。

（2）随症化裁：若有尿频、尿急、尿痛较甚者，可加萹蓄、瞿麦、车前草、黄柏（与苍术相合取二妙散之义）；有肉眼血尿者，可加小蓟、藕节炭、茜草、白茅根、仙鹤草；有心烦失眠较甚者，可加淡豆豉（与栀子相合取栀子豉汤之义）、茯神、百合。

（3）合并症化裁：若兼有尿中见砂石者，可加石韦、王不留行、车前子；有小腹胀痛者，可重用香附，并加乌药、川楝子、木香、枳壳；有心烦胸闷、头胀痛者，可加夏枯草、郁金、柴胡；有热盛夹瘀者，可重用川芎，并加川牛膝、桃仁、红花、赤芍；有火盛伤阴者，可加女贞子、墨旱莲、白芍。

（二十一）沙参麦冬汤

1. **出处** 《温病条辨》。

2. **药物组成** 沙参、麦冬、玉竹、天花粉、桑叶、扁豆、甘草。

3. **功效** 滋肺益肾。

4. **主治病证** 慢性肾脏病属肺肾阴虚证。症见潮热盗汗、五心烦热或手足心热，腰膝酸软，或见水肿，干咳少痰、痰不易咳出，或无痰，或易感冒，遗精，滑精，或月经失调，气短眩晕，咽部暗红、咽痛，舌质红，少苔或苔光剥，脉细或细数。

5. **运用经验**

（1）药物组成化裁：因原方补肾之力不足，故常加女贞子、黄精、熟地黄、桑椹以加强补肝肾、滋阴精之力；黄精尚能补脾益气，又可加强养阴润肺之力；熟地黄、桑椹均入肝、肾经并能滋阴补血，且熟地黄集补血、补阴、补精三效于一身而能滋肾源；桑椹甘寒之性味既清肺肾虚火，又可生津润燥。脾气健运可达"培土生金"之效，故常加石莲子、山药补益脾胃；石莲子尚能清热祛湿、清心除烦、涩精止泻，可防止多味药滋腻助火之弊；山药肺脾肾三脏气阴皆补，又以其甘润之味壮肾水。经过化裁，将滋阴润肺之剂转变为滋阴补肺益肾并重并兼养肝之剂。

（2）随症化裁：若潮热盗汗、五心烦热较甚者，可加石斛、生地黄、知母、黄柏、地骨皮；水肿较甚者，可加车前草、楮实子、马鞭草、赤小豆；干咳少痰较甚者，可加肺风草、积雪草、黄精；易感冒者，可合玉屏风散；腰膝酸软、遗精、滑精或月经失调，可加桑寄生、牛膝、桑椹，或合二至丸；咽痛较甚者，可加射干、牛蒡子、桔梗、连翘、龙舌草。

（3）合并症化裁：若血肌酐升高者，可加大黄、六月雪；兼有咳痰痰中带血者，可加白茅根、藕节炭、茜草炭、栀子；兼有咳黄痰者，可加鱼腥草、黄芩、浙贝母；兼有夜寐不安者，可加夜交藤、酸枣仁、远志、合欢皮；兼有便秘者，可加肉苁蓉、何首乌、生地黄。

（二十二）当归拈痛汤

1. 出处　《医学启源》。

2. 药物组成　羌活、防风、升麻、葛根、白术、苍术、当归、人参、甘草、苦参、黄芩、知母、茵陈蒿、猪苓、泽泻。

3. 功效　疏风清热祛湿，调和气血，通络止痛。

4. 主治病证　慢性肾炎、肾病综合征、过敏性紫癜性肾炎、痛风性肾病、慢性肾衰竭属湿热内蕴兼风湿表证。症见起病多急，肢体水肿，胸腹痞闷，腰背沉重、转侧不利，烦热口渴，困倦乏力，关节疼痛或遍身疼痛、痛有定处、局部红肿发热，或皮肤有疮疡疖肿，大便干结，小便短赤，蛋白尿、血尿，舌质红或暗红，苔黄或白腻，脉滑数或弦。

5. 运用经验

（1）药物组成化裁：人参补益太过而易闭门留寇，性温而易动血伤阴，故常去人参。

（2）随症化裁：若关节红肿热痛较甚者，可加络石藤、忍冬藤、威灵仙、秦皮；皮肤有疮疡疖肿者，可加连翘、野菊花、蒲公英，或合五味消毒饮。

（3）合并症化裁：若过敏性紫癜性肾炎血尿较甚，或见皮肤紫斑、瘀点等症，可加藕节、生地黄；兼有小便频急、淋漓不尽者，可加瞿麦、萹蓄；兼有食欲不振者，可加山楂、麦芽、谷芽；兼有湿毒内盛者，可加六月雪、大黄；合并泌尿系结石者，可加鸡内金、海金沙、金钱草。

（二十三）一贯煎

1. 出处　《续名医类案》。

2. 药物组成　沙参、麦冬、当归、生地黄、枸杞子、川楝子。

3. 功效　滋补肝肾。

4. 主治病证　慢性肾脏病属肝肾阴虚证。症见头晕，头痛，耳鸣，腰膝酸软，口干咽燥，目睛干涩，视物模糊，下肢水肿，五心烦热，大便干结，尿少色黄，失眠多梦，舌质红，少苔或无苔，脉沉细或弦细或细数。

5. 运用经验

（1）药物组成化裁：麦冬与天冬均能养阴润燥，但天冬寒性、滋腻性及清润之力均大于麦冬，且可入肾滋阴降火，故阴虚火旺者常将麦冬易为天冬。明党参与沙参均可养阴，但明党参尚可平肝，故肝阴虚为著并有肝阳上亢之势者，常将沙参易为明党参。知母、黄柏能泻肾火、滋肾阴，故肾阴虚为著并有虚火上炎之势者，常加知母、黄柏。赤芍与白芍均入肝经，赤芍泻火以凉肝，白芍养阴以柔肝，两药相伍具有养阴而不敛邪、泻散而不伤正的特点，故肝阴亏虚夹瘀夹热者，常加赤芍、白芍。

（2）随症化裁：若头晕、头痛、耳鸣较甚者，可加夏枯草、石决明、龙胆草；腰酸较甚或伴腰痛者，可加沙苑子、桑椹、桑寄生、牛膝，或合二至丸；口干较甚者，可加玉竹、天花粉；目睛干涩、视物模糊较甚或伴迎风流泪者，可加菊花、枸杞子、木贼、谷精草；下肢水肿较甚者，可加车前子、猪苓、白茅根；失眠较甚者，或伴心烦易怒，可加夜交藤、酸枣仁、茯神，或合栀子豉汤。

（3）合并症化裁：若兼有肢体麻木者，可加桑枝、姜黄、鸡血藤；兼有肢体疼痛者，可加盐肤木、豨莶草、秦艽、土茯苓；兼有皮肤瘙痒者，可加地肤子、土茯苓；血肌酐高者加大黄、六月雪；血压升高者，可加夏枯草、石决明、天麻、钩藤。

（二十四）甘露消毒丹

1. 出处　《医效秘传》。

2. 药物组成　滑石、茵陈蒿、木通、黄芩、连翘、贝母、射干、石菖蒲、白蔻仁、藿香、薄荷。

3. 功效　利湿化浊，清热解毒。

4. 主治病证　慢性肾衰竭、慢性肾炎、尿路感染属湿热壅盛证。症见发热倦怠，胸闷腹胀，肢体酸楚，咽痛口渴，乳蛾肿大，血尿、蛋白尿，尿短赤，纳差，便溏或泄泻，舌质红，苔薄黄或厚腻，脉濡数或滑数。

5. 运用经验

（1）药物组成化裁：木通与通草均可清热利水，但木通含有马兜铃酸，具有肾毒性，故常将木通易为通草。确需用木通时，成人不超过 3g，疗程不超过两周。石菖蒲全株有毒，尤以根茎的毒性最大，口服用量过多易产生强烈的幻觉，且其辛温、性燥散，易耗伤阴血，故石菖蒲用量不超过 6g，疗程亦不超过两周。

（2）随症化裁：若肢体酸楚较甚、或伴麻木者，可加伸筋草、羌活、独活、鹿衔草；咽痛较甚者，可加牛蒡子、龙舌草；口渴较甚者，可加明党参、天花粉；纳差较甚者，可加山药、白术；便溏、泄泻较甚者，可加薏苡仁、扁豆；血尿较甚者，可加茜草、小蓟、荠菜。

（3）合并症化裁：若兼有乏力、小腹坠胀属脾气亏虚证者，可加黄芪、山药；兼有腰酸、烦热属阴虚证者，可加银柴胡、山茱萸、黄柏、石莲子；若夏月伤于暑湿者，可加香薷、扁豆；兼有湿热毒蕴者，可加积雪草、大黄、六月雪。

（二十五）二仙汤

1. 出处　《中医方剂临床手册》张伯讷教授经验方。

2. 药物组成　仙茅、仙灵脾、巴戟天、知母、黄柏、当归。

3. 功效　补肾益精，温肾助阳，滋阴泻火，调理冲任。

4. 主治病证 慢性肾衰竭、慢性肾炎、尿路感染等属肾阴肾阳不足兼虚火上炎证。症见腰脊酸痛，疲倦乏力，头晕，耳鸣，肢体水肿，尿频，夜尿多，口干便秘或大便溏，五心烦热或两足欠温，失眠多梦，舌质淡红或舌质红，舌边可见齿痕，苔薄白，脉细或沉细。

5. 运用经验

（1）药物组成化裁：本方配伍特点是温肾益精养血之品（仙茅、仙灵脾、巴戟天、当归）与滋肾阴泻相火之品（黄柏、知母）同用。肾阳不足为著者，温肾药用量大于滋阴药用量，并可加菟丝子、补骨脂、杜仲；虚火上炎为著者，滋阴药用量大于温肾药用量，并可加山茱萸、熟地黄，或合二至丸。黄精、山药可补脾益肾，故常加用以达先天后天共补之效。

（2）随症化裁：若腰脊酸痛较甚者，可加桑寄生、牛膝，偏肾阳虚者可加补骨脂、菟丝子、沙苑子，偏肾阴虚者可加枸杞子、桑椹；乏力较甚者，可加党参、黄芪、山药；夜尿多较甚者，可加覆盆子、金樱子、益智仁、补骨脂；肢体水肿较甚者，可加车前子、茯苓皮、泽泻；便秘较甚，属阳虚者可加大当归用量，或加肉苁蓉、制何首乌，属阴虚者可加火麻仁、决明子、麦冬；失眠较甚者，可加合欢皮、酸枣仁。

（3）合并症化裁：若兼有高血脂者，可加泽泻、决明子、山楂；尿频同时有尿急者，可加瞿麦、萹蓄；腰部刺痛、或舌质暗有瘀斑者，可加桃仁、红花。

（二十六）三金汤

1. 出处 《中医症状鉴别诊断学》引上海曙光医院经验方。

2. 药物组成 金钱草、海金沙、鸡内金、冬葵子、石苇、瞿麦。

3. 功效 清热利湿，通淋化石。

4. 主治病证 泌尿系结石属湿热壅滞证。症见腰痛、腹痛，或放射至阴部疼痛，可伴面色苍白、冷汗、恶心呕吐，或伴小便短少、涩痛、频急，或伴排尿中断，或伴肉眼血尿，或尿中有沙石排出，或伴发热恶寒，舌质红，苔薄黄或黄腻，脉弦滑或弦细或滑数。

5. 运用经验

（1）药物组成化裁：气机不利是结石形成的重要发病因素，病久又可引起瘀血内停，故常加郁金活血行气止痛，枳壳、柴胡、香附疏肝理气，并适当佐入当归、附子、桃仁、肉桂等辛温通络之品，以促进气血通调。车前子甘寒滑利，能清热利水通淋且泄而能补，亦是常加之品。

（2）随症化裁：若腰痛明显者，可加川楝子、延胡索；腹痛明显者，可加乌药、木香；有肉眼血尿者，可加琥珀、仙鹤草、白茅根、大蓟、小蓟；若病久、或并发尿路梗阻、或见舌边有瘀点瘀斑者，可加川牛膝、丹参、赤芍；有久不移动的静止性结石，可加三棱、莪术、穿山甲、王不留行。

（3）合并症化裁：若兼有脾肾气虚者，可加黄芪、山药；兼有肾阴不足者，可加熟地黄、山茱萸、女贞子、枸杞子；兼有肾阳不足者，可加杜仲、巴戟天、仙茅、菟丝子、沙苑子。

第二节　常用经方

（一）小柴胡汤

1. 出处　《伤寒论》。

2. 药物组成　柴胡、黄芩、人参、半夏、炙甘草、生姜、大枣。

3. 功效　和解少阳。

4. 主治病证　慢性肾脏病、尿路感染属少阳枢机不利证。症见头昏目眩，腰酸或伴腰痛，胸胁胀满，咽干而痛，口中黏腻，心烦口苦，恶心欲呕，纳谷不馨，血尿、蛋白尿，小便不利，或有小便频数、急痛，面浮肢肿，舌质红或舌质暗，苔薄白或微腻，脉弦或弦细。

5. 运用经验

（1）药物组成化裁：人参性温而易动血伤阴；党参平性，补气作用与主治和人参相似，且能补气生血，有补气而无助热之弊的优势；故常将人参易为党参。

（2）随症化裁：若腰酸较甚者，可加桑寄生、牛膝、桑椹；咽干而痛较甚者，可加桔梗、连翘、牛蒡子；小便不利、水肿较甚者，可加茯苓、车前草、泽泻，或合五苓散（猪苓、茯苓、白术、泽泻、桂枝）；血尿较甚者，可加小蓟、白茅根、藕节、仙鹤草、茜草；蛋白尿较甚者，可加莲子、黄芪、桑螵蛸，或合水陆二仙丹。

（3）合并症化裁：若兼有大便秘结者，可加大黄、肉苁蓉；兼有湿毒内蕴者，可加土茯苓、六月雪、制大黄；兼有热毒偏盛者，可加半枝莲、白花蛇舌草、连翘；兼有肾阴虚者，可加生地黄、墨旱莲、知母，或合二至丸，或合六味地黄丸；兼有肾阳虚者，可加菟丝子、补骨脂、仙灵脾；兼有脾气虚者，可加白术、茯苓（与党参、炙甘草相合取四君子汤之义）、山药、黄芪。

（二）四逆散

1. 出处　《伤寒论》。

2. 药物组成　柴胡、芍药、炙甘草、枳实。

3. 功效　疏肝和脾，解郁透热。

4. 主治病证　慢性肾脏病、尿路感染、肾结石等属肝脾气郁或肝脾不和证。症见胸胁、脘腹胀满或疼痛，腰酸或伴腰痛，口苦、口干，情志抑郁或暴躁易怒，手足不温，恶心呕吐，纳差，大便不爽或腹泻，面浮肢肿，血尿、蛋白尿，舌质淡，苔薄白或白腻，脉弦或弦细。

5. 运用经验

（1）药物组成化裁：肾病患者旧有痼疾，耗伤正气，素体虚弱；而枳实苦涩沉降，气锐力猛，性烈而速，恐其易伤正气；枳壳理气宽中，破气之力较为和缓，故多将枳实易为枳壳。芍药有赤芍、白芍之分，白芍苦酸微寒，有养血敛阴、柔肝止痛之功；赤芍苦寒，能清血分实热，善散瘀血留滞；故多将赤芍、白芍同用，一散一收，一泻一补，且与柴胡合用，可使郁热透解而不伤阴。柴胡可疏解肝郁、升清阳以使郁热外透；毛柴胡有清热解毒、散瘀、利尿之功，故兼夹湿热毒蕴者常将柴胡易为毛柴胡。

（2）随症化裁：若恶心呕吐较甚者，可加黄芩、煮半夏；面浮肢肿较甚者，可加茯苓、车前草；血尿较甚者，可加藕节炭、蒲黄炭、小蓟。

（3）合并症化裁：若兼有肾阴虚者，可加山萸肉、女贞子；兼有脾气虚者，可加党参、黄芪、白术。

（三）半夏泻心汤

1. 出处　《伤寒论》。

2. 药物组成　半夏、黄连、黄芩、干姜、甘草、大枣、人参。

3. 功效　和胃降逆，消痞散结。

4. 主治病证　慢性肾炎、肾病综合征、慢性肾衰竭、急性肾盂肾炎等属寒湿或湿热中阻、脾胃不和证。症见：干呕或呕吐，胃脘胀满，纳差，大便秘结或肠鸣下利，舌质淡，舌苔白腻或微黄，脉弦滑或弦数。

5. 运用经验

（1）药物组成化裁：人参滋补太过而易闭门留寇，性微温而易动血伤阴，故多将其易为明党参以增滋阴养胃之效，或易为太子参以补脾肺之气阴。法半夏和姜半夏均能燥湿化痰；法半夏燥性较和缓，偏重于化肺之痰饮，且有调脾和胃之功；姜半夏性较温燥，偏重于降逆止呕，能化脾胃之痰；故兼夹痰多者选用法半夏，呕吐较甚者选用姜半夏。

（2）随症化裁：若胃脘胀满、纳差较甚，可加陈皮、茯苓、砂仁；大便秘结较甚者，可加火麻仁，偏于热耗津液者可加大黄、生地黄，偏于寒留肠胃者可加肉苁蓉、当归；肠鸣下利较甚者，可加山药，偏于湿热下注者可加葛根（与黄芩、黄连相合取葛根黄芩黄连汤之义）、车前子，偏于寒湿内蕴者可加藿香、扁豆。

（3）合并症化裁：若兼有心烦不寐者，可合栀子豉汤；兼有肺热咳嗽、咳痰者，可加鱼腥草、浙贝母；兼有恶寒发热等表证者，可加金银花、连翘、青蒿、桂枝；舌质暗有瘀斑属血瘀者，可加桃仁、红花。

（四）当归芍药散

1. 出处　《金匮要略》。

2. 药物组成　当归、川芎、白术、芍药、泽泻、茯苓。

3. 功效　疏肝养血，健脾祛湿，活血利水。

4. 主治病证　①肾病综合征、慢性肾衰竭属肝郁脾虚、水湿内停证。症见头面部或下肢先肿，逐渐延及全身，肿势轻重不一，伴胸满腹胀，身重困倦，面色萎黄，纳呆，小便短少色黄，大便不爽或便溏，舌质淡红或淡胖，苔白腻，脉弦细或沉细或细滑。②肾绞痛属肝郁脾虚、气滞血阻证。症见突发腰部、腹部剧烈绞痛，或向会阴部放射，伴尿频、尿急，或见肉眼血尿，或尿中见砂石，或伴恶心、呕吐，舌质暗，苔薄黄，脉弦。

5. 运用经验

（1）药物组成化裁：白芍"能于土中泻木"，有养血敛阴、柔肝止痛之功；赤芍"能于血中活滞"，有清热凉血、散瘀止痛之功，故常二药并用。临证根据气、血、水三者病变的轻重缓急调整原方中血分药与水分药的用量比例：倘水湿泛滥为甚，可侧重茯苓、白术、泽泻化气行水之效；若血虚为主或兼夹血瘀，则侧重当归、川芎、芍药化瘀行水之效，并常加益母草、泽兰、怀牛膝活血利水，血虚偏寒者常加鸡血藤补血行血活血，血虚偏热者常加丹参活血凉血养血；因原方中补气之力偏弱，故常加黄芪、党参益气养血。

（2）随症化裁：水肿较甚者，若因水湿壅盛所致，可加赤小豆、猪苓、桂枝（与白术、泽泻、茯苓相合取五苓散之义）；若因脾失健运所致，可加木瓜、陈皮、苍术、薏苡仁；若因湿热壅盛所致并见舌苔黄腻者，可加车前子、黄芩，亦可合二妙散（苍术、黄柏）。肾绞痛因泌尿系结石导致者，可加海金沙、金钱草、鸡内金；腰痛固定不移、刺痛为主者，可加三棱、莪术；腹中绞痛者，可加大白芍用量，并加甘草（两药相合取芍药甘草汤之义）；若有尿频、尿急较甚或伴尿痛者，可加瞿麦、萹蓄、滑石、车前子；若有小便涩滞不爽者，可加石韦、冬葵子；若有肉眼血尿者，可加仙鹤草、小蓟、白茅根。

（3）合并症化裁：若兼有气短口干属气阴两虚证者，可加山茱萸、山药、太子参；若兼有潮热盗汗属阴虚火旺证者，可加生地黄、女贞子、墨旱莲；若久病见舌色紫暗有瘀点瘀斑、脉涩属湿滞血瘀者，可加王不留行、莪术、穿山甲、桃仁、红花。

第三节　自拟方

▍一、院内制剂

（一）保肾口服液

1. 批准文号　闽药制字 Z06106050。

2. 药物组成　石莲子、太子参、地骨皮、麦冬、黄芪、桑椹、黄芩、茜草、益母草、茯苓、当归、车前子、玉竹、荠菜（上巳菜）、甘草。

3. 功效　益气养阴，清热利湿，活

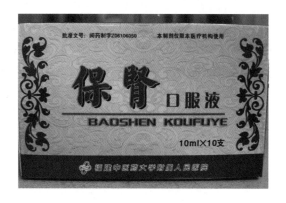

血祛瘀。

4. 主治病证 慢性肾炎、肾病综合征、狼疮性肾炎尿血属气阴两虚证。症见血尿，蛋白尿，面色少华，少气乏力，或易感冒，午后低热或手足心热，口干咽燥或咽部暗红、咽痛，舌质红或暗红，少苔，脉细或弱。

5. 用法用量 口服，一次 1 支（10ml），一日 3 次。

6. 方药分析 本方是以清心莲子饮为基础方加以化裁而成。方中太子参性平偏凉，具有益气生津的功效，既补气养阴摄血又防火热伤阴；黄芪性微温，具有补脾肺之气、利水退肿的功效，与太子参相合可增加补气之力；玉竹性微寒，具有滋阴清热、生津止渴的功效；以上三药共为君药。麦冬、地骨皮养阴清热、生津除烦，可退肝肾虚火；桑椹、当归滋阴补血、生津、润肠，可使所补之气有所依附；黄芩清肺除湿、泻火止血，石莲子清热祛湿、清心宁神、涩精止泻；以上六药共为臣药。荠菜和脾益肾、凉血止血、清热利尿；益母草活血化瘀、利尿消肿，茜草凉血止血、活血祛瘀，两药均有活血止血而不留瘀之效；茯苓健脾利水渗湿，车前子清热利水渗湿；以上五药共为佐药。甘草补脾益气、调和诸药，为使药。总观全方，药性偏寒凉，滋阴益气以治正虚，活血清利又兼顾其邪实。

（二）益肾降浊颗粒

1. 批准文号 闽药制字 Z06106052。

2. 药物组成 大黄、茯苓、六月雪、桑椹、太子参、白术、黄芪、桑寄生、当归、车前子、丹参、怀牛膝、陈皮。

3. 功效 健脾益肾，降浊祛瘀。

4. 主治病证 慢性肾衰竭、慢性肾炎属脾肾气虚、浊毒瘀滞证。症见倦怠乏力，气短懒言，腰酸膝软，脘腹胀满，食少纳呆，恶心呕吐，肢体困重，

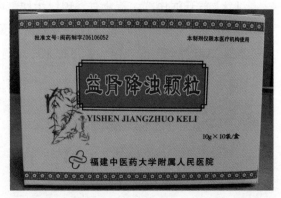

面色萎黄，大便稀溏，小便频数，尿中泡沫增多或见蛋白尿，舌质淡胖，舌边有齿痕，舌苔白厚或腻，脉沉缓或沉细。

5. 用法用量 口服，一次 1 袋（10g），一日 3 次。

6. 方药分析 黄芪、太子参健脾益气，茯苓、白术健脾渗湿，以后天培补先天，共奏培土制水之功，以上四药共为君药。桑寄生、桑椹滋补肝肾之阴，养先天之本，以上两药共为臣药。六月雪、车前子利湿泻浊，大黄祛瘀解毒、降泄浊邪并兼有凉血活血之功，当归、丹参、怀牛膝活血化瘀，且怀牛膝尚能补肝肾、利尿通淋、引血下行，当归尚能补血和血，以上六药共为佐药。陈皮理气降逆助运，使君药补而不滞，脾气周流而水邪得制，并助大黄、六月雪活血行水、泄浊排毒，为使药。总观全方，标本兼顾，补泻兼施，使祛邪不伤正、扶正不留邪。

（三）益肾降糖饮

1. 批准文号　闽药制字 Z06106053。

2. 药物组成　玄参、生地黄、当归、制何首乌、黄芪、赤芍、苍术、肉苁蓉、太子参、山药、僵蚕、黄芩、马齿苋、鲜石仙桃。

3. 功效　养阴清热，补肾益气，化瘀通络。

4. 主治病证　糖尿病、糖尿病肾病属气阴两虚、脉络瘀阻证。症见：多食易饥，咽干口燥，口渴喜饮，倦怠乏力，心悸，气短懒言，头晕耳鸣，腰酸腿软，心烦失眠，遗精早泄，自汗、盗汗，五心烦热，溲赤便秘，舌质淡红，少苔或花剥苔，或舌质红少津，脉濡细或细数无力或弦细。

5. 用法用量　口服，一次 30ml，一日 3 次。

6. 方药分析　方中何首乌、生地黄、当归、玄参滋阴养血，四药共为君药。黄芪、太子参、山药补脾益肾、益气养阴，肉苁蓉补肾助阳、益肾精，使阴血得以化生，以上四药共为臣药。赤芍活血祛瘀，苍术健脾祛湿，僵蚕祛风化痰，黄芩、马齿苋

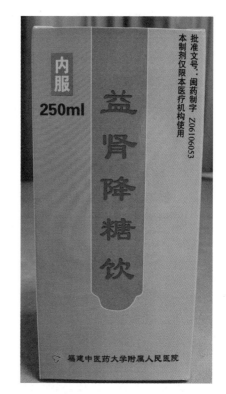

清热，鲜石仙桃养阴生津，以上六药共为佐药；当归亦能活血祛瘀，兼为佐药。总观全方，具有标本兼治、治本为主的特点，体现了"气能生血""善补阴者当阳中求阴"理论的临床应用。

（四）已金排石颗粒

1. 批准文号　闽药制字 Z06106055。

2. 药物组成　金钱草、郁金、海金沙、鸡内金、赤芍、白芍、川牛膝、车前子、王不留行、蒲黄、荠菜（上已菜）、石韦。

3. 功效　清热利湿，化瘀通络，通淋排石。

4. 主治病证　泌尿系结石或合并感染属湿热瘀滞下焦证。症见腰腹胀痛，

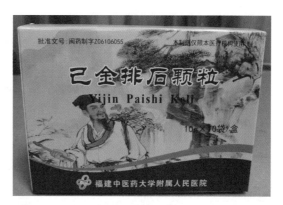

甚至绞痛难忍，少腹急满，发热口苦，尿频、尿急，或有排尿痛，或有排尿艰涩、尿流中断，或尿中夹结石，尿色黄或肉眼血尿，舌质红或暗红，苔白腻或黄腻，脉弦数或滑数。

5. 用法用量　口服，一次 1 袋（10g），一日 3 次。

6.方药分析 方中金钱草味咸能软坚,有利水通淋、清热消肿之功;海金沙清热利湿、通淋排石,并助金钱草排石之力;鸡内金健脾导滞、消积化石,并可防消石之品碍胃之弊;郁金凉血止血、理气行滞、化瘀通络;以上四药共为君药。白芍养血敛阴、缓急止痛,赤芍清热凉血、祛瘀止痛,两药配伍则散中有敛、行中有补;川牛膝活血祛瘀、利尿通淋、引血下行,蒲黄收敛止血、行血祛瘀且能利尿,王不留行活血利尿;以上五药共为臣药。石韦、车前子清热利水通淋,且石韦兼能凉血止血,车前子兼能滋养肝肾;荠菜和脾益肾、凉血止血、清热利尿;以上三药共为佐药。总观全方,诸药合用能清热、利湿、通淋与行血并举。

(五)益肾清浊口服液

1.批准文号 闽药制字 20150009。

2.药物组成 知母、黄柏、生地黄、山茱萸、山药、茯苓、牡丹皮、车前子、鹿衔草、六月雪、大黄、桑寄生、川牛膝。

3.功效 滋阴益气,补益肝肾,祛湿泻浊,活血化瘀。

4.主治病证 慢性肾衰竭、糖尿病肾病属肝肾阴虚火旺、瘀浊内阻证。

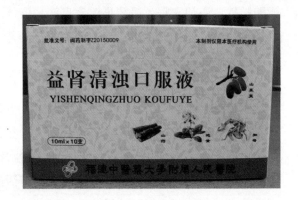

症见头晕,头痛,腰酸膝软,眩晕耳鸣,形体消瘦,潮热盗汗,口干咽燥,五心烦热,失眠多梦,大便干结,尿少色黄,舌质淡红少苔或舌质红少津,脉沉细或弦细或细数。

5.用法用量 口服,一次 1~2 支(10~20ml),一日 3 次。

6.方药分析 本方是以知柏地黄丸为基础方加以化裁而成。方中山药、生地黄、山茱萸健脾滋阴、补益肝肾,三药共为君药。大黄泻下通腑兼以化瘀,六月雪祛风除湿、活血通经、舒筋活络,车前子利尿通淋、渗湿泻浊,川牛膝补肝肾、强筋骨、利尿通淋、活血通经;以上四药共为臣药。知母、黄柏、牡丹皮滋阴泻火并制山茱萸之温涩,茯苓健脾益气利湿并助山药之健运,桑寄生、鹿衔草祛风除湿、补肝益肾、强筋健骨,且鹿衔草能活血化瘀;以上六药共为佐药。川牛膝尚能引药下行,兼为使药。总观全方,标本兼顾,补泻并用,使扶正而不留邪、祛邪而不伤正。

(六)尿感合剂

1.批准文号 闽药制字 Z20210015000。

2.药物组成 生地黄、淡竹叶、金银花、赤芍、白芍、瞿麦、萹蓄、滑石、扁豆、车前草、灯心草、甘草。

3.功效 清热通淋,清心凉血。

4.主治病证 尿路感染属下焦湿热证。症见小便频急、灼热涩痛或淋漓不尽,尿黄浊或尿色鲜红,口干咽燥,心烦寐差,或有寒热、口苦,或有小腹胀痛,或有腰腹胀痛,舌质红或暗红，苔黄腻，脉滑数或濡数。

5. 用法用量 口服，一次 50ml，一日 2 次。

6. 方药分析 本方是以八正散(《太平惠民和剂局方》)合导赤散(《小儿药证直诀》)为基础方加以化裁而成。方中萹蓄、瞿麦清利膀胱湿热、引湿热下行，生地黄凉血滋阴，三药共为君药。滑石、车前草清热利尿、通淋利窍，淡竹叶清心除烦、淡渗利窍，三药共为臣药。赤芍清热凉血、祛瘀止痛，白芍养血敛阴、缓急止痛，两药配伍则散中有敛、行中有补，且赤芍与生地黄配伍可增强清热凉血之功，白芍与生地黄配伍可增强养阴之功；金银花清热解毒，与生地黄配伍可达凉血解毒而不伤阴之效；扁豆健脾化湿，并可防诸味寒凉之品伤胃；以上四药共为佐药。甘草清热解毒、缓急止痛，且能调和诸药，为佐使药。灯心草导热下行，为使药。总观全方，诸药合用能清热、利湿、通淋、凉血并举，且能清热利水而不耗气伤阴。

二、自拟经验方

（一）解毒健肾汤

1. 药物组成 鱼腥草、鹿衔草、益母草、白花蛇舌草、金银花、半枝莲、太子参、麦冬、楮实子、沙苑子、枸杞子、汉防己。

2. 功效 清热解毒，益气养阴，活血化瘀。

3. 主治病证 肾病综合征属湿热毒蕴兼瘀血阻络、气阴两虚证。症见颜面或肢体水肿，面红目赤，口干口苦，腹胀呕恶，胸脘痞闷，腰膝酸软或腰部刺痛，皮肤瘀斑，尿少色赤，便结不爽，舌质红，苔黄腻，脉滑数或弦数等。

4. 方药分析 方中金银花甘寒，清热解毒、凉散风热；鱼腥草辛寒，清热解毒、消痈排脓、利尿通淋；白花蛇舌草甘淡，清热解毒、利尿消肿、活血止痛；半枝莲苦寒，清热解毒、化瘀利尿；以上四药合用则清热解毒之力甚，共为君药。太子参、麦冬益气养阴，枸杞子、沙苑子、鹿衔草、楮实子滋阴补肾；以上六药共为臣药。益母草活血利水，汉防己利水祛湿，两药共为佐药。总观全方，标本兼治，治标为主，使祛邪而不伤正、扶正而不碍邪。

5. 随症化裁 若面浮肢肿较甚者，可选择合用越婢加术汤、麻黄连翘赤小豆汤、五皮饮、五苓散、当归芍药散、实脾饮。若兼夹湿邪见舌苔白腻者，可加藿香、佩兰；兼夹暑邪者，可合六一散；兼有湿热伤阴见舌质红有裂纹者，可合甘露饮化裁；兼有脾虚者，可加扁豆、山药、莲子、麦芽、谷芽；兼有肾阳虚者，可加补骨脂、菟丝子；兼有大便干结不通者，可合玄参、郁李仁；兼有高血压者，可加桑寄生、夏枯草、牛膝；兼有血尿者，可加大蓟、小蓟、白茅根。

（二）通痹汤

1. 药物组成 附子、薏苡仁、苍术、麻黄、桂枝、通草、桔梗。

2.功效　温经散寒，除湿蠲痹。

3.主治病证　痛风性关节炎属风寒湿内蕴证。症见关节酸重闷痛，痛有定处，筋脉拘急麻木，甚或痛处肿大拒按，无汗，口不渴，便溏尿短，胸闷脘痞，纳少，舌质淡，苔白腻，脉弦紧。

4.方药分析　方中麻黄、桂枝发散风寒、除湿止痛，且桂枝能温经通络止痛；附子能祛除寒湿、温经止痛；以上三药共为君药。苍术辛散温燥，能祛风湿且有较强的燥湿健脾作用；薏苡仁淡渗利湿兼能健脾，又能舒筋脉、缓和挛急；以上两药共为臣药。通草味淡能渗湿利水，桔梗开宣肺气、载药上行；以上两药共为使药。总观全方，开宣上焦、健运中焦、温通下焦，通过上、中、下三焦并举之法，使三焦气化有常，气化则风寒湿俱除。

5.随症化裁　风邪较甚者，可加防风、白芷、羌活、独活；寒邪较甚者，可加制川乌、细辛、干姜；湿邪较甚者，可加汉防己、蚕砂、萆薢。

（三）盐肤木汤

1.药物组成　盐肤木、秦艽、豨莶草、土茯苓、威灵仙、汉防己、防风、车前草、生地黄、甘草。

2.功效　祛风除湿，泄浊解毒，通络止痛。

3.主治病证　①痛风性关节炎属湿浊内蕴证。症见持续关节肿痛、畸形，关节功能障碍，舌质红，苔薄黄或薄黄腻，脉滑细。②痛风性关节炎无症状期波动性或持续性高尿酸血症。

4.方药分析　盐肤木性寒，味酸而咸，入脾、肾二经，具有祛风湿、消肿痛之功；秦艽、豨莶草乃祛风除湿之要药；土茯苓性凉，擅清湿热、泄浊解毒、利关节；以上四药共为君药。威灵仙、汉防己、防风可助祛风通络止痛，三药共为臣药。现代药理研究表明土茯苓、威灵仙可促进尿酸排泄、降低血尿酸水平。车前草清热泄浊、利水通淋，生地黄凉血宣痹、清热养阴；两药共为佐药。甘草调和诸药，为使药。总观全方，以祛风湿药为主，佐以泄浊、解毒、养阴之品，使风湿外邪、内生浊毒均能邪有出路，则诸病邪俱退而正气不伤。

5.随症化裁　若兼有肝肾亏虚者，可加桑寄生、牛膝、续断、杜仲、女贞子；兼有脾气亏虚者，可加党参、白术；若见关节肿大刺痛、肌肤紫暗者，乃痰瘀历节之征，可加桃仁、红花、胆南星，或加全蝎、蜈蚣、穿山甲等虫类之品助软坚散结；若见关节僵硬、变形者，可加僵蚕、皂角刺。

（四）紫茜宁血汤

1.药物组成　紫草、茜草或茜草炭、生地黄、赤芍、白芍、牡丹皮、地骨皮、鬼箭羽、川牛膝、白茅根。

2.功效　滋阴清热，凉血止血。

3.主治病证　慢性肾小球肾炎、IgA 肾病、过敏性紫癜、紫癜性肾炎及狼疮性肾炎等属下焦血分热盛、迫血妄行证或瘀热血溢证。症见身热口渴，面赤心烦，皮肤斑疹或紫癜，颜面痤疮，鼻衄，血尿，舌质红或绛，苔黄，脉数或细数。

4.方药分析 紫草性寒，味甘、咸，清热凉血、活血解毒、透疹消斑；茜草苦寒，炒炭用凉血止血，生用凉血止血、活血祛瘀，以上两药共为君药。生地黄清热凉血、养阴生津；白芍养血、敛阴、柔肝，赤芍擅清血分实热、散瘀血留滞，赤白芍同用一散一收、一泻一补；以上三药共为臣药。牡丹皮、地骨皮、鬼箭羽清热解毒凉血，白茅根、川牛膝下行入下焦以凉血行血；以上五药共为佐药。总观全方，标本兼治，治标为主，止血之中寓以化瘀，清热之中寓以养阴。

5.随症化裁 兼肝胆火旺者，可加龙胆草、栀子、黄芩；兼肺胃热盛者，可加石膏、黄连、苦黄芩；兼热盛阴伤者，可加麦冬、沙参、石斛；兼阴虚内热者，可加知母、黄芩、青蒿；血尿甚者，可加藕节、大蓟、小蓟。

（五）通经汤

1.药物组成 生地黄、当归、赤芍、白芍、川芎、桃仁、红花、益母草、川牛膝、醋香附。

2.功效 活血化瘀，清热调经。

3.主治病证 慢性肾脏病伴月经不调或不孕属瘀热互结证。症见月经周期紊乱，数月一行，或量少淋漓不畅，色暗红夹血块，痛经，舌质偏暗，脉弦细；或未采取避孕措施，性生活正常而未妊娠者。

4.方药分析 本方是以桃红四物汤为基础加以化裁而成。方中将熟地黄易为生地黄，以去熟地黄甘温之性并增强清热活血之效，为君药。当归补血活血，与桃仁、红花共用则活血化瘀之力更强，三药共为臣药。赤芍苦寒、擅凉血散瘀，白芍苦酸而寒、擅养血调经，两者同用则清热凉血、养血活血；醋香附开郁行气；以上三药共为佐药。川芎为"血中气药"，可行气活血；益母草、川牛膝活血行气通经、引瘀血下行；以上三药共为佐使药。总观全方，气血同治，可助调畅气血、培本固肾以恢复其月事，使经血顺时而下，因势利导、逐邪而出。

5.服用方法 结合月经周期，于月经来潮前3日服用。

（六）金归排石汤

1.药物组成 金钱草、郁金、海金沙、鸡内金、当归、炮附子、炙甘草、赤芍、白芍、牛膝、王不留行、蒲黄、车前子。

2.功效 温通行血，通淋排石。

3.主治病证 泌尿系结石属肾阳亏虚兼湿瘀证。症见腰背隐痛或钝痛，小便滴沥失约，小便滞涩疼痛或尿中夹结石，或见肉眼血尿，病程缠绵，时轻时重，稍劳即发，伴腰酸神疲，面色㿠白，尿频，舌质淡，舌苔白或白腻，脉沉细。

4.方药分析 本方是以芍药甘草附子汤（《伤寒论》）合四金汤（史书达著《中

121

国民间秘验偏方大成》）为基础加以化裁而成。方中炮附子、炙甘草温通肾络、缓急解痉，白芍敛阴柔肝止痛，赤芍活血祛瘀止痛，赤白芍同用一散一收、一泻一补，以上四药共为君药。当归、牛膝补血和络而助肾元，两药共为臣药。金钱草、海金沙清热利湿、通淋排石，鸡内金消积导滞并防消石之品碍胃之弊，郁金凉血止血、理气行滞、化瘀通络，王不留行、蒲黄活血祛瘀力增，车前子利尿通淋，以上七药共为佐药。炙甘草调和诸药，亦为使药。总观全方，诸药合用攻补兼施，通淋与行血并举，清利与温通兼顾。

5. 随症化裁 兼脾虚者可加太子参、山药、黄芪；兼肾阴不足者，可加熟地、枸杞子；兼湿热壅盛者，可加石韦、瞿麦；兼气滞血瘀者，可加三棱、莪术、香附、路路通。

（七）益肾消癥饮

1. 药物组成 党参、三棱、莪术、桑椹、桑寄生、牛膝、生地黄、山茱萸、山药、车前子、六月雪、酒大黄。

2. 功效 益气养阴行水，活血解毒消癥。

3. 主治病证 多囊肾属气阴亏虚、伏毒结瘀证。症见腰腹部胀痛或酸痛，腹部可触及大小不等的肿块，质硬或不硬，肉眼血尿或镜下血尿，可伴有神疲乏力，眩晕耳鸣，五心烦热，夜寐难安，头面或肢体水肿，面色或唇色紫暗，舌质偏暗，可有瘀点或瘀斑，苔少，脉弦涩或细数。或无明显症状，仅超声检查可发现肾囊肿，而舌质暗红，有瘀点或瘀斑，脉弦涩或细涩。

4. 方药分析 方中党参甘平、微酸，擅补气生血；三棱、莪术苦辛均可破血行气；三药合用活血不伤气、行气不留瘀，有助于益气活血消癥，共为君药。生地黄清热凉血、养阴生津，山药甘平，可平补气阴、养阴生津、固肾益精，健脾养胃；山茱萸酸能补肾涩精；三药合用可补五藏之阴纳于肾，助寐得安；车前子、牛膝利水通淋以制水湿之邪；以上五药共为臣药。六月雪、酒大黄通腑解毒泄浊；桑椹滋脾肾、秘精微，桑寄生补肝肾，以防止精微物质外泄；以上四药共为佐药。总观全方，肝脾肾兼顾，气血水同治，活血消癥而不耗气伤血。

5. 随症化裁 若脾气亏虚较甚者，可加黄芪、白术、茯苓；阴虚燥热之象明显者，可加知母、黄柏；腰腹部疼痛较甚者，可加白芍、甘草；蛋白尿较甚者，可加沙苑子、覆盆子，或合水陆二仙丹；血尿较甚者，可加紫草、茜草、藕节。兼风湿痹痛者，可加鹿衔草、土茯苓、牡丹皮、威灵仙。

（八）清暑退热汤

1. 药物组成 香薷、厚朴、扁豆、金银花、连翘、滑石、青蒿、青黛、黄芩、甘草。

2. 功效 祛暑解表，清热利湿。

3. 主治病证 慢性肾脏病外感暑湿兼肝胆郁热证。症见恶寒发热，无汗，身重头痛，心烦胸闷，面赤口渴，舌质红，苔白腻或黄腻，脉浮数或濡数。

4. 方药分析 本方是以新加香薷饮（《温病条辨》）合碧玉散（《伤寒直格》）

为基础方加以化裁而成。方中香薷发汗解表、祛暑化湿，金银花、连翘辛凉透表、祛暑清热，三药共为君药。青蒿清透少阳邪热，黄芩清泄胆腑邪热，共为臣药。扁豆健脾化湿又可防诸味寒凉之品伤胃；厚朴行气化湿，且与香薷配伍可化湿除满；滑石清热利尿、导邪热自尿而出，甘草清热和中，青黛清肺经郁热与肝胆郁火、凉血解毒，以上五药共为佐药。甘草与滑石配伍可使小便利而津液不伤，亦为使药。总观全方，辛温药与辛凉药配伍、祛暑药与化湿药同用，通过发汗宣散、健脾化湿、清热利尿并举之法，使暑湿外邪、肝胆郁热均能邪有出路，则暑散热退湿除。

5.随症化裁 若发热较甚者，可加柴胡、石膏；若身重头痛较甚者，可加羌活、独活；若口渴较甚者，可加玉竹、芦根、天花粉；若兼有咽痛者，可加牛蒡子、射干、马勃；若兼有恶心呕吐者，可加姜半夏、竹茹、藿香；若兼有纳呆者，可加陈皮、茯苓、山药；若兼有大便溏稀者，可加葛根、黄连、薏苡仁；若兼有小便短赤者，可加淡竹叶、白茅根、蒲黄；若兼有咳嗽咳痰者，可加鱼腥草、瓜蒌、杏仁。

第 五 章 　**常用特色中药**

第一节　单味药

（一）六月雪

【**性味归经**】性凉，味苦、辛；入肝、脾、肺、肾、大肠经。

【**功效**】疏风解表，清热利湿，舒经活络，活血通经。

【**主治病证**】感冒，黄疸型肝炎，肾炎水肿，咳嗽，喉痛，角膜炎，肠炎，痢疾，腰腿疼痛，咯血，尿血，妇女闭经，带下病，小儿疳积，惊风，风火牙痛，痈疽肿毒，跌打损伤等。

【**用药禁忌**】脾胃虚寒慎服。

【**常用剂量**】煎汤，10~15g（鲜者 30~60g）。

【**用药体会**】《安徽药材》载："六月雪与老母鸡同煮，能治慢性肾炎水肿"。《江苏验方草药选编》载："治乳糜尿"。《福建药物志》载："祛风除湿，补脾调气，主治水肿、肾盂肾炎……"在肾病发生发展的过程中痰湿、气滞、瘀血往往相互影响，易见水停气阻、血瘀水停等病理变化。六月雪具活血化瘀、通经利水、清热解毒、利湿泄浊之功，在内可活血解毒，在外又可导热下泄，使湿浊之邪从小便而解，且一药多用，使湿浊得化、瘀滞得消、热毒得解、经气得通、水邪得利。阮诗玮教授常将六月雪用于肾盂肾炎、慢性肾小球肾炎、急慢性肾功能不全、肾病综合征、IgA 肾病等的治疗，常与大黄配伍，有利尿，降尿蛋白、血尿素氮、血肌酐的功效。

【**药理研究进展**】现代药理学研究发现，六月雪含有苷类、鞣质、植物甾醇、少量生物碱、糖和脂肪酸等有效成分。六月雪有提高细胞免疫和体液免疫的功能，能改善机体对抗原的清除力，对肾小球基底膜的损伤有修复作用，另外可提高肾血流量，促进纤维组织吸收，使废用的肾小球得以修复而达到消除尿蛋白的效果。六月雪提取物对大肠杆菌、金黄色葡萄球菌、枯草杆菌、铜绿假单胞菌、肠炎球菌都有一定的抑制作用。

（二）鬼箭羽

【**性味归经**】性寒，味苦、辛；入肝经。

【**功效**】破血通经，散瘀止痛，解毒消肿，杀虫。

【**主治病证**】癥瘕结块，心腹疼痛，闭经，痛经，崩中漏下，产后瘀滞腹痛，恶露不下，疝气，历节痹痛，疮肿，跌打伤痛，虫积腹痛，烫火伤，毒蛇咬伤等。

【**用药禁忌**】《品汇精要》有言：妊娠不可服。

【**常用剂量**】内服：煎汤，4~9g；或浸酒或入丸、散。外用：适量，捣敷或煎汤洗；或研末调敷。

【**用药体会**】若湿热蕴结下焦，则膀胱气化不利，鬼箭羽清热通淋，祛除湿热之邪复膀胱气化之司，故鬼箭羽可用于淋证等表现为湿热下注的治疗。慢性肾脏病病久，肾元虚损，肾精气不足，水精代谢失常，水精是万物之源，从而造成肾脏浮络、孙络瘀滞。瘀血滞固，补益清利药难以取效，故以活血生新为要务。《读医随笔》云："加行血药于补剂中，其功倍捷。"肝为血海，鬼箭羽入肝经，调肝血、行肝瘀、消肝热，其性寒味苦，苦寒胜热，苦降下泄，辛散能行，苦降辛开；其活血通络，推陈致新，恢复水精平衡，可使补益药物补而不滞，鬼箭羽活血亦有行水之意。慢性肾脏病见瘀血，或瘀血夹热，特别有瘀热的病理因素，可应用鬼箭羽。鬼箭羽多用于肾风、水肿病、淋证、关格等病证的治疗，每每奏效。常用于各种急慢性肾炎、各类型肾病综合征、糖尿病肾病、慢性肾衰竭、泌尿系统感染、前列腺炎等病的治疗。

【**药理研究进展**】现代研究发现，鬼箭羽主要含有黄酮和黄酮苷、强心苷、五环三萜、甾体、有机酸等有效成分，具有降低血糖、调节血脂、抑制变态反应、延缓动脉粥样硬化、耐缺氧、抗肿瘤等药理作用。鬼箭羽治疗肾脏疾病的作用机制有：①保护肾小管上皮细胞。②调节免疫功能。③降低全血黏度。④抗菌、抗炎。⑤降低血糖。可能是通过调节血脂、血糖，改善机体免疫功能，抑制炎性介质释放，抑制变态反应，抗氧化等作用从而改善肾血流量，降低蛋白尿，降低尿素氮、肌酐，减少免疫复合物沉积，减轻泌尿系统炎症反应，促进肾小球基底膜的修复，保护肾小管上皮细胞，防治肾小球硬化，抵抗肾损害，进而保护患者肾功能。因此临床用于慢性肾衰竭的治疗可保护肾小管上皮细胞，改善肾小球硬化；用于治疗肾炎可调节免疫功能、抑制炎症介质释放；用于肾病综合征的治疗可调节血脂，改善肾血流量，降低蛋白尿；用于肾盂肾炎、前列腺炎、泌尿系感染的治疗可抗菌、抗炎、抗病毒；用于糖尿病肾病的治疗既能降低血糖，又可防治糖尿病并发症。

（三）荠菜

【**性味归经**】性平、味甘；入肝、胃经。

【**功效**】和中，利水，止血，明目。

【主治病证】痢疾，水肿，淋病，乳糜尿，吐血，便血，尿血，血崩，月经过多，目赤疼痛等。

【用药禁忌】①有实火、邪热者忌服。②《医学入门》：中寒有痞者禁服。③《本草经疏》：泄泻由于火热暴注者不宜用；小便不禁及精气滑脱因于阴虚火炽而得者，不宜用。

【常用剂量】内服：煎汤，15~30g。外用：研末调敷、捣敷或捣汁点眼。

【用药体会】荠菜又名上巳菜。《南宁市药物志》："治乳糜尿。"《现代实用中药》："止血。"荠菜有凉血止血、清热利尿作用。阮师临床上常将荠菜应用于尿血病的治疗，亦可用于水肿、乳糜尿的治疗。临床上有不少肾炎患者，经过治疗后，水肿已经消退，小便也较清利，但是尿常规检查仍有少许蛋白和红细胞，这时用荠菜取其凉血止血功效，以消除尿中红细胞。与车前草配合可利尿消肿。荠菜洗净煮汤（不加油盐）可用于乳糜尿的治疗。

【药理研究进展】荠菜中含荠菜酸有止血作用，荠菜提取物（含草酸）静脉注射或肌内注射于各种出血患者，有明显止血作用。对小鼠有利尿作用。对人造发热的兔，荠菜略有退热作用。醇提取物给犬、猫、兔、大鼠静脉注射，可产生一过性血压下降。其浸膏试用于动物离体子宫或肠管，均呈显著收缩，全草的醇提取物有催产素样的子宫收缩作用。水煎液较大剂量有明显的抗炎作用，对急性及慢性炎症模型均表现出明显的抗炎作用。

（四）盐肤木（根）

【性味归经】性平，味酸、咸；入脾、肾经。

【功效】祛风湿，利水消肿，活血散毒。

【主治病证】风湿痹痛，水肿，咳嗽，跌打肿痛，乳痈，癣疮。

【用药禁忌】邪未尽、积未去之泻痢或外感伤寒属早期者不宜使用。

【常用剂量】内服：煎汤，9~15g；鲜品30~60g。外用：适量，研末调敷；或煎水洗；或鲜品捣敷。

【用药体会】《本草纲目》："按《本草集议》云，盐麸子根，能软鸡骨。"阮师对于痛风性肾病、痛风性关节炎常加用盐肤木。这部分患者常为先天禀赋不足，后天饮食失调，内、外因合而为病，脾肾功能失调，三焦气化不利，湿浊内生，日久化热化瘀，凝滞经脉，痹阻于关节。故湿热阻络型痛风患者常可表现为颜面或下肢水肿、小便黄赤、关节痹痛等不适，治疗应清热利湿、通络止痛，而盐肤木具有祛湿利水消肿、活血散毒通络的作用，祛湿浊毒邪，活血而祛瘀血之痹阻，使邪去正自安。常与威灵仙、土茯苓、豨莶草等配伍。

【药理研究进展】盐肤木中含有多种活性物质，如黄酮类、多酚类及酚酸类、多糖类、三萜类等，这些物质大多具有抗菌、抗病毒、降压、降血糖、抗炎等活性。其主要药理作用有抗组胺释放、抗肿瘤活性、抑制人肾小球膜细胞增生、抗菌、抗腹泻、抗凝血、抗单纯疱疹病毒活性。其中对肾脏的保护作用机制可能如下：①盐肤木对人肾小球系膜细胞（HMC）增生有抑制作用，其醇提取物能显著抑制 IL-lp、IL-6 诱发的 HMC 增殖，作用效果与浓度相关，且盐肤木醇提取物可能结合到 HMC 上，使 HMC 内钙离子浓度降低，并由此影响到其下游细胞因子（如 IL-lp mRNA）的基因表达，降低了细胞因子的生成，从而抑制了 HMC 的增殖。②抗菌（细菌、真菌）可用于肾盂肾炎、前列腺炎、泌尿系感染的治疗。③考虑盐肤木提取物的抗凝血作用可能对于慢性肾脏病的高凝状态有一定的改善作用，但这方面的研究尚未等到证实，需要深入研究。

（五）土茯苓

【性味归经】性平，味甘、淡；入肝、胃、脾经。

【功效】除湿，解毒，通利关节。

【主治病证】梅毒，淋浊，泄泻，筋骨挛痛，脚气，痈肿，疮癣，瘰疬，瘿瘤及汞中毒。

【用药禁忌】肝肾阴虚者慎服。

【常用剂量】内服：煎汤，10~60g。外用：适量，研末调敷。

【用药体会】《本草纲目》："健脾胃，强筋骨，去风湿，利关节……治拘挛骨痛。"《本草再新》："祛湿热，利筋骨。"临床上阮师多用土茯苓清湿热、泄浊毒、通利关节的作用来治疗痛风性关节炎。湿热浊邪重浊黏滞，难于化解，留滞经络关节，则阳气布达受碍，闭阻气血，故可见肌肤不仁、关节重着疼痛等不适。而对于痛风性关节炎，朱良春云："此乃嘌呤代谢紊乱所引起，中医认为系湿浊瘀阻，停着经隧而致骨节肿痛，时流脂膏之证，应予搜剔湿热蕴毒，故取土茯苓健胃、祛风湿之功。脾胃健则营卫从，风湿去则筋骨利。"同时配合除湿通络之品，对湿热型痛风性关节炎常有良效。《诸病源候论》提出："诸淋者，由肾虚而膀胱热故也。"指出肾虚为本、湿热为标时淋证的病机特点，土茯苓为除湿泄热解毒之要药，亦常在湿热性淋证中可起到利湿通淋的作用。

【药理研究进展】土茯苓中主要化学成分有黄酮类、黄酮苷类、生物碱类、皂苷类、多糖类、挥发油类、苯丙素类、甾醇类、有机酸类、鞣质、蛋白质以及少量无机元素等。土茯苓在心脑血管系统方面具有对脑缺血和心肌缺血的保护作用、β - 受体阻滞样作用、对动脉粥样硬化和血栓的防治作用；有较强的抑菌防病作用；对免疫反应有一定抑制作用；对肝损伤具有一定的保护作用；有良好的镇痛、抗炎及利尿作用。与肾病相关的药理作用如下：①土茯苓能明显降低肾性高血压大鼠的血液黏度，改善血液循环，还能提高超氧化物歧化酶和谷胱甘肽含量，这两种物质能清除人体内的氧自由基和有害物质，缓解血管内皮损伤，并能改善糖尿病型肾病大鼠肾脏组织形态，同时提高大鼠体内 NO

水平，使血管舒张，预防糖尿病肾病恶化。②其水提取物可降低高尿酸血症模型小鼠血清尿酸水平和抑制血清黄嘌呤氧化酶活性，减少嘌呤分解代谢，使尿酸生成减少，从而降低血尿酸水平。③其中土茯苓所含的黄酮类成分具有抗炎、抗氧化活性，可能是土茯苓治疗高尿酸血症肾病的可能机制，土茯苓中落新妇苷、二氢黄酮类以及薯蓣皂苷等具有较强的消炎作用，对痛风性关节炎有良好的作用。

（六）积雪草

【性味归经】 性寒，味苦、辛；入肺、脾、肾、膀胱经。

【功效】 清热利湿，活血止血，解毒消肿。

【主治病证】 发热，咳喘，咽喉肿痛，痢疾，湿热黄疸，水肿，淋证，尿血，衄血，痛经，崩漏，丹毒，瘰疬，金疮肿毒，带状疱疹，跌打肿痛，外伤出血，蛇虫咬伤等。

【用药禁忌】 《植物名实图考》：虚寒者不宜。

【常用剂量】 内服：煎汤，9~15g（鲜者15~30g），或捣汁。外用：适量，捣敷或绞汁涂。

【用药体会】 《陆川本草》曰："解毒，泻火，利小便。治热性病，……身热，口渴，小便黄赤。"阮师常用积雪草治疗慢性肾脏病肾虚湿热者。如热淋者，下焦湿热，小便短赤，淋沥涩痛的急、慢性肾盂肾炎，膀胱炎等尿路感染属肾虚湿热下注证者，用积雪草清热利湿，使湿热之邪从小便而解；或慢性肾脏病患者感受湿热之邪，湿热内蕴，阻滞三焦气机，三焦气化失司，湿热浊邪不能外泄，堆积于人体，常可见血肌酐、尿素氮等升高，日久恐更伤肾。通过辨证施治，肾虚湿热者常加用积雪草，可使尿量增加，血尿素氮、血肌酐降低，从而达到改善患者肾功能的目的。

【药理研究进展】 积雪草中的化学成分包括三萜皂苷、三萜酸、多炔烯类和挥发油等。积雪草具有调节过氧化酶活性，预防氧化应激功能。积雪草中含量较高的羟基积雪草苷，被认为是积雪草治疗风湿性关节炎的主要活性成分。对神经系统的作用可用于精神分裂症、癫痫、帕金森病等疾病的治疗。积雪草能够治疗多种皮肤病，是由于其主要成分通过增进伤口组织胶原的合成及血管生成，促进伤口愈合。积雪草苷具有良好的体内、外抗菌活性，在小鼠膀胱上行性肾感染模型中，积雪草苷对大肠埃希菌具有明显的体内抗菌作用。

（七）龙葵（七粒扣）

【性味归经】 性寒，味苦、微甘，有小毒；入膀胱经。

【功效】 清热解毒，散结，消肿利尿。

【主治病证】 疔疮，痈肿，丹毒，跌打扭伤，慢性支气管炎，肾炎水肿。

【用药禁忌】 脾胃虚弱者勿服。

【常用剂量】内服：煎汤，15~30g。外用：适量，捣敷或煎水洗。

【用药体会】《现代实用中药》曰："利尿消炎。"肾系疾病又多因脾肾功能失调，脾主运化，肾主水，脾肾功能失调，则外湿易感，而内湿易生，湿郁化热或湿热相熏蒸，故成湿热之候，湿与热合，胶结难解；对于急、慢性肾小球肾炎湿热蕴结所致血尿、蛋白尿，泌尿系感染湿热下注所致小便频数、淋漓涩痛者，常可加用龙葵清热利湿，导湿热之邪从膀胱而去，从而可使肾炎者血尿、蛋白尿消退，热淋者小便得利。

【药理研究进展】龙葵全草及其果实含有各类活性成分，大体可以分为生物碱类成分、皂苷类成分及非皂苷成分三大类。龙葵有抗肿瘤作用，抑菌、抗病毒作用，肝、肾保护作用，免疫调节作用，解热、镇痛作用，抗炎与抗休克作用，镇静作用，祛痰止咳作用，还具有降压、抗过敏作用。其中对肾脏的保护作用机制如下：龙葵对由庆大霉素诱导的肾细胞损伤具有保护作用，用龙葵50%的醇提取物在对庆大霉素诱导的肾脏细胞毒性反应的细胞保护作用的研究中，证实其对庆大霉素的细胞毒作用显著受到抑制，同时亦发现此提取物对羟基自由基具有显著的清除能力，从而提出了对肾脏的细胞保护作用的可能机制。对于大鼠肾炎模型，给予不同剂量的龙葵提取物，结果龙葵提取物可使给药组动物24h尿蛋白排出量明显减少，血清肌酐及血清尿素氮显著降低，大鼠肾小管内的蛋白管型大小和数量明显减少，灶性出血明显少于模型组。另有研究提示龙葵提取物对小牛血清白蛋白所致大鼠实验性肾炎有明显的防治作用。

（八）鹿衔草

【性味归经】性温，味甘、苦；入肝、肾经。

【功效】补肾强骨，祛风除湿，止咳，止血。

【主治病证】肾虚腰痛，风湿痹痛，筋骨痿软，新久咳嗽，吐血，衄血，崩漏，外伤出血。

【用药禁忌】孕妇忌服。

【常用剂量】内服：煎汤，15~30g；研末，6~9g。外用：适量，捣敷或研散；或煎水洗。

【用药体会】《四川常用中草药》曰："祛风除湿……筋骨酸软，风湿关节痛……"清代《得配本草》更谓其能宣通督脉，其禀草类至贱之体而具补肾强筋健骨之效，可补肾通络、强腰膝、利筋骨，对于治疗风湿痹痛常配防风、秦艽、豨莶草之类。可宣肺治水之上源，甘温补肾，通膀胱而利水之气化，用于治疗肾虚之五淋白浊、水肿，如前列腺增生、慢性前列腺炎等所致之小便淋漓、尿频、排尿困难等症。或可治疗肾炎、肾病综合征之水肿、蛋白尿等诸症。

【药理研究进展】鹿衔草主要含有黄酮类、酚类、鞣质、醌类及其他成分。鹿衔草有增加血管灌注液流量、增加心肌营养性血流量、改善冠脉循环的作用；抗菌、抗病毒、抗肿瘤作用；抗感染作用；止咳、平喘、祛痰作用；提高免疫功能作用；对抗中枢神经兴奋剂，增强安眠效果的作用；其所含成分有护肝降酶作用，对四氯化碳引起的鼠急性肝损伤有明显的保护作用，能促进肝细胞再生，降低血清转氨酶。其中对泌尿系统的作用表现为鹿衔草能明显提高机体组织含量及组织器官血流量，提高组织糖代谢酶活性，使肾血流量增加，微循环改善，同时并具有利尿作用。

（九）蛇床子

【**性味归经**】性温，味辛、苦；入脾、肾经。

【**功效**】温肾壮阳，燥湿杀虫，祛风止痒。

【**主治病证**】男子阳痿，阴囊湿痒，女子宫寒不孕，寒湿带下，阴痒肿痛，风湿痹痛，湿疮疥癣等。

【**用药禁忌**】下焦有湿热，或肾阴不足，相火易动以及精关不固者忌服。①《本草经集注》：恶牡丹、巴豆、贝母。②《本草经疏》：肾家有火及下部有热者勿服。③《本经逢原》：肾火易动，阳强精不固者勿服。

【**常用剂量**】内服：煎汤，3~9g，或入丸、散剂。外用：适量，煎汤熏洗；或做成坐药、栓剂；或研细末调敷。

【**用药体会**】《生草药性备要》谓蛇床子："敷疮止痒，洗螆癞。"慢性肾衰竭患者常因禀赋不足或者饮食不洁，湿热毒邪蕴结，耗伤津血而生风，客于肌表后导致皮肤瘙痒的发生或因久病真气耗损，气血亏虚，肌肤失养亦可导致瘙痒的发生。"诸痒皆属于风，属于虚"，风邪作祟常可导致皮肤瘙痒，阮师临床对于慢性肾衰竭患者有皮肤瘙痒症状者，常加用蛇床子祛风止痒常有裨益。

【**药理研究进展**】蛇床子的主要成分是香豆素类化合物如蛇床子素、佛手柑内酯、异虎耳草素、哥伦比亚内醋等，还有色原酮类和苯并呋喃类化合物。蛇床子素能通过抑制巨噬细胞释放炎症介质，减轻肥大细胞释放过敏性介质，对多类急性和慢性炎症模型都有抗炎作用和具有止痒抗过敏作用；蛇床子素能增加骨密度，促进成骨细胞的增殖和分化，抑制骨吸收，维持骨量在原有水平，能抑制破骨细胞形成，部分逆转5/6肾切除小鼠的骨量丢失；蛇床子素具有抗氧化，保护心血管作用，抗肿瘤作用；蛇床子素具有雄激素样作用和促性腺激素样作用；蛇床子素对肾脏肾脏缺血 - 再灌注损伤具有保护作用，该作用机制可能与蛇床子素具有抑制炎症和提高机体抗氧化应激能力相关。

（十）益母草

【**性味归经**】性微寒，味辛、微苦；入肝、心包、肾经。

【**功效**】活血调经，利尿消肿，清热解毒。

【**主治病症**】月经不调，经闭，胎漏难产，胞衣不下，产后血晕，瘀血腹痛，跌打损伤，小便不利，水肿，痈肿疮疡。

【用药禁忌】阴虚血少者忌服。①《经效产宝》：忌铁器。②《本草正义》：血热、血滞及胎产艰涩者宜之；若血气素虚兼寒，及滑陷不固者，皆非所宜。

【常用剂量】内服：煎汤，10~15g。外用：适量，煎水洗或鲜草捣敷。

【用药体会】肾病日久，久病入络，三焦不畅，气血不通，或病久气虚血弱，水湿内停，水病及血，脉络凝滞而成瘀。加之肾脏病临床上常用激素、免疫抑制剂等温燥之品，难免津血被灼致瘀，阮师常配合活血化瘀药如益母草来进行治疗，使气血疏通，气机运转恢复，增加排尿，通过加用活血化瘀之益母草可通畅三焦水道，达到升清降浊、祛除湿浊溺毒的目的，可改善血液黏稠度、抑制血小板聚集、防止血栓形成、改善肾脏微循环，改善肾功能。

【药理研究进展】益母草的化学成分包括生物碱类、黄酮类、二萜类、香豆素类、三萜类、苯乙醇苷类、挥发油类等化合物。益母草中的益母草碱具有显著的直接扩张外周血管，增加血流量，抗血小板聚集和降低血液黏度等作用。益母草中的生物碱和黄酮成分能有效抑制异丙肾上腺素所致心肌组织缺血损伤。益母草可以提高淋巴细胞功能，并活跃淋巴微循环，对机体恢复内环境的恒定和提高机体免疫力是有益的。益母草对子宫似有双向调节作用，即当子宫在正常状态下表现为引起兴奋收缩，而当子宫在痉挛状态时则引起松弛。抗炎镇痛、抑菌、抗氧化作用。益母草有明显的利尿消肿作用，益母草可作为一种作用和缓的保钾利尿药用于利水消肿。益母草注射液能提高大鼠肾小球滤过率，改善肾功能，减轻肾小管空泡变性及间质纤维化等病理改变，有效改善环孢素引起的大鼠肾功能损伤，同时消除炎性病变和尿中蛋白，恢复肾脏功能。

（十一）野麻草（铁苋菜）

【性味归经】性平，味苦、涩；入心、肺、大肠、小肠经。

【功效】清热，利水，杀虫，止血。

【主治病证】痢疾，腹泻，咳嗽，吐血，便血，尿血，子宫出血，疳积，腹胀，皮炎，湿疹，创伤出血，肝炎，毒蛇咬伤等。

【用药禁忌】《泉州本草》：孕妇忌用，老弱气虚者少用。

【常用剂量】煎汤，10~15g；鲜品30~60g。外用：适量，水煎洗或捣敷。

【用药体会】野麻草又名铁苋菜。阮师临床上常将野麻草应用于尿血病、淋证的治疗。对于肾炎有尿血的患者，经过治疗后，水肿可渐消退，小便也可渐清利，配白茅根，上清下泄，清泄兼施，利水通淋，治疗血尿常有裨益。

【药理研究进展】铁苋菜主要含铁苋菜素、生物碱、没食子酸、鞣质、胡萝卜苷等成分。野麻草具有抗炎、抗氧化活性、抗癌活性、微生物抑制作用、止血、平喘、止泻、解痉、解蛇毒等作用。

（十二）马齿苋

【性味归经】性寒、味酸；入大肠、肝经。

【功效】清热解毒，凉血止痢，除湿通淋。

【主治病证】热毒泻痢，热淋，尿闭，赤白带下，崩漏，痔血，疮疡痈疖，丹毒，瘰疬，湿癣，白秃。

【用药禁忌】《本草经疏》：凡脾胃虚寒，肠滑作泄者勿用；煎饵方中不得与鳖甲同入。

【常用剂量】煎汤，10~15g，鲜品30~60g；或绞汁。

【用药体会】《本草纲目》认为马齿苋具有"解毒通淋"作用。阮师临床常将其用于尿路感染者，症见尿频、尿急、尿痛等膀胱湿热证者。"诸淋者，由肾虚而膀胱热故也。""淋之初病，则无不由乎热剧。"肾虚气化不及膀胱则小便数，湿热病邪，多在膀胱，膀胱有热，气化不利，故小便涩痛不畅，取马齿苋清热利湿通淋之功，祛膀胱湿热之邪，助膀胱恢复气化之职责，使湿热病邪从膀胱而去，而患者小便可利，尿频、尿急、尿痛可解。

【药理研究进展】马齿苋含有黄酮类、多糖、生物碱、萜类、香豆素等化学成分。马齿苋具有抑菌、消炎、镇痛的作用，有"天然抗生素"之名，具备广谱性抗菌药理作用，是中医临床医学实践过程中应用的重要抗菌药物。马齿苋提取物有降血脂、调节血脂紊乱、抗动脉粥样硬化以及降压作用。马齿苋提取物具有抗氧化作用。马齿苋提取物还具有抗肿瘤、保护神经、抗心律失常、增强免疫、抗过敏等作用。

（十三）蝉蜕

【性味归经】性寒，味咸甘；入肺、肝经。

【功效】疏散风热，利咽开音，透疹止痒，明目退翳，息风解痉。

【主治病证】外感风热，咳嗽喑哑，麻疹透发不畅，风疹瘙痒，小儿惊痫，目赤，翳障，疔疮肿毒，破伤风等。

【用药禁忌】无风热、表虚多汗及孕妇忌用。

【常用剂量】煎汤，3~10g。

【用药体会】蝉蜕首载于《名医别录》，原名蝉壳，别称蝉衣、蝉甲、蝉退等。《本草经疏》记载："恶实至秋而成，得天地清凉之气，为散风除热解毒之要药"。阮师在慢性肾脏病患者中用蝉蜕，用意如下：①慢性肾脏病蛋白尿病程长，病情反复，导致患者久病体虚，易感风邪，而蝉蜕具有疏风散热的作用，可有效防止患者因反复感邪而加重病情。②蛋白属于人体的精微物质，若肺之宣发肃降功能失常，清阳不升，浊阴不降，精微下泄，则精微输布失常，可出现蛋白尿。蛋白尿的产生往往与风邪相关，风邪搅动水液则会出现蛋白尿。蝉蜕疏风宣肺之功有助于消除蛋白尿。③蝉蜕本身就含有大量人体所需的蛋白质、氨基酸和微量元素，这就为人体补充了优质蛋白，有利于改善低蛋白血症，间接利尿作用。④慢性肾脏病蛋白尿易引起血液高凝状态，蝉蜕的抗凝作用可以减缓血栓的形成。由于蝉蜕本身的药性及功用，并不适用于所有的肾脏疾病，更适用于证属风、湿、热单独或合并为病，故临床应在辨证的基础上合理伍用。

【药理研究进展】日本学者 Naoki NODA 等和韩国学者 Ming-Zhe Xu 等从蝉蜕中分离得到乙酰多巴胺二聚体成分，认为其有抗氧和抗炎活性，从而能改善脂质代谢，减少蛋白尿。药理学研究表明，蝉蜕提取物能调整 NO 功能，抑制血小板聚集，说明蝉蜕具有明显的抗凝作用。另蝉蜕具有抑制免疫反应和抗过敏的作用，同时蝉蜕含有可溶性钙，可降低毛细血管的通透性，减轻炎症反应。

（十四）楮实子

【性味归经】性寒，味甘；入肝、肾、脾、膀胱经。

【功效】滋阴补肾，清肝明目，利尿强筋，美容养颜。

【主治病证】肝肾不足，腰膝酸软，阳痿，水肿，头晕目昏，目翳，不孕，痹证等。

【用药禁忌】《本草经疏》：脾胃虚寒者不宜。

【常用剂量】煎汤，6~10g。可外用洗面。

【用药体会】《雷公炮制药性解》记载其"味甘，性平无毒，入肾经"。《本草新编》载其："阴痿能强，水肿可退，充肌肤，助腰膝，益气力，补虚劳，悦颜色，轻身壮筋骨，明目"。中医药记载的补益之品多性温，唯有楮实子性寒。它自古被认为是一味甘寒养阴兼能轻泻相火的补药。其补肝肾之功与枸杞子相仿，利水消肿与泽泻相似，兼有二者之长而无助水伤阴之弊，治阴亏水肿收效甚佳，故有扶正利水之效。其利水之功，治疗围绝经期面浮胫肿有特殊效果。阮师通常配伍官桂、附子、干姜、鹿茸、巴戟天等补肾助阳的药物，以治疗元阳亏虚类疾病，这时楮实子的作用在于反佐那些补肾助阳药物的燥烈之性。亦可配伍枸杞子、牛膝、山药、山茱萸等以补益肝肾。楮实子配伍熟地黄、山萸肉等可用于防治肾病复发。配伍茯苓、金樱子、车前子等治疗慢性肾炎肾气虚型患者有效。采用黄芪配伍楮实子等治疗慢性肾衰竭兼水肿者、泌尿系结石也都有一定的效果。

【药理研究进展】①增强免疫：魏云等研究发现含楮实子的还少丹能使氢化可的松模型小鼠游泳时间明显延长，能使利血平造模小鼠体温明显升高，并能增加小鼠戊巴比妥钠阈下催眠剂量的睡眠动物数。②改善记忆作用：戴新民研究小鼠复杂迷宫趋食反应的实验结果表明，楮实子提取液对正常小鼠的学习和记忆功能有显著促进作用，普遍有缩短小鼠走迷宫取食所需时间、减少错误次数的趋势。③抗氧化作用：庞素秋等研究证实楮实子红色素能显著清除超氧阴离子及羟基自由基，抑制 H_2O_2 诱导小鼠红细胞溶血和肝匀浆自氧化，对肝线粒体也有保护作用。④降血脂：张尊祥等发现老年痴呆患者使用楮实子后血清中LPO、TC和TG水平较用药前显著下降，而SOD和HDL水平显著升高。⑤抗肿瘤作用：庞素秋等发现当楮实子总生物碱药物浓度达到100μg/L时显示出较为显著的肿瘤细胞（HeLa、BEL-7402、A375、SMM1990、Saos-2）抑制作用。

（十五）豨莶草

【性味归经】性寒，味苦、辛，有小毒；入肝、肾经。

【功效】祛风湿，通经络，清热解毒。

【主治病症】痹证，高血压病，疟疾，黄疸，痈肿，疮毒，风疹湿疮，虫兽咬伤等。

【用药禁忌】①阴血不足者忌服。②《唐本草》：多则令人吐。③《本草经疏》：凡病人患四肢麻痹，骨间疼，腰膝无力，由于脾、肾两亏，阴血不足，不因风湿所中而得者，不宜服。④《本草述》：忌铁。

【常用剂量】内服：煎汤，9~12g；捣汁或入丸、散。外用：适量，捣敷；或研末撒；或煎水熏洗。

【用药体会】《本草纲目》："治肝肾风气，四肢麻痹，骨痛膝弱，风湿诸疮"。《本草图经》云："治肝肾风气，四肢麻痹骨间痛，腰膝无力者"。《本草经疏》称其为"祛风除湿，兼活血之要药"。豨莶草临床上主要用于治疗痹证，因其性寒，故常用于治疗热痹；如豨莶草配伍当归用于祛风除痹，养血与解毒并施，适用于风寒湿痹，郁而化热，关节红肿热痛，屈伸不利等症。阮师常用豨莶草配伍盐肤木、秦艽、土茯苓、威灵仙等治疗痛风性关节炎，可降尿酸。也可用于系统性红斑狼疮患者表现为四肢关节疼痛等。

【药理研究进展】豨莶草所含化学成分主要包括二萜类、倍半萜类、黄酮类化合物等。现代药理研究证明，豨莶草具有抗炎镇痛、抗多发性硬化症、心脑血管及肝肾保护、降血糖、防治溃疡性结肠炎、抗代谢综合征与骨质疏松、抗菌及抑制肿瘤细胞等作用。与肾脏相关的研究如下：①抗炎、镇痛作用：姜楠通过建立尿酸钠诱导的大鼠痛风性关节炎模型，研究由豨莶草组成的复方痹清胶囊治疗痛风的作用机制，结果显示痹清胶囊能够显著降低炎症组织的PGE含量，表明豨莶草具有一定的抗炎作用。②对系统性红斑狼疮的作用：李蔷等研究表明豨莶草可以改善MRL/lpr小鼠狼疮性肾炎一般状况，提高小鼠的体质量，显著降低尿蛋白含量，减少血清中炎性细胞因子IL-6、TNF-α的水平，肾脏组织病理损害明显减轻。③肾脏保护作用：豨莶草70%醇提取物能够显著减弱多柔比星（DOX）所引起的大鼠急性肾损伤，减少肾脏组织出血，改善炎细胞浸润，作用机制可能与加强了大鼠机体抗氧化能力相关。

（十六）石莲子

【性味归经】性寒，味甘、涩、微苦；入脾、胃、心、肾经。

【功效】清湿热，开胃进食，清心宁神，涩精止泻。

【**主治病症**】噤口痢，呕吐不食，心烦失眠，遗精，尿浊，带下病。

【**用药禁忌**】虚寒久痢禁服。无湿热而虚寒者勿服。

【**常用剂量**】内服：煎汤，9~12g。清湿热生用，清心宁神莲心用。

【**用药体会**】明代李时珍曰："至秋房枯子黑，其坚如石，谓之石莲子"。《药性考》："石莲子止吐呕恶，热渴咳逆，白浊遗精，便数可节，清心宁神，强志益肾"。石莲子性平，味甘、苦，能止呕开胃、清心除烦，涩精止泻。石莲子在肾脏疾病中的运用，取其清心火养脾阴又秘精微，对蛋白尿外泄有收涩作用。阮师常将石莲子用于慢性肾小球肾炎、糖尿病肾病、隐匿性肾小球肾炎、肾病综合征、IgA肾病、慢性肾盂肾炎表现为气阴不足、心火上炎、肾虚湿热下扰为主的治疗，与黄芪、人参、地骨皮、麦冬、茯苓等配伍，常能取得满意的利尿、减少尿蛋白的作用。

【**药理研究进展**】据报道，从石莲子中提取的莲心碱具有降压、抗心律失常等作用；实验结果表明石莲子不同溶剂提取物均有明显的体外抑菌作用；现代药理研究表明莲子能够降低血糖，调节血脂，除药用功能，也可作为糖尿病患者的首选食物。

（十七）西瓜翠衣

【**性味归经**】性凉，味甘；入心、胃、膀胱经。

【**功效**】清热，解渴，利尿。

【**主治病证**】暑热烦渴，小便短少，水肿，口舌生疮等。

【**用药禁忌**】中寒湿盛者忌用。

【**常用剂量**】内服：煎汤，9~30g；或焙干研末。外用：烧存性研末撒。

【**用药体会**】《现代实用中药》："为利尿剂。治肾炎浮肿，糖尿病，黄疸。并能解酒毒。"阮师看病重视季节气候对人体的影响，暑为六淫邪气之一，暑邪炎热、升散，常挟湿邪，且暑为阳邪，易伤津耗气。阮师认为，慢性肾脏病患者在脾肾两虚情况下，外受暑邪，极易导致重伤气阴，加重气阴两虚。暑若挟湿侵犯人体，则脾虚易招湿浊，因而邪实常表现为湿阻或湿热互结，治以清暑化湿，益气生津。夏暑季节，阮师喜用西瓜翠衣配合荷叶、淮山药、太子参、黄芪、六一散等清暑益气，养阴生津。加之西瓜翠衣有利尿作用，在夏暑季节用西瓜翠衣对慢性肾脏病患者表现为水肿、口干、烦渴、小便短赤涩痛等尤为适合。

【**药理研究进展**】现代研究表明，西瓜翠衣含有蜡质，瓜氨酸，甜菜碱，苹果酸，果糖，葡萄糖，蔗糖，番茄红素，维生素C及钙、磷、铁等矿物质，有增进尿素形成，帮助利尿的作用。同时，西瓜翠衣还有消炎降压、促进新陈代谢、减少胆固醇沉积、软化及扩张血管等功效，能提高人体抗病能力，预防心血管系统疾病的发生。并且西瓜翠衣对烫伤、脚癣、皮炎等疾病有良好的辅助治疗作用。

（十八）夏枯草

【**性味归经**】性寒，味苦、辛；入肝、胆经。

【**功效**】清肝明目，散结解毒。

【**主治病证**】目痛，头痛眩晕，耳鸣，瘰疬，瘿瘤，乳痈，疟腮，痈疖肿毒，急、慢性肝炎，高血压病等。

【**用药禁忌**】脾胃虚弱者慎服。

【**常用剂量**】内服：煎汤，6~15g，大剂量可用至30g。

【**用药体会**】《重庆堂笔记》："夏枯草，微辛而甘，故散结之中，兼有和阳养阴之功，失血后不寐者服之即寐，其性可见矣。陈久者尤甘，入药为胜"。慢性肾脏病患者后期均出现不同程度的高血压，临床表现为头晕目痛、心悸不寐、耳鸣、夜尿多等。究其病机，是肝肾阴虚，阴不敛阳，肝阳上亢所致，或夹瘀，或夹痰，治宜平肝潜阳、活血通络。夏枯草常配伍车前草、忍冬藤清热解毒、利水化痰，用于慢性肾脏病患者肾性高血压的治疗。

【**药理研究进展**】夏枯草包含多种化学成分，其中包括多糖类、黄酮类、有机酸类、三萜类以及甾体类等各类成分，具有降糖、降压、免疫调节、抗炎、抗菌、抗肿瘤及抗病毒等药理作用。在肾脏疾病中主要用于肾性高血压，有研究显示，肾性高血压兔连续服用夏枯草煎剂2周，有中等程度的降压作用，停用后恢复原水平。另现代药理研究还提示夏枯草能明显延长寒凝气滞急性血瘀模型大鼠的凝血酶原时间、缩短血浆优球蛋白溶解时间，对血液流变学部分指标有改善作用。

（十九）鱼腥草

【**性味归经**】性寒，味辛；入肝、肺经。

【**功效**】清热解毒，排脓消痈，利尿通淋。

【**主治病证**】肺痈吐脓，痰热喘咳，喉蛾，热痢，痈肿疮毒，热淋等。

【**用药禁忌**】虚寒症及阴性外疡忌服。

【**常用剂量**】煎汤，15~25g，不宜久煎。外用：煎水熏洗或捣敷。

【**用药体会**】《分类草药性》："治五淋，消水肿，去食积，补虚弱，消膨胀。"《江西民间草药》："治热淋、白浊、白带：鱼腥草八钱至一两，水煎服。"尿路感染是泌尿系统常见的疾病，西医主要是用抗生素治疗。抗生素有一定的毒副作用，并且容易产生耐药性，导致肠道菌群失调。尿路感染中医表现为淋证，鱼腥草善清膀胱湿热，常与车前草、白茅根、海金沙等药同用，治疗小便淋沥涩痛。慢性肾炎、肾病综合征患者合并外感，常表现为咽痛、咳嗽、咳痰，阮师常在解表药中加入鱼腥草清热解毒，只有肾病反复发作的诱因解除，肾病才能得以缓解。

【**药理研究进展**】现代药理实验表明，鱼腥草具有抗菌、抗病毒、强化机体免疫力、镇痛抗炎、止血、镇痛、抗肿瘤及利尿作用。用鱼腥草提取物灌流蟾蜍肾或蛙蹼，能使毛细血管扩张，血流量及尿液分泌增加，从而起到利尿的作用。其作用可能由有机物所致，钾仅起增加利尿的附加作用。

（二十）白花蛇舌草

【**性味归经**】性寒，味微苦、甘；入胃、大肠、小肠经。

【**功效**】清热解毒，利湿通淋。

【**主治病证**】治肺热喘咳，扁桃体炎，咽喉炎，阑尾炎，痢疾，尿路感染，黄疸，肝炎，盆腔炎，附件炎，痈肿疔疮，毒蛇咬伤，肿瘤等。

【**用药禁忌**】阴疽及脾胃虚寒者忌用。

【**常用剂量**】煎服，15~60g。外用适量。

【**用药体会**】《泉州本草》："甘微酸，性寒。"《广西中草药》："清热解毒，活血利尿。治扁桃体炎，咽喉炎，阑尾炎，肝炎，痢疾，尿路感染，小儿疳积。"阮师用白花蛇舌草用意有三：一是白花蛇舌草有利湿消肿功效，与白茅根、车前子、茯苓等同用，可治小便不利等症。二是白花蛇舌草性寒，有清热通淋作用，配伍野菊花、金银花、石韦，可用于热淋病。三是慢性肾炎、肾病综合征等患者常因外邪导致蛋白尿、血尿反复出现，若为热毒之邪，皆可用白花蛇舌草清热解毒。

【**药理研究进展**】白花蛇舌草中含有众多化学成分，包括萜类、黄酮类、挥发油类、蒽醌类香豆素类、含酸化合物、苯丙素类、多糖类等。现代药理学研究证明，白花蛇舌草能增强机体的免疫力，抑制肿瘤细胞的生长，对铜绿假单胞菌、金黄色葡萄球菌、肺炎球菌、痢疾杆菌等致病菌有抑制作用，实乃"清热解毒"之良药。另白花蛇舌草在体外对急性淋巴细胞、粒细胞白血病有较强的作用。

（二十一）枳椇子

【**性味归经**】性平，味甘、酸；入心、脾经。

【**功效**】清热利尿，止渴除烦，保肝解酒。

【**主治病证**】热病烦渴，呃逆，小便不利，酒精中毒等。

【**用药禁忌**】脾胃虚寒者禁用。

【**常用剂量**】水煎服6~15g，或入丸、散。

【**用药体会**】先后载于唐《新修本草》《本草纲目》《雷公炮制论》《苏沈良方》《救荒本草》《医林纂要》等多部医药著作中。属养阴、生津、润燥、止渴、凉血类药物。《本草拾遗》："止渴除烦，润五脏，利大小便，去膈上热，功用如蜜"。阮师常用枳椇子与猪苓、泽泻、椿皮同用，用于水湿停蓄所致的水肿，小便不利证。枳椇子还可与知母、金银花、灯心草配伍，用于热病烦渴、小便不利的治疗。

【药理研究进展】现代药理研究表明，枳椇子含生物碱类、黄酮类化合物、脂肪酸类、皂苷和糖苷、葡萄糖、硝酸钾、苹果酸钾等。有解酒、保肝、抑瘤、抗缺氧、抗疲劳、促智、利尿等作用。早年报告枳椇子果实对家兔有显著利尿作用。但枳椇皂苷在较小剂量时，并无利尿作用，仅在较大剂量（400mg/kg）时，明显增加尿量及钠、钾含量。枳椇子含有大量水分、葡萄糖、有机盐、脂类物质，具有促进尿液排泄，加速肠道蠕动等作用，故能通利二便。

（二十二）卤地菊（龙舌草）

【性味归经】性凉，味甘、淡；入肝、脾经。

【功效】清热凉血，祛痰止咳。

【主治病证】感冒，喉蛾，喉痹，百日咳，肺热喘咳，肺结核咯血，鼻衄，高血压病，痈疖疔疮等。

【用药禁忌】中病即止，不可多服久服，以免伤阳。

【常用剂量】内服：煎汤，9~18g，鲜品 30~60g；或捣汁。外用：适量，捣敷；或捣汁含漱。

【用药体会】肾炎常可因外邪侵袭，如风热邪毒侵袭，内外邪热相搏，上冲咽喉，搏结于咽喉引起咽痛、乳蛾肿大等诱发；《灵枢·经脉》云："肾足少阴之脉……从肾上贯肝膈，入肺中，循喉咙，挟舌本"，故乳蛾邪毒循经下犯于肾，则关门不利、肾气不固，出现血尿、蛋白尿等。阮师对于肾炎患者伴有乳蛾肿大而以标实为急时，常可在辨证施治的基础上加用卤地菊清热解毒、凉血散结，目的在于以求迅速截断乳蛾邪毒下传于肾的路径，使肾脏免受其害，保护肾脏功能，减少血尿、蛋白尿等的发生。

【药理研究进展】卤地菊为菊科蟛蜞菊属植物，主要成分有对映-贝壳杉型二萜类、倍半萜内酯类和甾醇类等化合物。具有保肝、抗炎镇痛、杀虫抑菌、降血糖及抗癌等作用。其抗炎、抑菌作用或可通过抑制或减轻变态炎症反应，从而减少对肾脏的损害。

第二节　药对

（一）大黄、六月雪

慢性肾脏病根本病机为本虚标实，脾肾虚为本，痰湿、瘀血、浊毒等潴留为标，痰浊瘀毒蕴盛者，可以"开鬼门、洁净府、去菀陈莝"之法祛除痰浊瘀毒。《本草正义》

谓大黄"迅速善走，直达下焦，深入血分，无坚不破，荡涤积垢，有梨庭扫穴之功"。《植物名实图考》谓六月雪"疏风解表，清热利湿，舒经活络"。慢性肾脏病病程冗长，在顾护脾肾的基础上，常用大黄与六月雪，取其通利泻下、荡涤肠胃、祛除痰浊瘀毒之意，使痰浊瘀毒从二便而解，无堆积于体内而戕伐人体。临床上用于血肌酐、血尿素氮升高者常有裨益。但须根据患者的体质、排便次数等及时调整大黄用量，以防泻下太过，出现水电解质紊乱而加重病情。

（二）牛蒡子、蝉蜕

《本草纲目》："蝉，主疗皆一切风热证"。《本草经疏》强调牛蒡子为"散风、除热、解毒之要药"。牛蒡子和蝉蜕同为疏风宣肺清热药物，相互配伍，可用于风热火毒上攻之咽喉红肿疼痛，声音嘶哑等症。其在慢性肾脏病的应用如下：其一，慢性肾脏病病程冗长，病人多因久病而正气渐损，卫外不固，失于御外，而易感受外邪而出现标证，表现出"虚实相兼"之证，按急则治其标，缓则其本的原则或先治标证或标本兼顾，及时控制标证，这对防止病情的反复和发展有着很大的意义。外感咳嗽多为风邪外袭，肺合皮毛，外邪侵袭，首先犯肺，肺气不宣，清肃失常而致咳嗽。治宜兼疏风宣肺，加牛蒡子、蝉蜕，遵"上焦如羽，非轻不举"之意，治疗效果甚佳。其二，肾脏疾病中大多伴有蛋白尿，蛋白属于人体的精微物质，饮食水谷入胃，经脾运化，脾气散精，上归于肺，输注全身，封藏于肾，若肺之宣发肃降功能失常，清阳不升，浊阴不降，精微下泄，则精微输布失常，可出现蛋白尿。蛋白尿的产生往往与风邪相关，风邪搅动水液则会出现蛋白尿。故治疗肾脏疾病时可在辨证论治的基础上加入祛风宣肺药物如蝉蜕与牛蒡子，往往效用更显。

（三）升麻、黄连

黄连苦寒泻火，升麻引入阳明上行解毒散火，二药相伍可清解上焦之郁热。黄连苦寒泻胃火，得升麻之升散则泻火而无凉遏之弊；升麻清胃解毒，升散郁遏之伏火，得黄连苦寒沉降相制，则散火而无升焰之虞；二药相配，使上炎之火得散。对于慢性肾脏病上焦有郁热者，因火热之邪为阳邪，其性炎上，当从其性而发之，不可纯用苦寒直折，以免郁火冰伏于内，使郁热者更甚，出现变证。用升麻、黄连配伍发散郁热，使气机通畅，郁结得解，火热得泄，因势利导而驱邪外出。

（四）荷叶、薄荷

《用药法象》谓薄荷"清头风，除风热"。《本草纲目》谓荷叶"生发元气，裨助脾胃，涩精浊，散瘀血，清水肿、痈肿，发痘疮"。薄荷，味辛、性凉，其芳香上行，能清利头面诸窍火热之邪。荷叶其味苦辛微涩、性凉，擅清夏季之暑湿热邪，散瘀止血，同时其清香升散，可健脾升清阳之气。二者合用清解暑湿热邪、散邪宣肺，截断外邪内传，防止伏邪形成，避免肺病及肾，同时疏利肺气，发挥肺主气、通调水道的功能。

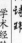

（五）沙苑子、覆盆子

沙苑子补肝益肾固精，覆盆子益肾固精缩尿，二者常用于治疗肾病大量蛋白尿患者时屡获佳效。大多数蛋白尿患者在肾病的全程中均有不同程度的脾肾两虚症候，其中尤以肾虚较为明显，故认为蛋白尿发生的根本原因在于肾之封藏失司，此时每以沙苑子、覆盆子配伍使用固肾摄精之功，固涩收敛之力增强，从而减少精微下泄，减少尿蛋白。

（六）白鲜皮、地肤子

肾病患者久病，耗伤精血，精血亏虚，血虚风生，风胜而燥，燥则肌肤失养，病邪至肌肤，出现瘙痒，故皮肤瘙痒多为血虚风燥证，故养血滋阴、祛风止痒是理想的治疗原则。清《外科大成·诸痒》"风盛则痒"，故风邪与皮肤瘙痒最为密切，在养血滋阴"行血以灭风"的基础上，加用白鲜皮、地肤子驱风止痒常有裨益。

（七）双钩藤、七粒扣

肾性高血压既为高血压病的一种，又是肾脏病常见并发症之一，病因病机复杂，其中或可因情志不遂，内伤于肝，肝郁化火，火热生风，风升火动；或可因病程日久，肾元不足，元阴元阳亏虚，阴不涵阳，不能上行以制肝阳，而致肝阳上亢。阮师临床上对肾性高血压属肝阳上亢者，常用双钩藤配伍七粒扣，《本草纲目》言双钩藤："大人头旋目眩，平肝风，除心热"，七粒扣可清热活血，补益肝肾，且二者的药理研究均表示其具有降压作用，合而用之可制上亢之肝阳，潜阳于阴，使清窍不受邪扰。

（八）仙茅、仙灵脾

慢性肾脏病后期患者常出现脾肾阳虚，固摄无权，可出现长久血尿不消，蛋白流失，精微损耗，阴血暗耗，加剧了肾精的空虚；仙茅辛热性猛，为温补肾阳竣剂，补肾阳而兴阳道；仙灵脾辛甘而温，补肾助阳，二者合用，共奏温补脾肾阳气之功效，同时可消阴翳，复脾肾的固摄功能，使精微得固，阴血不耗。

（九）墨旱莲、女贞子

肝肾阴虚是血尿、蛋白尿的主要病机之一。《景岳全书·血证》曰："血本阴精，不宜动也，而动则为病。血主营气，不宜损也，损则为病。"阴虚生内热，热迫血妄行而出血，随精微下泄而有血尿，或渗血日久，下焦离经之血成瘀，更伤肾阴，肾失封藏，膀胱气化失司，则血尿、蛋白尿迁延难愈。女贞子冬至时采摘安五藏，滋补肝肾之阴，补而不腻不燥；墨旱莲夏至时采摘，补益肝肾，养阴而不腻滞，同时有凉血止血之效，二者合用其性平和而偏寒，能补阴而不滋腻，清上补下，为平补肝肾之良剂，且又有凉血作用。现代药理研究表明，女贞子、墨旱莲合用能降低血浆黏度，抑制血小板凝集，防止血小板在血管壁上的黏附聚集，以保护肾小球血管内膜的完整性从而保护肾功能。故二者合用常用于血尿、蛋白尿、肾衰竭的患者。

（十）蒲黄、五灵脂

蒲黄始载于《神农本草经》，其味甘，性平，归肝、心、脾经，具有活血化瘀、止血、通淋等作用，《本草正义》云其"专入血分，以清香之气，兼行气分，故能导瘀结而治气血凝滞之病"。五灵脂专入肝经血分，苦甘温，可活血化瘀、止痛，《本草纲目》曰："气味俱厚，阴中之阴，故入血分"。慢性肾脏病患者，气虚无以行血，血行缓慢甚至呈瘀滞状态，常出现高凝状态，蒲黄、五灵脂二者联用，能增强其活血化瘀作用，可改善血液黏稠度、抑制血小板聚集、防止血栓形成、改善肾脏微循环，从而改善肾功能。

（十一）瞿麦、萹蓄

阮师对于泌尿系感染患者常加用瞿麦、萹蓄。《本草经疏》："瞿麦，苦辛能破血，阴寒而降，能通利下窍而行小便，故主关格诸癃结小便不通因于小肠热甚者……去肾家热，故云养肾气。逐膀胱邪逆者，亦泄湿热故也。"瞿麦苦寒沉降，通心经而破血，利小肠而导热，故有利水通淋之功，为治淋常用药，尤以血淋、热淋为宜。《滇南本草》言萹蓄："利小便。治五淋白浊，热淋，瘀精涩闭关窍。"萹蓄苦降下行，能清膀胱湿热而利水通淋，适用于湿热下注，小便淋沥涩痛之热淋、血淋等，二者合用清利下焦之湿热，导湿热之邪从膀胱而解。

（十二）三棱、莪术

慢性肾脏病患者正气亏虚，气虚无以行血，血行缓慢甚至呈瘀滞状态，与西医"高凝"状态相符。在健脾益肾的基础上，可活血化瘀并举。三棱苦平辛散，入肝脾血分，为血中气药，擅长破血中之气，以破血通经。莪术辛苦温香，入肝脾气分，为气中血药，善于破气中之血，以破气消积。三棱、莪术二者皆为破血之品，有较强的消积散坚作用，二者相须配伍，气血双治，活血化瘀，行气止痛，化积消块力彰；故尤其适合慢性肾脏病血瘀证明显者。

（十三）茜草、紫草

茜草、紫草二者均能清热凉血止血。茜草苦寒，善走血分，既能凉血止血又能活血行血，《医林纂要·药性》："茜草，色赤入血分，泻肝则血藏不瘀，补心则血用而能行，收散则用而不费；故能剂血气之平，止妄行之血而祛瘀通经，兼治痔瘘疮疡扑损。"《本草纲目》："紫草，其功长于凉血活血，利大小肠。"两药合用，清热凉血止血而不留瘀，适用于慢性肾炎血尿实热者或可消除尿中红细胞，紫癜湿热者或可消其皮疹、尿中红细胞等。

（十四）王不留行、路路通

蛋白尿、血尿常以虚实夹杂，脾肾亏虚为本，湿热及瘀血阻滞肾络，导致肾精无以输布，肾失封藏固摄所致。瘀血、湿热常是蛋白尿、血尿不易消除的重要因素，湿热、瘀血得去，肾络则可通。王不留行以善于行血知名"虽有王命不能留其行"，所以名"王不留行"，但流血不止者，其又可以止血。《中药志》言路路通："通经利水，除湿热痹痛。治月经不调，周身痹痛，小便不利，水肿胀满等证"。两者相须为用，共奏清热活血祛瘀之功，常可用于肾脏病蛋白尿、血尿或淋漓不尽者。

（十五）淮山药、鸡冠花

带脉交通脾肾，蓄其精微而充盛，妇女患于肾脏病者，常因脾肾亏虚，导致带脉无力提系胞胎，脾虚运化失司，肾虚失于固摄，清浊不分，水谷精微不能上输以化血，反聚而成湿流注下焦，又反可伤及任带而为带下过多。淮山药具有健脾、固肾、涩精之功，《本草正义》："山药，能健脾补虚，滋精固肾，治诸虚百损，疗五劳七伤。"鸡冠花入肾经，甘涩可收敛止带，二者合用，对于肾脏病妇女带下量多的患者可健脾固肾，充带脉之虚，又可运湿止带。

第三节 角药

（一）生地黄、秦艽、豨莶草

《儒门事亲》曰："痹病以湿热为源，风寒为兼"。湿热浊邪既为痛风主要病理产物，也是痛风发作的病机关键，故治疗过程中清热利湿尤为重要；又常兼外感风邪，侵袭经络，故祛风邪又不可或缺。《神农本草经》言生地黄："味甘，寒。主治折跌，绝筋，伤中，逐血痹，填骨髓，长肌肉……除痹。生者尤良。"秦艽祛风湿、清湿热、止痹痛、和血舒筋；豨莶草祛风湿、通利关节。三者合用可去湿热而利筋络，使邪去而正自安，不使湿热浊毒堆积而损伤肾脏或损害关节。

（二）枇杷叶、射干、郁金

上焦病不治，可传下焦，而下焦为肾脏所居之地，故若上焦有湿热者，需速解上焦湿热之邪，截断湿热之邪侵犯肾脏的途径。郁金芳香气窜，舒气透湿，专开上焦郁滞；枇杷叶清凉甘淡，清热而不碍湿，肃降肺气以助调通水道；射干性寒味苦，散水消湿，化痰利咽；另外，郁金为血中之气药，兼入营血，欲行血中湿滞，非其莫属，故其与枇杷叶、郁金等清肺利气之品配伍，可为上焦湿热通治之基础。上焦湿热之邪得解，肾脏得安。

（三）干姜、五味子、细辛

三药均入肺经，味或辛或酸，辛能发散，酸能收涩，一散一收，相互制约，不至发散太过，也不至收敛过多，能更好地发挥其各自功用。干姜辛温，散肺家逆气而温肺；五味子甘酸，收逆气，收肺家浮气而止嗽安肺；细辛性辛可散表邪。三者合用，止咳力彰。咳嗽若日久不愈，则可及肾，邪犯于肾，肾失封藏，可出现蛋白尿，或邪伤肾络，则可出现血尿。故肾病患者咳嗽者，不分阴证阳证，均可加干姜、细辛、五味子。

（四）连翘、薄荷、栀子

风热犯肺，母病及子，肺热下迫于肾，损伤血络，可致尿血；肺失宣肃，精微输布失常，可出现蛋白尿。故临床上，慢性肾脏病急性发作前常常可见上呼吸道感染的前驱症状；连翘疏风清热解毒，入心经，可清心火而除烦躁，防心火下移；薄荷，能发散风热、解毒利咽，其性味芳香上行而能清利头面诸窍，清上炎头面之火热；栀子表热内热同清，擅清三焦火热，入心经与连翘相合而除烦躁，又可凉血止血，故风热外邪犯肺，下传于肾时常用之。

（五）黄柏、知母、桂枝

黄柏，味苦，性寒，入肾与膀胱经，具有清热泻火、燥湿解毒之功。因其沉降下行，故被前贤视为泻肾家之火、清下焦湿热的良品。《药品化义》载："专泻肾与膀胱之火。"知母，味甘、苦，性寒，入肺、胃、肾经，亦具泻火清热之功，与黄柏配伍，泻下焦火之力更著，"泻无根之肾火。"两味合用，使热清火降阴自保，为清泻肾与膀胱之火热的重要药对。"知母寒滑，滑利关门而水自下也"，更佐桂枝，该药助膀胱之气化则小便自通，以通关启闭，故小便不利肾虚下焦有湿热者常用之有裨益。

（六）金樱子、芡实、覆盆子

金樱子，味酸、涩，性平，归入肾、膀胱、大肠经，功能固精缩尿、涩肠止泻；芡实，味甘、涩，性平，入脾、肾经，可以补脾去湿、益肾固精；覆盆子益肾固精缩尿，《本草正义》言："覆盆子为滋养真阴之药，味带微酸，能收摄耗散之阴气而生精液，故寇宗奭谓益肾缩小便。"从性味看，金樱子酸涩，芡实甘涩，覆盆子酸甘，三者相合，酸以收之，甘以缓之，酸甘化阴，养阴收涩，有益肾滋阴、收敛固摄之功，辅以健脾除湿之效，避滋阴助湿之嫌。临床上可降低尿蛋白、血肌酐和尿素氮水平。

（七）荠菜、鬼箭羽、茜草炭

《现代实用中药》谓荠菜："止血。"荠菜凉血止血，分清泌浊，清热利尿；鬼箭羽性寒味苦，有清热通淋、活血行水功效；茜草炭凉血止血，化瘀通经。慢性肾脏病尿血的治疗不能单纯止血，还需把瘀血清理干净以后再止血，正所谓"瘀血不除，新血不生"。三者配伍，活血止血，止血不留瘀，常用于尿血表现为瘀血夹热证型的治疗。

（八）金钱草、海金沙、鸡内金

泌尿系结石被祖国医学称为"石淋"，认为是由"热在下焦"引起。"诸淋者，由肾虚而膀胱热故也。"湿热久蕴于下焦，尿液受其煎熬，日积月累，尿中杂质结为砂石就形成"石淋"。因而清热利湿、排石通淋为中医治疗泌尿系结石最为常用之法。金钱草、鸡内金、海金沙为三金排石汤的主药。海金沙、金钱草清热利湿，活血化瘀，为治结石之佳品；《医学衷中参西录》中已有明确记载："鸡内金，中有瓷石，铜、铁皆能消之。"鸡内金善化结石。合而用之，有利湿排石之效，效果颇佳。

（九）山萸肉、熟地黄、淮山药

慢性肾脏病患者亦常可见肝肾阴虚证，常用"三补"以补益肝肾之阴。熟地黄滋阴补肾，填精益髓；山萸肉补养肝肾，并能涩精，取"肝肾同源"之意；淮山药补益脾阴，亦能固肾。三药配合，肾肝脾三阴并补，是谓"三补"。

（十）荷叶、黄芩、大黄

《本草纲目》谓荷叶"生发元气，裨助脾胃，涩精浊，散瘀血，清水肿、痈肿，发痘疮"，轻宣升阳，清湿热邪；黄芩，味苦、气平、性寒，可升可降，清肺之湿热；大黄味苦、大寒，主降，可清泄热邪，导邪从下而走。对于湿热之邪犯肺，肺失肃降，通调水道失职，水液不能下输膀胱，泛溢肌肤可发为水肿，三药合用可清肺之湿热，又可顺肺之宣发肃降的生理特性，肺之湿热清，宣降司，则可通调水道，化气下及膀胱而湿热之邪可外逐。故《古今医案·卷第六》有云："肺为上焦，膀胱为下焦，上焦闭则下焦塞，如滴水之器，必上窍通而后下焦之水出焉"。

（十一）薄荷、滑石、甘草

滑石甘淡性寒，体滑质重，既可清解暑热以治暑热烦渴，又可通利水道，使三焦湿热从小便而泄，以除暑湿所致的小便不利及泄泻。甘草甘平偏凉，能清热泻火、益气和中，与滑石相伍，一可甘寒生津，使利小便而津液不伤；二可防滑石之寒滑重坠以伐胃。薄荷，能发散风热、解毒利咽，其性味芳香上行而能清利头面诸窍，清上炎头面之火热。三药合用，清暑利湿，能使三焦暑湿之邪从下焦渗泄，则热、渴、淋、泻诸症可愈，具有"清热而不留湿，利水而不伤正"的特点，对于慢性肾脏病患者夏季感受暑湿热邪者常有裨益。

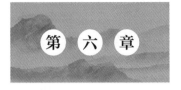

临床病案

第一节　慢性肾衰竭

（一）元气亏虚，外感暑湿证

叶某某，女，48 岁。

时间　2016 年 6 月 18 日，立夏。

主诉　反复周身水肿伴血肌酐升高 7 年。

初诊　7 年前无明显诱因出现疲乏，周身水肿而就诊于当地县中医院，查肾功能示血肌酐 420μmol/L，遂于当地医院门诊接受治疗（叙述不清，具体不详），症状大致同前，反复周身水肿，延及颜面、眼睑、四肢，定期复查肾功能，血肌酐均大于 400μmol/L。5 年前血肌酐升高至 500μmol/L，遂于某三甲医院接受住院治疗（未见单，具体不详）。3 个月前当地县中医院住院期间查血常规示血红蛋白 79g/L；生化全套中尿素氮 19.73mmol/L、肌酐 656μmol/L、尿酸 250μmol/L、磷 1.27mmol/L、甲状旁腺激素 10.86pmol/L；泌尿系彩超示双肾实质萎缩伴弥漫性病变，遂诊断为慢性肾功能不全（衰竭期）肾性贫血。予以"保肾、改善循环、营养支持"等治疗，水肿改善后出院。因病情反复，为进一步治疗，就诊我处。辰下症见面色㿠白，畏寒，肢冷，口干，夜间尤甚，喜饮温水，唇及眼睑色淡，颈肩僵硬，腰部酸疼，身困乏力，晨起眼睑水肿，纳差，小便排出不畅，泡沫量多，色清，大便干硬，日一行。舌质淡暗苔白，脉细弱。

辅助检查　（2016 年 5 月 27 日，福州总医院）肾功能示尿素氮 31.9mmol/L、肌酐 650.5μmol/L、尿酸 450μmol/L。（2016 年 5 月 31 日）肾脏彩超示①双肾萎缩伴弥漫性病变，双肾血流显像差。②右肾局限性积水。

西医诊断　慢性肾衰竭（CKD5 期）。

中医诊断　慢性肾衰竭（元气亏虚，外感暑湿证）。

治法　益气升阳，祛湿降浊，清暑生津。

处方　李氏清暑益气汤加减：西党参 15g，黄芪 15g，当归 6g，天冬 15g，五味子 3g，青皮 6g，陈皮 6g，神曲 6g，黄柏 6g，葛根 15g，苍术 6g，白术 6g，升麻 6g，车前草 15g，六月雪 15g，大黄（后下）6g，甘草 3g。共 21 剂。

二诊 （2016 年 8 月 20 日，立秋）患者诉上述前症状改善，仍伴有乏力，腰部酸痛，口干口苦，欲饮水，肩颈僵硬，寐纳可，大便可，小便涩滞，夜尿 2~3 次，舌质淡苔薄黄，脉细弱。予以守方去西党参，加明党参 15g、瞿麦 15g、萹蓄 15g。共 21 剂。

辅助检查 （2016 年 9 月 24 日，本院）生化全套示钙 2.07mmol/L、磷 2.20mmol/L、镁 1.19mmol/L、碳酸氢根 18.3mmol/L、尿素氮 25.73mmol/L、肌酐 586.8μmol/L、尿酸 481.6μmol/L。处方予以守方加蒲公英 15g、乌药 6g。共 28 剂。

三诊 （2016 年 10 月 15 日，秋分）患者诉服上方后症状改善，纳寐可，身困头晕，腰膝酸软，时有小腹疼痛（1 周前就诊福州总医院妇科门诊诊断为"盆腔炎"，予以外用药，症状好转，但仍时有反复发作，伴带下色黄，有异味，阴痒），二便调，舌质淡苔薄白，脉弦。

本案病家，初病失治，久治不愈，岁月迁延，病情反复，终致脾肾阳虚，气化失司，水湿郁滞，浊邪蕴毒壅塞三焦。脾肾阳虚，失于温煦，故有面色㿠白，畏寒，肢冷，腰部酸疼，小便色清见证；阳虚水液失布，湿邪内蕴故见晨起眼睑水肿。经云："正气存内，邪不可干"，因病者久病正气已衰，痼邪难去，易招致外邪。今时值立夏节气，暑湿之气盛行，故病家来诊时，感触暑邪而耗气伤津，故见口干，身困乏力，大便硬，又因脾阳不足，津液不能行，故喜温饮而饮少；中土不运则纳差；气血不养则唇及眼睑色淡。舌质淡暗苔白属湿邪久蕴之征，脉细弱实乃气血虚弱之象。

阮师临证时主张六看，结合气候情况、五运六气、地理环境、水土方宜、时令季节等因素，选用李氏清暑益气汤加减以益元气、升阳气、降浊毒。西党参、黄芪、葛根、升麻、甘草益气升阳，引胃中陷下之清阳以助生长之用；白术、苍术除湿健脾；黄芪配当归益气生血；佐以青皮、陈皮、神曲化湿消壅滞；因暑热伤津故佐入天冬、五味子清暑生津；黄柏燥湿坚阴；车前草、六月雪、大黄为治疗肾衰患者临证常用药对，合入本方可加强降浊解毒之功。二诊时暑热之邪仍未完全消散，予用明党参易西党参以加强益气养阴之功，加入瞿麦、萹蓄以加强清热利湿、利尿通淋之效。三诊病者诸症乃湿邪久蕴下焦化热所致，因患者症状较前改善，血肌酐及尿素氮等指标亦有好转，故予守方治疗，并加入蒲公英清热解毒、乌药行气止痛以治其标。

（二）气阴两虚，风阳上扰证

黄某，男，31 岁。

时间 2014 年 9 月 13 日，白露。

主诉 反复头晕伴血肌酐升高 1 年余。

初诊 1 年前无明显诱因出现头晕，无头痛，无视物模糊、口眼歪斜、半身不遂等不适，

阮诗玮
学术经验集

146

伴双眼睑、颜面轻度水肿，就诊于福清市医院。测最高血压 176/100mmHg，血肌酐偏高（未见单，具体不详），予降压、保护肾功能等治疗，上述症状未见明显改善，辗转多家医院，未系统诊治，未定期复查肾功能。今为求进一步诊治，来诊我处。辰下症见头晕，颜面部轻度水肿，乏力，纳可，夜寐欠佳，夜尿 2~3 次，色淡黄，大便调，无口苦、口干，舌淡红苔少色黄，脉沉迟。

既往史　"高血压病"病史 6 年，平素血压监测不详，未予规律降压治疗。

辅助检查　（2014 年 8 月 31 日福州总医院）生化全套示肌酐 150μmol/L、尿酸 683μmol/L、胱抑素 C 2.07μmol/L、胆固醇 5.62mmol/L、甘油三酯 2.75mmol/L、低密度脂蛋白 3.44mmol/L、钾 5.7mmol/L。

西医诊断　慢性肾功能不全；高血压病。

中医诊断　慢性肾衰竭（气阴两虚，风阳上扰证）。

治法　益气养阴，平肝息风，降浊解毒。

处方　天麻钩藤饮加减：双钩藤（后下）15g，牛蒡子 15g，天麻 10g，杜仲 15g，牛膝 15g，桑寄生 15g，生黄芪 15g，桑椹 15g，大黄（后下）6g，六月雪 15g，龙舌草 15g，黄芩 6g，草决明 15g。共 14 剂。

二诊　（2014 年 9 月 27 日，秋分）患者诉服上方后，头晕较前好转，面部水肿、乏力等症状有所改善，辰下症见轻微头晕，纳寐尚可，二便调，舌淡红苔薄白，脉沉弱，血压 135/100mmHg。辅助检查：（2014 年 9 月 27 日南京军区福州总医院）生化示肌酐 143μmol/L、尿酸 501μmol/L。守上方加用土茯苓 15g，共 14 剂。以后于门诊随诊，守前方稍事加减继续服用。

三诊　（2015 年 3 月 7 日，惊蛰）患者诉头晕、乏力明显改善，颜面部稍水肿，尿中见少量泡沫，复查血肌酐 124.5μmol/L，较前有所下降，舌淡红苔薄白，脉沉弱，遂予改用六味地黄汤加减治疗，处方予以生地黄 15g，山萸肉 15g，山药 15g，车前草 15g，土茯苓 15g，牡丹皮 6g，双钩藤（后下）15g，生黄芪 15g，牛膝 15g，六月雪 15g，桑寄生 15g，大黄（后下）6g。共 14 剂。

四诊　（2015 年 5 月 16 日，立夏）偶感疲乏易困，先前症状已明显改善，纳寐可，二便调，舌淡红苔白厚，脉沉滑。2015 年 5 月 10 日复查血肌酐下降至 117.10μmol/L，血压 133/100mmHg。予前方去钩藤、牛膝、桑寄生基础上加用知母 6g、夏枯草 20g、泽泻 15g，再进 14 剂。后多次于门诊复诊，头晕未再作，肾功能稳定。

　　病家头晕已逾一载，其病所及非一脏一腑之患。患家正值壮年，倘先天无陨，或后天调摄无失，则肾气充沛、五脏元真通畅，不犯邪气。今或因先天不足，或后天脾胃内伤、情志不遂，或用劳过度，而终致脾肾不足，水湿内生，肝木不疏，风气旋起。东垣有云：脾胃内伤，百病由生矣。今脾虚四肢不养故乏力；气化失职，不能制水，水湿泛溢颜面，故见水肿；湿浊蕴毒，三焦不利，毒素内蓄，故见血肌酐、尿酸等升高；水湿趋下，伤及肾气，膀胱化气不能，固摄无权，故见夜尿；肝木主开，能疏能调乎气机，水湿横亘，气机不遂，肝木郁而化风，风阳旋起，故见头晕不止；今肝有邪，魂不得归，是以卧则魂扬若离体也，故夜寐欠安。津不化则为水为湿，肝木久消，精微不固，肾阴亦伤。故可知舌淡红苔少色黄，脉沉迟为脾肾气阴两虚，湿浊中阻，风阳上扰之征。所谓"病发而不足，标而本之，先治其标，后治其本"，故当先去其标症；或有疑虑曰，此病脉沉迟，予以清热平肝之品，可否？答曰：沉为病在里，有水也，迟为邪实内停，气血不畅所致然，非寒邪也，今虑及标实未去，而径用补益之品恐有误事之虞，故以治标为主，佐以扶正为原则，此亦是舍脉从症之法。阮师予以选用天麻钩藤饮化裁，取双钩藤、天麻、牛蒡子、龙舌草、黄芩、草决明清热平肝以息风止眩，大黄、六月雪活血化湿以降浊毒，是以治其标；入杜仲、牛膝、桑寄生、桑椹、生黄芪平补脾肾而不滋腻助湿亦是临床用药之妙。至三诊，头晕、乏力等症状明显改善，舌苔渐长，色转白，考虑邪气已去大半，故予改用六味地黄汤加减增强补益之力，后几经易方调整治疗，患者头晕已愈，肾功能亦趋稳定。

（三）脾虚湿困，浊毒内蕴证

王某，男，48岁。

时间 2018年7月18日，小暑。

主诉 反复尿中泡沫多16年，腹痛腹胀1周。

初诊 16年前发现尿中泡沫增多，行尿常规检查示：蛋白3+，无血，尿，无周身水肿，无光过敏、全身紫癜、口腔溃疡等不适。于福建省人民医院行肾穿刺，病理提示：乙型肝炎病毒相关性肾炎，①弥漫性系膜增生伴局灶球性硬化。②轻度肾小管间质病变。规律于肾科门诊就诊，予以"抗病毒、保护肾功能"治疗。1周前无明显诱因出现腹胀、腹闷痛，饥饿时腹胀明显，嗳气，偶有反酸，无恶心呕吐，身困乏力，无恶寒发热，排便不爽，大便不成形，状糊色黄，1~2次/日，小便泡沫多，色黄，口苦不干，纳可寐安，舌红苔白厚微黄，脉弦滑。

既往史 乙型肝炎病毒携带者，否认其他疾病史。

辅助检查 （2018年7月28日，福建省人民医院）肾功能示肌酐265μmol/L、尿酸557.5μmol/L、尿素氮11.63μmol/L、GFR 23.8ml/min。

西医诊断 慢性肾衰竭（CKD4期）；乙型肝炎病毒相关性肾炎；腹痛。

中医诊断 慢性肾衰竭（脾虚湿困，浊毒内蕴证）；腹痛（脾虚湿困，浊毒内蕴证）。

治法 芳香化湿，理脾降浊。

处方 一加减正气散加减：藿香6g，川厚朴6g，陈皮6g，茯苓15g，杏仁6g，神曲6g，麦谷芽各15g，茵陈蒿15g，大腹皮6g，六月雪15g，大黄（后下）6g，明党参15g。7剂。

二诊 （2018年8月11日，大暑）患者诉腹痛、腹胀已愈，大便成形，每日1

次。复查肾功能示肌酐 243.20μmol/L、尿酸 556.6μmol/L、尿素氮 10.35μmol/L、GFR 26.4ml/min。

　　慢性肾脏病变涉及多脏腑、多系统，本虚邪实，虚实并见。虚者以脾肾虚衰常见，实者多责之湿热、瘀血、浊毒等。实者即是慢性肾衰竭的病理产物，也是加重肾功能恶化之因素。慢性肾脏病患者湿热之邪滞留中焦，脾胃升降失常，上可见脘腹胀闷、恶心、呕吐、神疲乏力，下可见水肿、小便不利等症。脾胃位于中焦，脾胃的治疗在慢性肾衰竭病变中有重要作用。《医学求是》有云："脾以阴土而升于阳，胃以阳土而降于阴，土位于中，而火上水下，左木右金。左主乎升，右主乎降，五行之升降，以气不以质也。而升降之权，又在中气……"脾胃居于中焦，乃是气机转枢之轴心，左旋右转，五脏四维有赖中焦斡旋，使清阳得升，浊阴得下，水湿得运，各司其职。今观本案，从阮师"六看"体系而论，时值大小暑节气，榕城暑湿氤氲，病家饮食不节，内湿停聚，内外相召，中焦气机郁滞，故见腹胀腹痛、嗳气吞酸；湿阻肌表，脾不升清，身困乏力；湿性重浊黏腻，症见排便不爽、便溏；内外相引，酿湿生热，流窜三焦，见口苦、小便色黄、舌红苔白厚微黄，脉弦滑之象。阮师采用苦辛微寒法，以藿香、陈皮、茯苓、厚朴四味为基，加大腹皮、神曲、杏仁、茵陈蒿、麦芽。顾其饥时腹胀，湿热日久灼伤胃阴，酌加明党参养阴和胃，六月雪配合生大黄为阮师治疗慢性肾脏病经验药对，清热利湿，通腑解毒，专为湿热型肾病患者血肌酐、尿素氮升高而设，不拘于肾病，又不忘肾病，诸药配伍，祛湿浊、化食滞、畅气机，理脾胃之升降功能。服药七剂，患者复诊，诸症全消，肾功能各项指标皆有改善，中病即止，转为他方，嘱其饮食有节，病瘥防复。

第二节　慢性肾炎综合征

（一）气阴两虚，外感暑湿证

　　郑某，男，35岁，福建福州人。

时间　2014年7月12日，小暑。

主诉　体检发现尿检异常1年。

初诊　缘于1年前外院检查尿常规示尿蛋白1+、隐血2+，未予重视治疗。后不定期复查尿常规，未见明显改善。今为求诊治，来诊我处。辰下症见面色白、自汗、疲乏、恶风，偶有盗汗，腹部怕冷，性欲下降，伴早泄，纳寐可，小便调，大便可，1~2次/日，舌淡边有齿痕，苔黄腻，脉弦数。

西医诊断 慢性肾炎综合征。

中医诊断 慢肾风（气阴两虚，外感暑湿证）。

治法 清暑利湿，益气养阴。

处方 李氏清暑益气汤加减：太子参 15g，生黄芪 15g，当归 6g，天冬 15g，五味子 3g，青皮 6g，陈皮 6g，黄柏 6g，葛根 15g，苍术 6g，白术 6g，升麻 3g，车前子（布包）15g，甘草 3g。共 14 剂，水煎服，每日一剂，早晚饭后分服。

多次复诊患者诉症状改善，尿常规如前，嘱患其守方继服，并于门诊随诊调整。

再诊 （2015 年 11 月 28 日，小雪）患者诉气短，偶有口干，肩背不适，夜寐梦多，易醒，时有腰酸，恶寒，小便黄，大便稍硬，日二行，纳可，舌红苔黄，脉弦。复查尿常规示尿蛋白阴性、隐血微量，指标已较前改善，嘱其继服上方，门诊随访。

阮师诊病有六看，一者看时，病患初诊时，恰逢暑热气盛；二者论地，久居江南，潮湿之地；三者观人，病患面白毛发稀疏，属气虚体质；四者察病，内有痼疾，外加卒病；五者审症，暑热耗伤气阴故见自汗、疲乏、恶风、舌淡有齿痕、偶有盗汗，湿浊下流困于下焦而见腹部怕冷，性欲下降，伴有早泄，湿蕴化热而见苔黄腻，脉弦数；六者辨证，证属气阴两虚兼外感暑湿。故论治以清暑利湿、益气养阴之李氏东垣清暑益气汤。药证相符，故症状缓解，于门诊长期随诊，守方加减治疗，后尿常规亦好转。

（二）气阴两伤，邪热犯肺证

庄某，女，10 岁。

时间 2015 年 2 月 7 日，惊蛰。

主诉 体检发现尿检异常半年。

初诊 缘于半年前体检发现"尿常规：隐血 1+，红细胞 32.2 个 /μl，5.8 个 /HP，蛋白 1+"，就诊于某三甲医院，予"潘生丁、维生素 C"等治疗后，复查"尿蛋白阴性~1+，隐血 1+，尿红细胞 7.3~74.2 个 /μl、5.8~13.4 个 /HP"。今为求诊治，来诊我处。辰下：无肉眼血尿、泡沫尿及其他特殊不适，精神尚可，纳可寐安，大便调，舌红，苔薄白，脉沉细弱。

西医诊断 慢性肾炎综合征。

中医诊断 慢肾风（气阴两伤，邪热犯肺证）。

治法 益气固表，养阴凉血止血。

处方 二至丸合玉屏风散加减，药用茜草 12g，荠菜 12g，生黄芪 12g，白术 6g，防风 6g，女贞子 15g，墨旱莲 12g，鬼箭羽 12g，桑椹 12g。共 21 剂，水煎服，每日一剂，早晚饭后分服。

二诊 （2015 年 3 月 7 日，惊蛰）患者药后病情平稳，另诉 5 天前出现咳嗽、鼻塞，无恶寒、发热、咳痰、流涕，自服感冒药（具体不详），症状稍有好转，但时感尿意频急，纳减，寐可，大便尚调。舌红，苔薄微黄，脉稍浮。故治以清上宣肺。予翘荷汤加减。处方：连翘 15g，荷叶 6g，炒栀子 6g，桔梗 6g，赤小豆 15g，薄荷（后入）6g，藕炭 12g，蒲黄炭 12g，神曲 6g，车前草 12g，山楂 12g。共 14 剂。

三诊 （2015 年 3 月 21 日，春分）患者服上方后已无尿频尿急感，但 3 天前因调摄不当，复感寒邪，目前仍见咽痛，流清涕，咳嗽，咳黄痰，口干，纳减，寐差，二便尚调。舌红，苔薄微黄，脉浮。查体：咽部充血，扁桃体未见明显肿大。查尿常规示尿蛋白微量、隐血 1+，尿红细胞 25 个 /μl、4.5 个 /HP。故治以疏风解表，清热利咽。予银翘散加减。处方予以金银花 12g，连翘 10g，竹叶 6g，荆芥 6g，牛蒡子 10g，薄荷（后入）6g，豆豉 6g，甘草 3g，桔梗 6g，芦根 15g，杏仁 6g，滑石（布包）12g。7 剂。

四诊 （2015 年 3 月 28 日，春分）药后无咽痛，咳嗽较前减轻，咳痰量少色白，清涕时出，口干，平素时发龋齿疼痛，纳少，寐安，二便调。舌淡红，苔微黄厚，脉浮。复查尿常规示隐血微量，尿红细胞示 10.6 个 /μl、15 个 /HP。故治以清上宣肺，表里双清。予翘荷汤加减。处方予以连翘 15g，薄荷（后入）6g，荷叶 6g，甘草 3g，炒栀子 6g，桔梗 6g，赤小豆 15g，牛蒡子 15g。共 14 剂。

五诊 （2015 年 4 月 11 日，清明）服上方后，诸症已愈，无特殊不适，纳可，寐安，二便调，舌红，苔薄白，脉细数。复查尿常规正常，嘱门诊随访。

患者为小儿，"脏腑娇嫩，形气未充"，初诊时无明显寒热偏向，仅尿检异常，以益气固表、健脾益肾、凉血止血为治法。二诊时于就诊前 5 天出现外感症状，自服药物后外感症状稍解，表邪不甚，邪热残留肺卫，见咳嗽、鼻塞，且循经下传于肾，膀胱开阖不利，症见时感尿急，尿红细胞明显增加。"急则治其标"，方中予连翘、薄荷、桔梗开宣肺气兼可解表；栀子、赤小豆、车前草清热利湿；荷叶、藕炭、蒲黄炭凉血止血；神曲、山楂合荷叶益气健脾消食。三诊时患者原有不适消失，尿检接近正常，但春季气温变化较大，再次感冒，表证明显，予银翘散加减以疏风解表，防外邪再次循经下传。四诊时患者表邪已解，尿检正常，时有咳嗽、少量清涕，宜开宣肺气；患者内有湿热之邪，同气相求，易外感风热或感受外邪化热，且口中龋齿易因外感风热或内有湿热诱发疼痛，故再用翘荷汤加减，表里双清。

（三）气阴两虚夹热证

翁某，男，32 岁。

时间 2017 年 3 月 18 日，惊蛰。

主诉 发现尿检异常 1 个月余。

初诊 缘于 1 个月余前体检发现尿蛋白 2+、尿隐血 2+，无眼睑及双下肢水肿等不适，未予重视及系统诊治。其后自行复查尿常规示尿蛋白、隐血均波动在 1+~2+，今为求进一步诊治，求诊门诊。辰下症见腰部酸楚，久坐后加重，乏力，动则尤甚，寐可，纳差，口干喜饮，大便调，舌尖偏红，苔薄黄，脉弦细弱。平素工作压力大，时有急躁易怒，发时颜面潮红。

辅助检查　（2017 年 3 月 18 日，福建省人民医院）24h 尿蛋白定量 0.948g/24h；尿常规示尿蛋白 2+，尿隐血 2+，红细胞 106.2 个 /μl、19.1 个 /HP。

西医诊断　慢性肾炎综合征。

中医诊断　慢肾风（气阴两虚夹热证）。

治法　益气养阴清热。

处方　清心莲子饮加减：石莲子（杵碎）15g，太子参 15g，地骨皮 10g，毛柴胡 6g，茯苓 15g，生黄芪 15g，天冬 15g，车前草 15g，甘草 3g，野麻草 15g，覆盆子 15g，桑寄生 15g，黄柏 6g。共 21 剂，水煎服，每日一剂，早晚饭后分服。

二诊　（2017 年 4 月 15 日，清明）患者诉腰部酸楚较前稍改善，纳可，寐欠佳，入睡稍困难，大便调，舌淡红，苔薄黄，脉偏滑。复查尿常规示指标尚有改善，尿蛋白 1+，尿隐血 1+，红细胞 3.6 个 /HP、20.0 个 /μl。故于原方中加牛膝 15g、生牡蛎（先煎）20g。共 14 剂。

其后多次门诊随诊，随证加减用药，自诉上述症状均明显改善，复查 24h 尿蛋白定量下降至 0.277g/24h，尿常规示尿蛋白阴性~弱阳性，尿隐血波动在 1+，红细胞个数小于 5 个 /HP。考虑"效不更方"，嘱其门诊继续随诊。

患者中年男性，平素工作压力大，肝火过旺，易耗损气阴，日久气阴两虚。气阴不足，失其固摄之功，故见血尿、蛋白尿；气之不足，故见乏力，动则尤甚；阴之匮乏，无以濡养腰府，故见腰部酸楚；气阴两虚日久内生虚热，虚热灼伤津液，故见口干喜饮；舌尖偏红，苔薄黄，脉弦细弱，均为气阴两虚夹热之征象。故阮师取清心莲子饮益气养阴除热，正如《医级宝鉴》所载"莲子清心饮，治热在气分，面赤作渴，小便淋浊，或口舌生疮，咽痛渴烦等症"。方中以石莲子清泻心火，太子参、天冬益气养阴；辅以黄芪、甘草补气，以加强固摄之功；施用毛柴胡、黄柏、地骨皮退虚热，另取柴胡疏肝解郁之功用；再予覆盆子、桑寄生补肾固摄；茯苓、野麻草、车前草淡渗利湿，引热从小便而走。故二诊患者诉腰部酸楚较前改善，另诉夜寐欠佳，虑其虚火炎上，影响心神，心神不安，故见夜寐欠佳，予守上方加用牛膝引经之用，加用生牡蛎重镇安神，亦滋阴潜阳，其后患者多次复诊，症状均较前明显改善，复查指标亦好转，考虑得效，嘱其门诊随访治疗。

（四）脾肾两虚，湿浊内阻证

郑某，女，19 岁，福建福州人。

时间　2017 年 5 月 6 日，立夏。

主诉 体检发现尿蛋白阳性1年余。

初诊 1年余前体检发现尿蛋白1+，肾功能正常，伴泡沫尿，无眼睑及双下肢水肿，无发热，未予重视及诊治。其后复查尿蛋白波动在阴性~1+，尿微量白蛋白107mg/L，肾功能正常，今为求进一步诊治，遂求诊阮师门诊。辰下症见泡沫尿，腰膝酸软，神疲乏力，寐差，不易入睡，夜尿频多，4~5次，时有耳鸣不适，平素大便溏泻，舌淡苔白，脉沉细。查尿常规示尿蛋白1+，24h尿蛋白示0.30g/24h。

月经史 lmp：2017年4月8日，经色暗，量少，有血块，伴痛经。

西医诊断 慢性肾炎综合征。

中医诊断 慢肾风（脾肾两虚，湿浊内阻证）。

治法 补益脾肾，收涩化滞。

处方

方药一：膏淋汤加减，药用太子参15g，淮山药30g，生地黄15g，芡实15g，生龙骨（先煎）20g，生牡蛎（先煎）20g，赤白芍各15g，甘草3g，当归6g，瞿麦15g，萹蓄15g，黄芩6g，鸡冠花15g。共14剂，水煎服，每日一剂，早晚饭后分服。

方药二：自拟通经方，药用当归6g，赤芍15g，白芍15g，川芎6g，生地黄15g，红花3g，益母草15g，怀牛膝15g，醋香附6g，桃仁6g。共3剂，水煎服，每日一剂，早晚饭后分服用。于下一次月经来潮的前3天加服方药二，若服用方药二期间月经来潮便停用此方。

二诊 （2017年5月25日，小满）患者诉小便泡沫量较前减少，夜寐改善，大便可成形，日行二次，余症状皆有改善，舌淡苔白，脉沉细。复查24h尿蛋白示0.16g/24h。月经史：lmp：2017年5月10日，色红，量较前增多，有血块，痛经较前改善。阮师考虑"效不更方"，予原方再进14剂。期间多次随诊治疗，症状逐步改善，病情稳定。

再诊 （2017年7月10日，小暑）患者来诊时诉已无解泡沫尿，纳寐可，大便通调。舌淡红苔薄白，双尺部按之有力。复查尿常规示尿蛋白微量，24h尿蛋白0.05g/24h。阮师考虑得效显，嘱其门诊随访。

按

患者以泡沫尿为主症，乃因先后天之本不足，脾气亏虚，失去固摄之用，肾气不足，失于收敛、藏精气之功，精微物质下泄，故见泡沫尿、夜尿频多；正如《素问·六节藏象论》曰："肾者主蛰"，言及肾具有主蛰守卫，主藏精之生理特征，倘若肾气不足，便失于藏精，精微物质流失；而脾气亏虚，无以运化水谷，生化乏源，无以濡养机体，故见神疲乏力；脾气失于升清，故见便溏，完谷不化，肾气不足，无以濡养腰府及耳窍，故见腰膝酸软、耳鸣；肾气亏虚，无以上交心神，心肾不交，故见失眠；结合舌淡苔白，脉沉细，均为脾肾亏虚，固摄失司之征。阮师治以补益脾肾，收涩化滞。方取膏淋汤加减。方中予淮山药、生地黄、芡实补肾填精；太子参益气养阴；赤白芍、当归、鸡冠花活血调经；生龙骨、生牡蛎重镇安神；瞿麦、萹蓄、黄芩清热利尿通淋。全方共奏补益脾肾，收涩化滞之功。再配合自拟通经方以调补冲任，活血调经。终得效显，患者已无解泡沫尿，复查 24h 尿蛋白较前明显减少，月经规律来潮，余症状皆有好转，嘱门诊随访治疗。

（五）肺脾两虚，湿浊内困证

黄某，女，27 岁，福建福州人。

时间 2017 年 4 月 8 日，清明。

主诉 体检发现尿检异常半年余。

初诊 缘于半年前体检发现尿隐血 2+，尿蛋白 2+，肾功能正常，无眼睑及双下肢水肿，无尿量减少，无发热、恶寒，无尿频、尿急、尿痛等不适，未予重视及诊治。其后多次复查尿常规示尿隐血 2+，尿蛋白阴性 ~2+，今为进一步诊治，求诊我处。辰下症见泡沫尿，怠惰嗜卧，神疲乏力，纳食不香，食不知味，寐尚安，口干，大便溏泻，舌质淡，边有齿痕，苔白，脉沉弱。

月经史 lmp：2017 年 3 月 16 日，经色暗，量少，有血块，无痛经。

辅助检查 （2017 年 4 月 8 日，福建省人民医院）尿常规示尿隐血 2+，尿蛋白 1+，红细胞 240 个 /μl、43.2 个 /HP，尿微白蛋白 44.73mg/L。

西医诊断 慢性肾炎综合征。

中医诊断 慢肾风（肺脾两虚，湿浊内困证）。

处方 升阳益胃汤加减，药用太子参 15g，生黄芪 12g，白术 6g，黄柏 6g，半夏 3g，陈皮 3g，茯苓 12g，车前草 15g，防风 6g，毛柴胡 6g，赤白芍各 12g，甘草 3g，积雪草 15g，茜草 15g。共 7 剂，水煎服，每日一剂，早晚饭后分服。

二诊 （2017 年 4 月 20 日，谷雨）患者诉上述症状均明显改善，复查尿常规示尿隐血 1+，红细胞 102 个 /μl、23 个 /HP，尿蛋白阴性，考虑"效不更方"，予守方再进 14 剂。随后间断门诊随诊，守方随症加减运用，定期复查尿常规示尿隐血波动在阴性 ~1+，镜下已无红细胞个数，尿蛋白阴性，嘱门诊继续随诊。

患者青年女性，素体后天失养，脾胃内伤，清阳不升，肺之化源不足，故见口干、神疲乏力、怠惰嗜卧；清阳下陷，湿浊内困，精微外泄，出现泡沫尿、血尿；脾气虚馁，无以运化水谷精微及温化水湿，故见纳食不香，食不知味，大便溏泻；舌质淡边有齿痕，苔白，脉沉弱，均为肺脾两虚，湿浊内困之征象。方予李东垣《内外伤辨惑论》《脾胃论》升阳益胃汤加减，方中予太子参易原方之党参重在补气生津；《本草正义》言黄芪"中气不振，脾土虚弱，清气下陷者最宜"，故予生黄芪益气升阳；陈皮理气健脾、燥湿化痰；柴胡升举脾胃清阳之气，柴胡与防风合用可升发阳气、疏散湿邪；茯苓合白术补脾益气，燥湿利水；合入半夏可和胃降浊，加入黄柏以泄阴炎；赤、白芍合用一降一升，一散一收，助以和枢机；佐以积雪草、茜草凉血止血；使以甘草性平，味甘，补脾益气，调和诸药。观全方，补泻兼施，祛邪而不伤正，肺脾可实，升降可复，清升而浊降。

第三节　糖尿病肾病

（一）寒饮蕴肺，水湿外溢证

张某，男，65 岁。

时间　2016 年 4 月 9 日，清明。

主诉　口干、多饮伴双下肢水肿 3 年余，加重 1 个月。

初诊　患者 3 年余前无明显诱因出现口干、多饮伴双下肢水肿，就诊外院，诊断为"糖尿病肾病"，予"伏格列波糖、瑞格列奈"等治疗。3 年来水肿反复，平素嗜酒，4 个月前因饮酒后水肿加重，延及颜面、眼睑、四肢，遂于某三甲医院住院治疗，查（2016 年 3 月 8 日）生化：血糖 6.49mmol/L，尿素氮 9.6mmol/L，血肌酐 172.5μmol/L，尿酸 454μmol/L，白蛋白 24.7g/L。尿常规：尿糖 1+，蛋白质 3+，隐血 3+，红细胞高倍镜计数 12.4 个/HP。诊断："2 型糖尿病、糖尿病肾病、高血压病"等，予利尿、改善循环、抗凝、控制血糖等治疗，病情好转后出院，1 个月前水肿又逐渐加重，今为进一步治疗，求诊我处。辰下：眼睑、四肢水肿，面色黧黑而黯淡，咳嗽，咳白黏痰、胸闷气喘，纳寐可，二便调，舌淡，边有齿痕，苔薄白，脉浮滑。

既往史　2 型糖尿病病史 3 年；高血压病史 3 年余，血压最高 180/90mmHg，平素规律服药，血压控制在 130~140/80~90mmHg。

西医诊断　糖尿病肾病。

中医诊断　水肿（寒饮蕴肺，水湿外溢证）。

治法　宣肺利水，温化水饮。

处方　小青龙汤加减：桂枝 10g，赤芍 15g，白芍 15g，麻黄 10g，干姜 6g，细辛 3g，甘草 3g，煮半夏 6g，五味子 3g，石膏（先煎）15g，葶苈子（布包）15g，大枣 7 枚，白术 10g。7 剂，水煎服，每日一剂，早晚饭后分服。

二诊　（2016 年 4 月 16 日，谷雨）患者诉服前药后眼睑、四肢水肿明显减退，咳嗽甚，咳痰量多、色白，口不干，胸闷气喘，纳寐可，小便量多清长，大便质稀不成形，每日 2 次，舌淡，苔薄白，脉滑。故予原方去石膏加赤小豆 15g，车前子（布包）15g，生姜 3 片。7 剂。

三诊　（2016 年 4 月 23 日，谷雨）患者诉服前药后双下肢水肿明显消退，稍觉腹胀，偶有咳嗽，量少，色白，仍有胸闷气喘，自觉服前药后入睡困难，纳可，小便调，大便质稀量少，两日一行，舌淡红，苔薄黄，脉浮数。故治以温振心肾阳气，化气利水泄浊。予真武汤合桂枝甘草汤加减。药用白术 10g，茯苓 15g，生姜 7 片，黑顺片（先煎）6g，赤芍 15g，白芍 15g，桂枝 10g，甘草 3g，葶苈子（布包）15g，六月雪 15g，大枣 7 枚。14 剂。

四诊 （2016 年 5 月 7 日，立夏）患者诉双下肢轻度水肿，无咳喘，无腹胀，纳可，寐欠安，小便淡黄，大便调，舌淡红，苔薄黄，脉弦。辅助检查：血糖 9.12mmol/L，尿素氮 15.23mmol/L，血肌酐 192.5μmol/L，尿酸 412μmol/L，肾小球滤过率 31.55ml/min。尿常规：尿糖 1+，蛋白质 3+，隐血 3+，红细胞计数 73.7 个 /μl，红细胞高倍镜计数 13.3 个 /HP。予原方加木瓜 15g，14 剂。

本案患者嗜食肥甘，又好酒醴，李东垣在《脾胃论》中指出："内伤脾胃，百病由生"，其人不知持满，难以节制，终致脾胃耗伤，元气虚损，精微失布，内遗血脉；湿热内著，元气久耗，阴火内生，燥热四焚，阴液亦伤。故发为消渴，因其病迁延，经久及肾，土湿水燥，终致下消，肾气不行，三焦不利，而并发水肿。今其人，又犯口忌，饮酒病复。虽经治疗，终不免正气已亏，积重难返，难断其疾。初诊，纵观其证，其面色黧黑而黯淡，可知阳气已衰，肾精已亏。且周身水肿而咳喘、涌吐痰涎，可知阳虚失于温化，饮停心下。舌脉象亦是饮邪内盛，难以发越之征。故急则治标当温化水饮，宣肺利水。方予小青龙汤宣肺散寒，温化水饮，加用白术燥湿利水，石膏、葶苈子泻肺行水，又可制诸药温燥之性。全方散中有收，宣中有降，理肺以助通调水道，则水湿寒饮得化。二诊时，水肿明显减退，可知药已中的，但其人咳嗽甚，未见好转，咳痰量多、色白，口不干，胸闷气喘，小便量多清长，大便质稀不成形，可知药用有偏凉之虞，故在原方基础上去寒凉之石膏，加甘平之赤小豆利水消肿；车前子利尿渗湿止泻；辛温之生姜温胃散水，温肺化饮。再诊时，水肿、咳嗽、痰涎大减，但有胸闷、气喘、难以入睡，而见脉数，虑其饮去而心阳不振，今易方用真武汤合桂枝甘草汤温振心肾阳气以助化气利水。后诊，已无喘闷，脉象渐平。故于上方稍事加减继续服用。

（二）脾肾气阴两虚，水湿泛溢证

林某，男，63 岁。

时间 2016 年 6 月 18 日，芒种。

主诉 反复双下肢水肿伴胸腔积液 1 年余。

初诊 1 年余前无明显诱因出现双下肢中度凹陷性水肿，反复不解，多次就诊当地医院，诊断"糖尿病肾病"，予西医对症治疗未见明显改善。查生化：血肌酐 270.1μmol/L，尿素氮 18.07mmol/L，白蛋白 16.4g/L。辰下：面色㿠白，双下肢中度凹陷性水肿，眼睑水肿如卧蚕，1 个月前曾于某院行胸腔闭式引流术，现胸腔闭式引流管在位、通畅，每日引流量约 1000ml，自觉胸前压迫感，身困乏力，腰部酸软，纳少，寐差，大便调，小便黄（尿量 1800ml）。舌淡红，苔光剥，脉滑。

既往史 糖尿病病史 10 余年。

西医诊断 糖尿病肾病。

中医诊断 水肿（脾肾气阴两虚，水湿泛溢证）。

处方 参芪地黄汤加味：生地黄 15g，山萸肉 15g，山药 15g，牡丹皮 6g，赤白芍各 15g，茯苓 15g，车前子（布包）15g，生黄芪 80g，太子参 15g，薏苡仁 20g，白术 6g，桑寄生 15g。21 剂，水煎服，每日一剂，早晚饭后分服。

二诊 （2016 年 7 月 23 日，大暑）患者诉服上药后诸症较前减轻，双下肢及眼睑部水肿较前减退，每日胸腔引流量 300~500ml，已无胸部压迫感，但仍感疲乏无力、腰部酸软，纳差，寐安。大便质软成形，日三行，小便黄（尿量 2000ml）。舌淡，苔薄白花剥。复查生化示血肌酐 228μmol，尿素氮 16.64mmol/L，白蛋白 17.0g/L。处方：守上方生黄芪加至 100g，加陈皮 6g、姜半夏 9g。14 剂。

其后守方稍事加减，进数十剂后。

三诊 （2016 年 11 月 5 日，霜降）患者诉胸腔引流管已拔除近 3 个月（补述 7 月份以前，每月需住院行胸腔闭式引流），胸前压迫感未再作，眼睑水肿消退，双下肢仍轻度水肿，稍感乏力，无诉腰酸，纳寐皆可，舌淡，苔薄黄，脉滑。复查生化结果示血肌酐 184.8μmol/L，尿素氮 17.56mmol/L，白蛋白 17.8g/L。嘱其门诊随诊。

　　患者初诊病见双下肢及眼睑轻度水肿，伴胸腔积液，属中医学"水肿"范畴。经云："诸湿肿满，皆属于脾"，患者年逾六旬，脏腑功能减退，脾气亏虚，失于健运，脾主四肢，故水液泛溢于四肢；脾气虚则不能散精于肺，肺失清润故不能通调水道、下输膀胱，水液不走常道，则泛溢胸腔，表现为胸腔积水；脾虚则气血生化乏源，肌体失于濡养，故病患来诊时见其面色㿠白、身困乏力，气血亏虚则心神失养，夜寐欠安。脾气虚弱日久，后天充养失司，久则累及肾阴。《灵枢·本神》言："阴虚则无气"，阳气的化生是以阴精为基础，阴虚则肾气化生不足，终致肾关开阖不利。水湿作为病理产物必然阻碍津液的生成、输布，从而进一步加重了阴亏。故本病病位在肺、脾、肾，病机属脾气不足，肺肾阴亏，治宜滋补肺脾肾，益气养阴为主，方予参芪地黄汤加味重用生黄芪治之，参芪地黄汤补肾水尤能滋上源。本方重用生黄芪，一者配合白术健脾益气使脾运得复，脾主运化功能恢复，水液得以运化而水肿消；二者生黄芪大补肺脾之气，以滋化源，使气旺血生。二诊来时诸症好转，胸腔积液减少，夜寐能安，血肌酐及尿素氮指标下降、白蛋白升高，可知药已中的，故于上方加重生黄芪用量至 100g，考虑患者仍纳差，为防重用甘味阻碍脾气伸展，故合入二陈加强脾胃运化之力，再进数十剂。

　　三诊时患者已拔除胸腔引流管，眼睑水肿消退、双下肢水肿减轻，且纳寐皆可，未诉腰酸，二便调畅，诸指标亦好转，遂嘱患者门诊随诊。

（三）肝肾阴虚，湿浊内阻证

陈某，59岁，男，福建泉州人。

时间　2014年10月11日，寒露。

主诉　反复双下肢水肿4年，加重3天。

初诊　4年前因双下肢轻度水肿就诊当地医院，诊断"糖尿病肾病"，予"降糖、利尿、调血脂"等治疗，经治疗症状好转，之后未规律治疗，期间双下肢水肿反复发作，3天前无明显诱因出现双下肢水肿加重。辰下：双下肢中度水肿，腰膝酸软，爬楼无力，尿中泡沫增多，自觉小便量少，无恶心呕吐，无尿频尿急，纳差，晨起口黏，大便调，舌红，苔黄腻，脉细。

辅助检查　肾功能：血肌酐130μmol/L，尿素氮9.6mmol/L。尿常规：尿蛋白2+，隐血1+。

西医诊断　糖尿病肾病。

中医诊断　水肿（肝肾阴虚，湿浊内阻证）。

处方　益肾清浊汤加减：山茱萸15g，淮山药15g，桑寄生15g，川牛膝15g，知母6g，生地黄12g，牡丹皮9g，黄柏6g，茯苓15g，陈皮10g，鹿衔草15g，大黄（后下）6g，滑石（先煎）15g，甘草6g，车前子（布包）15g。7剂水煎服，每日一剂，早晚饭后分服。

二诊　（2014年10月18日，寒露）患者诉服上方后，水肿稍有消退，腰酸较前好转，自觉乏力，精神一般，纳尚可，尿中泡沫增多，大便调，舌红，苔黄，脉细。加荠菜10g、石莲子（杵）15g。14剂。

三诊　（2014年11月1日，霜降）患者诉服上方后，水肿消退明显，久站感腰酸，纳寐安，二便调，舌红，苔黄，脉细。辅助检查：生化全套：血肌酐115μmol/L，尿素氮9mmol/L。尿常规：尿蛋白微量，隐血1+。

结合"六看"，一看天：斯年甲午年，中运土气太过，湿气流行；二看地：泉州闽南之地，暖湿气候，湿热偏盛；三看时：此时初秋，燥气偏盛，易伤阴液；四看人：患者年老，肝肾不足为本；五看病：此为消渴病并发水肿；六看证：《素问·上古天真论》云："男子七八肝气衰，筋不能动"，今年过半百，阴气自半，肝肾虚损，腰府失养则见腰膝酸软；肾虚气化失司，水液代谢失调，故见双下肢水肿；肾气不足，精微不固，可见小便泡沫增多；肝血不足，筋失涵养，则肢体无力；湿浊困脾，脾失健运，症见纳差、口黏。舌红、苔黄稍腻、脉细为阴虚湿热之象。故综合分析，可知肝肾阴虚为本、湿热内蕴为标。方中山茱萸、山药、桑寄生、川牛膝补肝肾、强筋骨，知母、生地、牡丹皮滋肾阴、清虚热，黄柏清热燥湿，茯苓、陈皮健脾化湿，鹿衔草、大黄利湿泻浊，车前子、滑石清暑利湿，甘草调和诸药。服药后虚损渐复，湿热渐退，症状好转，效不更方，但尿中泡沫多仍旧，加荠菜、石莲子增益清利收涩之力，使精微可固，湿热可清，经治后水肿消退，泡沫尿消失。

（四）肝肾阴虚，虚热内扰证

林某，48岁，女，福建福州人。

时间 2016年5月7日，立夏。

主诉 颜面水肿1个月余。

初诊 1个月前因晨起眼睑水肿，就诊某三甲医院，查："生化示血肌酐90μmol/L，尿素氮8.9mmol/L。24h尿蛋白定量1.2g/24h"，诊断为"糖尿病肾病"，予对症治疗无明显好转。辰下：晨起眼睑水肿，下午消退，自觉心中烦躁，无胸闷胸痛，无气促，不易入睡，多梦，纳可，精神一般，二便调，舌红，苔薄黄，脉弦细。绝经1年。

西医诊断 糖尿病肾病。

中医诊断 水肿（肝肾阴虚，虚热内扰证）。

处方 六味地黄汤合酸枣仁汤加减：山茱萸15g，山药15g，桑寄生15g，川牛膝15g，牡丹皮9g，知母6g，生地黄12g，茯神15g，酸枣仁15g，麦冬12g，郁金12g，石莲子（杵）12g。14剂，水煎服，每日一剂，早晚饭后分服。

二诊 （2016年5月21日，小满）患者诉服药后水肿较前消退，心中不觉烦躁，寐改善，因3天前吃油炸食物后口舌生疮，疼痛不已，余同前。中药守上方加生石膏（先煎）25g、黄连3g。14剂。

三诊 （2016年6月11日，芒种）期间停诊1次，自行于门诊拿药，患者诉服药后，口腔溃疡已愈，寐尚可，晨起精神可，二便调，舌红，苔黄，脉弦细。辅助检查：24h尿蛋白定量：0.42g/24h。改为益肾清浊口服液继续服用。

结合"六看"，一看天：斯年丙申年，少阳相火司天，厥阴风木在泉，上半年火气较盛易得热病，下半年风气较盛易得肝胆病；二看地：福州沿海，湿热之邪偏盛；三看时：立夏不久，阴消阳长；四看人：围绝经期妇女，冲任亏虚，肝肾不足；五看病：应考虑糖尿病及围绝经期激素紊乱；六看证：患者中年女性，《素问·上古天真论》云："女子七七任脉虚，太冲脉衰少，天癸竭，地道不通"。因冲任渐亏，肝肾精血不足，阴虚内热，虚火内扰，自觉心中烦躁；肾水不足，真阴不升心阳独亢，水不制火，热扰心神，故失眠多梦；舌红、苔薄黄、脉弦细为阴虚内热之象。综上所述，辨证属肝肾阴虚、虚热内扰。方中山茱萸、淮山药、桑寄生、川牛膝补肝肾、强筋骨，生地黄、牡丹皮、知母滋肾阴、清虚热，茯神、酸枣仁养心安神，麦冬、石莲子、郁金清心除烦安神。服药后虚热之象渐退，但因食辛热之品，火热上炎，于原方加生石膏、黄连清热泻火。三诊患者症状消失大半，改用益肾清浊口服液滋阴清热治之。

（五）气阴两虚，湿浊内蕴证

康某某，男，46岁，湖南人。

时间 2018年6月2日，小满。

主诉 反复多尿、多饮，多食9年，泡沫尿1年。

初诊 9年前因饮食不节出现多尿，口干多饮，多食，未予重视，未经诊治。4年前上诉症状加重，遂就诊当地医院，查空腹血糖示17~18mmol/L，诊断"2型糖尿病"，予二甲双胍降糖治疗，规律服药治疗后空腹血糖控制为7~8mmol/L。1年前因尿中泡沫增多，血糖升高，就诊当地医院，查尿常规：蛋白质4+，生化：血肌酐118μmol/L，白蛋白33g/L。予诊断糖尿病肾病，予"通脉降糖胶囊，西格列汀，胰岛素"控制血糖，此后复查肾功能，血肌酐波动118~142μmol/L。辰下：口干多饮，多尿，消瘦，小便泡沫增多，纳寐可，大便调。舌淡，苔薄白，脉弦滑。

既往史 糖尿病病史9余年。脑梗死病史6年。

西医诊断 糖尿病肾病。

中医诊断 消渴（气阴两虚，湿浊内蕴证）。

处方 益肾降糖饮化裁：生地黄15g，山萸肉15g，山药15g，僵蚕10g，马齿苋15g，车前子（布包）15g，生黄芪15g，茯苓15g，枸杞子15g，大黄（后下）6g，六月雪15g。14剂，水煎服，每日一剂，早晚饭后分服。

二诊 （2018年7月21日，小暑）服上药后诸症较前减轻，守方再进十余剂。今复诊诉：四肢瘙痒，可见散在细小红色皮疹，伴灼热感，纳可，寐欠安。小便泡沫多，大便质软成形，每日1~2次。舌淡，苔根厚腻，脉弦数。复查生化示：血肌酐120μmol/L，尿素氮9mmol/L，白蛋白32.7g/L。尿常规：蛋白质3+，隐血1+。处方：守上方，加地肤子15g，21剂。

三诊 （2018年8月11日，立秋）患者诉四肢瘙痒已好转，辰下：口干多饮较前改善，小便色黄，夜尿频多，大便质稀，3~4次/日，舌暗苔黄腻，脉弦滑。复查生化结果示：血肌酐137μmol/L，尿素氮13.9μmol/L，白蛋白35g/L。尿常规：蛋白质2+，隐血1+。处方：守上方加佩兰6g、藿香6g，30剂。此后门诊随访症状基本改善，肾功能稳定。复查（2018年11月17日）生化：血肌酐109μmol/L，尿素氮9.4mmol/L。尿常规示蛋白质1+。

本案患者平素饮食不节，"三多一少"症状典型，中医诊断为消渴病。《丹溪心法》曰："下消者，肾也，小便浊淋如膏之状，面黑而瘦"，患者消渴病史多年，阴虚燥热内盛，耗气伤津，病久由上焦延及中下焦，损伤脾肾气阴，下焦气化不利，失于开阖，精微失固，进一步耗极津液，而见饮一溲一，饮不解渴，尿浊等症。结合舌淡红，苔薄白，脉弦滑，故中医辨证为气阴两虚，湿浊内蕴证，予益肾降糖饮加减治疗。其中生地黄、淮山药、枸杞子、山萸肉滋补肝肾，配以生黄芪益气固摄，佐以茯苓、僵蚕、马齿苋、车前子、大黄，六月雪前后分消，利湿泻浊。二诊，口干多饮症状改善，出现四肢多发红疹，考虑湿毒内蕴外发，故原方加地肤子祛风解毒止痒。三诊，诸症改善，肾功能及尿常规指标亦较前改善，大便质稀，次数增多，考虑秋后湿邪未尽，人易感触，故予原方加藿香、佩兰芳香化湿，健运中焦以善后。

第四节 痛风性肾病

（一）湿热蕴结，浊瘀内阻证

王某，男，53岁。

时间 2016年10月22日，寒露。

主诉 左下肢关节疼痛，伴血肌酐升高1年余。

初诊 缘于1年余前因左下肢关节疼痛于外院诊断为"痛风"，予以服用"别嘌醇"等药物（具体不详）治疗后见全身皮肤瘙痒，遂自行停药；其后不规律接受药物治疗（具体不详）。近1年来，左下肢关节疼痛反复发作，呈针刺样，并于体检时发现血肌酐明显升高（未见单），今为进一步诊治，来诊我处，刻下症见：精神疲乏，左下肢关节仍有刺痛，肢体屈伸不利，平素易拘挛，腰部酸痛，腹部胀闷，口干、口苦，纳寐尚可，二便调，舌质紫暗，苔白，脉弦涩。

辅助检查 肾功能：尿素氮21.49mmol/L，血肌酐257.6μmol/L，尿酸978.3μmol/L。

西医诊断 痛风性肾病。

中医诊断 痹证（湿热蕴结，浊瘀内阻证）。

治法 清热利湿，泄浊化瘀。

处方 盐肤木汤（经验方）加减：盐肤木15g，威灵仙12g，土茯苓15g，车前草15g，防风10g，生地黄30g，豨莶草15g，秦艽15g，党参15g，三棱6g，莪术6g，大黄（后下）6g，六月雪15g。7剂，水煎服，每日一剂，早晚饭后分服。

二诊 （2016年10月29日，霜降）患者诉关节疼痛缓解，复查血肌酐稳定，余症状均较前减轻，继进14剂。此后门诊间断随访，血肌酐未见明显升高，血尿酸逐步降至正常。

患者左下肢关节疼痛1年余，因痹证日久，气血运行不畅，瘀血阻滞筋脉，故见关节刺痛、屈伸不利。湿热邪气致病，病程缠绵，常留腰腹之间，终损脾肾之气，故见腹部胀闷、腰痛、精神疲乏等症状。治拟清热利湿、泄浊化瘀，以盐肤木汤为基础加减用药。方中盐肤木、秦艽、豨莶草祛风除湿；车前草引诸邪从小便而解；防风、威灵仙可祛风通络止痛；常言"脾旺能胜湿，气足无顽麻""肾气充实，则阴阳调和有度，内湿何由而生"，故予党参补中益气，生地益肾养阴，凉血除痹；再配伍三棱、莪术破血行气、化瘀止痛；土茯苓、六月雪、大黄加强清热利湿、通腑泄浊；药理上大黄、土茯苓等可抑制黄嘌呤氧化酶活性，从而抑制尿酸形成、降低血尿酸水平。诸药合用，使浊毒得以泄化，经络畅达，邪除正复。

（二）元气亏虚，暑湿内困证

俞某，男，29岁，福建福州人。

时间 2018年7月21日，小暑。

主诉 反复左足背疼痛3年，发现血肌酐升高1年。

初诊 缘于3年前无明显诱因出现左足背疼痛，呈针刺样，就诊于当地医院，查肾功能示尿酸826μmol/L，血肌酐正常，诊断为"痛风"，予"止痛、降尿酸"等治疗（具体不详）后症状较前改善；其后仍反复出现左足背疼痛，复查血尿酸波动在423~652μmol/L，肾功能正常；1年前因左足背疼痛加重，伴泡沫尿，就诊于福州总医院，查肾功能示：尿酸742μmol/L，血肌酐150umol/L，尿常规示尿蛋白2+，诊断为"痛风性肾病"，予"止痛、降尿酸、保肾"等治疗后症状较前改善，但仍反复。辰下：时有左足背疼痛不适，呈针刺样，泡沫尿，精神倦怠，肢体困重，脘腹胀满，寐尚可，大便质黏腻不爽，舌淡红，苔黄腻，脉细。

辅助检查 （2018年7月21日，福州总医院）肾功能示：血肌酐293.0μmol/L，尿素氮13.39mmol/L，尿酸683.4μmol/L；尿常规尿蛋白3+。

西医诊断 痛风性肾病。

中医诊断 痹症（元气亏虚，暑湿内困证）。

治法 补益元气，升阳除湿，清暑通络。

处方 李氏清暑益气汤加减：太子参15g，生黄芪15g，当归6g，麦冬15g，五味子3g，青陈皮各6g，黄柏6g，葛根15g，苍白术各6g，升麻6g，车前草15g，甘草3g，六月雪15g，大黄（后下）3g，土茯苓15g，盐肤木15g，滑石12g。14剂，水煎服，每日一剂，早晚饭后分服。

二诊 （2018年8月18日，立秋）患者诉左足背疼痛较前明显缓解，复查血肌酐233.4μmol/L，尿酸443.4μmol/L，余症状均较前减轻，考虑效显，予原方继进14剂。

此后门诊间断随访，血肌酐水平稳定，血尿酸逐步降至正常。

患者病久脏腑虚损，元气亏虚；加之小暑时节，暑湿淫盛之际，内外之湿邪交阻于关节、经络，不通则痛，则左足背疼痛；脾虚湿困，故见精神短少、肢体困重、脘腹胀满、大便黏腻不爽；中气不足，则溲便为之变，故见泡沫尿；结合舌脉，均为元气亏虚，暑湿内困之征象。治以补益元气，升阳除湿，清暑通络，方予李氏清暑益气汤加减。《黄帝内经》曰："阳气者，卫外而为固也。炅则气泄"，方中黄芪为君补益中气，合甘草、当归、陈皮、升麻、太子参以升发阳气；苍术、白术健脾燥湿，淡渗利湿；葛根解肌透热；青皮消食以除痞满；黄柏，辛以润肾，以苦寒泻热补水；太子参、麦冬、五味子酸甘微寒滋其化源，以救庚金；盐肤木、防风祛风除湿，通络止痛；土茯苓、六月雪、大黄加强清热利湿、通腑泄浊；《金匮要略》有言："湿痹之候，小便不利，大便反快，但当利其小便"，遂加以车前草、滑石引湿热从小便而走，使小便通利，里湿去，阳气通，湿痹自愈。全方诸药合用，共奏健脾益气、清暑除湿通络之功效。

（三）湿热下注，肾阴亏虚证

黄某，男，52岁，福建福州人。

时间 2016年7月23日，大暑。

主诉 反复左足趾关节疼痛5年，发现血肌酐升高1年。

初诊 缘于5年前进食海鲜、饮用啤酒后出现左足趾关节疼痛，局部红肿热痛，肤温高，无泡沫尿，无颜面及双下肢水肿，就诊于当地医院，查肾功能示：尿酸645μmol/L，血肌酐水平正常，诊断为"痛风"，予"碳酸氢钠、甲泼尼龙"等治疗后（具体不详）症状较前改善，但其后左足趾关疼痛仍反复发作，血尿酸水平波动在423~652μmol/L，肾功能正常；1年前左足趾关节疼痛再发，伴泡沫尿，晨起眼睑水肿，就诊于当地医院，查肾功能示：血尿酸643μmol/L，血肌酐136μmol/L，尿常规示：尿蛋白2+，诊断为"痛风性肾病"，予"止痛、降尿酸"对症治疗及保肾处理后，左足趾疼痛症状较前改善，但仍有反复发作，今为求进一步诊治，来诊我处。辰下：左足趾关节疼痛，时有左下肢痿软无力，局部红肿，泡沫尿，神疲乏力，腰膝酸软，大便黏腻不爽，纳寐尚可，舌红，苔黄腻，脉沉滑。

辅助检查 （2018年7月20日，福建省人民医院）肾功能：血肌酐138.4μmol/L，尿素氮7.6mmol/L，尿酸555.6μmol/L；尿常规：尿蛋白2+。

西医诊断 痛风性肾病。

中医诊断 痹症（湿热下注，肾气亏虚证）。

治法 清热利湿，益肾蠲痹。

处方 四妙丸加味：苍术6g，黄柏6g，牛膝15g，薏苡仁20g，生地15g，秦艽

15g，土茯苓 15g，防风 10g，豨莶草 15g，车前草 15g，盐肤木 15g，六月雪 15g，大黄（后下）6g。14 剂，水煎服，每日一剂，早晚饭后分服。

二诊 （2016 年 8 月 15 日，立秋）患者诉左足趾关节疼痛缓解，复查血肌酐稳定，余症状均较前减轻，予继进 14 剂。此后门诊间断随访，血肌酐水平稳定，尿蛋白波动在阴性~1+，血尿酸逐步降至正常。

按

　　患者久病及肾，肾气亏虚无以蒸腾气化水液，湿浊内生，日久化热，加之大暑时节易感触湿浊，内外合邪，即发为湿痹。《金匮要略》曰"湿伤于下"，湿热之邪易下注，日久痹阻筋脉，而见左足趾红肿疼痛，此为病之所标；湿热日久耗伤肾阴，肾阴亏虚，失于固摄，精微物质下泄，故见泡沫尿；阴精亏虚无以濡养腰府、四肢，故见左下肢痿软无力、神疲乏力、腰膝酸软等症；大便黏腻不爽，纳寐尚可；舌红，苔黄腻，脉沉滑，均为湿热下注、肾阴亏虚证之征象。治以清热利湿泄浊，补肾除痹，方予四妙丸加味。方中予黄柏清热燥湿，尤擅清泻下焦湿热；苍术健脾助运以治生湿之本；加以牛膝补肝肾，强筋骨，引药下行。《黄帝内经》有云："治痿独取阳明"，而薏苡仁独入阳明，祛湿热而利筋络；另辅予生地益肾养阴，凉血除痹；盐肤木、秦艽、豨莶草、防风祛风除湿；车前草引湿热之邪从小便而解；土茯苓、六月雪、大黄加强清热利湿、通腑泄浊。诸药合用，共奏清热利湿，补肾除痹泄浊之妙用。

第五节　泌尿系结石

（一）肾阳不足，湿热夹瘀证

周某，男，34 岁。

时间　2016 年 3 月 12 日，惊蛰。

主诉　发现泌尿系结石 15 年余，伴腰痛 9 天。

现病史　15 年前因从高处跳至地面突发右侧腰痛，伴恶心欲呕，呕吐胃内容物少许，遂于当地医院就诊，肾区叩击痛（+），查全腹 B 超，未发现泌尿系结石，初步诊断为"结石脱落"，予抗炎治疗后，症状好转。9 天前再发腰背隐痛，遂行泌尿系彩超，（2016 年 3 月 10 日）彩超提示：右输尿管上段结石伴右肾轻度积水；左肾结石。检查描述：肾：双肾大小、形态正常，包膜光滑，右侧肾窦分离，最宽处径约 16mm，左肾中盏探及两个强回声斑，大者径约 5mm，后伴声影，双肾实质回声未见明显异常，CDFI 显示未见明显异常血流。输尿管：右侧输尿管上段扩张，径约 13.4mm，距肾门约 65mm 探及一强回声斑，大小约 11mm × 6mm，后伴声影；左侧输尿管未见明显异常。辰下：右侧腰背疼痛，纳寐可，二便调，舌质暗红，苔白厚腻，脉弦细。

西医诊断 右侧输尿管结石；左肾结石。

中医诊断 腰痛（肾阳不足，湿热蕴结证）。

治法 清热通淋排石，温阳行气活血。

处方 金归排石汤加减：金钱草 15g，海金沙（布包）15g，鸡内金 15g，郁金 15g，赤芍 15g，白芍 15g，甘草 3g，牛膝 15g，车前草 15g，香附 6g，当归 6g，制附子（先煎）6g，7 剂。维生素 B_6 20mg，每日 3 次，7 天。

二诊 （2016 年 3 月 19 日，惊蛰）7 日后复诊，查泌尿系彩超示：双肾结石。检查描述：肾：双肾大小、形态正常，双肾皮质回声均匀，锥体分布正常，右肾下盏探及点状强回声聚集，范围 5mm × 4mm，左肾中盏探及一强回声斑，径约 4mm，双肾集合系统未见明显异常分离。输尿管：双侧输尿管无扩张，CDFI 显示未见明显异常血流信号。辰下：已无腰痛，无明显不适，纳寐可，二便可，舌质红，苔黄厚，脉细稍数。处方：已金排石颗粒 1 包、维生素 B_6 20mg，每日 3 次，14 天。

患者先天禀赋不足，加之病程长，肾气亏虚，肾阳亏损，膀胱气化不利，湿热蕴结下焦，煎熬尿液成石，有形实邪阻滞水道，不通则痛，故发为腰背疼痛，舌质暗红，舌苔白厚腻，脉弦细均为肾阳不足，湿热夹瘀之象，治疗当以清热通淋排石、温阳行气活血为治法，本方标本兼治，攻补兼施，方中以金钱草、海金沙、鸡内金、郁金、车前草清热利湿、排石化石，辅以牛膝、制附子补肾温阳，固肾培元，赤芍、当归活血化瘀，白芍、甘草缓急止痛，香附行气导滞，调理气机；加用维生素 B_6 片，可以抑制草酸盐的生成，减少草酸钙结晶的沉积。服药 7 天后患者已无腰痛，结合复查彩超可知右输尿管上段结石已消失，左肾结石较前减小，予院内制剂"已金排石颗粒"清热利湿排石，配合维生素 B_6，缓缓图之。

（二）气滞血瘀，湿热蕴结证

卢某，女，57 岁。

时间 2016 年 3 月 26 日，春分。

主诉 腰背胀痛伴尿频、尿急 1 周。

现病史 1 周前患者无明显诱因出现腰背胀痛，伴尿频、尿急，（2016 年 3 月 26 日）行全腹彩超检查：①双肾小结石（左 3mm、右 3mm）。②子宫肌瘤。尿常规：BLD（+）。刻下症见：腰背胀痛，尿频、尿急，大便调，纳食尚可，夜寐欠佳，舌淡红，苔黄，脉弦细。

西医诊断 肾结石。

中医诊断 淋证－石淋（气滞血瘀，湿热蕴结证）。

治法 行气理血开郁，清热通淋排石。

处方 五金汤加减：金钱草 15g，海金沙（布包）15g，鸡内金 15g，王不留行 15g，路路通 15g，郁金 15g，车前子（布包）15g，牛膝 15g，合欢皮 15g，甘草 3g，7 剂。维生素 $B_6$20mg，每日 3 次，7 天。

患者自行重方 7 剂，14 日后复诊，（2016 年 4 月 8 日）查泌尿系彩超：未见明显异常。尿常规：正常。

患者因情志不畅，气滞血瘀，加之湿热内蕴，化火灼阴，煎熬尿液，结为砂石，故见腰背胀痛，小便频、急，证属"石淋"范畴。《金匮翼·诸淋》曰："初则热淋、血淋，久则煎熬水液，稠浊如膏如沙如石也。夫散剂利小便，只能治热淋、血淋而已。其膏、沙、石淋，必须开郁行气，破血滋阴方可也。"故治疗本证时，阮师以三金汤为主，辅以王不留行、路路通行气化瘀，郁金、合欢皮解郁行气宁心，车前子、牛膝通导下行，共奏行气理血开郁，清热通淋排石之功。加用维生素 B_6 片，可以抑制草酸盐的生成，减少草酸钙结晶的沉积。病证相应，效如桴鼓，服药 14 剂，复查泌尿系彩超、尿常规已无异常，中病即止，嘱患者清淡饮食，多饮水，避免食复。

（三）气滞血瘀，湿热壅滞证

陈某，女，42 岁。

时间 2007 年 11 月 17 日，立冬。

主诉 体检发现"肾结石"半年余，伴腰痛 3 天。

现病史 缘于半年前体检时查 B 超提示：右肾有 1 个结石，直径 2.7mm，因无明显症状，未予治疗；3 天前出现腰痛如针刺，复查 B 超示：左肾结石数个，直径 2.1~5.7mm。尿常规示：尿隐血微量，红细胞 36 个，白细胞 333 个/HP。求诊当地县医院，服"排石素、溶石素"，效果不显。辰下症见：腰部刺痛，以左侧为甚，自觉头晕，夜寐差，尿色黄赤，舌红，苔黄腻，脉滑数。

西医诊断 肾结石。

中医诊断 腰痛（气滞血瘀，湿热壅滞证）。

治法 行气活血止痛，清热利湿排石。

处方 已金排石汤加减：金钱草 15g，海金沙（布包）15g，鸡内金 6g，王不留行 15g，牛膝 15g，赤芍 15g，白芍 15g，甘草 3g，郁金 15g，当归 6g，制附子（先煎）3g，车前子（布包）15g，石韦 15g，7 剂。维生素 $B_6$20mg，每日 3 次，7 天。

复诊 病人自觉腰痛明显减轻，头晕、寐差好转。以原方再服 14 剂，先后排出结石 4 粒。B 超示：左肾可见一小钙化点，双肾未见明显结石。嘱患者平时多饮水，清淡饮食，随访 6 个月再无复发。

按

福建地处东南沿海，湿热之气较重，闽人多偏瘦，体质偏热。湿郁滞泥，热炼成砂，而患尿路结石，石阻肾络，气化失司，不能化气行水则溲便为之变。本病相当于中医之"石淋"范畴。患者体检发现肾结石半年余，因无明显症状，未予治疗，病变日久，气滞血瘀，损伤血络，故见腰部刺痛，瘀血致痛，昼轻夜重，神思不安，故见头晕、寐差。尿色黄赤为湿热壅滞之象，舌红苔黄腻，脉滑数亦为佐证。治当行气活血止痛，清热利湿排石，处方以金钱草、海金沙、鸡内金并称三金，清热通淋排石化石，增石淋要药车前子、石韦加强排石之功，辅以白芍、甘草汤缓急止痛，郁金行气解郁，王不留行行气导滞，调理气机，牛膝引血下行，赤芍、当归活血通络；佐少量附子辛温通络，促进气血通畅。服药 7 剂，症状缓解，效不更方，击鼓再进，服药 21 剂，排出结石 4 粒，随访 6 个月无复发。

第六节　泌尿系感染

（一）脾肾亏虚，湿热内蕴证

王某，女，70 岁。

初诊　2016 年 7 月 30 日，大暑。

主诉　发现尿色浑浊 1 个月，尿频、尿急、尿痛 1 周。

现病史　1 个月前发现尿色浑浊，未予重视，近 1 周出现小便频数，排尿时阻塞不畅、淋沥涩痛，伴有小腹拘急疼痛，尿色黄而浑浊，尿中可见泡沫，偶夹血丝。身困乏力，耳鸣，声时大时小，头晕，视物旋转，纳寐尚可，大便调，舌质红，苔黄腻，脉弦滑。

西医诊断　尿路感染。

中医诊断　淋证 - 膏淋（脾肾亏虚，湿热内蕴证）。

治法　益气健脾补肾，清热利湿通淋。

处方　膏淋汤合八正散加味：太子参 15g，淮山药 15g，生地黄 15g，芡实 15g，生龙骨（先煎）20g，生牡蛎（先煎）20g，赤芍 15g，白芍 15g，甘草 3g，车前草 15g，瞿麦 15g，萹蓄 15g，王不留行 15g，滑石（布包）15g，路路通 15g。14 剂。

二诊　（2016 年 8 月 13 日，立秋）患诉小便涩急疼痛已愈。自诉其仍乏力，耳鸣甚，偶有头晕目眩，自汗，动则汗出不止，尿中夹有泡沫，尿色如浓茶，时有口苦，纳寐尚可，大便调，舌质红，苔黄，脉弦滑。处方：益气聪明汤加味，药用蔓荆子15g，升麻6g，葛根15g，明党参15g，生黄芪15g，黄柏6g，赤芍15g，白芍15g，甘草3g，太子参15g，麦冬15g，苍耳子6g，滑石（布包）15g。7剂。

该案以小便浑浊，伴尿频数、淋沥涩痛、排尿不畅为主症，当辨为"膏淋"。巢元方《诸病源候论》有云："诸淋者，由肾虚膀胱热故也……肾虚则小便数，膀胱热则水下涩。数而且涩，则淋沥不宣，故谓之为淋。"患者年迈，先后天之脏日渐亏虚，脾失统摄，肾虚不固，故精微脂液下注，见小便浑浊；脾不升清，肾失充脑，故见身困乏力、头晕、耳鸣；膀胱气化不利，水湿内蕴，日久化热，故见小便色黄频数，淋沥涩痛，小腹拘急引痛；湿热上蒸故见舌质红、苔黄腻，湿热明显见脉弦滑。治予健脾益气，补肾固涩，清热利湿通淋。方选《医学衷中参西录》膏淋汤合《太平惠民合剂局方》八正散加味。方用山药、芡实以补其虚，而兼有收摄之功；生龙骨、牡蛎以固其脱，而兼有化滞之用；地黄、芍药以滋阴清热利尿；太子参以提其气化而斡旋也；瞿麦清热凉血，利水通淋；萹蓄、车前草、滑石清热利湿，并加王不留行、路路通活血通络；甘草和药缓急，止尿道涩痛。诸药合用，共奏健脾益气，补肾固涩，清热利湿通淋之功。二诊小便涩急疼痛已愈，仍耳鸣甚、乏力、汗出，偶有头晕，正所谓标实易去，本虚难复。故改予健脾升清、滋肾通窍为主，稍佐清热利湿，方选《东垣试效方》益气聪明汤加味。方中蔓荆子清利头目；升麻、葛根升发清阳；黄芪、太子参、甘草补中益气；芍药敛阴和血；黄柏、滑石清热利湿；苍耳子祛湿通窍。久病湿热易伤阴，再加麦冬以滋养肾阴。服之可补中气，升清阳，清阳上升则九窍通利、耳聪目明。

（二）湿热下注，热伤血络证

何某，女，35岁。

初诊 2018年5月19日，立夏。

主诉 发现肉眼血尿1天。

现病史 1天前无明显诱因发现肉眼血尿，伴尿频、尿急、尿痛，无发热、盗汗，无腹痛、腹泻，无腰酸、腰痛，全程血尿。辰下：仍有肉眼血尿，稍头痛，纳寐安，大便可。舌淡红，苔白厚，脉细数。

既往史 "三尖瓣反流"病史1年，否认"高血压、糖尿病"等病史，无慢性肾脏病病史。

月经史 13（7~10）/28，lmp：2018年4月21日。

辅助检查 （2018年5月19日，福建省人民医院）尿常规示：尿胆红素1+，尿蛋白1+，隐血3+，尿白细胞2+，红细胞数17329.9个/HP，白细胞3103.2个/μl，红细胞畸形率8.0%，镜检红细胞数100~200个/HP。泌尿系彩超提示未见明显异常。

西医诊断 尿路感染。

中医诊断 淋证－血淋（湿热下注，热伤血络证）。

治法 清热利湿通淋，行气活血止血。

处方 八正散合三金汤加减：车前草15g，瞿麦15g，萹蓄15g，金钱草15g，海金沙15g，鸡内金6g，赤芍15g，白芍15g，甘草3g，郁金12g，当归6g，香附6g，鬼箭羽15g。7剂。

二诊 （2018年7月21日，小暑）患者诉服上方1周后，血尿已消失，复查尿常规未见明显异常。

时值立夏，正是南方气温回升、炎暑将临时节，易感湿热之邪。今病家不慎感触时邪，致湿热下注，膀胱气化失司，故见尿频、尿急、尿痛；热迫血行，灼伤血络，故见血尿；湿浊内困，清气不升，故感头痛。湿气内蕴，故见舌淡红，苔白厚，脉细数。辅助检查提示炎性感染存在。本病属中医"血淋"范畴。《景岳全书·血证》中提到："凡治血证，须知其要，而血动之由，惟火惟气耳。故察火者但察其有火无火，察气者但察其气虚气实，知此四者而得其所以，则治血之法无余义矣。"概而言之，血证治疗可以归纳为治火、治气、治血三个原则。本案中，阮师顾其湿热蕴结下焦，热伤血络，拟八正散合三金汤加减，方中车前草、瞿麦、萹蓄、甘草清热利湿通淋，导热下行；金钱草、海金沙、鸡内金利尿通淋；郁金活血止痛，行气解郁；赤芍、白芍合用，增强活血祛瘀之功，兼以活血不伤阴；当归养血活血，香附理气开郁，二药合用，养血而不滞血；鬼箭羽为阮师治疗血尿的经验用药之一，患者正处于经前期，加入鬼箭羽活血通经，引导浊热随经血排出。诸药配伍，共奏清热利湿通淋，行气活血止血之效。服药七剂，患者复诊，血尿已消，血常规已正常。

第七节 肾病综合征

（一）气阴亏虚，湿热内蕴证

陈某某，女，24岁。

时间 2015年7月18日，小暑。

主诉 反复双下肢水肿4个月余。

初诊 4个月余前感冒后出现双下肢水肿，于某院门诊查尿常规：尿蛋白4+，尿隐血 3+，生化全套：白蛋白 28g/L，胆固醇 10.03mmol/L，低密度脂蛋白 8.16mmol/L，乙肝（-），ds-DNA（-），抗 O（-），类风湿（-），未行肾穿刺，诊断为"肾病综合征"，予"泼尼松、黄葵胶囊"等治疗，后复查尿常规示尿蛋白 1+~2+、尿隐血 3+~-。辰下：腰酸，双手自觉无力，尿中无泡沫，纳寐可，大便 2 日一行，舌淡，苔黄厚，苔中色黑，脉细弱。

辅助检查 （2015 年 7 月 17 日，福州总医院）尿常规：白细胞 18 个 /ml。急诊全套示血肌酐 47μmol/L，白蛋白 32.7g/L，胆固醇 6.86mmol/L，低密度脂蛋白 4.8mmol/L。

西医诊断 肾病综合征。

中医诊断 水肿病（气阴亏虚，湿热内蕴证）。

治法 益气养阴，清热利湿。处方：清心莲子饮加减，药用石莲子（杵）15g，明党参 15g，地骨皮 10g，银柴胡 10g，土茯苓 15g，生黄芪 15g，天冬 15g，车前子（布包）15g，六一散 9g，生地黄 15g，淡竹叶 6g，野麻草 15g。14 剂。患者后自行守方续服。

二诊 （2015 年 10 月 24 日，霜降）患者诉腰酸，夜间指关节疼痛，眼干，余无特殊，纳可，寐欠佳，易早醒，二便调，舌红瘦，苔白厚，脉沉细。辅助检查：（2015 年 10 月 17 日）生化全套：尿酸 406.6mmol/L，胆固醇 7.45mmol/L，甘油三酯 3.61mmol/L，低密度脂蛋白 4.07mmol/L，载脂蛋白 A2.46g/L，载脂蛋白 B1.42g/L。尿常规：正常。处方：生地黄 15g，山萸肉 15g，淮山药 15g，牡丹皮 10g，茯苓 15g，车前草 15g，枸杞子 15g，菊花 15g，秦艽 15g，防风 6g。14 剂。

三诊 （2015 年 11 月 28 日，小雪）患者诉右腰侧偶觉疼痛，纳寐可，二便调，舌红苔白厚，脉细。辅助检查：（2015 年 11 月 28 日）尿常规示尿蛋白 2+，尿隐血 +，白细胞 27 个 /ml，鳞状上皮细胞 17.8/3.2。处方：石莲子（杵）15g，太子参 15g，地骨皮 10g，银柴胡 10g，土茯苓 15g，生黄芪 15g，天冬 15g，车前子（布包）15g，甘草 3g，野麻草 15g，伸筋草 15g，桑寄生 15g。14 剂。

四诊 （2015 年 12 月 12 日）患者诉远端指关节、双上肢酸软感，纳寐尚可，二便调，舌红，苔黄厚，脉细。辅助检查：生化全套：正常；尿常规：未见异常。处方：守上方加当归 6g，赤白芍各 15g，桑枝 15g。28 剂。

盖病家素有正气不足，经云，"邪之所凑，其气必虚"，故其人虽受风热邪气，而里气不充，卫外不固，邪即内传少阴，发为水肿、尿浊。观本案，病家因外邪犯肺，肺气失宣，不能通调水道，三焦不利，决渎失职，故发为水肿；肺中郁热下传膀胱，邪热动络，故见血尿；《黄帝内经》云："肾者，主蛰，封藏之本"，人体之精血津液皆赖肾之封藏固摄，因其少阴里虚，肾失封藏，故见精微从尿中而出，发为血尿、蛋白尿；精微漏下日久，不能化生阴血，则阴液亏虚，坎水不济，离火则越，进而煎熬阴液，又进一步加重阴虚，肌肉筋骨失于阴液的濡养，故自觉肢体乏力、腰酸。其舌色淡，苔黄厚，苔中色黑，当为气分湿遏热伏所致，而脉细弱乃精血不足之征。可见本病病位在心、肺、肾，病性属虚实夹杂，以虚为主，辨证属气阴亏虚，湿热内蕴证，治宜清心利湿，益气养阴。方予清心莲子饮加减。方中石莲子清上焦邪热而下交于肾，既可安神又能固摄精微，配以银柴胡、地骨皮清退虚热，车前子、六一散、土茯苓清利膀胱之湿热，明党参、黄芪益气，天冬、生地、竹叶生津养阴，原方中有黄芩，今肾阴不足，水虚而火不实故去之，改茯苓为土茯苓可加强解毒利水之功，加野麻草以期加强敛阴止血。二诊时水肿已消，尿常规已转阴，但伴有腰酸、指关节疼痛，眼干，夜寐欠佳等不适，可知服上药之后水湿虽去，邪气渐衰，但复其正气，非一日之功，今予杞菊地黄丸加减填补肾精是治其本。因患诉关节疼痛，故加用秦艽、防风祛湿胜湿，通络止痛。三诊时结合舌红苔白厚，可知湿热之邪胶着难解，再予清心莲子饮清热利湿，补气益阴，辅以伸筋草、桑寄生舒利关节。四诊来访时，尿常规再次恢复正常，腰酸亦减，患者诉远端指关节及双上肢仍有酸软感，此当为精微下泄不固，久而营阴不足所致，效不更方，故予上方加用当归、赤白芍和营理血，配以苦平之桑枝利关节，行水气。嘱患者慎起居、适寒温、节饮食，门诊随访。

（二）气阴亏虚证

叶某，男，14岁。

时间 2017年1月14日，小寒。

主诉 反复颜面水肿6年。

初诊 6年前因颜面水肿就诊于宁德市某医院，入院后查尿常规：尿蛋白2+；肾功能示尿素氮10.6mmol/L，尿酸421μmol/L。余检查未见单，予降尿蛋白、抗凝、抗感染等治疗，仍有反复颜面、眼睑、四肢水肿。遂转诊福州总医院，结合肾穿检查诊断为肾病综合征，肾小球轻微病变伴局灶足细胞肿胀，局灶发育不全球性硬化，予泼尼松治疗（具体剂量不详），之后2年复发1次，复发期多处于激素减量期。辰下：颜面水肿，下肢轻度水肿，平素易感冒，畏风，寐可，纳差，鼻咽部不适，大便2次/日，成形，小便可，舌红，苔薄黄，脉数。

辅助检查 （2017年1月3日）生化检查：白蛋白41.5g/L，胆固醇5.65mmol/L，甘油三酯3.04mmol/L，低密度脂蛋白4.16mmol/L。

西医诊断 肾病综合征，肾小球轻微病变伴局灶足细胞肿胀。

中医诊断 水肿病（气阴亏虚证）。

治法 益气养阴。

处方 清心莲子饮加减：石莲子（杵）15g，太子参15g，地骨皮6g，银柴胡6g，黄芪15g，茯苓12g，天冬15g，车前草12g，甘草3g，鱼腥草12g，白花蛇舌草12g，生地黄12g。21剂。患者药后守方续服数十剂。

二诊 （2017年3月4日，雨水）患儿家属代诉颜面水肿较前减轻，纳食尚可，夜寐安，咽中有痰，小便量可，无泡沫，大便1~2次/日，成形。舌淡红苔白厚，脉数。辅助检查：

（2017年3月2日，福州总医院）尿常规示正常。肾功能示正常。生化示甘油三酯2.73mmol/L，低密度脂蛋白3.84mmol/L。处方：予原方去生地黄加石斛12g、山楂10g。21剂。

三诊　（2017年4月8日，清明）药后激素平稳撤退，未见明显复发。颜面仍轻度水肿，纳欠佳，寐可，二便调。辅助检查：尿常规：未见异常。处方：予以守方加麦芽、谷芽各15g。21剂。后门诊多次随诊，颜面部水肿较前明显减退，随后偶逢外感加减用药，肾病综合征未再复发，激素按规律撤减。

肾病综合征多以激素治疗，但依赖、抵抗者常见。该患儿病情随激素减量而反复复发，临床治疗较为棘手。水肿一病初期多以风水、湿热症见，或兼见脾肾亏虚，中后期随大量糖皮质激素或免疫抑制剂运用之后则多见阴虚火旺、气阴两虚之证，所谓"壮火食气"。患儿因病情迁延，应用激素年日已久，耗气伤阴，损伤脏腑，脾肾固摄气化失职，精关不固，亦致水肿、蛋白尿反复难愈；精微物质外泄，五脏失养，中土健运疲怠，可见纳差。舌红苔黄乃阴伤有热之象。阮师临证时紧扣西医用药进退，拟清心莲子饮加减。石莲子益脾阴，秘精微，清心火，涤热毒，一物四功。黄芪、太子参以补气阴，鱼腥草、白花蛇舌草清热利淋，茯苓、车前草引水邪以出路。二诊病情改善，故予守方稍作加减再进数十剂而收功。

（三）气阴亏虚，湿热内蕴，风热袭肺证

刘某，男，64岁。

时间　2015年12月12日，大雪。

主诉　发现蛋白尿3个月余。

初诊　患者于3个月前因体检发现"尿蛋白3+，隐血3+，血肌酐正常"。患者无明显双下肢水肿，无关节疼痛，无脱发，无口腔溃疡，小便含少量泡沫，就诊于福建省立医院行"肾穿刺活检：I期膜性肾病"，查24小时尿蛋白6g/24h，肌酐80μmol/L，尿素氮7.8mmol/L，"乙肝大三阳"。经"激素冲击、抗病毒"等治疗后，患者复查尿常规示尿蛋白1+~3+、尿隐血1+~3+。今为进一步治疗，就诊我科门诊。辰下：尿中有泡沫，颜面部稍水肿，双下肢水肿不明显，夜尿3~4次/夜，大便调，稍口干，无明显口苦，有咳嗽、咳灰黄白相间黏痰，舌暗红，苔白，脉数。

辅助检查　（2015年12月5日，福建省人民医院）尿常规：尿蛋白1+，尿隐血1+，红细胞计数27个/μl，5个/HP。

西医诊断　肾病综合征（膜性肾病）。

中医诊断　尿浊（气阴亏虚，湿热内蕴，风热袭肺证）。

治法　疏风清肺，利水消肿，益气滋阴。

处方　翘荷汤合清心莲子饮加减：连翘15g，荷叶10g，栀子6g，鱼腥草15g，甘草3g，桔梗6g，赤小豆15g，车前草15g，黄芩6g，石莲子（杵）15g，党参15g，地骨皮

10g。14 剂，水煎服，每日一剂，分早晚饭后服用。

二诊 （2015 年 12 月 26 日，冬至）患者诉双下肢轻度水肿，左下肢为主，午后水肿加重，纳寐尚可，无口干、口苦，小便泡沫较前减少，大便可，舌暗红，苔白厚，脉数。辅助检查：（2015 年 12 月 17 日，福建省人民医院）生化示 Scr62μmol/L，BUN5.3mmol/L，24 小时尿蛋白 2.99g/24h。尿常规示尿蛋白 2+，BLD2+，红细胞 127 个 /μl，23 个 /HP。予上方加白花蛇舌草 15g。14 剂。

三诊 （2016 年 3 月 5 日，惊蛰）患者诉双下肢轻度水肿，自觉颜面部水肿，2 周前因肛周脓肿于福建省人民医院肛肠科住院治疗，半流质饮食，夜寐可，二便尚调，舌红，苔白厚，脉弦滑。辅助检查：（2016 年 3 月 5 日）尿常规示尿蛋白（+），隐血（+），红细胞计数 7 个 /μl。治以清热解毒，消肿散结。故予五味消毒饮加味：处方：银花 30g，赤小豆 15g，桑白皮 10g，地骨皮 10g，甘草 3g，蒲公英 15g，野菊花 15g，地丁 15g，天葵子 15g，石莲子（杵）15g，太子参 15g，天冬 15g，车前草 15g。7 剂，水煎服，每日一剂，分早晚饭后服用。

四诊 （2016 年 3 月 12 日，惊蛰）患者诉双下肢水肿，自觉颜面水肿较前缓解，寐可，半流质饮食，大腿内侧散在红疹、瘙痒，大便 12 次 / 日，质软成形，小便有泡沫，舌红，苔黄厚，脉浮。予原方加地肤子 15g、枇杷叶 15g。14 剂。

五诊 （2016 年 3 月 26 日，春分）患者诉双下肢水肿消退，大腿内侧红疹、瘙痒较前缓解，纳寐可，二便调，舌红，苔薄黄，舌根厚，脉弦。辅助检查：（2016 年 3 月 24 日，福建省立医院）尿常规示蛋白质微量，隐血 1+，细菌 102 个 /μl，结晶 28.9 个 /μl。予原方加乳香 15g、没药 15g。14 剂。

古人云："饮入于胃，游溢精气，上输于脾，脾气散精，上归于肺……"脾气虚无以化源，土虚而金气不生，故致肺卫不固，而易招致外来之邪侵犯。由此可见肺脾肾三脏在肾病中起着重要的作用，常常彼此影响，彼此受累。今患者不慎感受风热，外邪激荡水气，故发为水肿，湿热内蕴水道不利，脾肾气阴亏虚致血尿、蛋白尿；邪热犯肺，故发为咳嗽、咳痰、口干。舌暗红苔白是瘀血湿热内蕴下焦之征。结合患者病史，可知病属虚实夹杂，其中气阴亏虚为本，邪热犯肺，湿热内蕴为标。治以疏风清肺，利水消肿，益气滋阴，方用翘荷汤合清心莲子饮加减。阮师在临床上擅长运用翘荷汤，本着善治者从阴引阳，治下取诸于上的原则，对该方进行加减化裁，将其移治于下焦。方中以黑栀子代黑栀皮，以子易皮，增强其清利三焦湿热之功，导湿热从下焦而出，炒黑有入血分止血之效；以赤小豆易绿豆皮，赤小豆性平味甘酸，入心、小肠经，善清热利湿，本草明言其主下水，排痈肿脓血；鲜荷叶者，具有升胃中清阳之功以化湿浊，荷叶鲜用又有止血之力，且荷叶生于河泽具有生津止渴之效；连翘苦寒入小肠经，尤具清心泻火，利小肠主五淋之功；薄荷属风药，上可宣肺，下可透热于湿外；桔梗为舟楫之药，宣利上焦水源，以利膀胱；

生甘草性寒，可通利水道，泻上焦心火从小便而出；车前草清热利尿；地骨皮、鱼腥草、黄芩清肺热；石莲子、党参益气秘精。二诊来访时，患者水肿、小便泡沫等症均有所减轻，化验结果有所好转，故知药证相合，嘱其守方续服。因患者同时服用西药，为减轻激素类药物的副作用，故加入白花蛇舌草清热解毒除湿。三诊时，患者诉前因肛周脓肿住院治疗，可知应是湿热内蕴大肠，久而化毒，腐肉化脓所致。故而再诊时，当"观其脉证，知犯何逆，随证治之"，予以五味消毒饮加味治疗。四诊时，患者出现皮肤湿疹，此为湿热蕴毒，发于阳明肌腠，故仍予上方稍事加减。五诊之后，患者症状、实验室指标缓解，嘱其注意饮食、忌辛辣炙煿之品，使寒温得适，门诊随访。

（四）脾肾气阴两虚证

陈某，男，34岁。

时间 2015年5月16日，立夏。

主诉 发现尿检异常1年余。

初诊 缘于1年前体检时发现尿蛋白阳性，平素定期复查尿常规示：尿蛋白阴性~2+，未予重视，6个月前复查尿常规：尿蛋白3+，遂就诊协和医院，行肾穿刺活检术，病理示弥漫膜性肾小球肾炎（Ⅱ期），轻度肾小管萎缩及间质纤维化。经治疗后病情仍反复。今为求进一步治疗，就诊我处。辰下：双肾区不适，易疲乏，稍有口干、口苦，纳寐可，溺中泡沫多，大便1次/日，质软成形，舌红，苔黄厚，脉弦细。

辅助检查 尿常规：尿蛋白2+，尿隐血2+，红细胞7.2个/μl。生化全套：低密度脂蛋白3.16mmol/L。

西医诊断 肾病综合征（膜性肾病Ⅱ期）。

中医诊断 尿浊（脾肾气阴两虚证）。

治法 益气养阴，健脾补肾。

处方 清心莲子饮加减：石莲子（杵）15g，西党参15g，地骨皮10g，毛柴胡6g，茯苓15g，生黄芪15g，陈皮6g，天冬15g，车前草15g，甘草3g，楮实子15g，鹿衔草15g。14剂，水煎服，每日一剂，早晚饭后分服。

患者自觉服用上药后疲乏无力较前明显好转，故守上方再进数十剂。

二诊 （2015年7月18日，小暑）患者诉服上药后精神较前好转，腰部不适亦较前减轻，但晨起小便泡沫仍多，稍有口干，纳寐可，二便调，舌淡红，苔黄，脉弦。尿常规：尿隐血1+，尿蛋白1+。予原方加西瓜翠衣100g。14剂。后门诊随诊，守方加减继续服用。期间患者规律复查尿常规，尿蛋白±~1+，尿隐血±~2+。

三诊 （2015年10月31日，霜降）患者诉夜寐多梦易醒，腰酸，纳可，二便调，舌红，苔薄黄，脉细。尿常规：尿蛋白2+，尿隐血1+。治以滋补肾阴、培固肾元。处方：六味地黄汤加减，药用生地黄15g，山萸肉15g，淮山药15g，牡丹皮10g，茯神15g，车前草15g，酸枣仁10g，杜仲15g，怀牛膝15g，夜交藤15g，茜草15g，荠菜15g。14剂，水煎服，每日一剂，早晚饭后分服。后患者症状与上述大致相仿，以上方为基础稍事加减再进数十剂。

复诊 （2016 年 4 月 9 日，立春）患者来诊时，告知多次尿常规检查已正常，此次因不慎感冒再发尿检异常，现主要症见鼻流清涕，腰酸，身困乏力，伴口腔溃疡、口渴喜饮，舌淡红，苔白厚，脉弦，尿常规：尿蛋白 2+，尿隐血 1+。阮师方选翘荷汤加减治之，进药 7 剂后感冒诸症皆愈，后追踪病情，尿常规均表现正常，嘱其门诊随诊。并忌劳累、避风寒，以防复发。

按

患者中年男性，体检发现尿检异常 1 年，未予重视及治疗，致病情迁延日久，积年累月，耗伤正气，机体抗病能力日益虚馁，故临床治疗此类病症多需较长时间；因病情复杂，病机纷芜，故治疗时应注意权衡正邪力量之悬殊，恰如《医宗必读》所云"初者，病邪初起，正气尚强，邪气尚浅，则任受攻"，因而初期正气尚实应以祛邪为主，切勿过早妄投补益之剂，以免病邪留恋不去，祸不旋踵。阮师先投以清利之清心莲子饮加减，以益气阴而折阴火。清心莲子饮出自《太平惠民和剂局方》，可益气阴、清心火、交心肾，止淋浊，用于气阴两虚、心火妄动之遗精尿浊效佳。方中石莲子清心火、养脾阴，又秘精微；黄芪、党参、天冬以益气阴；车前子、茯苓淡渗利水，使热邪从小便而解；柴胡、地骨皮疏散郁热以助清火；辅以楮实子、鹿衔草、陈皮加强理气、补虚、益脾肾之效。二诊时诉精神转佳，疲劳乏力较前好转，尿检结果亦较前改善，时值夏日之季，暑热之邪最易伤津，效不更方，以上方加用西瓜翠衣 100g 清暑气固护津液。三诊时，尿检结果仍有异常。细思清利之品用之已逾数月，阴火式微，今不宜再事清利，徒伤津液；此时余邪尚存，正气见衰，邪正僵持，故治宜扶正为主，兼以祛邪，此即"末者，病魔经久，邪气侵凌，正气消残，则任受补"之意。阮师遂处予六味地黄汤加减以滋补肾阴、培固肾元。方中加用杜仲、牛膝补肝肾、强腰膝；枣仁、茯神、夜交藤宁心安神；茜草、荠菜化瘀止血。患者守方进数十剂后诸症明显好转，且多次复查尿检正常。可知药已中的，后嘱患者门诊随访。

第八节　IgA 肾病

（一）脾肾气阴两虚证

黄某，男，5 岁。

时间　2016 年 11 月 12 日，立冬。

主诉 发现血尿 3 个月余。

初诊 3 个月前因肉眼血尿就诊福州总医院，经肾穿刺提示：IgA 肾病，予服用"泼尼松"治疗。经治疗后病情仍反复。今为求进一步治疗，就诊我科，辰下：小便伴泡沫，未见肉眼血尿，无口干苦，纳可寐安，大便调，舌红，苔白腻，脉细数。

既往史 过敏性鼻炎。

辅助检查 （2016 年 11 月 11 日，福建省人民医院）尿常规：尿蛋白 1+，尿隐血 3+。

西医诊断 IgA 肾病。

中医诊断 尿血（脾肾气阴两虚证）。

治法 健脾补肾，益气养阴。

处方 清心莲子饮加减：石莲子（杵）10g，太子参 10g，地骨皮 6g，毛柴胡 6g，茯苓 10g，生黄芪 12g，天冬 10g，车前草 10g，甘草 3g，藿香 5g，防风 6g，辛夷花 10g，山萸肉 10g。14 剂，水煎服，每日一剂，早晚饭后分服。

二诊 （2016 年 12 月 3 日，小雪）患者来诊诉：小便仍伴泡沫，无口干苦，纳可寐安，大便调，1 个月内体重增加 2.5kg，舌红，苔稍黄，脉细数。辅助检查：（2016 年 12 月 3 日，福建省人民医院）尿隐血 3+。处方：原方去辛夷花，加野麻草 10g。14 剂。后门诊随访守方治疗，动态监测尿常规：尿隐血 3+。

三诊 （2017 年 2 月 18 日，雨水）患者家属代诉患儿现无不适，纳可寐安，二便调。尿常规：尿蛋白 -，尿隐血 2+。处方：二至丸加味。女贞子 10g，墨旱莲 10g，沙苑子 10g，覆盆子 10g，生黄芪 10g，竹叶 6g，甘草 3g，生地黄 12g，赤小豆 12g，栀子 3g。7 剂，水煎服，每日一剂，早晚饭后分服。

后患者症状与上述大致相仿，以上方为基础稍事加减再进数十剂。后追踪病情，尿蛋白 -，尿隐血阴性 ~1+，嘱患者门诊随诊，忌劳累、避风寒。

患者为男性儿童，脏腑娇嫩，形气未充，明代《育婴家秘》指出小儿生理特点"心常有余""脾常不足""肾常虚"，故治疗当重视顾护心、脾、肾。本案初起为肉眼血尿，今见尿中泡沫，结合舌红、苔白腻，脉细数，可知肾水不足于下，中土不能敛火，心火炎及小肠，而致小水不利，发为血尿、尿浊。今予以清心莲子饮可益肾水、固中土、清心火、止淋浊。方中石莲子清心火、养脾阴、益肾摄精；黄芪、太子参、天冬以益气阴；车前草、茯苓淡渗利水，使热邪从小便而解；柴胡、地骨皮疏散郁热以助清火；辅以藿香醒脾化湿，辛夷花、防风祛风通窍，山萸肉补肾摄精。二诊时尿检尿蛋白转阴，尿隐血仍 3+，予原方去温燥之辛夷花加野麻草加强清热利湿止血。三诊时尿检结果改善，然清利之品已用数月余，阴火式微，今当以养阴扶正为主，故予二至丸加味滋补肾阴，加用沙苑子、覆盆子补肝肾；生芪益气扶正以补虚；生地、竹叶、甘草、赤小豆、栀子清热利湿而不伤阴。

（二）脾肾亏虚，暑湿浸淫证

陈某某，男，9岁。

时间 2017年7月29日，大暑。

主诉 反复发热2周。

初诊 缘于2周前无明显诱因出现高热（自测体温39.1℃），伴恶寒、汗出、咽痛等不适，遂至当地诊所予"阿奇霉素"抗感染及口服中药等治疗（具体不详），后体温波动于37.8~37.5℃。今来诊，辰下：时有低热，精神稍倦，纳可，寐时流涎，小便清，大便质软尚成形，口干，舌红，苔黄根厚，脉濡数。

查体 咽红，扁桃体无肿大。

既往史 "右肾发育不良"病史4年余。既往肾穿病理结果示："IgA肾病"。否认药物、食物过敏史。

辅助检查 （2017年7月26日，外院）生化：尿酸638μmol/L，尿素氮16.67mmol/L，血肌酐274μmol/L，胱抑素9.89mg/L；血常规：红细胞3.13×10^{12}/L，血红蛋白92g/L。（2017年7月29日，某县医院）肾功能：血肌酐353μmol/L。

西医诊断 上呼吸道感染，IgA肾病。

中医诊断 暑湿感冒（脾肾亏虚，暑湿浸淫证）。

治法 化湿清热，清暑益气。

处方 三加减正气散加减：藿香6g，厚朴6g，陈皮6g，茯苓12g，桂枝6g，通草3g，知母6g，甘草3g，滑石（布包）12g，明党参12g，六月雪10g，西瓜翠衣30g，石斛12g。7剂，水煎服，早晚餐后内服。

二诊 （2017年8月5日，大暑）患者诉药后病情平稳，无特殊不适，纳佳，寐安，二便调，舌淡红，苔黄根厚，脉弦。辅助检查：（2017年8月4日，某县医院）尿酸684μmol/L，尿素氮20.85mmol/L，血肌酐242μmol/L，胱抑素C5.52mg/L。予原方茯苓改土茯苓12g，加车前草10g。21剂。

按

    患儿先天肾气不足，罹患痼疾数载，而正气有损，又因脏腑娇嫩，形气未充，今不慎感暑湿之邪，而致内忧外患，新邪不解，痼疾加重；暑湿之邪黏腻重浊，侵犯肺卫，则致卫表不和，正邪交争，故见发热；小儿"脾常不足"，加之暑湿之邪困阻脾阳，脾虚无以收摄津液故见寐时流涎；其为纯阳之体，暑湿之邪困阻中焦易郁而化热，故见口干、舌红苔黄根厚脉濡数。今治当以急祛其邪，兼顾正气。《温病条辨》有言"秽湿着里，舌黄脘闷，气机不宣，久则酿热，三加减正气散主之。"故阮师临证予"三加减正气散"化裁处之。此方系吴鞠通根据《太平惠民和剂局方》藿香正气散化裁而来，方中藿香、厚朴、陈皮、茯苓芳香化浊，健脾运湿；滑石辛淡性凉，归胃、膀胱经，善清湿中之热，助膀胱气化，气化则湿热俱化，且佐以通草清热利湿，正如吴鞠通所言"肺主一身之气，气化则湿亦化"，杏仁、滑石、通草，先宣肺气，由肺而达膀胱以利湿。桂枝调和营卫、温经通阳；湿热之邪易伤阴津，故予知母、石斛滋阴清热、益胃生津，明党参养阴润肺和胃，顾护正气；患儿发病时逢盛夏，故予六月雪、西瓜翠衣清暑益气、固护阴液。全方共奏调畅气机、芳香化湿清热之效。1周后复诊，发热已退，纳寐转佳，实验室指标下降，知其药已中的，当效不更方，观其舌脉，表邪已去但湿热未尽，故续予原方改土茯苓，加车前草以增清热利湿之效。经治后，患者病症悉除，肾功能指标亦明显改善。

（三）肾阴阳两虚证

戴某，女，51岁。

时间 2017年5月6日，立夏。

主诉 发现尿检异常20余年。

初诊 20余年前因肉眼血尿就诊福州军区总医院，肾穿刺提示IgA肾病，具体治疗不详。经治疗后病情仍反复。3年前就诊我处，经治疗尿隐血波动阴性~2+，尿蛋白多次转阴。近2个月因饮食不节而致反复腹泻。目前大便2~3次/日，便溏，伴腹痛，小便见泡沫，晨起双下肢沉重酸软，午后炽热，热自下而上至巅顶。舌质红，苔黄，脉细。月经延后2个月未来潮，lmp：2017年2月22日~2月28日，量中，色暗，血块（+），痛经（-），伴腰酸。

辅助检查 （2017年5月6日，福建省人民医院）尿常规：尿蛋白2+，尿隐血3+，红细胞285个/μl，51.4个/HP。

西医诊断 IgA肾病。

中医诊断 尿浊（肾阴阳两虚证）。

治法 温补肾阳，滋养肾阴，调冲任。

处方 二仙汤加味。仙茅10g，仙灵脾10g，巴戟天6g，当归6g，知母6g，黄柏6g，补骨脂6g，草果6g，乌梅6g，覆盆子15g，甘草3g，野麻草15g。14剂，水煎服，每日一剂，早晚餐后内服。

二诊 （2017年5月20日，立夏）患者诉药后腹痛、腹泻、泡沫尿改善，然双下肢仍酸软乏力，胸中偶有热气上冲于头面，纳寐可，舌淡红，苔薄白，脉沉。处方：原方加黄芪30g、柴胡6g。14剂。

三诊 （2017年6月24日，夏至）患者服上方1个月后来诊诉诸症缓解，大便质软，成形，1~2次/日，小便调，纳寐可，舌淡红，苔薄白，脉沉细。（2017年5月6日，福建省人民医院）尿常规：尿蛋白1+，尿隐血2+，红细胞89.4个/μl，16.1个/HP。予原方治疗。

后患者症状与上述大致相仿，以上方为基础随症加减再进数十剂，追踪病情，尿隐

血波动 -~+，尿蛋白定量正常，嘱患者门诊随诊，并忌劳累、避风寒，以防病情加重。

 按

患者为中年妇女，年过七七，《素问·上古天真论》曰："七七，任脉虚，太冲脉衰少，天癸竭，地道不通，故形坏而无子也。"根源在于肾精亏虚，天癸渐竭，冲任虚损；患者病位在肾，肾为阴阳之本，内寄元阴元阳，肾之气阴亏虚日久必及肾阳而致肾阴阳两虚。阮师强调"治病求本，本于阴阳"，以二仙汤温肾阳、滋肾阴、泻相火、调理冲任、调和肾脏阴阳。方中以仙灵脾、仙茅、巴戟天共奏温补肾阳之效；黄柏性寒清热，知母善补肾水之不足，二者相配为佐既可滋肾水清虚火，又可调济肾中之水火；当归温润养血，用以协调补肾泻火而调冲任；补骨脂、草果、乌梅以温脾、止泻；覆盆子益肾固精；野麻草清热止血；甘草调和诸药。二诊患者症状改善，然见气虚郁热之征，效不更方，守方加黄芪益气、柴胡疏散郁热。三诊诸症及尿检皆见改善，可知药已中的，故守方治疗。随访，疗效满意。

第九节　系统性红斑狼疮性肾炎

（一）气阴亏虚证

林某，女，30岁。

时间　2019年2月16日，立春。

主诉　反复双下肢、颜面水肿伴泡沫尿10个月余。

初诊　10个月前无明显诱因出现双下肢中度水肿，延及颜面、眼睑，伴泡沫尿，无肉眼血尿、关节疼痛、颜面红斑等不适。就诊于福州总医院，查尿常规：尿蛋白3+，尿潜血3+；抗核抗体（ANA）阳性，抗ds-DNA阳性，抗RNA-Sm抗体阳性；抗Sm抗体阳性；补体C3、C4下降；肾功能示血尿素氮9.2mmol/L，血肌酐102μmol/L，诊断："①系统性红斑狼疮，狼疮性肾炎。②高血压"，予"甲泼尼龙40mgqd"免疫抑制治疗，并预防骨质疏松、降压、降尿蛋白等治疗，症状好转后出院，口服泼尼松片1个月后自行停药。多次查尿常规：尿蛋白波动2+~3+，尿阴血波动2+~3+；血肌酐50~70μmol/L。2周前因双下肢水肿加重，今为进一步治疗，就诊我处。辰下症见颜面水肿，晨起显著，双下肢重度凹陷性水肿，小便泡沫多，色黄，身困乏力，纳差，大便尚可日一行，情绪低落，偶觉口臭。舌质红，苔薄黄，脉沉。辅助检查：（2019年2月16日，福州总医院）生化全套：血尿素氮3.3mmol/L，血肌酐71.8μmol/L，尿酸377.6μmol/L，白蛋白22g/L。

胆固醇 8.43mmol/L。

西医诊断 系统性红斑狼疮；狼疮性肾炎。

中医诊断 水肿病（气阴亏虚证）。

治法 益气养阴，清热秘精。

处方 清心莲子饮加减：石莲子（杵碎）15g，太子参15g，地骨皮10g，银柴胡10g，茯苓15g，黄芪15g，麦冬15g，车前草15g，生地黄15g，当归6g，赤芍15g，白芍15g，甘草3g。7剂。

西药：甲泼尼龙55mg，qd；双嘧达莫50mg，tid；藻酸双酯钠0.1g，tid。

二诊 （2019年2月23日，雨水）患者诉颜面、双下肢水肿减轻，小便量少，伴明显泡沫，口干、口臭好转，膝关节酸痛、胀痛，纳可寐安，大便不成形，1~2次/日，舌质红，苔薄白，脉沉弦。月经史：2019年2月10日~2月16日，量适中，色暗红，无血块及痛经。予守方加木瓜15g。21剂。西药：甲泼尼龙40mg，qd，余如前。

三诊 （2019年3月16日，惊蛰）患者诉膝关节酸痛已愈，下肢、颜面仍反复水肿，时轻时重，走路气喘，偶有心悸，中上腹刺痛感，纳寐可，无口苦口干，小便量可，大便时不成形，舌红，边有齿痕，苔薄白，脉沉数。复查生化：血尿素氮6.0mmol/L，血肌酐65μmol/L，尿酸375μmol/L，白蛋白24g/L。予原方去生地黄加白花蛇舌草15g。7剂。西药：达喜0.5g，tid，余同前。

四诊 （2019年3月23日，春分）双下肢水肿明显好转，性情急躁，余无特殊不适，纳寐可，大便先干后溏，舌暗红，苔斑剥，脉弦数。原方加半枝莲15g，茜草炭15g。14剂。西药同前。

五诊 （2019年4月13日）水肿大为减轻，随证加减，几经易方，巩固治疗。

中医根据疾病临床表现及证候特点，将系统性红斑狼疮归属于"红蝴蝶疮""阴阳毒"等病范畴，累及肾脏病变多从"尿浊""水肿""肾痹"等论治。本案患者，或因先天禀赋不足或因脾胃失调导致脾肾亏虚，《医宗必读》云："水为万物之元，土为万物之母……水安其位，故脾安则肾愈安，肾兼水火，肾安则水不夹肝上泛而凌土湿，火能益土运行而化精微，故肾安则脾愈安也。"脾肾康健使水谷精微得以运化，气化固摄有司，精微无下漏之害。所谓"中气不足，溲便为之变"，故见小便泡沫增多；健运无常，气化失权，水湿稽停，发为颜面、下肢水肿；又病程日久，久用激素之品，消烁阴液，气阴暗耗，见身困乏力，口干口臭，小便色黄之症，舌质红苔薄黄为气阴亏虚，阴虚内热之征，脉沉为病邪郁于里之故。当治以益气养阴，清热秘精。选用清心莲子饮加减。石莲子清虚火，秘精微，黄芪、太子参益气升阳，地骨皮、银柴胡、麦冬、生地黄消虚热滋气阴，车前草、茯苓利湿以出路，当归、赤白芍清热活血。阮师临证主张"天地、时、人、病、症"六要素，不拘于门庭之见，兼顾中医之病、西医之病，中药佐以糖皮质激素、双嘧达莫等西药加强免疫抑制、抑制血小板凝集，共伐疾患，故首诊即效。二诊时，邪渐去，气阴渐复，随症加木瓜宣痹止痛。及三诊、四诊，病者诸症较前改善，予守方加强清热解毒逐寇之力，门诊调整，病情控制稳定。

（二）肝肾亏虚，热毒内蕴证

卞某，女，35 岁。

时间 2016 年 5 月 7 日，立夏。

主诉 颜面红斑伴水肿 7 年余。

初诊 7 年前外感发热后出现双颊颧部出现小范围蝶状红斑，伴见颜面、眼睑水肿、脱发，无疼痛、瘙痒、破溃，无光过敏、口腔溃疡、关节疼痛等不适，于福建医科大学附属第一医院行相关检查（具体资料丢失），诊断为"系统性红斑狼疮，狼疮性肾炎"，予激素及免疫抑制剂治疗（具体不详），相关指标好转后出院，今为求中医治疗，来诊我处。辰下症见颜面轻度水肿，面色黯淡，可见痤疮，两脸颊红斑，色暗红，口干口苦，脱发，身困乏力，纳寐可，小便黄，大便调，苔黄腻。辅助检查：（2016 年 5 月 7 日，福建医科大学附属第一医院）尿常规：尿蛋白 2+，24h 尿蛋白定量 1g/24h，尿潜血 1+，红细胞 20 个 /HP。自身抗体：抗核抗体（ANA）5.07s/co，抗 ds-DNA753.79s/co，抗 RNA-Sm 抗体、抗 Sm 抗体阳性。补体 C3 0.466g/L，C4 0.113g/L。

西医诊断 系统性红斑狼疮，狼疮性肾炎。

中医诊断 红蝴蝶疮病（肝肾亏虚，热毒内蕴证）。

治法 清热解毒，活血祛瘀，益气养阴。

处方 解毒健肾汤加减。鱼腥草 15g，白花蛇舌草 15g，益母草 15g，鹿衔草 15g，太子参 15g，麦冬 15g，赤白芍各 15g，茜草 15g，生地黄 15g，甘草 3g。14 剂。

二诊 （2016 年 5 月 21 日，小满）患者诉口干口苦大为缓解，痤疮、红斑有所消退，易脱发，疲倦乏力，纳寐可，二便调，舌红，苔厚腻，脉滑。予守原方，加枇杷叶 15g、车前草 15g，14 剂。

三诊 （2016 年 6 月 18 日，芒种）患者红斑明显消退，除身困乏力，脱发外，未见明显不适，予清心莲子饮加减善后，经年于门诊复诊，病情稳定，随证加减易方，肾功能稳定。

按

所谓正气存内，邪不可干，观本案病者，先天禀赋不足，偶因外感六淫之邪侵袭肌表，内外相召，郁久化热成毒，热毒伤络，皮肤受损为先，渐及关节、筋骨、脏腑，内外合邪导致发病，证属本虚而标实，本虚包括肝肾阴虚，热毒炽盛、气滞血瘀为标实。外淫六邪，风热以化毒，湿热以酿毒，循经上行，血络留瘀，发为面部红斑、痤疮；热灼阴液，故口干口苦；肝肾亏虚，加之湿热蕴毒下焦，无以泌清别浊，精微下漏，小便色黄、尿见蛋白，《医学心语》有言："浊之因有二种：一由肾虚败精流注；一由湿热渗入膀胱。"阮师自拟解毒健肾汤，治以清热解毒，活血祛瘀，益气养阴。全方由鱼腥草、鹿衔草、益母草、白花蛇舌草、金银花、半枝莲、太子参、麦冬、楮实子、沙苑子、枸杞子、汉防己组成，临床或热盛或阴伤或肾虚辨证加减。本案鱼腥草、白花蛇舌草清热解毒，太子参、麦冬益气养阴，鹿衔草、生地黄补肾，益母草清热利水，赤白芍、茜草活血安络，共奏驱邪不伤正，扶正不留邪之功，标本兼治。

（三）肝肾亏虚，热毒内蕴证

洪某，男，33 岁。

时间 2011 年 11 月 26 日，小雪。

主诉 发现尿中泡沫增多 1 年余。

初诊 1 年余前自觉小便泡沫多，于外院检查，发现镜下血尿，蛋白尿，轻度贫血，血肌酐轻度升高，结合自身抗核抗体检查（具体不详），诊断为"系统性红斑狼疮，狼疮性肾炎"，具体治疗不详。辰下：双脸颊部红斑，腰以下散发红疹，可自行消退，口腔、鼻腔、皮肤干燥，渴欲多饮，全身关节时酸楚不适，尿中泡沫多，色黄量可，大便调，舌质红，苔黄厚，脉细。

辅助检查 （2011 年 11 月 24 日，福建省人民医院）自身抗体：抗核抗体（ANA）5.747s/co，抗 ds-DNA0.458s/co。抗 SSA 抗体、抗 Ro-52 抗体阳性。补体 C3 0.89g/L，IgM0.83g/L。

西医诊断 系统性红斑狼疮，狼疮性肾炎。

中医诊断 水肿病（肝肾亏虚，热毒内蕴证）。

治法 清热滋阴，补肾通络。

处方 解毒健肾汤加减：鱼腥草15g，白花蛇舌草15g，益母草15g，鹿衔草15g，北沙参15g，麦冬15g，赤白芍各15g，玉竹15g，天花粉15g，白扁豆15g，桑白皮6g，甘草3g。14 剂。西药：泼尼松 15mg，qod。

二诊 （2011 年 12 月 10 日，大雪）患者诉诸症缓解，腰以下时见散发皮肤红疹，遇热加重，皮肤瘙痒，肘关节酸楚，小便泡沫减少，纳寐可，舌质红，苔薄黄，中根厚，脉滑。予守原方加地肤子15g。14 剂。

复诊 （2012 年 2 月 4 日，立春）二诊过后原方随证加减月余，患者脸颊红斑消退，皮肤干燥瘙痒，口干，偶关节酸楚，舌质红，苔薄黄，脉细。辅助检查：尿常规示未见明显异常，肾功能示未见明显异常。予原方加葛根15g。门诊调整至 2015 年未见明显复发及加重，2019 年电话随访如常。

根据患者的病情可参考中医"日晒疮""红蝴蝶疮""尿浊""水肿""肾痹"等范畴辨证论治。虽多发于女性，但男性肾脏受累概率大于女性。阮师认为狼疮性肾炎的主导病机为肝肾阴虚，热毒蕴结下焦所致。真阴不足，阴虚生内热，外感六淫或疫毒，致内外合邪，热毒炽盛，热入营血，充斥血脉，热迫血燔，随血脉运行而流注全身，上可面颊红疮时现，下可腰以下散发红疹。下焦蕴毒，无以泌清别浊，精微下漏，发为泡沫尿。热灼阴液，皮毛不荣，肌肤官窍干燥，故见渴欲饮水。舌质红、苔薄黄、脉细为气阴亏虚，阴虚内热之征。阮师把握主导病机，以经验方解毒健肾汤加减治疗。药证合拍，二诊诸症缓解，原方加葛根清热生津，缓解期随症加减调整2个月余，小便未见明显泡沫，肾功能正常，门诊至2015年停药，2019年电话随访未复发。

（四）肝肾阴虚，燥邪外犯证

陈某某，女，42岁。

时间 2011年10月8日，寒露。

主诉 反复脸部红斑伴关节疼痛18年。

初诊 18年前无明显诱因出现脸部蝶形红斑伴关节疼痛，脱发，无发热，无恶心呕吐，曾服用"泼尼松"等药物治疗（具体诊治不详）；8个月前开始出现颜面及双下肢水肿，尿中泡沫增多，无面部红斑，无光过敏，关节疼痛等不适，分别于外院行环磷酰胺冲击治疗（具体不详）。辰下：鼻塞，咳嗽无痰，时喷嚏，颜面红斑，色暗红，无寒战、发热。纳寐可，小便可见泡沫，大便如常，舌红苔白，脉沉。

辅助检查 （2011年9月22日，福建省人民医院）自身抗体：抗核抗体（ANA）1.668s/co，抗ds-DNA1.326s/co。补体C3 0.69g/L，C4 0.2g/L。

西医诊断 系统性红斑狼疮，狼疮性肾炎。

中医诊断 红蝴蝶疮病（肝肾阴虚，燥邪外犯证）。

治法 清热化燥养阴。

处方 桑杏汤加减：桑叶15g，杏仁6g，浙贝母6g，北沙参15g，淡豆豉6g，栀子6g，甘草3g，玉竹15g，梨皮1个，鱼腥草15g，白花蛇舌草15g，薄荷6g。7剂。西药：泼尼松25mg，qod。

二诊 （2011年10月15日，寒露）患者诉鼻塞、咳嗽、喷嚏已愈，未见明显不适，晨起眼分泌物多，脱发，小便仍有泡沫，纳可寐安，大便调，舌红，苔薄黄，脉滑。处方：沙参麦冬汤加减，药用北沙参15g，麦冬15g，玉竹15g，甘草3g，天花粉15g，扁豆15g，桑叶15g，菊花15g，茺蔚子15g，夏枯草15g，枸杞子15g，赤白芍各15g。14剂。西药：泼尼松25mg，qod。

三诊 （2011年10月29日，霜降）患者症状改善，脱发，唇干，口干，小便见泡沫，大便调，舌淡红，苔薄白，脉细。予原方加知母6g、黄芪15g。

按

《黄帝内经》云："二七而天癸至，任脉通，太冲脉盛，月事以时下，三七，肾气平均，故真牙生而长极……"《张氏医通》说："气不耗，归精于肾而为精；精不泄，归精于肝而化精血。"育龄期妇女经血每月时下，元阴随之丢失，易伤肾阴。精血互化，乙癸同源，阴血亏精亦伤。女子以肝为先天，倘加之劳倦过度，过食辛辣炙煿，情志不畅等越发煎熬肝肾阴血，容易导致阴血亏虚，邪热内生而发为该病。阮师临证强调主导病机，即以病理为基础，以证候为先导，推导出疾病的主导病机，结合临床表现，狼疮性肾炎的主导病机为肝肾阴虚，热毒蕴结下焦。今患者秋日来诊，燥邪外犯，见干咳无痰，鼻塞，虽有旧邪，新加卒疾，应先治新疾，以防燥邪化热生毒，引发痼疾，参以时令季节、疾病时段，用桑杏汤加减清燥养阴以疗外邪，清虚热。二诊外邪去，阴虚之体加之季节时邪，虚火上炎，眼睛分泌物多，阴血不养而脱发，以沙参麦冬汤甘寒存阴液。加减易方月余，不离主导病机，三诊过后病情已见平稳。

第十节　紫癜性肾炎

（一）阴虚火旺证

翁某，男，16岁。

时间　2017年1月13日，小寒。

主诉　发现镜下血尿1个月。

初诊　1个月前患者于福清市第二医院体检时，查尿常规示：尿隐血1+，红细胞15个/HP。肾功能：尿酸570.4μmol/L，尿素氮4.45mmol/L，血肌酐61.7μmmol/L，就诊我处，辰下：尿黄，无尿频急、尿涩痛，胸口灼热感，夜间为甚，热时胸口见斑片状潮红，可自行消退，纳寐可，大便调。舌红，苔薄黄，脉细。

既往史　"过敏性紫癜性肾炎"病史10余年，经治疗10余年来紫癜未作，平素定期复查尿常规未见异常。

西医诊断　过敏性紫癜性肾炎。

中医诊断　尿血（阴虚火旺证）。

治法　滋阴清热，凉血止血。

处方 紫茜宁血汤（自拟方）加减：紫草 15g，茜草 15g，生地 15g，赤芍 15g，白芍 15g，土茯苓 15g，盐肤木 15g，甘草 3g，升麻 6g，川牛膝 15g，地骨皮 10g，牡丹皮 10g，白茅根 15g。7 剂，水煎服，每日一剂，早晚饭后分服。

二诊 （2017 年 2 月 11 日，立春）患者诉上方进 7 剂后，尿常规未见异常，因门诊停诊自行停药，再加饮食无制，进食辛辣炙煿之品后，复查尿常规：尿隐血 2+，故再次来诊，辰下症见：夜间面赤，胸前仍有潮红灼热，口中和，小便时赤，大便调，纳寐可，偶有晚餐后多食易吐，吐后觉舒。舌尖红，苔白，脉细数。予原方再进 14 剂。

三诊 （2017 年 2 月 25 日，雨水）患者诉服药后，胸前潮热、潮红明显好转，情绪激动或进食辛辣之品后觉后背及双腿皮肤作痒。纳寐可，二便调。舌尖红，苔薄黄，脉细数。尿常规示未见异常。予原方加生牡蛎（先煎）20g，14 剂。并嘱其饮食清淡，注意卫生，避免接触过敏原。后门诊随访，症状悉除，多次复查尿常规均未见异常。

按

过敏性紫癜性肾炎多因既往感受热病，邪气不得尽除，痼邪深伏，阴精耗伤，而复感外邪或饮食不慎诱发。本案患者既往有"过敏性紫癜性肾炎"病史 10 年，可知旧有痼邪深伏，而暗耗阴精，虽迁延岁月而未作，因于正气尚足。今正气有损，感触外邪，故而发病。患者来诊时，见小便色黄，胸口潮红、灼热感，夜间为甚，舌红可知热邪内郁胸府，不得透达，脉细为阴精耗伤之症。"谷气不盛，上焦不行，下脘不通，胃气热，热气熏胸中，故内热"，此之谓也。阮师处以经验方加减，方用紫草、牡丹皮、生地黄、赤白芍、茜草直达病所，养阴血凉血分，活血化瘀以止血，因上焦不行内热郁胸中，故以升麻升发而通行上焦且解热毒，伍白茅根、地骨皮以退肺中郁热；怀牛膝引血下行，佐土茯苓、盐肤木、甘草苦寒淡渗导热从小便而出。如此上下焦畅通，顿挫中焦阳明热邪，则热邪减而阴液得复。患者服用 7 剂后，热邪尽去，后因饮食辛辣，再燃余火，予以守方再进 28 剂后，症状悉除。后嘱其门诊随诊。

（二）风热入血证

吕某，男，5 岁。

时间 2017 年 8 月 5 日，大暑。

主诉 腹痛、排黑便，伴尿检异常 2 个月。

初诊 2 个月前因反复腹痛、排黑色稀便，伴见周身皮疹，就诊于福建省宁德市闽东医院，诊断为"过敏性紫癜上呼吸道感染肺炎支原体感染"，予抗感染、补液、保护胃黏膜等治疗，复查"尿常规示：尿蛋白 1+，酮体 1+，余正常；24 小时尿蛋白定量 0.03g/d"，症状好转后出院；1 个月前复查尿常规示：尿隐血 3+，尿蛋白 1+，余正常，遂就诊福州总医院，诊断为"紫癜性肾炎"，予"双嘧达莫 25mg，tid；槐杞黄颗粒 1/2 包，bid"治疗；此后复查尿常规仍提示尿蛋白：1+，治疗予加用"洛汀新 1/3 片，qn"，之后定期复查尿常规示蛋白阴性，尿隐血 3+；3 天前自行停用"洛汀新"，复查尿常规示：尿蛋白 1+，尿隐血 3+，24 小时尿蛋白定量：0.02g/d。辰下：无特殊不适，纳寐可，二便调，舌淡红，苔薄黄，脉细。

辅助检查 （2017 年 8 月 3 日，周宁县医院）尿常规示：尿隐血 3+，尿蛋白 1+，尿比重 ≥ 1.030，白细胞 12.6 个 /μL，29 个 /HP；红细胞 129.1 个 /μL，23.2 个 /HP。

西医诊断 紫癜性肾炎。

中医诊断 葡萄疫（风热瘀阻证）。

治法 疏风清热，凉血止血。

处方 翘荷汤加减：连翘 12g，荷叶 6g，炒栀子 3g，桔梗 6g，赤小豆 12g，积雪草 12g，鬼箭羽 12g，紫草 10g，茜草炭 10g，薄荷（后下）3g，滑石（布包）10g，甘草 3g。14 剂，水煎服，早晚饭后分服。

二诊 （2017 年 8 月 19 日，立秋）晨起眼睑稍有水肿，自觉腹部灼热，喜用冰凉之物贴敷，纳可寐差，舌淡红，苔薄黄，脉细数。查尿常规示：尿隐血 3+，尿蛋白 2+。治以滋阴益气，清热凉血。处方清心莲子饮加减，药用石莲子（杵）12g，太子参 6g，生黄芪 12g，地骨皮 6g，银柴胡 6g，茯苓 12g，麦冬 12g，车前草 12g，龙舌草 10g，荠菜 10g，积雪草 10g，甘草 3g，紫草 10g，茜草炭 10g。21 剂，水煎服，早晚饭后分服。

三诊 （2017 年 9 月 16 日，白露）眼睑水肿已退，盗汗明显，纳寐可，二便调，舌红苔淡黄，脉细数。查尿常规：尿蛋白微量，尿隐血 3+，红细胞计数 197.8 个 /μl，35.6 个 /HP。效不更方，遂守上方加鬼箭羽 15g，14 剂。

四诊 （2017 年 9 月 30 日，秋分）药后病情平稳，偶有干咳，余无特殊不适。查尿常规示：尿隐血微量，尿蛋白阴性；红细胞计数：27.1 个 /μl，2.7 个 /HP。舌淡红，苔薄白，脉弦数。故予前方去龙舌草、荠菜、积雪草，易麦冬为天冬 12g，加牛蒡子、蝉蜕各 10g，21 剂。

五诊 （2017 年 10 月 21 日，寒露）复查尿常规，尿蛋白与尿隐血皆转阴，尿红细胞数正常。故守原方加连翘 12g，巩固 3 周后，随访患儿无特殊不适，尿检各项指标均正常。

过敏性紫癜属于中医"血证"范畴，古籍称"紫癜风"或"葡萄疫"。《医宗金鉴》曰："葡萄疫同葡萄状，感受疬疫郁凝生，遍身发点青紫色，毒攻牙齿类疳形。"其病机常常是风热之邪与气血相搏，热伤血络，迫血妄行，溢于脉外，渗于皮下，发为紫癜。阮师临床治疗紫癜性肾炎始终围绕风、热、瘀、虚，根据标本缓急则灵活变通。该患儿初诊虽典型症状均已好转，然而尿常规检查中，尿蛋白和镜下血尿均为阳性，提示邪气内伏，伤及阴络，故仍需驱邪治标为主，拟翘荷汤加减，治以疏风清热，凉血止血。连翘、荷叶、桔梗、薄荷以疏风清热，配以栀子、滑石、赤小豆清热利尿，积雪草、鬼箭羽、紫草、茜草炭凉血止血。二、三诊，虽其紫癜等症状未再发，然其尿常规仍异常，并出现阴虚内热的症状，虑其余邪未尽，而阴血亏虚，虚火与邪热相搏，伤及阴络，则血尿缠绵难愈，故改方以清心莲子饮加减，治以养阴益气培元，清热凉血止血。方中石莲子清热养阴，兼以固摄；太子参、麦冬、黄芪益气养阴以固本；银柴胡、地骨皮清虚热，龙舌草、荠菜、积雪草、车前草清热解毒利尿，紫草，茜草炭凉血止血共治其标。后以清心莲子饮守方加减，标本兼治，攻补兼施，尿检转阴治愈。

第十一节 高血压肾病

气阴两虚，风阳上扰证

黄某，男，31岁。

时间 2014年9月13日，白露。

主诉 反复头晕、血肌酐升高1年余。

初诊 1年前无明显诱因出现头晕，无头痛，无视物模糊、口眼歪斜、半身不遂等不适，伴颜面轻度水肿，就诊于福清市医院时测最高血压176/100mmHg，查肾功能示血肌酐偏高（未见单，具体不详），予降压药（具体不详）及"肾衰宁"等药物治疗后，上述症状未见明显改善。后转诊福建医科大学附属协和医院，相关检查及诊断不详，予"金水宝、尿毒清"等药物治疗后，症状稍改善。其后未经系统诊治，未定期复查肾功能。1个月前于福州总医院查生化示：血肌酐150μmol/L，尿酸683μmol/L，胱抑素C2.07μmol/L，丙氨酸转氨酶55 U/L，谷氨酰转肽酶58 U/L，胆固醇5.62mmol/L，甘油三酯2.75mmol/L，低密度脂蛋白3.44mmol/L，钾5.7mmol/L。尿常规：尿蛋白1+，尿隐血1+。辰下：头晕，颜面部轻度水肿，乏力，夜尿2~3次，色淡黄，纳可，夜寐欠佳，大便调，无口苦、口干，舌淡红，苔少色黄，脉沉迟。

既往史 "高血压病"病史6年，平素血压监测不详，未予规律降压治疗。否认其他疾病史，无食物药物过敏史。

西医诊断 慢性肾功能不全；高血压病。

中医诊断 眩晕（气阴两虚，风阳上扰证）。

治法 平肝息风，益气养阴。

处方 天麻钩藤饮加减：双钩藤（后下）15g，牛蒡子15g，天麻10g，杜仲15g，牛膝15g，桑寄生15g，生黄芪15g，桑椹15g，大黄（后下）6g，六月雪15g，龙舌草15g，黄芩6g，草决明15g。14剂，水煎煮，每日一剂，早晚饭后温服。

二诊 （2014年9月27日，秋分）患者诉服上方后，头晕较前好转，面部水肿、乏力等症状有所改善，辰下症见：轻微头晕，纳寐尚可，二便调，舌淡红，苔薄白，脉沉弱，血压135/100mmHg。生化检查示：血肌酐143μmol/L，尿酸501μmol/L。尿常规示：尿蛋白2+，潜血1+，红细胞20个/HP。处方：守上方加用土茯苓15g，再进14剂。以后于门诊随诊，守前方稍事加减继续服用。

三诊 （2015年3月7日，惊蛰）患者诉头晕、乏力明显改善，颜面部稍水肿，尿中见少量泡沫，复查血肌酐：124.5μmol/L，舌淡红，苔薄白，脉沉弱，予用六味地黄汤加减治疗。生地黄15g，山萸肉15g，山药15g，车前草15g，土茯苓15g，牡丹皮6g，双钩藤15g，生黄芪15g，牛膝15g，六月雪15g，桑寄生15g，大黄（后下）6g。14剂，水煎煮，每日一剂，早晚饭后温服，辅以益肾降浊颗粒。

四诊 （2015年5月16日，立夏）予上方再进数十剂，2015年5月10日复查血肌酐下降至117.10μmol/L，偶感疲乏易困，先前症状已明显改善，纳寐可，二便调，舌淡红，苔白厚，脉沉滑。血压133/100mmHg。查肾功能示：血肌酐117.10μmol/L，尿酸388.0μmol/L。四诊合参，于前方基础上调整用药，药用生地黄15g，山萸肉15g，淮山药15g，车前草15g，土茯苓15g，牡丹皮6g，生黄芪15g，六月雪15g，知母6g，夏枯草20g，大黄（后下）6g，泽泻15g。14剂，水煎煮，每日一剂，早晚饭后温服。其后患者多次于门诊复诊，头晕未再作，肾功能稳定。

按

　　本案患者头晕已逾一载有余，期间多次接受中西医治疗病情反复，根据辰下诸症，阮师辨其为脾肾气阴不足，水湿内生，肝木不疏，风气旋起。李东垣有云："脾胃内伤，百病由生矣。"今脾虚四肢不养故乏力；气化失职，不能制水，水湿泛溢颜面，故见水肿；湿浊蕴毒，三焦不利，毒素内蓄，故见血肌酐、尿酸等升高；水湿趋下，伤及肾气，膀胱化气不能，固摄无权，故见夜尿；肝木主开，能疏能调乎气机，水湿横亘，气机不遂，肝木郁而化风，风阳旋起，故见头晕不止；今肝有邪，魂不得归，是以卧则魂扬若离体也，故夜寐欠安。津不化则为水为湿，肝木久消，精微不固，肾阴亦伤。故可知舌淡红，苔少色黄，脉沉迟为脾肾气阴两虚，湿浊中阻，风阳上扰之征。故予天麻钩藤饮化裁，取双钩藤、天麻、牛蒡子、龙舌草、黄芩、草决明清热平肝以息风止眩，大黄、六月雪活血化湿以降浊毒，是以治其标；入杜仲、牛膝、寄生、桑椹、生黄芪平补脾肾而不滋腻助湿亦是临床用药之妙。经治后患者症状改善，故效不更方，予守方加用土茯苓，加强解毒化湿泻浊之功。以后门诊随访，至2015年3月7日再诊时，头晕、乏力等症状明显改善，舌苔渐长，色转白，考虑邪气已去大半，故予改用六味地黄汤加减增强补益之力，后几经易方调整治疗，患者头晕已愈，肾功能亦趋稳定。

第十二节 乙肝相关性肾炎

（一）气阴两虚，湿浊内困证

陈某，女，33岁。

时间 2014年6月28日，夏至。

主诉 泡沫尿15年余，流涕、全身酸软2天。

初诊 15年余前无明显诱因出现尿中泡沫增多，伴乏力、腰酸腰痛，无水肿，无尿频、尿急、尿痛等不适，就诊某院，多次查尿常规：尿蛋白2+~3+，24h尿蛋白2.4~5.8g/L，乙肝两对半提示（大三阳），肾功能正常，予肾穿病理检查示"乙型肝炎病毒相关性肾病"，诊断为"乙型肝炎病毒相关性肾炎"，予抗病毒、降尿蛋白等治疗。此后反复泡沫尿，定期门诊查尿常规：尿蛋白微量~3+，尿隐血微量~2+，24h尿蛋白定量0.8~4.6g/24h。2天前因起居不慎出现鼻塞、流清涕，全身酸软，伴恶寒，无发热，无咳嗽咳痰，无咽痛等不适，就诊当地医院查血常规示未见异常，尿蛋白1+。今为进一步治疗，求诊我处。辰下：鼻塞、流清涕，尿中泡沫增多，大便黏滞不爽，纳寐可，全身倦怠，腰部及双下肢酸软，舌淡，苔薄黄，脉细弦。

既往史 乙型肝炎（大三阳）病史25余年，平素规律服抗病毒药。

西医诊断 乙型肝炎病毒相关性肾炎；感冒。

中医诊断 尿浊（气阴两虚，湿浊内困证）；感冒（暑湿伤表）。

治法 清暑祛湿，益气养阴。

处方 鸡苏散合清心莲子饮加减：鸡苏散18g，辛夷花（包煎）15g，石莲子（杵）15g，太子参15g，地骨皮15g，银柴胡15g，土茯苓15g，生黄芪15g，麦冬15g，车前草15g，山药30g，赤芍15g，白芍15g。14剂。

二诊 （2014年7月26日，大暑）患者诉感冒症状已愈，复查尿常规：尿蛋白-尿隐血微量。现偶有腰酸，小便泡沫减少，色黄，夜尿2次，白带色黄量多，虑其外感暑湿已解，但内生湿热，故去原方鸡苏散、辛夷花，予加椿根皮15g、鸡冠花15g、女贞子15g。14剂。

按

患者青年女性，既往乙型肝炎病毒相关性肾炎病史。因其人久病尿浊，精微下泄，病久及肾，故而精血亏虚；又因先天不济，而后天饮食不慎，不任劳累，脾胃之气渐虚。脾气亏虚，则上不能制下，肾关失阖，则下失固摄，故见尿中泡沫反多不减；气阴两虚腰府四肢失养，故腰腿酸软；今值夏至后暑湿当令，正虚邪乘，暑湿伤其卫表，故见鼻塞流涕，倦怠、全身酸软不适。《温热经纬》曰："长夏湿令，暑必兼湿。暑伤气分，湿亦伤气，汗则耗气伤阳，胃汁大受劫烁，变病由此甚多，发泄司令，里真自虚。"方用鸡苏散利湿解暑，加辛夷花通鼻窍以解其表；合入清心莲子饮，取太子参、生黄芪、淮山药、麦冬、石莲子、赤白芍益气养阴、收涩固精，地骨皮、银柴胡清内热，车前草利湿泄浊。全方标本兼治，益气养阴以固本，清暑祛湿以治标。二诊，暑湿表症已解，症见白带量多，故加椿根皮，鸡冠花清热祛湿，收涩止带，女贞子补益肝肾，固精止带。

（二）血弱气尽，湿困少阳证

陈某，女，36岁。

时间 2018年12月1日，小雪。

主诉 头痛7天余。

初诊 7天前无明显诱因出现头痛，左侧颞部胀痛为甚，伴乏力、腰膝酸软，无恶寒、发热，无耳鸣，无胸闷、胸痛，无恶心呕吐，无头晕肢麻等不适，未予重视，头痛症状未见好转，遂于我处就诊。辰下：头左颞侧胀痛，伴乏力，腰膝酸软，口干口苦，晨起恶心干呕，纳差寐可，尿中少量泡沫，大便正常，舌淡，苔薄白，脉弦细。

既往史 乙型肝炎病毒相关性肾炎病史20年，平素月经量少。

西医诊断 特发性头痛；乙型肝炎病毒相关性肾炎。

中医诊断 头痛（血弱气尽，湿困少阳证）。

治法 益气养血，升阳除湿。

处方 四物汤加减：当归10g，生地黄15g，川芎6g，赤芍15g，白芍15g，益母草15g，豨莶草15g，生黄芪15g，白术10g，陈皮6g，柴胡6g，羌活6g，炙甘草3g。7剂。

二诊 （2018年12月8日，大雪）患诉头痛，乏力，腰酸等症状明显改善，辰下症见：食欲不振，食后腹胀，嗳气得舒，便溏不成型，1~2次/日。舌淡红，苔薄白根部偏腻，脉弦细。效不更方，守方去柴胡、羌活、益母草、豨莶草，加党参15g、淮山药30g、枳壳6g。14剂。

病家久患疾病，累服药物，终致脾胃内伤，气血生化无源，头窍失养；每有"血弱气尽，腠理开，邪气因入，与正气相搏"，则病入少阳。东垣有云："少阳春生之气，春气生则万化安。故胆气春生，则余脏从之"（《脾胃论·脾胃虚实传变论》）。今冬日阳气内伏未得升发，阳郁湿浊内生，泛溢上扰，气滞不行，邪实精却，发为头痛。湿困三焦，少阳不利，故见口苦、口干、恶心欲呕、尿中泡沫；阳气不行，肝木不疏，故头胀而痛；气血亏虚，失于濡养，则见乏力，腰膝酸软、寐差等症；舌脉象为气血不荣，湿困少阳之征。治疗上，方取生四物养血补营而不滋腻；加入芪术草益气健脾，合柴胡、羌活、陈皮升阳除湿，顺遂少阳春生之气，佐以益母草、豨莶草利水除湿、活血安神。二诊诸症改善，考虑邪气去其大半，故当减祛邪之力，加入党参、山药健脾助运，枳壳理气消胀，以图后效。

第十三节 多囊肾

脾肾气阴两虚，伏毒结瘀证

陈某，男，72岁。

初诊 2019年1月5日，小寒。

主诉 发现"多囊肾"40年余，血肌酐升高2年。

现病史 40年前体检发现"多囊肾"，未予重视，未系统诊治。2年前无明显诱因体检发现血肌酐159μmol/L，尿蛋白2+，隐血1+，就诊福建医大附属协和医院，诊断"多囊肾；慢性肾功能不全"，予"开同、尿毒清颗粒、海昆肾喜胶囊"联合治疗，效果不显，现血肌酐升高至298.1μmol/L。辰下：双下肢轻度水肿，小便泡沫多，夜寐不安，口不干苦，唇暗，肌肤甲错，夜尿2~3次，舌暗红，苔黄腻，脉弦滑。

既往史 高血压病史15年，现服"络活喜10mg，qd"，血压控制于140~150/80~90mmHg。

辅助检查 （2018年12月17日，上海瑞金医院）B超示：①肝脏多发囊肿，较大者直径3.2cm。②多囊肾。③胰头区囊性低密度灶。④双肾钙化灶。⑤左肾结石，左肾上腺增粗。（2019年1月4日，福州市二医院）肾功能：尿素氮10.43mmol/L，血肌酐298.1μmol/L，胱抑素C 2.4ng/L，尿酸：424.1mmol/L，尿素氮/肌酐：0.03。

西医诊断 多囊肾；多囊肝；左肾结石；高血压。

中医诊断 积聚（脾肾气阴两虚，伏毒结瘀证）。

治法 益气养阴行水，活血解毒消癥。

处方 益肾消癥饮（自拟方）加减：西党参15g，三棱6g，莪术6g，桑椹15g，桑寄生15g，生地黄15g，山萸肉15g，淮山药15g，车前子（布包）15g，牛膝15g，六月雪15g，酒大黄6g。21剂。

二诊 （2019年1月26日，大寒）患者诉双下肢轻度水肿消除，夜寐改善。辰下症见：唇暗，夜尿2~3次，舌暗红，苔黄赋，脉弦滑。处原方续服21剂。以后门诊随访，患者诉2019年4月5日查肾功能：尿素氮9.52mmol/L，血肌酐285.5μmol/L；肝脏彩超和肾病彩超：多囊肝和多囊肾大小无变化。

患者既往多囊肾、高血压病史，现症见双下肢水肿，查尿检示蛋白尿、血尿，当属中医学"积聚、水肿、尿浊"范畴。病者年逾八八，脾肾已亏，元气不足，气虚而水湿输布失常、溢于肌肤、发为水肿。多囊肾日久，伏毒结瘀，故见唇暗，肌肤甲错，舌色暗红；脾虚失运，湿热内生，故见苔黄腻。《金匮真言论》有言"夫精者，身之本也"，宜藏不宜泄，患者久病肾失封藏，脾失健运，固摄无权，精微物质随小便排出，故出现蛋白尿、血尿。本病病位在脾肾，病性属虚实夹杂，以虚为主。辨为脾肾气阴两虚，伏毒结瘀。处方益肾消瘕饮治疗，君以西党参、三棱、莪术为主药，为阮师治疗多囊肾经验用药，活血不伤气，行气不留瘀，益气养阴行水，活血化瘀消瘕，生地黄、淮山药、山茱萸补五藏之阴以纳于肾也，车前子、牛膝利水通淋，制水湿之邪。酌加六月雪、酒大黄通腑解毒降浊，可降低湿热型肾衰患者血肌酐。加入桑椹滋脾肾，秘精微，桑寄生补肝肾，以防止精微物质继续流失。药后症缓，水肿消退，因其患病日久，予原方久服，缓缓图之。

第十四节　肾癌术后

脾肾气阴两虚，湿热内蕴证

林某，男，77 岁。

初诊　2016 年 5 月 7 日，立夏。

主诉　右肾切除术后 3 年。

现病史　3 年前无明显出现肉眼血尿，查 CT 提示：右肾肿瘤，大小约 9mm×9mm。于美国某医院行"右肾切除术"，术后恢复尚可。1 年前复查 CT 提示：左肾肿瘤，大小约 10mm×6mm。于美国行放射性治疗（具体不详）。4 个月前开始服用 VOTRVEN 抗肿瘤治疗，伴双下肢水肿，口干、口苦，食欲减退，恶心欲呕，大便每日 3~4 次，质稀不成形，时血压升高至 170/70mmHg。一周前曾就诊于我院肾病科门诊，予"呋塞米"利尿及中药内服等治疗，效果不明显。今为求进一步治疗，就诊我处，辰下：四肢乏力，腰膝酸软，双下肢水肿，口干口苦，喜温饮，纳尚可，无恶心呕吐，寐安，小便量多，大便每日 2 次，质软，尚成形，头发花白，舌红少苔，脉弦。

既往史　"高血压"病史 1 年余，近期血压波动于 140/70mmHg。

辅助检查　（2016 年 4 月 30 日，本院）彩超：右肾已切除，左肾低回声结节，外突，大小约 39mm×44mm×30mm。膀胱壁毛糙、前列腺增生伴钙化。尿常规：尿蛋白 2+，尿隐血微量。生化检查：总蛋白 52g/L，白蛋白 30.5g/L，尿素氮 12.88mmol/L，血肌酐 174.8μmol/L，血尿酸 501.5mmol/L，GFR 31.7ml/min。（2016 年 5 月 2 日，本院）生化检查：总蛋白 55.7g/L，白蛋白 31.4g/L，葡萄糖 13.63mmol/L，尿素氮 14.67mmol/L，血肌酐 174.3μmol/L，尿酸 602.0mmol/L，GFR 31.81ml/min。尿常规：尿蛋白 3+，尿隐血 1+，红细胞 2.6 个/HP，透明管型 3.2 个/HP。

西医诊断 右肾切除术后；左肾肿瘤；高血压。

中医诊断 肾癌（脾肾气阴两虚，湿热内蕴证）。

治法 健脾益肾，清热利湿。

处方 参麦地黄汤加味：生地黄15g，山茱萸15g，淮山药15g，牡丹皮6g，益智仁10g，木瓜15g，车前草15，茯苓15g，赤芍15g，白芍15g，太子参15g，石莲子（杵）15g，麦冬15g，白花蛇舌草15g。7剂。

二诊 （2016年5月14日，立夏）患者述药后双下肢水肿大为改善，辰下症见：腰部酸软，双下肢无力，疲乏，欲饮水，纳寐可，大小便正常，舌胖大淡红，苔少，脉细。处方：守上方加黄芪15g，7剂。

三诊 （2016年5月21日，小满）患者述双下肢轻度水肿，腰部酸软，疲乏，口干，口苦，欲饮水，纳寐可，大便2次/日，质稀，舌红，少苔，脉弦。处方：守方加楮实子15g，7剂。

按

　　患者既往右肾切除、"高血压"病史，现症见双下肢水肿，查尿检示蛋白尿、血尿，当属中医学"水肿、尿浊"范畴。病者年逾八八，脾肾已亏，元气不足；又有"右肾切除"手术史及放射性治疗史，而损伤正气，正气再伤，弱者恒弱，微者愈微。今三焦元气虚馁，气虚而水湿输布失常、溢于肌肤、发为水肿。脾虚失运，湿热内生，化毒伤阴，故见口干口苦，舌红少苔。《金匮真言论》有言"夫精者，身之本也"，宜藏不宜泄，患者久病肾失封藏，脾失健运，固摄无权，精微物质随小便排出，故出现蛋白尿、血尿。本病病位在脾肾，病性属虚实夹杂，以虚为主。辨为脾肾气阴两虚，湿热内蕴。处方参麦地黄汤加减治疗，益气养阴，清热利湿。六味地黄丸为补阴之主方，补五藏之阴以纳于肾也，易泽泻为车前草，清热利水通淋，渗湿止泻，制水湿之邪。酌加白花蛇舌草清热解毒，活血利尿，配合茯苓，车前草治水肿之标。加入石莲子清心火、养脾阴、秘精微，太子参益气健脾、生津润肺，麦冬滋阴润肺，金水相生。佐以益智仁入脾肾敛摄脾肾之气，以防止精微物质继续流失。二诊患者双下肢水肿大为改善，仍有腰部酸软，双下肢无力，疲乏，欲饮水，舌胖大淡红，苔少，脉细。可见里虚仍在，故于原方加黄芪以增补气之力。三诊患者唯见下肢轻度水肿，伴腰部酸软，疲乏，口干口苦，舌红少苔，故继予原方加入楮实子以滋肾利水。门诊随诊。

第十五节 慢性肾脏病妇女妊娠相关医案

（一）脾肾气阴两虚证

杨某，女，26岁。

时间 2014年10月15日，寒露。

主诉 不孕3年余。

初诊 缘于婚后3年余未受孕，今为求中药调理来诊我处。来诊时症见腰膝酸软，疲劳乏力，晨起头晕，耳鸣，纳食少，夜寐欠安，平素月经多延期，量少，色黯淡，质清稀，夜尿频，大便质黏，舌淡胖，苔薄白，脉细弱。

既往史 慢性肾炎病史10余年，肾穿病理提示为"系膜增生性肾小球肾炎伴局灶节段性硬化"。

西医诊断 不孕症；系膜增生性肾小球肾炎。

中医诊断 不孕症（脾肾亏虚证）；慢肾风（脾肾亏虚证）。

治法 补益脾肾，调经种子。

处方 参芪地黄汤加减：生黄芪30g，党参20g，熟地15g，山萸肉15g，淮山药15g，益母草15g，怀牛膝15g，菟丝子15g，补骨脂15g，茯神20g，牡丹皮6g，白术10g。14剂，水煎服，每日一剂，早晚饭后分服。

二诊 （2014年10月30日，霜降）患者诉腰膝酸软感较前明显好转，疲劳改善，耳鸣见减，时有头晕不适，舌淡红，苔薄白，脉细，予以守上方继服数十剂。经治后月经量渐增多，月经周期渐趋规律，半年后怀孕，孕期改予白术散合补中益气汤加减治疗，期间各项指标稳定，足月顺产1男婴。

患者慢性肾炎病史10余年，久病必虚，肾虚腰府失养则见腰膝酸软；脾虚失运，气血乏源，故易感疲倦；冲任亏虚，血海不能如期满溢则月经不调，难以受孕；心神、清窍失养故见夜寐多梦、头晕、耳鸣，结合其舌脉，辨证当属脾肾亏虚证，治当补益脾肾、调经种子为主，正如《傅青主女科》云："补先后二天之脾与肾，正所以固胞胎之气与血，脾肾可不均补乎！"故阮师方予参芪地黄汤加减滋补肾精，固本调经，治疗半年后终得怀孕。又因脾胃为后天生化之本，化谷生精，以养先天，正如《胎产心法》所云"胎之能长而旺者全赖母之脾土，胎之生发虽主乎于肾，而长养实关乎脾土"，故孕期再予白术散合补中益气汤加减健脾补肾安胎。

（二）肝肾阴虚，热毒伏营证

陈某，女，32 岁。

时间 2015 年 7 月 18 日，小暑。

主诉 不孕 4 年余。

初诊 缘于备孕 4 年余未果，遂来求诊。来诊时症见面部蝶形红斑，关节疼痛，口干喜饮，月经淋漓不尽，平素月经不调，经色黯黑，量少，夹血块，纳可，寐差，小便色黄、腥臭，大便调，舌红，苔黄腻，脉滑数。

既往史 狼疮性肾炎病史 18 年。

西医诊断 不孕症；狼疮性肾炎。

中医诊断 不孕症（肝肾阴虚，热毒伏营证）；蝶疮流注。

治法 清热解毒，理血调经。

处方一：自拟四草汤（经验方）合清瘟败毒饮加减，药用积雪草 15g，龙舌草 15g，鹿衔草 15g，茜草 15g，栀子 10g，桔梗 6g，黄芩 3g，知母 6g，玄参 15g，连翘 15g，牡丹皮 10g，甘草 3g。7 剂，水煎服，每日一剂，早晚饭后分服。**处方二**：自拟通经方（经验方）于月经来潮前 3 天服用，药用生地黄 15g，当归 6g，赤芍 15g，白芍 15g，川芎 6g，夏枯草 15g，桃仁 3g，红花 3g，益母草 15g，怀牛膝 15g，醋香附 6g。

二诊 （2015 年 7 月 26 日，大暑）患者诉药后面部红斑较前消退，关节疼痛缓解，小便淡黄，经量有所增多，排出血块量多，舌红，苔薄黄，脉滑。守处方再进 14 剂，后续再以处方二连续调理 3 个月经周期。

三诊 （2015 年 11 月 5 日，霜降）患者诉面部红斑尽退，月经周期逐渐规律，舌淡红，苔薄黄，脉稍数，故予原处方一去黄芩、栀子。再进 7 剂，嘱其定期门诊随访。之后规律门诊随诊 1 年余，病情稳定。后患者终得怀孕，孕期阮诗玮教授再予保阴煎合寿胎丸加减调理，并嘱患者务必加强肾功能及各项免疫功能的监测，定期门诊随诊，一旦病情进展快速需终止妊娠。

阮师认为狼疮性肾炎多以肝肾阴虚为根本，热毒伏营是关键。温邪热盛，血热妄行，故见面部红斑；热毒炽盛，化火伤津，深入骨节，故见骨节疼痛；邪热下移膀胱故见小便色黄、腥臭；血热煎熬阴血成瘀，瘀阻冲任则月经不调，难以受孕。故治宜清热解毒，理血调经。阮师先予自拟四草汤合清瘟败毒饮加减，方中积雪草、龙舌草、鹿衔草、茜草清热解毒利湿，使热自小便而出，加以清瘟败毒饮凉血解毒，使热毒清、冲任宁，再配合自拟通经方调理月经，待月经规律，病情平稳，再行备孕，如此方能成功受孕。孕期再予保阴煎合寿胎丸加减清热凉血，育阴补肾安胎。方中菟丝子、桑寄生、续断补肾固冲，阿胶、白芍、熟地黄滋阴养血，墨旱莲补肝肾阴，生地黄清热凉血，黄芩、黄柏清热燥湿，诸药合用安胎疗效显著。然由于此类患者妊娠后易出现多种并发症，对孕妇及胎儿均会造成严重伤害,故需更加严密监测各项指标,一旦病情进展必须立即终止妊娠,以免引起不良妊娠结局。

(三)气阴两虚,虚热内扰证

郭某,女,26岁。

时间 2014年8月3日,大暑。

主诉 发现尿隐血、尿蛋白阳性2年,孕8周。

初诊 2年前体检时发现尿隐血、尿蛋白阳性,就诊于某三甲医院,诊断为"慢性肾小球肾炎",平素规律于肾科门诊随访。8周前受孕,今为求保胎治疗,来诊我处。辰下症见左腰部酸闷不适,心烦难寐,纳食可,小便色红伴泡沫,大便调,舌尖红,苔薄黄,脉细数。辅助检查:尿常规:尿蛋白1+,尿隐血3+;肾功能:正常;24小时尿蛋白0.724g/24h。

西医诊断 慢性肾小球肾炎;妊娠状态。

中医诊断 慢肾风(气阴两虚,虚热内扰证);妊娠(气阴两虚,虚热内扰证)。

处方 清心莲子饮加减:石莲子(杵碎)15g,明党参15g,生黄芪15g,天冬15g,藕炭15g,蒲黄炭15g,地骨皮15g,毛柴胡6g,当归6g,黄芩6g,白术6g,甘草3g。14剂,水煎服,每日一剂,早晚饭后分服。

二诊 (2014年8月18日,立秋)患者诉腰酸缓解,夜寐改善,小便淡黄。舌淡红,苔薄白,脉细。尿常规:尿蛋白微量,尿隐血1+。故予原方去藕炭、蒲黄炭,再进14剂。患者规律门诊治疗并定期复查肾功能及尿常规指标,孕期平稳,足月顺产1子。

本案患者因长期溺中精微物质外泄,阴精亏虚,腰府失养,故见腰酸;阴虚日久则生内热,虚热上扰心神,故见心烦难寐;邪热灼伤血脉,血失统摄,溢于脉外则见血尿;舌尖红苔薄黄,脉细数,属气阴两虚,虚热内扰证。治当滋阴清热,凉血安胎。《景岳全书·妇人规》云:"胎热者,血易动,血动者,胎不安。"阮师方予清心莲子饮加减,上清心火,下滋肾阴;方中加入黄芩、白术凉血坚阴、清热安胎,恰如朱丹溪所言"黄芩白术乃安胎妙药"。诸药合用,共奏滋阴清热、益气凉血安胎之效。二诊时诸症见减,小便颜色转黄,故去凉血止血之藕炭、蒲黄炭,以防过于凉遏,全方清补并用,气阴补、虚热清,则胞宫、冲任宁而胎安。

(四)阴血不足,肝郁气滞证

骆某,女,27岁。

时间 2016年9月5日,处暑。

主诉 发现尿检异常5年,孕32周。

初诊 缘于5年前体检发现尿蛋白、尿隐血阳性,此后多次复查尿蛋白1+~2+,尿隐血 2+~3+；24 小时尿蛋白定量波动于 0.575~1.256g/24h，平素规律于肾内科门诊随访。32 周前受孕，因罹患肾病，恐肾疾影响胎儿，终日忧思，抑郁寡欢。辰下见咽喉干痒、堵塞不适，腹部隐痛，纳寐欠佳，口干，小便色深黄，夹有泡沫，大便干，舌红尖有芒刺，苔薄黄，脉弦滑。孕 32 周。

既往史 IgA 肾病病史 5 年。病理类型：局灶节段性系膜增生性肾小球肾炎。

西医诊断 IgA 肾病；妊娠状态。

中医诊断 慢肾风（阴血不足，肝郁气滞）；妊娠（阴血不足，肝郁气滞证）。

治法 养阴疏肝，理气安胎。

处方 沙参麦冬汤合化肝煎加减：沙参 15g，麦冬 15g，白扁豆 15g，桑叶 15g，玉竹 15g，白芍 15g，柴胡 15g，青皮 6g，陈皮 6g，砂仁（后入）6g，栀子 6g，甘草 3g。14 剂，水煎服，每日一剂，早晚饭后分服。

二诊 （2016 年 9 月 20 日，白露）患者诉药后咽干、咽痒症状见减，未再发腹部不适，时有心烦，夜寐稍欠，小便淡黄，溺中泡沫减少，大便较前通畅，舌淡红，苔薄黄，脉滑。故方予清心莲子饮加味，嘱其保持心情愉悦，定期监测尿常规及肾功能指标。治疗期间各项指标稳定，足月顺产 1 女。

《灵枢·五音五味》曰："妇人之生，有余于气，不足于血……"妇人怀孕后，由于血聚养胎以致气盛于上，而气有余便是火，常可出现肝火上炎、心火偏亢等证。本案患者处于孕后期又终日忧思，气机不畅，郁而化火，故感咽喉阻塞、干痒；阴血亏虚，心火亢盛故夜难安寝；热邪扰胎则见腹部隐痛不适。辨证属阴血不足、肝郁气滞证，《傅青主女科》言："胎孕不离肾水之养，故肾水足而胎安，肾水亏而胎动，必肾水之火动而胎动不安，然火之有余，乃水之不足，所以上炎而胎必动，补水则胎自安。"故阮师方予沙参麦冬汤合化肝煎加减，养阴疏肝，理气安胎。二诊时患者胎安，咽干、口渴亦瘥，但时有心烦，夜寐不安，知其心火仍盛，故再予清心莲子饮加减，滋阴降火安胎。

第十六节　其他疾病

（一）白塞病

陈某，男，32 岁。

时间 2015 年 5 月 25 日，小满。

主诉 反复口腔溃疡8年余，再发3天。

初诊 缘于8年前无明显诱因出现双侧口腔多发溃疡，疼痛难忍，伴生殖器溃疡、颜面及背部多发痤疮样皮疹，期间自行诊所就诊，未见改善，口腔溃疡反复发作，伴生殖器溃疡，周身皮肤多发脓疱疹。3天前再发口腔溃疡，伴视物模糊，就诊福建省立医院，诊断为"白塞病""眼飞蚊症"，予对症治疗（具体不详），症状未见明显缓解。遂来诊我处，辰下见舌下及牙龈多发溃疡伴疼痛，溃疡表面有假膜覆盖，呈黄豆大小，边缘色红，颜面及肩背部见痤疮样皮疹，伴视物模糊，纳寐可，小便色黄，大便正常，舌红，苔薄黄，脉细数。眼科检查：双眼玻璃体混浊。

西医诊断 白塞病。

中医诊断 狐惑病（阴虚火旺，热毒内蕴证）。

治法 滋阴降火，清热解毒。

处方 导赤散加减：生地黄30g，竹叶6g，龙胆草6g，生甘草3g，黄柏6g，石斛15g，白花蛇舌草15g，秦艽15g，防风6g。7剂，水煎服，每日一剂，早晚饭后分服。

二诊 （2016年1月9日，小寒）患者诉服上方后，口腔溃疡已愈，期间未发，现无明显不适。因去年年底体检发现总胆固醇和低密度脂蛋白偏高（未见单），今求中药继续调理。舌尖偏红，苔薄白，脉细稍数。故予原方去龙胆草、黄柏、秦艽、防风加通草3g，灯心草3g，半枝莲15g，赤白芍各15g，草决明15g，绞股蓝15g。14剂。后电话回访口腔溃疡未再发，复查血脂已恢复正常。遂嘱其门诊随诊。

　　白塞病可归属中医"狐惑病""口糜"等。该患者反复口腔溃疡多年，伴生殖器溃疡及皮肤眼睛的病变，症状典型，故诊断明确。从阮师"六看"体系所言，因病家久居福州，地气湿热，况其人素体阴虚，加之久病心理负担重，情志过极化火，心肝两经郁热，故引旧病再萌。湿热毒邪蕴于肝经，肝火炎心，熏蒸于上，故目赤、视物模糊；发于咽喉则溃疡多发，疼痛难耐；湿热毒邪循肝经流于下，则出现阴部溃疡，热盛生腐则见脓肿。阮师辨证属心肝火旺，阴液亏虚，热毒内蕴无虞。经云："诸痛痒疮，皆属于心"，今考虑肾水有亏，而心肝之火炎上，热毒燔灼，故予导赤散加味治疗。方中重用生地滋阴凉血，配伍石斛以养阴清热；选入龙胆草清肝泻火，白花蛇舌草清热解毒，二者苦寒直折以泻火毒；黄柏，秦艽清虚热，同时竹叶、生甘草清热利尿，导湿热从小便而出；酌加"风药润剂"之防风，取其升散郁火而不助焰，诸药清降升散相配，攻补兼施，使火毒得清，阴虚得补，而诸症自除。复诊患者虽无明显不适，然因其久患痼疾，阴液已亏，结合舌脉，可知为阴虚火旺之体，故于前方基础上稍事加减，去龙胆草，加半枝莲、草决明以清热毒明目；加用灯心草、通草、路路通清热利尿；绞股蓝清热解毒益气，赤白芍清热凉血养阴。诸药配伍攻补兼施，酸甘化阴，清凉解毒，标本兼顾。

（二）咳嗽

叶某，女，44岁。

时间 2015年10月31日，霜降。

主诉 反复咳嗽1个月。

初诊 1个月前患者因过食油炸食品后，出现咽喉不适，咳嗽，服用"黄连上清片"等药物后，稍有好转，仍症状反复。今为求进一步治疗来诊，辰下：咳嗽，咳痰量少、色黄，口干，恶心，胃中痞闷疼痛，饥饱均发，纳可寐安，二便调，舌淡红，苔白，脉滑。

西医诊断 上呼吸道感染。

中医辨证 咳嗽（少阳饮逆证）。

治法 和解温化，去饮清热。

处方 小柴胡汤加减：柴胡6g，姜半夏6g，干姜6g，黄芩6g，五味子3g，甘草3g，黄连3g，鱼腥草15g，夏枯草15g。7剂，水煎服，每日一剂，早晚饭后分服。1周后患者来诉，咳嗽告愈。

该案所处年份，属金气不及，火气偏盛，且发病时，正值燥气盛行，因患者饮食不慎，致郁热内痹，波及少阳气分，三焦不利，水饮犯肺，见咳嗽、咳痰；又内有郁热，故见痰黄、口干；胆逆犯胃，见恶心，胃中痞闷不适。舌脉与少阳饮逆病机相合。故予小柴胡汤去参姜枣，加干姜温化饮邪，五味子收敛肺气，俾宣降有度，黄连、鱼腥草、夏枯草清痰热、郁热。药证合拍，故复诊病已告愈。

（三）前列腺增生

李某，男，67岁。

时间 2017年7月18日，小暑。

主诉 反复尿频、尿急、余沥不尽8年。

初诊 8年前无明显诱因出现尿频、尿急、余沥不尽，于当地医院行泌尿系彩超示：前列腺Ⅱ度肥大，予服用"保列治"等药后症状稍缓解，但仍时有反复。今求诊我处，辰下：尿频、尿急，排尿费力，尿流变细，排尿时间延长，余沥不尽感，夜尿3~4次，口干欲饮，素有咳嗽、咳痰、鼻塞不适，纳可，寐差，大便调，舌淡红，苔黄腻，脉弦。

西医诊断 前列腺增生。

中医诊断 癃闭（脾肾亏虚，肺气郁闭证）。

治法 补益脾肾，宣肺利尿通淋。

处方 膏淋汤合上焦宣痹汤加减：郁金15g，枇杷叶15g，淡豆豉6g，通草3g，射干15g，赤芍15g，白芍15g，淮山药15g，生地黄15g，生龙骨（先煎）20g，生牡蛎（先煎）20g，党参15g，芡实12g，生甘草6g。7剂，水煎服，每日一剂，早晚饭后分服。

二诊 （2017年7月26日，大暑）患者诉药后排尿较通畅，尿频、尿急感改善，自觉服药后呼吸畅快，咳嗽、咳痰症状较前明显减少。知药已中的，续前方再服20余剂，后来诊诉已无尿频、尿急、尿等待等不适，夜尿1次，纳寐可，二便调。

按

前列腺增生属于中医学"癃闭"范畴，是男性老年人的多发病。本案患者年老正气渐衰，脾肾之气虚弱，膀胱气化不行，故致排尿不畅；肺主气通调水道，为水之上源，上焦不通则水道不利；肺失清肃，则咳嗽、咳痰、鼻窍不利；肺与膀胱相表里，肺热下移膀胱，则见尿频、尿急，因而本病病位在肺、脾、肾，病机为脾肾亏虚兼肺气郁闭，治疗上应补益脾肾、宣肺利尿通淋，方选膏淋汤合上焦宣痹汤加减。此处用上焦宣痹汤宣通肺气，起到提壶揭盖、通调水道之用，上焦得通则咳嗽、咳痰症状减轻，小便通畅，合以膏淋汤补益脾肾，全方一补一散，共奏补脾益肾通淋之效。

（四）硬皮病

陈某，女，64岁。

时间 2016年9月10日，白露。

主诉 反复皮肤肿胀增厚1年。

初诊 缘于1年前出现反复手指肿胀拘紧，呈阵发性，每于寒凉时节手指便发绀僵硬，气候转暖则改善，自觉四肢皮肤增厚，于某三甲医院行相关检查诊断为"硬皮病"，未系统治疗。今来诊，辰下：全身皮肤肿胀增厚，双上肢十指为著，手足冰冷僵硬，背部皮肤红斑，瘙痒甚，双下肢中度凹陷性水肿。精神倦怠，身困乏力，口渴心烦，纳可，寐一般，二便调，舌淡胖，苔薄黄，脉弦。

西医诊断 硬皮病。

中医诊断 皮痹（暑湿内困，气津两伤证）。

治法 清暑利湿，益气生津。

处方 清暑益气汤加减：太子参15g，生黄芪15g，当归6g，麦冬15g，五味子3g，青皮6g，陈皮6g，黄柏6g，葛根12g，苍术6g，白术6g，升麻6g，车前草15g，甘草3g，女贞子15g。7剂，水煎服，每日一剂，早晚饭后分服。

二诊 （2016年10月8日，寒露）患者诉瘙痒已愈，但四肢仍冰凉肿胀，双手指屈伸僵硬，性质同前，双下肢中度凹陷性水肿，纳可，寐安，二便尚调，舌暗有瘀点，苔白，脉弦。辨为：皮痹（湿滞血瘀证）。故治以活血化瘀，化湿利水。予当归芍药汤加减。处方：当归6g，赤芍15g，白芍15g，川芎6g，茯苓15g，白术6g，泽泻15g，车前草15g，生黄芪15g，陈皮6g，楮实子15g。7剂。

三诊 （2016年10月15日，寒露）患者复诊，欣喜告知双下肢水肿已消退，四肢末端肿胀改善，手指较前灵活，效不更方，故予原方加桂枝6g、猪苓15g。14剂。随访诸症改善，双十指肿胀冰冷感亦好转，病情平稳。

阮师结合"六看"原则指出，一者看时，患者虽初秋来诊，但9月伏暑未去，暑湿伤脾，故见口渴心烦、身困乏力等；二看地，病者久居闽地，潮湿气候；三者观人，病家面色晦暗，舌暗有瘀点为血瘀质；四者察病，素有"硬皮病"痼疾；五者审症，气血运行不畅，血瘀脉道，皮肤失其温煦濡润而生冰冷。血分涩道，滞凝为瘀，迁延水分而致水气不利，双下肢凹陷性水肿，血分瘀滞水液内停则舌暗有瘀点，苔白，脉弦；六者辨证，四诊合参，证属暑湿内困，气津两伤证，以清暑益气汤加减健脾清暑。二诊患者身舒心宽，暑湿之邪已祛，而余证未减，辨证属湿滞血瘀之证，故予活血化瘀、利水除湿。以当归、赤白芍、川芎活血化瘀，行血之滞；茯苓、白术、泽泻淡渗利湿，楮实子、车前草利水道除湿痹；生黄芪、陈皮益气理气。三诊患者四肢渐知温意，诸症改善，知药已中的，原方加桂枝、猪苓续服。猪苓淡渗通阳，利水消肿，桂枝行血温肾，"枝以达肢"，又可引药达所，上行四末。

（五）眼睑肿物

林某，女，36岁。

时间 2018年11月3日，霜降。

主诉 发现右上眼睑肿物6个月。

初诊 缘于6个月前无明显诱因出现右上眼睑外侧肿物，约0.5cm×0.8cm大小，质软，表面光滑，移动度尚可，无疼痛，双眼睑无外翻、无红肿，曾就诊于福建医科大学附属第一医院，予激素冲击及保胃、补钙、补钾等治疗（具体治疗不详），症状改善后出院。今因肿物仍未消散，遂求诊我处。辰下：右上眼睑肿物，性质同前，大便干结，状如羊屎，数日一行，纳寐尚可，舌暗红，苔微黄腻，脉弦滑。平素忧思过多。辅助检查：眼部MRI增强示：①右侧眼眶外上象限肌锥外占位。②双侧筛窦炎症。

西医诊断 右侧眼眶肌锥外占位。

中医诊断 胞睑肿物（痰瘀阻络证）。

治法 健脾化痰除湿，行气活血化瘀。

处方 当归芍药散加减：当归10g，赤芍15g，白芍15g，竹叶6g，茯苓15g，白术6g，泽泻12g，生地黄12g，桃仁6g，红花3g，香附6g，车前子（布包）15g，大黄（后入）6g，川牛膝15g。7剂，水煎服，每日一剂，早晚饭后分服。

二诊 （2018年11月10日，立冬）患者诉药后右眼睑肿物有所减小，服药期间大便次数增多，2~3次/日，呈散状，伴腹中隐痛，寐差，多梦，梦中情节复杂、悲伤，易醒；纳可，口稍干，不喜饮水，无口苦；舌暗红，苔黄腻，脉弦滑。故予原方去桃仁、红花、川牛膝、大黄，加荷叶10g、赤小豆15g、夜交藤15g、益母草15g。7剂。

三诊 （2018年11月24日，小雪）患者诉右眼睑肿物较前明显缩小，大小约0.2cm×0.3cm，寐改善，纳可，大便调，1~2次/日，成形，质软，小便色黄。另诉皮肤干燥，口不干苦，仍有腹中隐痛，舌淡暗，苔中根黄腻，脉弦滑。故予原方中去香附、荷叶、赤小豆、夜交藤、益母草，加木瓜15g，滑石（布包）12g。7剂。

其后多次门诊随诊诉右眼睑肿物未见明显增大，未诉其他不适，情绪状态渐佳，嘱其畅情志，适当锻炼，如有不适，门诊随诊。

《灵枢·大惑论》有言："五脏六腑之精气，皆上注于目而为之精。……肌肉之精为约束"，其中约束即为眼睑，眼睑又称肉轮，脾胃主四肢而长肌肉也，故眼睑又为脾胃所主。该案病家常郁怏不喜，肝气不伸而脾土屡受其害，脾虚则痰湿尤生，气滞则血络不遂，痰瘀沉瀣一气，终成积疾。痰瘀阻络，气血不畅，故见肿物，脾虚不能为胃行津液，故大便难；舌暗红苔微黄腻，脉弦滑为痰瘀内阻之象，故阮师辨证为痰瘀阻络证，治以健脾化痰除湿，行气活血化瘀，方用当归芍药散加减。该方取茯苓、白术健脾化痰，配伍泽泻、车前子淡渗利湿；当归、赤白芍活血化瘀，行血之滞；加用川牛膝、桃仁、红花配伍大黄、生地凉血逐瘀以通络，香附行气解郁，竹叶清心除烦，全方合用，共奏行气活血化瘀，健脾化湿利水之效，故二诊见肿物缩小，因大便次数增多，夜寐欠佳，舌苔黄腻，故去桃仁、红花、川牛膝、大黄，加荷叶、赤小豆、夜交藤、益母草以减活血之力，增利水除湿，养血安神之效。其后再次复诊，诉右眼睑肿物较前明显减少，未有增大趋势，遂嘱其门诊随访。

（六）耳鸣

张某，女，48岁。

时间 2016年8月13日，立秋。

主诉 耳鸣10余天。

初诊 缘于10天前无明显诱因出现耳鸣，声细如蝉，右耳为著，伴头晕，疲劳时尤甚，为求进一步诊治，求诊于门诊。辰下：耳鸣，声细如蝉，右耳为著，伴头晕，疲劳时尤甚，无面色无华，平素易感冒，纳可，寐欠安，易醒，二便调，舌淡红，苔白根厚，脉细。

西医诊断 耳鸣。

中医诊断 耳鸣（脾胃亏虚，湿浊内蕴证）。

治法 补气升阳，利湿通窍。

处方 益气聪明汤加减：蔓荆子15g，升麻6g，葛根15g，太子参15g，生黄芪15g，黄柏6g，白芍15g，赤芍15g，甘草3g，苍耳子6g，车前子（布包）15g，陈皮6g，毛柴胡6g。21剂，水煎服，每日一剂，早晚饭后分服。

二诊 （2016年9月10日，白露）患者诉上药服尽后，耳鸣、头晕尽除，睡眠质量亦较前改善，无诉其他不适。

按

　　患者以"耳鸣"为主诉来诊，当属中医学"耳鸣"范畴。本案之耳鸣有声细如蝉，时发时止的特点，应属虚证。结合患者来诊时面色无华，易于感冒，伴头晕，当属中气亏虚，清窍失养为患。盖患者素体脾虚，脾气无力运化水谷精微，气血生化乏源，故见面色无华；心神失养故见寐差易醒；所谓"邪之所凑，其气必虚"，中气不足，机体无力抵抗外邪故平素易感冒；清阳不升，清窍失养故见耳鸣、头晕；且清阳不升致浊阴不降，痰湿上壅亦可见头晕。舌淡红，苔白根厚，脉细皆为脾胃亏虚、湿浊内蕴之征象。故本病病位在脾胃，病性属虚实夹杂，以虚为主，中医辨证属脾胃亏虚，清窍失养，湿浊内蕴；治宜补气升阳，利湿通窍。阮师方选益气聪明汤加减治之，《医方集解》曰："五脏皆禀气于脾胃，以达于九窍；烦劳伤中，使冲和之气不能上升，故目昏而耳聋也。"方中以人参、黄芪、甘草，补脾胃，益中气；升麻、葛根鼓舞胃气，升发清阳；蔓荆子升清通窍；中气既足，清阳得升，则耳窍通利不闭，得以聪明。黄柏、芍药反佐和降，以清阴火，且古人云：目为肝窍，耳为肾窍。故并用白芍敛肝和血，黄柏补肾生水，以平肝滋肾。阮师于原方中加用苍耳子、车前子、陈皮、毛柴胡。乃因耳部乃足少阳经循行部位，且肝为厥阴风木之脏，其性主升，肝气不升其清阳之气亦不能升，而柴胡为少阳经专用药，能疏肝理气，配合升麻、葛根升举清阳，同时引诸药达病所；另苍耳子合蔓荆子可加强通窍之力；辅以陈皮、车前子健脾除湿，诸药合力补养气血，使清阳得升，浊阴得降，耳窍得通，最终达到鸣消晕止之效。故患者二诊来时诸症悉除，疾病告愈。

（七）风燥喉痹

　　袁某，女，33岁。

时间　2016年11月5日，霜降。

主诉　咽干、咽痛1周。

初诊　缘于1周前无明显诱因出现咽干、咽痛、鼻鸣，流清涕，无寒热，自服感冒冲剂后（具体不详），未见明显好转。今来诊见咽干、咽痛，晨起口干欲饮，偶伴流涕黄浊，无头痛、咳嗽，无寒热，纳寐欠佳，二便尚可，舌淡、苔白、少津，脉细。查体：咽红，咽后壁滤泡增生。

西医诊断　急性咽炎。

中医诊断　喉痹（外感温燥证）。

治法　清燥润肺，解毒利咽。

处方　翘荷汤加减：连翘15g，薄荷（后入）6g，栀子6g，桔梗6g，赤小豆15g，甘草3g，积雪草15g，赤芍15g，白芍15g，天花粉15g，葛根15g，射干15g。3剂，水煎服，每日一剂，早晚饭后分服。后患者复诊，诉病疾已愈。

患者就诊时症见咽痛，咽干，伴流涕黄浊，晨起口干欲饮，当辨为"风燥喉痹"。阮师治病时倡导因时因地制宜，因患者来诊时正值霜降，夏末之余热未散，而久晴无雨，秋阳以暴，燥与热合，侵犯机体，痹阻肺之门户，遂发为急性喉痹。燥热之邪上干清窍，故见鼻流黄涕、咽干咽痛、口干欲饮等头目之患，由苔白少津，脉细可知阴分已伤。此时单以养阴之药，未免有敛邪之虞，故用药宜先清宣凉散。《温病条辨》云："燥气化火，清窍不利者，翘荷汤主之"，恰与此案相符。故以翘荷汤加减清上宣肺。方中薄荷、连翘、栀子清宣上焦之燥热；桔梗、甘草宣肺利咽；射干、赤小豆、积雪草与连翘、栀子合用，能清热解毒利咽喉。赤白芍同用，一散一收，一补一泻，凉血散血、养阴增液，再佐以天花粉、葛根顾护已伤之津液，诸药同用，共奏清燥宣肺、养阴解毒利咽之功，则燥热得清，阴液得复，诸症亦解。

（八）急乳蛾病

　　刘某，女，32岁。

时间　2016年11月12日，立冬。

主诉　咽痛1周。

初诊　缘于1周前进食辛辣食品后出现咽痛不适，曾于当地社区医院诊治，诊断为"急性扁桃体发炎"，服用"阿奇霉素"等药物治疗（具体不详），症状稍有缓解，但仍反复发作，追问其平素饮食习惯，诉平日喜食油炸、酥香之物，此次发病，症见咽痛，口干欲饮，无伴咳嗽、咳痰，无寒热，纳寐尚可，二便调，舌红，苔黄，脉数。查体：咽部充血，左扁桃体Ⅱ度肿大，右扁桃体Ⅰ度肿大。

西医诊断　急性扁桃体炎。

中医诊断　急乳蛾（肺胃热毒壅盛证）。

治法　清热解毒，利咽消肿。

处方　银翘马勃散加减：金银花15g，连翘15g，马勃6g，射干15g，牛蒡子15g，甘草3g，积雪草15g，龙舌草15g，川牛膝15g。3剂，水煎服，每日一剂，早晚饭后分服。

　　二诊　（2016年11月16日，立冬）患者诉服上药后咽痛症状已愈，查体：咽部淡红，扁桃体未见肿大。

　　患者来诊时症见咽部疼痛，喉核肿大，当属中医学"乳蛾"范畴，《素问·太阴阳明论篇》云："喉主天气，咽主地气。"故咽喉为饮食、呼吸之要塞，肺胃之门户，所以外邪内侵，咽喉首当其冲，邪热相搏，郁结于咽喉，壅滞气血，气血不通则郁而化热、化火，更有甚者化腐为脓，从而导致本病。对于此类病症，阮师临床常选用银翘马勃散加味治之。银翘马勃散出自《温病条辨》："湿温喉阻咽痛，银翘马勃散主之。"该方为"辛凉微苦"

之剂，可清热解毒利咽除湿。本案患者平日喜嗜油炸、酥香之品，故素有脾胃积热，加之 1 周余前进食辛辣之品后邪热更盛，郁阻之邪热循经上犯咽喉，壅滞气血，故致咽喉红肿、疼痛，喉核肿大，舌红、苔黄、脉数亦为肺胃蕴热之象。故本病病位在肺胃，病机属肺胃蕴热化毒、气血壅滞，治宜清热解毒、利咽消肿。阮师方选银翘马勃散加积雪草、龙舌草、川牛膝治之。方中予金银花、连翘清热散火，解毒消肿，二药合用可开泄肺气；牛蒡子疏散风热，利咽散结，射干解热毒，利咽喉，此二药开气分之闭阻，马勃解毒消肿，清利咽喉，为治喉痹喉痛之专药，用之以开血分痹结。积雪草、龙蛇草清热利湿、解毒消肿，辅以川牛膝逐瘀通经，消气血之壅滞。全方共奏清热解毒，利咽消肿之效，患者二诊来时诸症悉除。

（九）暑温感冒

林某，男，53 岁。

时间 2016 年 7 月 23 日，大暑。

主诉 发热 3 天。

初诊 缘于 3 天前出现畏寒，发热，自测体温最高 39.5℃，伴鼻塞，自觉闷热，咳嗽，痰少色白，咽喉疼痛，少汗，全身酸楚乏力，就诊于当地诊所，予相关治疗未好转（具体不详），遂求诊于门诊，辰下：畏寒，发热，伴鼻塞，自觉闷热，咳嗽，痰少色白，咽喉疼痛，少汗，全身酸楚乏力，舌红，苔薄黄稍腻，脉浮数。

西医诊断 普通感冒。

中医诊断 暑湿感冒（外感暑湿证）。

治法 清暑利湿解表。

处方 新加香薷饮和碧玉散加减：香薷 10g，厚朴花 10g，白扁豆 15g，金银花 15g，连翘 15g，黄芩 10g，青蒿 10g，青黛（布包）15g，滑石（布包）15g，甘草 3g，薄荷（后入）6g，射干 15g。6 剂，水煎服，每日一剂，早晚饭后分服。

二诊 （2016 年 7 月 30 日，大暑）患者体温恢复正常，全身仍感乏力，稍有汗出，偶有咳嗽，舌红，苔薄黄，脉弦细。故治以祛暑清热，益胃养阴生津。予清络饮加减：荷叶 10g，竹叶 6g，金银花 15g，扁豆 15g，丝瓜络 15g，西瓜翠衣 60g，明党参 15g，黄芩 6g，麦冬 15g，甘草 3g，石斛 15g，六月雪 15g，竹茹 6g。14 剂。

按

患者以发热为主症就诊，就诊时自觉闷热，汗出不彻，此乃暑湿之症。阮师治病，提倡因时因地制宜，因患者来诊时处于夏月暑季，而闽地又地处东南沿海，湿邪偏盛，故触犯暑热易夹湿，湿邪有缠绵黏滞之性。治疗上阮师取新加香薷饮合碧玉散加减。其中香薷为君，《本草正义》曰："香薷气味清冽，质又轻扬，上之能开泄腠理，宣肺气，达皮毛，以解在表之寒；下之能通达三焦，疏膀胱，利小便，以导在里之水。"厚朴辅香薷化湿除满；金银花、连翘辛凉芳香，取其清透上焦气分之暑热，以除热解渴。扁豆花配香薷益增解暑之相须作用，本方中香薷、厚朴辛温，金银花、连翘、扁豆花辛凉，吴鞠通称此为"辛温复辛凉法"。《温热经纬》王纶认为："治暑之法，清心利小便最好"，故于上方合用碧玉散。碧玉散由六一散加青黛而成，方中滑石可解暑热，又可通利小便，使三焦湿热从小便而解，青黛可解郁热，甘草甘凉使滑石利小便而不伤阴。于原方基础上，加入射干可清热利咽，薄荷疏散风热兼有利咽之功，青蒿解暑除蒸，全方共奏清暑利水之效。二诊患者暑热已退，因暑热易伤津耗气，故患者稍感乏力，汗出，脉弦细，今暑热渐退，故不宜再频投清暑利水之品，而改用清络饮加石斛、麦冬等益胃养阴生津。此恰如《温病条辨》所言："手太阴暑温，发汗后暑证悉减，但头微胀，目不了了，余邪不解者，清络饮主之。"

（十）湿温腹胀

林某，男，64岁。

时间 2016年12月17日，大雪。

主诉 胃脘部胀闷不适1周余。

初诊 缘于1周余前出现胃脘部胀闷不适，伴恶心，进食后呕吐，无胃痛，无返酸、嗳气，周身轻度水肿，遂来就诊。辰下：胃脘部胀闷不适，伴恶心，进食后呕吐，周身轻度水肿，纳差，寐可，大便溏滞不爽，舌淡，苔剥微黄，脉弦。

既往史 "肾病综合征"病史30余年。

西医诊断 腹胀查因。

中医诊断 胃痞病（湿阻中焦证）。

治法 健脾理气，和中化湿。

处方 一加减正气散：藿香6g，川厚朴6g，陈皮6g，茯苓15g，明党参15g，神曲6g，麦芽15g，谷芽15g，茵陈蒿12g，大腹皮6g，杏仁6g，生黄芪100g，淮山药30g。14剂，水煎服，每日一剂，早晚饭后分服。两周后复诊，患者诉胃痞不适等症已除。

患者来诊时症见胃脘胀闷，伴恶心，进食后呕吐，当辨为中医学"胃痞"范畴，属"湿阻中焦证"。该患者素有痼疾，再加年老体弱，脏腑功能减退，脾胃虚弱，运化无权则水湿内停，湿邪困阻中焦则气机失畅，清阳不升，浊阴不降，升降失司故胃脘胀闷不适；胃失和降而气上逆则恶心、呕吐；脾失健运，水液内停，泛溢肌肤则水肿；中气失于斡旋，阴阳反作，水谷不得受纳消磨，故见食少；湿性下趋黏滞故大便排出不爽；舌淡苔剥，是久病水饮，阴精不化之征，苔色微黄有郁热之虞，脉弦乃饮停之象。《温病条辨》云："三焦湿郁，升降失司，脘连腹胀，大便不爽，一加减正气散主之"，恰与该案相符，此处"三焦湿郁，升降失司"，是指湿邪郁阻三焦，脾胃升降失司之候。因湿浊弥漫，可波及上、中、下焦，故云"三焦湿郁"，实则病在中焦脾胃。阮师处以"一加减正气散"健脾理气，和中化湿，其中藿香芳香化浊、理气和中，走中而不走外也，厚朴、陈皮燥湿理气，神曲、麦谷芽健脾和胃、化积除胀。而气机之升降除依靠脾胃之斡旋，亦有赖于肺气之肃降、肝气之升发，故佐以杏仁肃降肺气、茵陈疏肝理气，合茯苓、大腹皮以利湿行气。该患者中气虚馁日久，今重用黄芪至100g，合明党参、山药以增健脾益气养阴之力，使气血生化有源，脾运得复，水液得输。诸药相伍，以收健脾理气，和中化湿之功。

（十一）泄泻

李某，男，68岁。

时间 2017年2月4日，立春。

主诉 大便溏泄7日余。

初诊 缘于7日余前因进食不当后出现大便溏薄，质软，不成形，日行4~5次，每于腹痛时便意频频，便后觉舒，无水样便，无恶心呕吐，无黏液血便，纳寐尚可，晨起口干，小便淡黄，舌淡，苔白浊，脉细弱。实验室检查：血肌酐152.5μmol/L，尿素氮20.50mmol/L，血红蛋白78g/L。

既往史 慢性肾衰竭病史5年余。

西医诊断 急性胃肠炎；慢性肾衰竭。

中医诊断 泄泻病（脾胃虚弱，水湿内停证）；肾衰病。

治法 益气健脾，渗湿止泻。

处方 参苓白术散加减：西党参15g，白茯苓15g，炒白术6g，薏苡仁20g，缩砂仁（后入）6g，炙甘草3g，苦桔梗6g，淮山药15g，白扁豆15g，炒陈皮6g，石莲子（杵碎）15g，马齿苋15g，川黄连6g，野麻草15g，广木香（后入）6g。10剂，水煎服，每日一剂，早晚饭后分服。

二诊 （2017年2月15日，立春）患者诉泄泻已止，大便日行1~2次，质软，成形。舌淡红，苔薄白，脉细弱。予以守方继服5剂以巩固后效。

该患者乃慢性肾衰竭病人，出现泄泻、恶心呕吐等消化道症状。而慢性肾衰竭常伴有消化道症状，如食少、恶心、呕吐、口中溺味等。多数患者起病便可见身困乏力、精神倦怠、便溏等脾胃虚损症候，而在疾病中后期，脾胃虚损症状愈加明显。可见脾胃虚弱贯穿于在慢性肾衰竭病程始终，恰如李东垣所论"内伤脾胃，百病由生"。故重视脾胃的调护显得尤为关键。今观本案之症状舌脉，应属脾胃虚弱、水湿内停之证。脾胃虚弱，加之饮食不节，更加损伤脾胃，不能布散水湿，水湿内停，清阳不升，水谷不化、清浊不分，故见泄泻，此即《素问·阴阳应象大论》所云"清气在下则生飧泄"之理也。水湿停留、阳气不通、气机不畅，故见便前腹痛，泄后反觉舒快，是为水湿之邪得出，阳气得通之势，故治宜因势利导，使水湿从小便而去，故拟参苓白术散加减治之，方中党参、白术、茯苓益气健脾渗湿而为君，山药、石莲子助君药以健脾益气、兼能止泻；白扁豆、薏苡仁助苓、术健脾渗湿，佐以陈皮、砂仁、木香醒脾和胃，行气化滞。桔梗宣肺利气，通调水道，且为舟楫载药上行，加用马齿苋、野麻草解毒利湿，川黄连燥湿厚肠，全方共奏益气健脾、渗湿止泻之功，使脾气健运，湿邪得去。患者二诊来时诉：服上方后，未再发泄泻，大便日行 1~2 次，质软，成形。可知辨证无误，药已中的，遂予以守方继服 5 剂以巩固后效。

（十二）胃痛

丁某，女，40 岁。

时间　2017 年 4 月 22 日，谷雨。

主诉　胃脘部疼痛 2 周。

初诊　缘于 2 周前因饮食不慎出现胃脘疼痛，呈阵发性，饭后加重，揉按后觉舒。自行服用"胃复安"等药后，症状反复。今为求治疗就诊我处。辰下：胃脘疼痛不适，性质同前，平素喜热饮，口苦，纳少，二便调，舌淡尖红，苔薄白，脉弦。查体：左上腹压痛（＋），墨氏征及麦氏点压痛（－）。

西医诊断　腹痛查因。

中医诊断　胃痛病（肝郁化热犯胃证）。

治法　疏肝泻热，暖脾和胃。

处方　化肝煎加减：青皮 6g，陈皮 6g，牡丹皮 6g，赤芍 12g，炒白芍 12g，泽泻 12g，浙贝母 6g，炒栀子 6g，甘草 3g，高良姜 6g，姜黄 6g，明党参 15g。7 剂，水煎服，每日一剂，早晚饭后分服。1 周后复诊诉胃痛已愈。

案中病家因饮食不慎出现胃脘疼痛，此乃饮食所伤。其人疼痛呈阵发性，饭后加重，以揉按后觉舒，此是胃气受损，邪气不解故也。《沈氏尊生书》云："胃痛，邪干胃脘病也……唯肝气相乘为尤甚，以木性暴，且正克也"，患者素来情志不遂，今正值春季，而肝木不疏，郁结不解，又加饮食所伤，气滞胃脘，故发为胃痛。因肝郁不解，相火蒸腾而见口苦，木横克土，脾失运磨而饮食不馨，舌红、脉弦是肝郁化火，胃土不伸之象。故治当疏肝和胃理脾，行气活血止痛。方选化肝煎加减。化肝煎方出自《景岳全书》，原方由青皮、陈皮、芍药、牡丹皮、栀子、泽泻、土贝母组成，原治"怒气伤肝，因而气道动火，致为烦热、胁痛、胀满、动血等证"。今阮师选青皮、陈皮以行肝气解肝郁，牡丹皮、赤芍、炒栀子入血分泄肝热，配合泽泻、浙贝母利湿化痰泻土中伏火。白芍与赤芍伍甘草酸甘化阴养肝血缓肝急。患者素喜热饮，此乃脾中寒湿内著，今以高良姜、姜黄暖脾土，行气活血以止痛，配伍明党参益气养阴以防行气活血之品伤阴耗气。全方配伍严谨，共奏疏肝泻热，暖脾和胃，行气活血止痛之功。患者服用 7 剂后来诊，诉胃痛已愈。

第十七节　审因辨证析误案

成功的经验固然可贵，然而，失败的教训更不容忽视，所谓吃一堑，长一智，前事不忘，后事之师矣。俗言：失败者，成功之母。非谓失败者，必定带来成功；而是指善于从中吸取教训者，以免故陋重演，则孕育着成功的萌芽。中医临证的一条正确途径是辨证求因，审因论治。临床上因求不确，酿成误治含冤者，屡见不鲜。笔者在此将几例所见所闻误案，略加辨析，公诸同道，冀能使来者作为前车之鉴，免得重蹈覆辙，此宗旨也。

（一）肝火标急，误为痰治

陈某某，女，42岁，宁德籍，教师。1983年5月30首诊。眩晕两旬，服西药未效，求诊于余。问其眩晕不空不胀，胸闷纳呆，口不干渴，视之形体肥胖，舌淡胖，苔白腻，脉按之弦。丹溪曰：无痰不作眩。遂投半夏白术天麻汤进退。半夏、陈皮各6g，党参、白术各12g，天麻、茯苓各10g，甘草3g，生姜3片，大枣3枚。二剂后不唯罔效，反增心烦寐欠。余惑不解，脉证如是，脾虚生痰无疑，奈何如法施治却不克知应？沉思良久，因悟前人虽有痰虚立论，然《黄帝内经》亦有"诸风掉眩，皆属于肝"之旨，且妇人"中年治肝"，先哲明言。因而详加审之，患者尚有心怀不遂有年，每急躁易怒，善太息，胁肋不舒，小便红赤。豁然开朗，此诚乃五志化火，肝阳上扰所致，故拟天麻钩藤饮化裁，天麻、双钩、牛膝、益母草、郁金、草决明各10g，桑寄生、夜交藤各12g，炒栀子30g，佛手6g，以解郁泻火，平肝抑阳，一剂知，三剂愈。

患者痰盛脾虚之体固然，形体舌质可以为据；但肝郁化火的情况，亦复存在，临床就是在这样复杂的情况下进行思维的。此时贵在权衡标本缓急。肝为刚脏，火性酷烈，此标急也，势在速决，岂能等闲；痰者、虚者，渐生而黏腻缠绵，此本缓也，可以缓图。本案初诊，略于溯因，遂致标本倒置，缓急不分，而成误治。

（二）阴黄阳黄，寒热颠倒

陈某某，男，14岁，周宁籍，学生，1983年8月18日诊。三月前寒热腹痛泄泻，食欲减退，继而身目发黄，肝功能检查：麝浊9U，麝絮+++，锌浊20U，GPT 60U，HBsAg（-），诊为"黄疸型肝炎"，投以大量茵陈蒿汤，至今肝功能不仅未见好转，反而麝浊12U，麝絮+++，锌浊18U，GPT 70U，且神倦懒言，肢体若废，面色苍黄，身形消瘦，毫无食欲，大便溏薄，小便淡黄量多。闻余假期返乡，速遣人求治。见其眼睑无血色，舌淡胖齿痕，苔灰滑腻，脉迟缓。追其因，原是季春淫雨霏霏，上山拾柴，周身淋湿而起，查其前方，竟是大黄、栀子、柴胡、黄芩、茵陈、泽泻、猪苓、田基黄、金钱草等。余曰，此寒湿阴黄，误为阳黄，滥用凉泻，克伐中阳，脾土衰败，肝木乘侮，非培土御木则不救矣。爰投附子理中汤加味，附子6g，干姜9g，人参、白术各12g，炙甘草4.5g，茵陈15g。3剂后，精神好转，能起床活动，说话有力，乃药中病机，步原方服半个月，剂尽症消，肝功能正常，已能上学。

近年来临床有辨病论治，僵刻呆板的陋习，见黄疸型肝炎，或胆囊炎，不辨何证何因，辄遂投清热疏肝利胆之品，完全脱离中医辨证求因、审因论治的精神，盲目从事，无的放矢，偶尔幸中者有之，但酿成误治，甚至危及性命者，更是多见，本案良可借鉴矣。

（三）伏暑神昏，凉遏戕身

魏某某，男，36岁，福鼎籍，农业工人，1983年11月5日入院，住院号05301。患者于入院前4个月出现头重眩晕，前2个月下肢无力，逐渐向上发展，每况愈下，遂成瘫痪嗜睡状态，伴畏冷发热，入夜尤甚，咽疼充血，时或谵语，拟"病毒脑？"而收住院。医见其大便五日未通，尿少，舌红、苔黄厚偏腻，脉浮大，疑胃热乘心，治以通腑泻热，清心开窍，金银花、芦根各30g，大黄（后入）、芒硝（冲）、菊花各10g，葛根15g，防风、甘草各6g，薄荷3g，竹沥（冲）30ml，麝香（冲）0.1g，3剂后，毫无便意，神昏加深，而认为正虚不能运药，加人参6g，服2剂仍无效，是时压眶反射消失，瞳孔对光反射几无。嗣后如上法出入，继续治疗1周，病至危殆。11月29日，轮余查房，察之脉滑偏数（P:88次/分），舌淡红，苔浊腻，昏愦不语，身热按久才灼手，面部油垢，目赤尿红，大便十多日未通，审其脉证，参其病程，实乃为伏暑为患，湿热酿痰，蒙蔽心包，拟菖蒲郁金汤，清热利湿，豁痰开窍，石菖蒲、炒栀子、牡丹皮、菊花、白参各6g，郁金、连翘、牛蒡各9g，滑石、竹叶各15g，竹沥（冲）15ml，姜汁（冲）3ml，玉枢丹2g。药后喷嚏一次，5个小时后，大便一次，量多稍臭，小便红赤量多。12月1日查房，左侧瞳孔对光反射转佳，压眶反射恢复，但较迟钝，目赤已退，身热按之即灼手，喉中痰鸣减小，舌苔稍厚，舌质转红，脉细滑，乃痰热渐化，里热外达之象，恪守前法再进。12月3日查房，神态朦胧，呼之能应，瞳孔对光反射继佳转，大便二次，臭秽，小便黄赤，舌红，苔白稍厚，脉滑，守上方加金银花9g、赤小豆皮6g。12月4日，病情如昨，因经济困难，家属自动要求出院，挽留无效，回家旬日而亡。

伏暑湿热为患，与热邪致病，虽多相似，实则不同，治疗各有规矩。吴鞠通曰："其性氤氲黏腻，非若寒邪之一汗而解，温热之一凉则退。"用药贵在轻灵，运转大气，则其邪乃散。本案初重用硝黄而大便不通，然而无一味泻下药之方剂却便通热达，缘于此也。前医误在审因不确，湿热酿痰之恙，却用治疗热闭之法，凉遏邪气，愈陷愈深。

（四）热因热治，动血生风

黄某某，男，24岁。福安籍，职工，1981年10月3日入院。住院号38763。3个月前房事之后淋浴，次日发热头痛，叠加瘟鸡误补，出现腹痛泄泻，日十数行，四肢不温，医认为"寒证"，投四逆汤，腹泻虽止，却见心烦谵语，身热面赤，口干而渴，头痛尤甚，遂收住院，测其血压40/0mmHg，渐转入昏迷不语，拟为"中毒性休克"。西药予强心升压，并请中医会诊，因四肢厥冷，面色紫暗，脉沉细，医仍断为"寒证"，投当归四逆汤，当归6g，桂枝10g，白芍12g，细辛、附子各5g，通草、炙甘草各3g，大枣3枚。但却忽视了，肢冷不过肘膝，胸腹灼热，舌绛苔燥，少津，口气臭秽。诊察马虎，热因热治，药后3个小时许，躁动不安，口吐鲜血，呼吸循环衰竭，周身发紫，手足抽搐，后经西医及中医犀角地黄汤合安宫牛黄丸抢救脱险。

（五）正虚生痰，蠲涤害命

郭某某，男，3岁。福安籍，1982年3月10日入院。住院号39620。患儿以进行性对称性瘫痪向上发展1周，伴气促、紫绀2天为主诉入院，诊为"格林巴利综合征"，经免疫抑制、抗菌及支持疗法等处理，2周后呼吸肌麻痹得以恢复，辰下：四肢瘫痪，下肢肌力0级，上肢Ⅰ级，咳嗽痰多，面色苍白无华，语声无力，精神倦怠。延请中医会诊，舌淡、苔腻而滑，脉细弱，医认为痰阻筋脉所致，投二陈汤加减：半夏、胆南星、陈皮各6g，茯苓10g，甘草3g，竹茹10g，竹沥15ml，如此进退治疗兼旬，瘫痪依然，咳痰时多时少，一日晚间吹风着凉，翌晨痰涎堵塞，窒息夭折。

痰有虚实之分，实痰多由脾胃运化失常，水湿停滞，或外邪酝酿所致；虚痰每因元气亏虚，气化无权，津液聚积而成，多见于重症久病体衰患者，治疗与实痰不同，宜大剂补养，使元气恢复，气化有常，其痰自消。本案医者不明虚痰之由，一味蠲涤，戕伤正气，此稚阴稚阳之体，奈何能任如此克伐，于是真元衰败，致使稍遇风寒，即痰涎壅盛堵塞，一蹶不振，九仞之功，遂成画饼。

（六）痰热蒙闭，温开无功

余某，女，34岁，古田籍，家妇，1983年4月6日入院，住院号22776。素有"风湿性心脏病"，3天前洗澡后猝然半身不遂，渐入昏迷，拟为"脑梗死"收入院，西医治疗4天仍然神昏不醒，而延中医会诊，见其舌淡胖苔中黑腻滑边白，满口痰涎，脉弦滑，认为寒痰闭证，治以辛温豁痰开窍，涤痰汤送服苏合香丸，3剂毫无效验，黑苔更多，痰涎如故。余视之面色苍，形体消瘦，且大便五六日未通，小便黄赤，身热久按灼手，口臭，神志朦胧，时清时昧，呼之能应，午后尤甚。故疑其有火，追溯其为人孤欢寡欲，急躁易怒，实为郁火煎湿酿痰，蒙闭心包，投菖蒲郁金汤化裁以清热利湿，豁痰开窍。菖蒲、郁金、连翘、杏仁各9g，瓜蒌、滑石、丹参各15g，炒栀子、玄参各12g，竹沥15ml，姜汁3滴，玉枢丹3g，二剂后神志转清，大便二次，小便微黄，痰涎减少，黑苔消退，继以清热化湿通络，再继益气活血通络善后。

临证思维：贵在周全，四诊合参，有所取舍。有舍症从脉者，有舍脉从舌者，也有舍舌从症者。本案初诊偏执舌象一端，略于形体素质，陋于详细审察，遂致辨因不确，但幸能及时改弦易辙，病才得救。

（作者：阮诗玮）

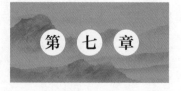

论文选辑

第一节　"疮家禁汗"机制设想

《伤寒论》87条指出："疮家,虽身疼痛,不可发汗,发汗则痉。"告诫我们,"疮家"虽有表证,也应禁用麻黄汤之类发汗。

《素问·至真要大论》曰："诸痛痒疮,皆属于心。""疮家",即久患疮病之人,长期流脓淌血,致气虚血少,营卫衰薄,心阴不足。虽有身体疼痛的表证,也不可发汗。因为,汗为心液,发汗则损气伤津,使营卫更虚,心液益耗,正虚邪陷,筋脉失养,则发"虚证"。

麻黄汤有发汗散寒、宣肺平喘的作用,可见能促进汗腺活动,扩张体表血管,增强血液循环。久患疮病之人,其疮口有严重的化脓性细菌,如金黄色葡萄球菌、链球菌、大肠杆菌等的感染,并往往已化脓。使用麻黄汤,则加速了对细菌产生的毒素的大量吸收,且细菌容易进入血液,而成脓毒血症、败血症之类,使寒战、高热、惊厥,甚至肢体强直、牙关紧闭、角弓反张等,出现"痉证"。

现代药理学研究证明,麻黄含麻黄碱,后者类似肾上腺素的作用,能使骨骼肌血管扩张,心肌收缩力增强,心排血量增加,而促进血液循环;且能激活腺苷酸环化酶,使ATP(三磷酸腺苷)变为CAMP(环磷酸腺苷),而激活磷酸激酶,引起糖原分解,提高血糖。桂枝含桂皮醛,可扩张皮肤血管。这样,增强了疮部的血循和血糖的升高,还为细菌的繁殖和制造毒素,提供了良好的培养基。

免疫学阐明,能提高CAMP水平的制剂,将抑制免疫反应。麻黄汤中的甘草也是一种免疫抑制剂。中医所指的"卫阳"与机体抗感染的免疫机能有密切的联系,"疮家"卫阳本虚,加之发汗,益虚之,均使机体免疫功能下降,而致病菌容易深入为患。所以,表实者才能用麻黄汤。

总之,正如《伤寒贯珠集》所说:"疮家脓血流溢,损伤阴气。虽有表邪,不可发汗,汗之血虚生风,必发痉也。"然而,这并非绝对,久患疮病之人,若兼感风寒,也可在扶正解毒中配以荆芥、防风之类辛平或辛微温解表,标本兼顾,但不可径投辛温,麻黄等,免生他患。

［作者：阮诗玮，发表于《福建中医药》1982，13（4）］

第二节　夏季热用汗法初探

夏季热是目前儿科较为棘手之病，多见于 6 个月至 2 岁的婴幼儿，以长期发热不退、汗闭或少汗，口渴多饮，多尿为主症，集中发生于夏至、白露暑湿行令之际，秋凉后症状逐渐消退。对于本病的治疗，有力主清者，竹叶石膏之类，有专事补者，补中益气之属，亦有操持和者，如小柴胡之流……众法不一。笔者根据临证点滴体会，认为"汗法"是本病治疗大法，可概诸法。不揣浅陋，略述如下。

（一）夏季热与汗

夏季热系由小儿稚阴稚阳之体，脏腑娇嫩，脾常不足等内在因素所决定，以天暑下逼，地气上蒸，暑湿氤氲等外界因素为条件。暑伤气津，湿遏阳气，脾胃首当其冲，致中焦运化无权，清气下陷，"浊阴"下流，"阴火"独盛，而见多尿，发热。脾胃为气血生化之源，脾虚则母病及子，致肺气亦虚，失以敷布，更加暑湿郁阻腠理，玄府开合失职，故致汗闭或少汗。暑热伤津，则口渴饮水自救。经曰："暑当与汗皆出"，"因于暑……体若燔炭，汗出而散"，今汗闭，则暑湿无由外泄，稽留不解，则发热长期不退，津气益伤，造成恶性循环。因此，设法出汗，刻不容缓。

（二）夏季热之汗法

由上可知，夏季热之汗闭，既非寒邪外束所致，亦非热入营血，营阴涸竭而成，乃气津两伤，暑湿郁阻之综合结果。故夏季热之汗法，应针对这几个方面而设，养气津、促源流、涤暑湿，疏腠理，治病求本。苟非麻黄之辈所宜，亦非地黄之流为适。其汗法包括下面几点。

1. 辛散透汗　用辛散芳香之品，疏达腠理，开门逐寇，并使湿化热孤。药物有香薷、羌活、藿香、佩兰、苍术、青蒿、薄荷、白蔻、荷叶等。

2. 涤暑资汗　用辛寒或苦寒之品，清泄暑热，以保津气，而资汗源。药物有石膏、竹叶、青蒿、知母、花粉、黄连、黄芩、芦根、金银花、连翘等。

3. 生津作汗　用甘寒滋而不腻之品，养阴生津，使汗液有源。药物有沙参、麦冬、石斛、明党参、玉竹、鳖甲、龟甲、元参等。

4. 益气助汗　用甘温之品，补益脾肺，使清气上升，肺气敷布，气生血化，汗得助也。药物有党参、西洋参、红参、白参、太子参、炙黄芪、炒白术、甘草、扁豆等。必须指出，不用生黄芪、生白术者，乃因其有固表使汗不易出之弊。

五脏之伤，穷必及肾，本病后期，可出现肾虚之象，或素体肾气不足，此时应稍佐附子、肉桂少火生气，引火归源，俾气化有司，卫气因出，阴津蒸化，则汗有源。

（三）汗法临床综合运用举例

本病若因其热甚，频频苦寒清里，而忽视疏达透邪于外，则关门捉贼，势必热炽阴伤，或缘气阴亏损，纯施滋补，则闭门留寇，暑湿稽留，或视之汗闭，专事辛散，则气津愈耗，穷民之力也。固必诸汗法综合应用。一般来说，病之初起，暑湿偏盛，舌苔厚腻者，以辛散透汗为主；暑热为甚，舌红口渴多饮显著，以涤暑资汗为主；病程缠绵日久，气津两伤，正气不支，则应侧重生津作汗、益气助汗；甚者还得温补肾阳，以蒸化汗液。试举案例：

黄某某，男，1岁半，住院号25672。患儿以发热20多天为主诉，于1983年7月25日入院，化验、X线检查均无异常，多种抗生素、皮质激素应用无效，体温39~40℃，注射安痛定亦不出汗退热。诊为夏季热。8月5日停用西药，由中医诊治，证见高热（体温40℃）无汗，尿清，口干不多饮，心烦便结，纳差唇燥，肌肤欠润，舌淡红，苔白少津，指纹淡紫，乃暑湿郁表，气津两伤，治以益气生津，涤暑祛湿，令汗源充足，腠理疏达，汗出而热自平。西党参12g，麦冬、知母各6g，石斛9g，竹叶、青蒿各4.5g，荷叶、川黄连、羌活各3g，西瓜翠衣15g，连服3剂。8月8日次诊稍有汗出，体温38.2℃，便溏，舌淡红，苔薄腻带黄，余同上，守上方加地骨皮6g，扁豆12g，增荷叶3g，再3剂。8月12日三诊，汗畅邪达，体温37.3℃，口微干，食增，二便如常，舌淡红，苔薄，指纹淡，拟王氏清暑益气汤加炙芪、芦根三剂收功。8月16日痊愈出院。

汗法是治疗夏季热的大法，具体有祛邪透汗和扶正助汗两方面，乃根据该病虚实夹杂的特点而设。汗出意味邪达热清，表明津复气充。临证病情不一，虚实每有偏颇，必权衡而施治，补其不足，攻其有余，谨调阴阳，以平为期。

[作者：阮诗玮，发表于《福建中医药》1984，15（4）：52]

第三节　林上卿应用上焦宣痹汤的经验

上焦宣痹汤载于吴鞠通《温病条辨·上焦篇》，原治太阴湿温，气分痹郁而哕者（俗名为呃）。方由枇杷叶、郁金、香豉、射干、通草组成，因能开宣肺气痹郁，故名。林上卿老中医临床上除了用于呃逆的治疗外，举凡肺气痹郁所致的多种病证皆多用之，亦能取效。

（一）清阳膹郁，呃逆不止

上焦宣痹汤治疗上焦清阳膹郁之呃逆，是吴鞠通设方原意。本症之特点是：呃逆而声音不彰，如瓮中出，伴胸闷气憋，舌淡红，苔薄腻，脉浮或寸脉浮。

杨某某，男，31岁，2个月前出行冒雨，衣服湿透，数日后头痛恶风，身体重痛，服解表药得汗，头痛恶风已罢，而身体重痛未除，医以为虚，投补中益气汤，次日高热口渴；复认为阳明证，先后用过白虎汤、承气汤，热亦不退，反增呃逆。更医见脉结代，用炙甘草汤而呃逆愈剧，乃邀林老诊治。切其脉濡促，舌淡红，苔薄白燥，面色暗垢，身热无汗，胸闷心烦不寐，小便短少，大便不通，纳少口燥，时时呃逆，牵动全身，振动床架。此乃湿温误治，肺气为湿热之邪痹郁，清阳不展使然，遂用上焦宣痹汤宣其痹郁而透化湿热。枇杷叶、射干各15g，枳壳、郁金、香豉各10g，通草8g，3剂。3日后复诊：症无变化，知病日久，病结尤深，非一两剂能够通达，步上方再进3剂，汗出，吐宿食痰涎数口，呃逆减少，大便1次，脉静身凉，精神清爽，知饥索食，调理月余而安。

（二）肺气痹郁，胸阳不展

胸阳者位于上焦，需赖肺气的宣发才能舒展。若肺气痹郁，则胸阳不展，可见心胸痞闷，甚则疼痛之胸痹证。

叶某某，男，23岁，胸部痞闷，时轻时重，5个月有余，服六郁汤、瓜蒌薤白白酒汤、逍遥散等未效，近日来胸闷愈剧，时发呃逆，延林老诊治。望其面色浊滞，舌质略胖，苔白厚燥，小便微浊短少，大便滞下不爽；闻声重浊不清，语出不畅，问其因乃终日培养海带，俯屈含胸操作，遂致肺气不宣，胸阳不展，复为湿热所阻，而发为是症；切其脉浮紧。治宜宣通肺气，舒展胸阳，投以上焦宣痹汤。枇杷叶、郁金各30g，射干、香豉、通草各10g。2剂后诸症减轻，二便通畅，声音爽朗，步上方连进数剂而安。

（三）气机阻闭，清阳不升

肺主一身之气，数布水谷精微。而脾胃之所以能升清降浊，亦需要肺之治节有常。若肺为湿痹，气机阻滞，清阳不升而反下陷，中气不举，可表现为脘腹痞胀，纳少便溏。浊气不降可见嗳哕等。以上焦宣痹汤宣畅肺气，决其症结所在，使清阳复升，诸症可瘳。

李某某，女，43岁，胸闷脘痞而痛1年有余，X线钡透示胃下垂4cm，医以为气虚下陷，用补中益气，治疗1个月无效，遂求治于林老。症见胃脘痞痛，胸痛满闷，嗳哕频作，面色晦滞，精神忧郁，纳呆便溏不爽，小便短少，四肢倦怠，舌边偏红，苔厚白腻，脉浮紧，此乃肺气阻闭，清阳不升，中气不举，治当开宣肺气，转运中阳，方拟上焦宣痹汤加枳实。枇杷叶30g，射干、郁金各10g，通草、香豉各8g，枳实60g，3剂后痞痛减轻，精神转爽，知药中肯綮，步上方再进5剂。3诊：痞痛大减，呃逆亦平，二便通畅，纳增，舌淡红，苔退，脉和缓，外象已解，恐其胃下垂尚未恢复，守上方续服10余剂，X线复查，胃已恢复正常。

（四）上源滞阻，水道不通

肺为水之上源，肺气痹郁，则上源滞塞，水道不通，而发为癃闭，水肿，并伴有咳喘胸闷等。用上焦宣痹汤开宣肺痹，使能通调水道，乃提壶揭盖则癃闭亦解。

赵某某，男，58 岁，反复咳嗽气喘 3 年，诊为慢支、肺气肿，此次发作 3 个月余，西医予抗菌，止嗽定喘处理有所缓解，后又出现小便不利，水肿，用强心利尿剂，只能显效一时。近日来咳嗽加剧，小便不通，延治于林老。症见咳嗽痰喘，胸闷，呃逆不已，小便不利，小腹胀迫，声如瓮中出，口干不饮，欲大便而不后重，舌淡红，苔白厚欠润，脉濡。证属肺气痹塞，水道不通。治宜开肺宣痹，通调水道。宣痹汤加葶苈子主之。枇杷叶 30g，射干、郁金、香豉、通草、葶苈子各 10g，1 剂后小便 3 次，100ml 左右，大便 1 次量多，痰喘略减。继原方再进 2 剂，咳嗽，水肿减退，二便通利，但语音不彰，舌淡苔薄，脉和缓，守上方加人参 10g，调治旬余而安。

[作者：阮诗玮，发表于《福建中医药》1992，23（4）：5-6]

第四节　阮诗玮从运气学说论治慢性肾脏病经验

慢性肾脏病（chronic kidney disease，CKD）指各种原因引起的慢性肾脏结构和功能障碍（肾脏损伤病史 >3 个月），包括肾小球滤过率（glomeruar filtration rate，GFR）正常和不正常的病理损伤、血液或尿液成分异常，以及影像学检查异常，或不明原因的 GFR 下降（GFR<60ml/min）超过 3 个月。中医药在治疗慢性肾脏病及其并发症、改善患者的症状体征、控制肾功能进展等方面有良好的效果，现就阮诗玮教授从运气学说论治慢性肾脏病之经验介绍如下。

（一）运气学说概述

"运气"是五运六气的简称，它是中国古代研究天时气候变化规律，及其对生物（包括人体）影响的一门学说。五运指的是自然界五种属性即五行（木、火、土、金、水）的运行规律，岁运，统主全年运候又称"大运"。六气指的是厥阴风木、少阴君火、少阳相火、太阴湿土、阳明燥金、太阳寒水所对应的六种气化。运气理论以"天人相应"整体观为指导思想，以阴阳五行理论为框架，以天干地支系统为演绎工具，以五运、六气、三阴三阳等理论为基础，来研究气候变化与自然界生物生长壮老已和疾病流行之间的关系，用以指导临床辨证论治和养生防病。长期以来，一直有效地指导着中医临床治疗。诚如《素问·六节藏象论》所云"不知年之所加，气之盛衰，虚实之所起，不可以为工矣。"

充分说明了学习中医研究运气理论的重要性与必要性。历代医家亦十分重视"运气理论"的应用，因而有了"不懂五运六气，检遍方书何济"的古训。

运气理论目前大多为基础气象印证性研究：许多学者对当地（北京、天津、郑州、兰州及福建等）20~30年间气象数据进行统计分析，与运气学说相比较，说明运气学说对于推测气候有一定的参考价值；石可镂以史记记载的西汉末年间各种灾害性天气的性质及其发生年月，与运气学说推算相比较，肯定了运气学说的科学性。也有疾病的印证性研究：盛国荣发现肝炎发病与运气变化有一定关系；张建等总结了心肌梗死发病在太乙天符、天符、天刑等气候变化剧烈的年份较多。也有现代科学验证性研究：赵明锐探讨了岁火大多与太阳黑子的活动关系，认为二者存在一定联系；王米渠等结合现代分子生物研究，认为不同个体在不同气运中发病不同，可能与适应性、敏感性、传染易感性等基因组相关，也与中毒易患性及抗微生物侵染性组合等基因有关。运气的临床应用研究则主要以提出相应的治疗原则及组方用药为主。在急性传染病预测上主要以SARS、禽流感为主，顾植山教授认为SARS的发生，是运气学说"三年化疫"的理论得到了应验，SARS的症候特点也与五运六气的相关描述一致。

阮诗玮教授临证处方前，必先考虑气候对人体的影响，遵循内经"必先岁气，勿伐天和"的原则，首先辨清五运六气的规律，确立主气，做到因运而治，不逆天时，辨证准确全面。主张"六看"：一看天（五运六气）、二看地（地域）、三看时（时令）、四看人（体质、心理）、五看病（中、西医的病）、六看症（症候），全面分析外因及内因，全面综合治疗疾病，疗效确切。

（二）运气学说在慢性肾脏病中的具体运用

现以2011年1月21日至2012年1月20日辛卯年期间阮师对运气影响福州市慢性肾脏病的发病情况及用药的具体分析为例，来详细说明其运用运气学说的经验。

从2011年1月20日至2012年1月21日是辛卯年的气运周期，主运是水运不及之年，司天之气是阳明燥金，在泉之气为少阴君火。水运不及，湿乃大行，此年多雨多湿热，易导致肾虚、脾困。其中二之气"相临君位"，为"逆"，热邪较盛，易致心肝火旺，对于慢性肾脏病患者可出现血尿加重的情况。五之气"秋行春令"，肺气不降，末之气少阳相火在泉形成"暖冬"，阻碍了肾精封藏，以致肾中精微不固，血尿、蛋白尿随之加重。"冬不藏精，春必病温"，2012年或春温多发。结合福州东南沿海地域因素，此处本来多湿热，火升而不降，湿邪泛滥，则湿热搏结，辛卯年当清热祛湿为主，后半年更需重视收敛人体阳气，封藏肾中精气。

辛卯年初之气（1月20日至3月21日）自庚寅年（2010）大寒日到辛卯年（2011）春分日，此阶段主气是厥阴风木，客气是太阴湿土，因为五行中生克为木克土，此时主气克客气，为相逆。风湿相遇以行春令，风合湿是这阶段气候特点，但上半年司天之气是阳明燥金，五行中金又可制木，生克制化下，趋于平衡。此时春天阳气升发适度，冬季余寒未尽，人们易于感受风寒，导致伤风感冒。结合福州市地域，本地居民多有湿热内蕴体质，人体发病为湿温，加之本阶段时有寒雨，湿邪夹寒在表，热邪在里，多见外感、肿胀、小便赤黄等肾系病症，综合来看辛卯年初之气福州市病人多外感及肝胆郁热。对于肝胆郁热表现明显者，阮师多选龙胆泻肝汤、化肝煎加减治疗；对于外感者，考虑福州市地域造成的湿热体质，多选疏风清热汤药治之，如银翘散；若被阳司天明燥金之气所伤而阴津耗伤者多选桑菊饮、沙参麦冬汤加减；阴虚复感湿温者，则用加减葳蕤汤治之；此气中若胃气为太阴湿土所困，多加苍白术燥湿健脾；若因寒邪外束，内热较盛者，于解表的同时加用黄芩、黄连、栀子清中上焦热。这些用药符合了《黄帝内经》中"宜调太阴之客，以甘补之，以苦泻之"的原则。此气中嘱病人早睡早起，调摄身体舒发情志，以适应春天升发之气，穿衣注意保暖、避风雨，勿被寒湿或湿温所伤。

辛卯年二之气（3 月 21 日至 5 月 21 日）自春分日至小满日，主气是少阴君火，客气是少阳相火。臣火在君火之上，君臣倒位，是为相逆，此时气候本应异常，却有主运之水克之，生克制化下，尚能稳定。此气燥热偏盛，人们感此气易患温热病。易出现发热，头疼汗出，唇舌干燥，口渴喜饮，心烦，胸疼，尿赤，便秘，出疹等热象。接初之气之后，气温回升过快，阳气升发太过，不得下入肾水温养肾阳，导致热邪郁积难发，易生疠气。对于辛卯年二之气福州市病人多外感兼湿热及肝胆、三焦郁热。此时运气易导致患者血尿加重，血肌酐升高明显，患者慢性肾脏病症候体征加重，需当重视。阮师针对湿热外感多选香薷饮、新加香薷饮、银翘散等方加减治疗；针对肝胆郁热多选柴胡疏肝散、茵陈蒿汤加减；若肝胆郁热伤阴胁痛则用一贯煎加减；对于三焦郁热多选清心莲子饮、栀子豉汤、导赤散加减以通利三焦导热下行；湿热较重者多加用六一散、三黄、秦皮、虎杖等加强清热利湿药的运用；若是湿热伤及脾胃，则选薏苡仁、白扁豆等偏性不大的健脾利湿药，确保健脾利湿的同时不会加重热邪而得不偿失。此阶段多嘱咐病人勿进食厚腻辛辣助湿生热之品。

辛卯年三之气（5 月 21 日至 7 月 23 日）自小满日至大暑日，主气是少阳相火，客气是阳明燥金。五行生克中火克金，主气克客气，为相逆。但上半年司天之气为阳明燥金，得司天之金助客金，金盛转而能与火抗衡，主气候归平，甚至有可能出现燥金之气过剩侮主气相火的情况，那样就会出现天气少雨的燥气。此时天气炎热而不亢，人们易于感受暑热之邪，发病多心烦口渴、汗出、气短、头晕、昏厥等。燥雨互现，忽冷忽热，气候严重反常，综合福州东南沿海地理位置，则暑湿流行，热更盛。此时阮师多用王氏清暑益气汤、清络饮、六一散、鸡苏散、碧玉散加减清暑祛湿；若气分热胜伤阴方选白虎汤、白虎加人参汤；暑热若合燥金之气伤阴严重者多加用五味子、麦冬、石斛、生地、竹叶、玄参、黄连、荆芥、鲜荷叶、鲜薄荷、西瓜翠衣等药养阴清热祛暑。阮师遵循《黄帝内经》所述之"宜治阳明之客，以酸补之，以辛泻之，以苦泄之"的原则全面调理患者身体，疗效确切。此阶段嘱患者饮食宜清淡，勿食辛辣刺激性食物，宜多食瓜果，多饮开水，或用淡竹叶代茶饮。

辛卯年四之气（7月23日至9月23日）自大暑日至秋分日，主气太阴湿土，客气太阳寒水，五行中土克水，主气克客气，为相逆，主气候异常。此时受客气太阳寒水的影响，北方一般会经历"一场秋雨一场寒"的气候变化，多湿寒伤脾肾，而对于福州，情况就大为不同，虽说阴雨连绵，但是由于三之气君相两火相逆的蒸腾，热气浮越于上，虽是寒水客气，但温度下降并不快，此时福州仍是湿热郁蒸。受此气影响，脾失健运之人或素体湿热内蕴者，易患湿温感冒、痹症等，出现恶寒发热头疼、头重如裹，肢体沉重，困倦思卧，胸痞脘闷，腹胀纳呆，口苦，口渴不欲饮，便溏下利，小便混浊、黄赤等症状。《黄帝内经》虽给出"宜治太阳之客，以苦补之，以咸泻之，以苦坚之，以辛润之"的原则，但是运气学说必须结合地域来具体运用，因时因地制宜，不可一成不变。此时福州三之气暑热之邪仍未褪去，此气之初阮师依然延续清暑祛湿之法，选方王氏清暑益气汤、银翘散、清络饮、六一散加减，方中多用藿香、佩兰、竹叶、滑石、薏苡仁等芳香化湿、清热利湿之品。此气后期，暑热渐减、阳气渐降，湿邪损伤脾胃症状逐渐明显，此时阮师会酌情选用李氏清暑益气汤燥湿健脾祛暑。针对因湿热造成的肌肉筋骨酸楚、筋骨不利，阮师多选当归拈痛汤加减，用药多选驱风除湿的羌活、独活、木瓜、防风、细辛、蔓荆子加减清热利湿之品；针对湿热腹泻呕吐多选藿香正气散、藿朴夏苓汤、甘露消毒丹加减治疗；湿热外感选翘荷汤、新加香薷饮、银翘散。此气用药多走轻灵，用草叶、轻剂以防加重湿热。

辛卯年五之气（9月23日至11月23日）自秋分日至小雪日，主气阳明燥金，客气厥阴风木，五行金克木，主气克客气，为相逆。但下半年为少阴君火在泉，此火可克主气之金，使其无力克木，深秋不冷反温，草木不凋反荣，此时"秋行春令"，阳气不得及时肃降收敛，加之受少阴君火在泉之气的影响，气候温暖，此时人们易患感冒喘咳少痰，胸胁胀满，胃脘不适，吞酸嘈杂，唇舌、皮肤干燥等。针对此时特殊情况，阮师认为治疗宜润燥滋肺，肃肺酸收以抑肝气之生发，降肺金以收敛阳气入阴，选方以沙参麦冬汤为主，若咳嗽可选杏苏散、百合固金汤、养阴清肺汤、清燥救肺汤等，应遵照《黄帝内经》所述之"宜调厥阴之客，以辛补之，以酸泻之，以甘缓之"的原则，使秋气平，减少客气风木造成的不利影响。

辛卯年终之气（11月23日至2012年1月21日）自小雪日至大寒日，主气太阳寒水，客气少阴君火，五行中水克火，主气克客气，是为相逆。但下半年为少阴君火在泉，此火可助客火，火盛转而抗水克，此气蛰虫不藏，水不结冰，气候温和，是为暖冬。加之五之气，秋行春令，肺气肃将不足，地处福州，暖冬表现得更加明显。此时有感冒流行，多为温邪致病。阮师遵循《黄帝内经》"宜治少阴之客，以咸补之，以甘泻之，以酸收之"原则治之。因整个下半年均是湿热为盛，秋气不降，冬不封藏，阳气外越而不得入于少阴肾水，所以此时外感，亦不可用大量辛温之品，阮师多选性味中和的荆防达表汤，慎用麻黄汤，即使不得已使用，也多为小剂量。治疗方用六味地黄汤加减潜阳封阴，以固肾精；对于阳气已经浮越者，多取潜阳封髓丹、镇肝息风汤为基础方组药。此阶段嘱咐病人不可妄事作劳而扰动阳气，以确保使阳气得以正常封藏。

阮师认为，运用运气学说，需要多方面分析，全局考虑，若是单靠大运或司天、在泉就给一年定性就很难得到与实际相符的答案。"五运之政，犹如权衡"生克制化这个无形的规则，在自动调节着气候的平衡，因此胜复之气，需要重视，如果是暖冬，需考虑来年春天会不会有寒水复气，若是寒春，需考虑会不会有当年夏火复气，需提前做出应对。运用运气学说，不能迷信自己推测的结果，要根据近期天气实际变化趋势，合理地做出下一步推断，更要结合病人居住的地理位置、当地地形特点全面分析。疾病发生与发展变化多样，就如同气候之变化无常，运用运气学说要做的是知常达变，灵活应对，不应该拘泥于条文。总而言之，有什么样的气候，会对应什么样的病理变化，但人体又是具有差异性的，不同的人对不相同的气候会出现不尽相同甚至不同的表现，"有是证，用是方"才是最终的原则，参考运气学说，只是为了让辨证更加符合中医的天人一体观，使辨证更加全面、准确。

小结：从阮师对运气思想的具体运用来看，对于治疗慢性肾脏病，阮师会结合"六看"中的其他5个方面，尤其重视地域和体质的影响，时刻不忘考虑福州地处东南沿海，从而导致福州人的湿热体质，每逢少阴君火、少阳相火、太阴湿土、太阳寒水主令皆能直接或间接加重本地居民的湿热内蕴证候，因此阮师常是先于气至就已经着手预防，气虽迁位仍会追加1~2周前气用药，这正是治未病的中医特色体现；虽是寒水客气主令，阮师仍不会大量使用温热药，一是考虑本地居民的湿热体质，二是考虑福州本地阳气封藏不深的特殊地气。

对于主气少阴君火、少阳相火当令时，多从心、肝两脏着手调节，用清心利尿、平肝息风的方法使阳气不至上行太过；逢太阴湿土主气当令，则从肝、脾着手，治法以清利肝胆湿热，燥湿健脾解暑为主，使湿热有出路，防止湿热搏结；太阳寒水主气当令时，则从肺、肾治疗，以防寒邪束表，热不得外散，而形成"寒包火"之势。

对于福州地域阳气封藏不固的特殊地气，更重视调理每年的初、终两气，初之气预防升发太过，终之气助肺之肃降、肾之封藏，使人体阴阳升降有序、各归其位。

[作者：高亮、阮诗玮，发表于《中医药通报》2016，15（02）：20-23]

第五节　阮诗玮五行论治肾脏疾病的经验

中医五行学说来源于《黄帝内经》，经各朝各代医家继承与扩展，形成了中医的特色理论基础。阮诗玮教授根据五行相生相克规律，辨证选用玉屏风合六味地黄汤、益肾清浊汤、升阳益胃汤、清心莲子饮等运用于临床治疗肾脏病取得良效，笔者有幸成为其门生，现将吾师经验作介绍如下，以供同道参考。

（一）对肾脏病病因病机的认识

阮师认为，肾脏病可归属中医"水肿""癃闭""关格""肾风"等范畴，肾为先天之本，肾气亏虚，气化失司，可致水液代谢失调；脾为后天之本，主运化水液，脾虚运化无权，水液输布不利，可致水液泛滥肌肤为水肿。《圣济总录》云："消渴饮水过度，脾土受湿而不能有所制，则泛溢妄行于皮肤肌肉之间，聚为浮肿胀满而成水也。"肾病患者大多病程日久，久病必虚，且不少患者需长期服用激素，免疫受抑制，正气不足，外邪易袭肺，肺卫不固，易致感染，诱发炎症加重肾病进展。《医宗必读》提出"乙癸同源，肾肝同治"，肾主水，肝属木，肾水不足，水不涵木，木失水养，可致肝阴亏虚，若肝阴先虚，病久及肾。水火不济，心火与肾水需相互制约，火过旺则水寒，水不足则火旺。此外，水湿湿瘀也是慢性肾脏病的诱发或加重因素。

（二）根据五行相生相克选方用药

1. 金水相生　此法适用于肺肾阴虚证，患者可出现骨蒸潮热、腰膝酸软、遗精、咳嗽、痰少或干咳无痰等。肺属金，金可生水，医云"正气存内，邪不可干"，肾病日久必虚，阳气不足，湿邪易袭，夹湿生浊，此时应培固正气、利水化浊，方可选用玉屏风合六味地黄汤加减。玉屏风散来源于《究原方》，方中黄芪甘温，内可补脾肺之气，外可益卫固表止汗，尚可利水消肿，为君药；白术健脾益气，助黄芪以加强益气固表之功，为臣药；佐以防风解表散邪。六味地黄汤来源于《小儿药证直诀》，方中熟地黄益肾填精，为君药；山药补脾益肾固精；山茱萸补肾涩精；泽泻清泻肾火，防熟地黄滋腻；茯苓淡渗脾湿，以助山药之健运；牡丹皮清热泻火，并制山茱萸之温。两方合用，共奏金水并补之效，可辨证加以大黄以助利湿泻浊通腑。

2. 滋水涵木　此法适用于肝肾阴虚证，患者可出现如头晕目眩、肢体麻木、耳鸣、失眠多梦、腰膝酸软、遗精、女子经量少等症状。肝属木，水可涵木，阮师认为不少肾病患者长期服用激素，易致阴虚火旺，尤以肝肾阴虚多见。肝阴不足，肝失疏泄，下劫肾阴使肾失封藏，尿如膏脂。肾水不足，肝失所养，可出现头晕目眩等。方可选用益肾清浊汤治疗，此乃阮师自拟方，方中淮山药、生地黄、山茱萸健脾补益肝肾为君药；黄柏、知母、牡丹皮滋阴凉血泻火兼防山茱萸过温；桑寄生、鹿衔草祛风除湿，强筋健骨；车前子、六月雪利湿泻浊；茯苓益气健脾利湿；大黄泻下通腑化瘀；川牛膝活血化瘀补肝肾。此方阮师已运用于临床30余年，对阴虚于下者，出现腰膝酸软、热淋、尿浊等，阴虚致上偏亢者，出现头晕头胀、视物模糊、目眩等，辨证灵活运用本方效果显著。

3. 培土制水　此法适用于脾虚湿滞证，患者可出现腹胀纳少、神疲乏力、少气懒言、四肢不温、肢体水肿等症状。脾属土，土可制水，阮师认为肾病患者出现水肿，可因脾虚、运化无权，肾阳虚、水液蒸化失常所致。脾为后天，可滋养先天，后天不足则先天失养，因此肾病水肿患者运用此法屡屡奏效，方可选用升阳益胃汤治疗。本方出自《内外伤辨惑论》，方中重用黄芪益气固表，利水消肿为君药；并配伍人参、白术益气健脾养胃；柴胡升举清阳；防风、羌活、独活祛风除湿；半夏、陈皮理气健脾、燥湿化痰；黄连清热燥湿；茯苓、泽泻利水渗湿；白芍养血和营；甘草补气健脾又可调和诸药。慢性肾脏病患者多伴有食欲不振、腹泻、腹胀等脾虚症状，服用激素患者可有胃黏膜损伤等，在治疗上也应和胃健脾、利湿化浊，运用此方可标本兼治。

4. 泻火补水 此法适用于心肾不交证，患者可出现心悸、心烦失眠、五心发热、腰膝酸软、遗精等症状。心属火，水可制火，心火不降，可致心火偏亢。肾水无源，阴精不能上承，亦可使心火偏亢，易耗气伤阴。气阴两虚，湿热下注，可出现尿浊、尿淋等，方可选清心莲子饮加减治疗。本方出自《太平惠民和剂局方》，方中人参、黄芪可补气养阴而清虚火；黄芩清上焦心肺之热；麦冬可养阴生津、清心润肺；地骨皮清虚热，柴胡可疏肝胆火，二者合用可加强清热凉血之效；茯苓、车前子清利膀胱湿热；石莲子清心火、交通心肾；炙甘草益气兼调和诸药。全方共奏清心利湿泻浊、益气养阴之功效，对心火旺而肾阴虚证型所致尿浊、血尿尤为奏效。

（三）典型病例

病例 1：患者女，63 岁，2015 年 12 月 5 日初诊，主诉：反复全身水肿 1 年余，加重 1 周。患者血糖升高 10 余年，控制不佳，1 年余前无明显诱因出现眼睑、双下肢轻度凹陷性水肿，就诊于福建省第二人民医院，诊断为"糖尿病肾病"，予"降糖、降压、中药（利水类药）"等治疗后无好转，1 周前水肿加重，就诊我院。辰下：双下肢重度凹陷性水肿，颜面、眼睑轻度水肿，胃胀，进食后恶心欲呕，神疲乏力，身体困重，纳差，寐可，小便量少，舌暗淡，苔腻，脉缓。辅助检查：生化全套：BUN 19.96 mmol/L，UA 515 mmol/L，Scr 342 μmol/L，ALB 28 g/L；尿常规：PRO 3+，BLD 阴性；血常规：Hb 84 g/L。中医诊断：水肿，证属脾虚湿阻、水湿不化，治以益气健脾、化湿行气为法。方选升阳益胃汤加减：明党参 15g，白术 6g，黄芪 12g，川黄连 3g，姜半夏 6g，青陈皮各 6g，茯苓 15g，车前叶 15g，防风 6g，羌活 6g，独活 6g，柴胡 6g，赤白芍各 15g，六月雪 15g，生姜 3 片，大枣 3 枚。14 剂，每日 1 剂，水煎服。2015 年 12 月 19 日二诊：患者诉 2 天前吹风后，出现流清涕，畏风，咳少量白痰，双下肢水肿稍消退，颜面及眼睑仍水肿，胃胀、食欲好转，四肢乏力，小便量较前增多，舌淡，苔白腻，脉浮缓。处方：去黄连，改姜半夏为法半夏，黄芪加量为 25g，7 剂。2015 年 12 月 26 日三诊：患者流涕、咳嗽好转，双下肢呈轻度水肿，颜面及眼睑水肿消退，疲乏好转，无胃胀，大便二日未行。去青陈皮，改法半夏为姜半夏，加大黄 6g，14 剂。2016 年 1 月 9 日四诊，患者诉双下肢轻度水肿，余无特殊不适，于原方基础上随症加减，连续服用 4 个月。2016 年 4 月 16 日患者于福建省人民医院查肾功能提示：BUN 15 mmol/L，Scr 270 μmol/L，ALB 32 g/L；尿常规：PRO 微量。

患者双下肢水肿，胃胀纳差，身困，舌暗淡，苔腻，脉缓，可辨证为脾虚湿阻，因患者已间断服用利水类方药一年余，无明显好转，加之患者久病体虚，此时不宜用峻水方药，宜先培固患者正气，因此予升阳益胃汤加减，采用培土制水法。阮师认为消渴日久可致脏腑阴阳气血进一步虚衰，气血运行不畅，水液输布失常，痰湿内生，日久瘀血阻络，治疗上可加用赤白芍活血化瘀，加以青皮、陈皮理气行水。二诊患者外感，出现咳痰，阮师改姜半夏为法半夏，此因姜半夏偏止呕，化脾胃痰湿，法半夏偏化肺痰；患者因久病体虚，黄芪加量可益卫固表；此为寒邪外感，黄连性寒故去之。阮师用药之精当由此可见一斑。三诊患者胃胀好转，予去青皮、陈皮，大便二日未行加大黄泻腑通浊。对于水肿日久者，且不可一味利水，须知久病必虚，久病必瘀，治疗上需循序渐进，先扶正后祛邪，方能事半功倍。

病例2：患者，男，50岁，2016年7月2日初诊，主诉：反复双下肢水肿1年余。患者1年前无明显诱因出现双下肢水肿，就诊于福州总医院，诊断为"肾病综合征"，予"雷公藤多苷片""泼尼松"等治疗后无明显好转，就诊我院，辰下：双下肢水肿，疲乏，尿浊，无腹胀腹泻，无胸闷胸痛，寐差，不易入睡，纳可，大便调，舌尖红，苔薄黄，脉弦细。辅助检查：肾功能 BUN 9.9 mmol/L，UA 502 mmol/L，Scr 90 μmol/L，尿常规 PRO 3+，BLD 2+，血常规 Hb103 g/L。中医诊断：水肿，证属心肾不交。治法：交通心肾，利湿去浊。方选清心莲子饮加减：石莲子15g，党参15g，地骨皮10g，银柴胡10g，茯苓15g，黄芪15g，麦冬15g，车前子15g，六一散（滑石、甘草）15g，六月雪15g，鹿衔草15g，龙胆草6g。7付，每日1剂，水煎服。2016年7月9日二诊：患者服上方自觉症状好转，自行间断服用上述中药，此次就诊诉水肿稍有消退，疲乏，偶有腰酸，寐欠佳，纳可，小便可，大便稍溏，舌红，苔腻，脉稍迟弱。于我院查尿常规提示：PRO 2+，BLD 1+。处方去龙胆草、六月雪，加山茱萸15g，山药15g，续服14剂。2016年7月23日三诊：患者水肿消退，此后规律就诊，于原方基础上随症加减。2016年8月6日患者于我院查尿常规提示：PRO 阴性，BLD 阴性。

患者双下肢水肿，尿浊，寐差，脉弦细，可辨证为上焦偏盛、下焦不足之证。阮师用清心莲子饮加减，滋肾阴以清心火、交通心肾，且在辨证中主张"五看"，一看天：今为丙申年，少阳相火司天，厥阴风木在泉，年干丙为火，心火易盛，肾阴易亏；二看地：福州沿海，湿热之邪偏盛；三看时：正属夏季，暑邪偏盛；四看人：患者年过半百，肝肾不足；五看病：考虑肾病综合征血液黏滞度高等特点，治疗上应加以利湿化浊药如六月雪、鹿衔草等。综上所示，可知湿热之邪偏盛，因此在治疗上加用如六一散、六月雪等清热利湿之药。二诊患者便溏，龙胆草、六月雪乃寒凉之品，易伤脾胃故去之，患者偶有腰酸，乃因肾虚腰失濡养，故加用山茱萸、山药加强补肾之功。阮师认为对于疑难、久治不愈患者不应频繁更换方药，应坚持效不更方的原则。

小结：五行在奠定中医基础理论上有着很大的作用，但在临床上以此为基础的选方用药并不多见，阮师结合多年临床经验，将五行"补母和泻子""抑强与扶弱"等基本原则运用于肾脏疾病治疗上，并取得良效，但需知应在辨证论治的基础上合理运用，切不可强搬硬套，应根据患者病因病机特点、发病规律灵活应用方可取得良效。

[作者：谢灯飘、阮诗玮，发表于《广西中医药》2016,39（005）:54-56]

第六节　阮诗玮辨治肾脏病思维撷要

摘　要　本文主要介绍阮诗玮教授辨治肾脏病的临证思维。阮教授认为辨治肾脏病时，应以病理为基础，以证候为先导，以推导出疾病的主导病机；假以患者自身体质之不同，借以时令之变化、运气之顺逆，治之而不失气宜；辨病与辨证论治相参，综合运用三焦、卫气营血、六经、脏腑、正邪辨证法进行分析，以了解疾病的动态演变及病机转化；而后以顺乎阴阳、调其气血、和其营卫、纠偏挽逆为治疗准则。

关键词　阮诗玮；肾脏病；周期治疗

阮诗玮教授是福建中医药大学附属人民医院主任医师、博士研究生导师，从医 30 余载，博览群书，精悉经典，中西汇通，临证遣方用药，造诣精深，尤精于肾脏疾病的诊治，临证创立了以病理为基础，以证候为先导，根据体质之不同、时令之变化，辨病与辨证中西医结合的肾脏病周期诊疗体系。笔者有幸师从于其门下，今不揣鄙陋，试将阮师对肾脏病的诊疗思维进行介绍。

（一）病理为基，证候为先

1. 辨病理　肾脏病的诊治尤以病理为关键。病理包括西医病理和中医病理。西医的病理由肾活检获得，活检病理有助于肾脏疾病的诊断、指导中西医治疗、判断预后，及时的活检可为重症患者获得治疗时机，因此作为一名肾科医生，绝不能忽视对病理结果的判读。西医病理结果对于中医的"微观"辨证，亦具有借鉴意义。目前不少关于肾炎不同病理类型与中医证型分布的研究，对于临床上无证可辨的肾脏疾病有一定的指导意义。

中医病理亦即病机。因不少肾脏疾病病程长、并发症及合并症多，致使病机复杂，故而如何在纷繁复杂的病机中理清主导病机及次要病机以解决主要矛盾显得十分关键。阮师认为每种肾脏疾病都有其主导病机，如狼疮性肾炎发作期以"热毒内传下焦"为主导病机；又如肾盂肾炎以"肾虚膀胱热"为主导病机；肾囊肿以"伏毒结瘀"为主导病机；IgA 肾病年轻患者以"热盛于上焦"为主导病机；紫癜性肾炎以"血热妄行、伤及脉络"为主导病机等。临证时抓住主导病机，顺藤摸瓜，条分缕析，有助于厘清虚实，拨乱反正。然而主导病机并非一成不变，在疾病的发展过程中，主导病机可发生转化，如肾病综合征患者在使用激素后其主导病机由"脾肾气虚"向"阴虚火旺、热毒壅盛"转变。

2. 抓主症 以证候为先，实则抓主症，因慢性肾脏病表现纷芜杂乱，临证时若"眉毛胡子一把抓"，就会顾此失彼，难以甄别真假。抓主症时应针对主诉，有目的地进行询问、排除鉴别、综合分析，并结合病家舌、脉、形、色、神以进一步明确。钱天来云："受本难知，因发知受，发则可辨。"通过抓住主症结合西医病理进行分析，有助于判别中医的主导病机，使病情更加明确。故临证时根据主要病理和主症可推理出主导病机，反过来，根据主导病机可进一步明确主症的准确性。

（二）假以体质，借以时令

1. 识体质 阮师按人的自身状态将体质分为正常质、晦涩质、腻滞质、燥红质、迟冷质、倦㿠质六种。其中正常质见于阴阳平和者，此类人对致病刺激反应小，正气足，感邪轻，经治易愈，预后好；而迟冷质、腻滞质、倦㿠质者，因气虚或阳虚或痰湿内著，极易感触寒湿邪气而致病邪久留形成伏邪，致肾病病程缠绵，在闽地湿邪流行之地，此类病人并不少见；又有晦涩质者，因素来气血瘀滞，故感邪后易致气机不遂，邪无出路，而日久入络导致肾生癥积；燥红质者，素有燥实之火或阴虚之火，故易感触温热毒邪，临床上不少 IgA 肾病患者属燥红质，常年见舌红少苔、口干、便难等，此类病人予以养阴清热治疗后收效明显。

2. 辨时令 古语云：人与天地相参。人以天地之气生，四时之法成，故而人之生理病理状态与大自然的气候变化息息相关。阮师临证诊病时，必先考虑时令变化对人体的影响，首先明悉是年主气、客气，结合体质及地域等实际因素，遵循"必先岁气，勿伐天和"的原则。治疗上必先伏其所主，先其所因，谨守病机，勿失气宜，或泻其所胜之气，或扶其虚弱之处，先安未受邪之地，使人体阴阳升降有序、各归其位。

（三）病证合参，中西汇补

临证时辨病与辨证结合互参，有助于了解疾病的动态演变及病机转化。辨病要辨疾病本症、并发症及药物副作用。以慢性肾衰竭为例，该病主导病机为"脾肾亏虚，浊毒瘀闭"，早期因脾虚失健，精微不固，失于制水，可表现为食少、乏力、血尿、蛋白尿等，久则脾病及肾，湿浊蕴毒，肾络瘀阻，而见腰酸、水肿、血肌酐及尿素氮升高；中晚期患者脾肾虚馁，气血不生，肾精不养，骨髓空虚，血脉不充，可见肾性骨病、肾性贫血、营养不良、阳痿等；阳虚水气上逆，州都不利，可见心悸、尿少、关格、癃闭等并发症；而不少慢性肾衰竭患者又可合并冠心病、痛风、糖尿病等。并发症的增多，不仅加重慢性肾衰竭患者的病情，也使病机愈加复杂；慢性肾衰患者服用药物种类多，而许多药物有其副作用，药物偏性不仅加重药害风险和肾脏负担，亦使病机变得复杂。故如何从中分析各种因素把握主次病机显得尤为关键。

辨证，应综合运用三焦、卫气营血、六经、脏腑、正邪辨证法进行辨证。临证时阮师尤其重视正邪辨证。正气辨证实则辨病家正气及体质强弱，如迟冷质、倦㿠质多病虚证，又如腻滞质、晦涩质、燥红质易病实证；邪气辨证主要辨清外感及内生病理产物。三焦、卫气营血、六经、脏腑辨证意在指明病变部位，而正邪辨证则分析了正气与邪气所处状态，以知扶正祛邪之主次。诸辨证方法参用其间，不偏不倚，运筹帷幄，使药中病机，有的放矢。

（四）顺乎阴阳，周期治疗

人之生长壮老已的过程称为生命周期，人体脏腑功能及其外在表现随生命周期而不断变化。人生天地之中，或因六淫、七情等因素致体内阴阳气血有所亏损或郁阻壅遏而生疾患。有疾之人，其阴阳偏亢或偏衰终致机体阴阳失衡。故依周期而治之，调其阴阳，周流血气，和其营卫，纠偏挽逆，可促使正气恢复而瘥病疾。

1. 日周期 《素问·生气通天论》曰："阳气者，一日而主外，平旦人气生，日中而阳气隆，日西而阳气已虚，气门乃闭。"指出了人之阳气随大自然阳气变化而升降出入之理。此恰如《类经附翼》所言"天之气即人之气，人之体即天之体。"人体阴阳气血在一昼一夜中，循环变化，如环无端，呈现周期性变化。平旦阳气升，对于阳气不升者，治当以升发阳气；日中阳气隆壮，火盛者当清泻；日暮之时，阴盛者宜泻，阳虚则宜温通固摄，阴阳不交须调和营卫。在疾病预后方面，根据日周期规律，阳气旦昼生长故邪衰，暮夜阳气减消故邪盛，而表现为"旦慧、昼安、夕加、夜甚"，故对于尿毒症、多脏器衰竭等危重症患者，夜间尤其要注意其变证可能。

2. 月周期 肾脏病月周期治疗，主要针对女性肾脏病患者。

《素问·八正神明论》曰："月生勿泻，月满勿补……月生而泻是谓脏虚；月满而补，血气扬溢，络有留血，命曰重实；月廓空勿治，是谓乱经。"临床上不少女性肾病患者，或因久病肾虚，或药害所累致月经不调、血枯经闭、血涩难行等，不仅使患者经血不循其道而致瘀血内留，加重气血瘀滞，而且对于有生育诉求的育龄期妇女也是一种精神负担。因此治疗女性肾病患者时，阮师结合月经周期，注重调畅气血、培本固肾以恢复其月事，而畅经血、逐瘀结亦不失为因势利导、逐邪外出之法，有利于肾病治疗。而月事得调也有利于患者生活质量的提高，取得治疗上的配合。

3. 四季周期 《素问·脉要精微论》曰："冬至四十五日，阳气微上，阴气微下。夏至四十五日，阴气微上，阳气微下。"人体阳气的升降沉浮，与四季同求，表现为春升夏浮秋敛冬沉，故有春温夏热秋凉冬寒。肾病患者初起多有邪气郁闭或伏邪内藏，久病则脾肾亏虚，正气不足，气血不遂，故而顺乎阴阳、周流血气、流通百脉是治疗肾脏病的箴言。以慢性肾衰竭为例，春季肝气升发，临证时春季每遇脾胃馁弱、湿气盛行者，阮师多习用李氏升阳益胃汤以升发阳气；夏季暑热盛行，临证多见病家素有气虚津亏又易感热邪，多以清泻暑热、固护气津为治则遣方施治，若逢湿邪内盛者，又当径用东垣清暑益气汤；初秋东南沿海若有暑湿之邪未尽者，仍可沿用东垣方或易以清心莲子饮，待湿热之邪尽去后方可改用沙参麦冬汤；冬季收藏令行，法当温补固摄，阮师擅以参芪地黄汤治疗气阴两亏之证，以经验方益肾降浊汤治疗脾肾阳虚之证，以经验方益肾清浊汤治疗肝肾亏虚之证。此周期疗法已沿用数年，临证表明此法可明显提高患者的生活质量，改善肾功能。

小结：阮诗玮教授临证 30 余载，对肾脏疾病的诊治颇具心得，其所创立的以病理为基础，以证候为先导，根据体质之不同、时令之变化，辨病与辨证中西医结合的肾脏病周期诊疗体系，应用于临床有效便捷，实乃其临证思维凝练之精华。

［作者：施怡宁、许勇镇、阮诗玮，发表于《中医药通报》2018,17（2）:24-26］

第七节　阮诗玮运用正邪辨证法治疗慢性肾脏病

摘　要　论述了正邪辨证法的源流、定义和内容，正邪辨证法分为正气辨证与邪气辨证两部分，以了解正气的虚实、体质的寒热；分析邪气盛衰，性质归属，病情轻重，由此达到估计疾病发展趋势和权衡用药的分量。探讨正邪辨证法在慢性肾脏病的具体运用，得出正邪俱盛，或正盛邪怯，或正虚邪退，或邪盛正虚，抑或正虚邪恋的病理状态，以确定是七分补益三分祛邪、七分祛邪三分补益或攻补各半的不同治法方略并列举了相关临床案例。

关键词　正邪辨证；慢性肾脏病；阮诗玮

慢性肾脏病（chronic kidney disease，CKD）是导致人类预期寿命减少的五大最常见原因之一，其流行率和发病率逐年增加，且发病年龄逐渐年轻化，病情存在反复性、难治性、预后差等问题。慢性肾脏病属于中医"水肿""癃闭""关格""腰痛""虚劳"等疾病范畴，中医药治疗卓有成效，因此有必要对该病的中医诊治加强研究力度。阮诗玮教授首先提出正邪辨证法治疗慢性肾脏病，正邪辨证分析了正气与邪气所处状态，以知扶正祛邪之主次，临证处判方药，大凡客邪贵乎早逐，但不得有损正气之失；而正气屡弱者，补之又不得有敛邪之虞。因此正邪辨证需紧密结合，治疗当抓准时机，以冀莫失权衡。现将阮师运用经验报道如下。

（一）正邪辨证源流

正邪理论最先体现于《黄帝内经》："正气存内，邪不可干，邪之所凑，其气必虚。"强调人体正气充足，外邪难以入侵，内邪难以产生，正气虚是使人致病的前提，从而奠定扶正祛邪是中医最基本的治疗原则。汉代张仲景在《金匮要略》中提出："若五脏元真通畅，人即安和。客气邪风，中人多死"，表明脏腑正气通畅调达，人体安康，正气是抵御外邪入侵的内在因素。在指出外邪伤正致病的危害性的同时，提出发病缘由分为"内所因"、"为外皮肤所中"和"房室、金刃、虫兽所伤"。金代医家张从正在所著《儒门事亲》中提出"病由邪生，攻邪已病"，主张通过汗、吐、下三法攻逐邪气，提出攻邪即是扶正的辨证关系，通过攻邪调畅气机，疏达气血，即"陈莝去而肠胃洁，癥瘕尽而营卫昌"。导师阮诗玮教授在先贤正邪理论研究的基础上，于专著《寒湿论治》中首创"正邪辨证"，并验之于临床慢性肾脏病的辨治，大有裨益。

（二）正邪辨证的定义、内容

正邪辨证，包括正气辨证和邪气辨证两方面，以了解正气的虚实、体质的寒热；分析邪气盛衰，性质归属，病情轻重，由此达到估计疾病发展趋势和权衡用药的分量。

辨正气，主要体现在对病者素体体质的辨别。结合匡调元教授体质分类经验，按人的自身状态将体质分为正常质、晦涩质、腻滞质、燥红质、迟冷质、倦㿠质六种。其中正常质见于阴阳平和者，此类人对致病刺激反应小，正气足，感邪轻，经治易愈，预后好；而迟冷质、腻滞质、倦㿠质者，因气虚或阳虚或痰湿内著，极易感触寒湿邪气而致病邪久留形成伏邪，致肾病病程缠绵，在闽地湿邪流行之地，此类病人常见；又有晦涩质者，因素来气血瘀滞，故感邪后易致气机不遂，邪无出路，而日久入络导致肾生癥积；燥红质者，素有燥实之火或阴虚之火，故易感触温热毒邪。

辨邪气，需要辨清邪气所在部位，性质寒热，势力强弱。邪气辨证主要辨清外感及内生病理产物，外感包括六淫乖戾邪气，内生病理产物包括气滞、血瘀、痰湿、火郁、寒湿、湿热、浊毒、宿食内积等。张景岳在"二纲六变"辨证法中提出："阴阳既明，则表与里对，虚与实对，寒与热对。明此六变，明此阴阳，则天下之病，固不能出此八者。"阮师发挥其思维，提出"二纲六目"，以阴阳为"纲"，表里、寒热、虚实为"目"，纲举则目张。以阴阳划分疾病的类别，用表里指出病变的部位深浅，辨寒热是明析邪气的性质，分虚实是判定邪正的盛衰消长。全程把握病因、病邪、病性、病位、病势，详细勾画出病症的具体特点，形成了一套完整的辨证模式。阴阳不足是最高概括，也作为辨证的基本手段而融贯于辨证过程之始终。《素问·阴阳应象大论》明言："治病必求于本，本于阴阳"，阴阳为医道之纲领，故治病首辨阴阳，"二纲"统领"六目"，也作为辨证的基本手段而融贯于辨证过程之始终。"六目"之间互相渗透，密切联系，表里之中涉及辨寒热虚实之变化；探虚实之间也有寒热表里之不同；阴阳与"六目"有机地结合起来，从而形成一个颇为合理且切于实用的辨证体系。

临床上，每个复杂的机体都可能存在正虚、邪实并存的状态，因此往往需要运用四诊及现代医学相关检查，收集疾病的所有证候及体征以判别正邪气的进退之势，得出正邪俱盛，或正盛邪怯，或正虚邪退，或邪盛正虚，抑或正虚邪恋的病理状态，如此方可确定是七分补益三分祛邪、七分祛邪三分补益或攻补各半的不同治略。

（三）正邪辨证法在慢性肾脏病的具体运用

阮师认为，慢性肾脏病患者可由先天肾元不足、后天饮食或用药不当、过度劳作、情志不遂、感受外界不时之气、或他病累及而发。病者感受外因，或风湿或风热或疫毒，均可内陷少阴，发为风水、血尿、蛋白尿；久病瘀血入络，可致慢性肾炎迁延难愈，反复血尿；或有内因者，又可导致脾肾不足，脾气亏虚而精微不散，肾气不足而失于固摄，则见蛋白尿、血尿、水肿、小便不利；因虚致实甚者可见癃闭；或疾病后期，阳气虚极、浊毒内蓄上泛可见关格。在慢性肾脏病中，病证有虚，有实，更有虚实夹杂，正虚而阳气温通不足，阴寒凝滞；邪实则气机不遂，郁热内生，烦热不仅耗伤气阴，亦使内邪更著，终致病情迁延难愈。是以阮师在临证遣方用药时，尤为重视正邪辨证法的运用，以分析病性、病位、病势，审察邪正双方的斗争态势，便能执简驭繁地揭示病势的发展与转归，因势利导，扶正达邪。

1. 辨正虚

1）阴证

（1）**脾肾气虚**：慢性肾脏病早期，脾肾气虚，精微不固。常见于倦㿠质患者，临床表现为蛋白尿、血尿，或水肿，伴面色无华，腰膝酸软，食欲不振，神疲乏力，下肢水肿，口淡不欲饮，尿频或夜尿多，舌淡红，有齿痕，苔薄，脉细。阮师以补肾健脾为治法，自拟益肾降浊汤，处方黄芪、党参、茯苓、生地黄、山药、山茱萸为主加减化裁，益气健脾，精微自固。

（2）**脾肾阳虚**：慢性肾脏病日久累及脾肾，致脾肾阳虚，命门火衰。常见于迟冷质患者，临床表现为血肌酐、尿素氮升高，低蛋白血症、水肿，伴有面目、全身水肿，腰以下为甚，按之没指，面色晦滞或㿠白，腰部冷痛，神疲形寒，四肢不温，大便溏泻，小便少，舌质淡，舌体胖大，苔白腻滑，脉沉微迟弱。此当温补命门之火，阮师常以二仙汤或济生肾气丸加减，温阳化气，阴霾自散。

2）阳证

（1）**气阴两虚**：慢性肾脏病患者感邪化热，气阴耗伤。常见于燥红质患者，临床表现为血尿、蛋白尿、水肿，伴有乏力气短、口干、腰膝酸软，五心烦热，或尿短黄而频急涩痛，舌红苔少，脉细数。该证属气阴亏虚，治当益气养阴、利水清热。阮师临证常用参芪地黄汤加减治疗，气阴得养，燥热自消。

（2）**阴虚肝旺**：慢性肾脏病患者，久病气滞，气郁化火，耗伤气阴，常见于燥红质兼夹晦涩质或腻滞质，临床表现为血尿、蛋白尿、水肿，伴有情志抑郁，胸胁胀满，头晕耳鸣、腰膝酸软、口干口苦、五心烦热，或尿短黄而频急涩痛，舌红苔少，脉滑数。

该证属阴虚肝郁，治当滋养肾阴，柔肝解郁。阮师临证常用一贯煎丸加减治疗，滋水清肝，气机得调。

2. 辨邪气

1）辨阳邪

（1）外感风热、暑热、湿热、燥热：外感风热、暑热、湿热、燥热等温热病邪，临床主要见于热性疾病如 IgA 肾病、狼疮性肾炎等燥红质病人。其中外感风热病邪，症见发热，微恶风寒，伴咳嗽，痰黄，咽痛，舌红，苔薄黄，浮数等，阮师习用桑菊饮或银翘散辛凉解表；暑热病邪，多发于夏季，症见肌肤灼热，汗少，口渴引饮，伴倦怠乏力，可予王氏清暑益气汤或东垣清暑益气汤，清热解暑，益气生津；湿热病邪，为闽地易感邪气，症见身热不扬，脘痞泛恶，口中黏腻，大便稀溏，舌红，苔黄腻，脉滑数，处方连朴饮，清热利湿，宣气达邪；燥热病邪，常见于秋季，症见干咳少痰，口咽干燥，大便干结，多予桑杏汤或杏苏散治疗。

（2）内伤痰瘀蕴热、虚热：饮食不节，劳倦失宜，内伤痰瘀蕴热，症见胸闷痰多，痰黄质黏，唇色青紫，舌暗，苔黄腻，脉滑数，阮师常予血府逐瘀汤合小陷胸加减化裁，活血消瘀，清热化痰，临床常见于高血压肾病、糖尿病肾病属晦涩质或腻滞质病患；肾病日久，气阴耗伤，虚热内生，伴见五心烦热，心烦多梦，舌红苔少，脉细数，处方清心莲子饮，交通心肾，清上泻下，临床常见于慢性肾小球肾炎燥红质病患。

2）辨阴邪

（1）外感风寒、寒湿、暑湿：外感风寒、寒湿、暑湿邪气，临床主要见于慢性肾脏病属腻滞质或迟冷质病人。其中，外感风寒，恶寒发热，头项强痛，身痛骨疼，舌淡苔白，脉浮紧，可与麻黄汤或桂枝汤加减；外感寒湿，恶寒体痛，胸闷脘痞，头痛如裹，自拟六和汤加减，其中香薷、杏仁散寒祛湿，明党参、白扁豆、厚朴、煮半夏健脾理气化湿，轻可去实；外感暑湿，身热不扬，胸闷腹胀，肢体酸困，大便溏薄，舌红苔腻，脉濡数，处方予加减正气散，解暑化湿。

（2）内伤浊邪、虚寒：内伤浊邪、虚寒病邪临床主要见于慢性肾脏病属倦㿠质夹杂腻滞质或迟冷质病人。若有饮食失节，过食肥甘，内伤脾胃，湿浊内生，症见脘腹胀满，肢体困重，大便溏泄，舌淡胖，苔白腻，脉濡细，阮师处方予参苓白术散加减，以健脾化湿，升清降浊；脾胃内伤日久，脾阳不足，虚寒内生，症见自利不渴，呕吐腹痛，倦怠少气，四肢不温，舌淡胖齿印，脉沉无力，常用理中汤，温中散寒。

（四）临床验案举隅

患者，男，72岁，2019年1月5日来诊，患诉40年前体检发现"多囊肾"，未予重视，未系统诊治。2年前无明显诱因体检发现血肌酐：159μmol/L，尿蛋白：2+，隐血：1+，就诊协和医院，诊断"慢性肾功能不全、多囊肾"，予"开同、尿毒清颗粒、海昆肾喜胶囊"联合治疗，效果不显，现血肌酐升高至298.1μmol/L。辰下：双下肢轻度水肿，小便泡沫多，夜寐不安，口不干苦，唇暗，肌肤甲错，夜尿 2~3 次，舌暗红，苔黄腻，脉弦滑。既往史：高血压病史 15 年，全腹彩超：①肝脏多发囊肿，较大者直径 3.2cm。②多囊肾。③胰头区囊性低密度灶。④双肾钙化灶。⑤左肾结石，左肾上腺增粗。肾功能：尿素氮 10.43 ↑ mmol/L，血肌酐 298.1μmol/L，胱抑素 C2.4ng/L，尿酸 424.1mmol/L，尿素氮 / 肌酐 0.03。中医诊断：积聚 - 脾肾气阴两虚，伏毒结瘀证。方予参芪地黄汤加减，药用西党参 15g，三棱 6g，莪术 6g，桑椹 15g，桑寄生 15g，生地黄 15g，山萸肉 15g，淮山药 15g，车前子（布包）15g，牛膝 15g，六月雪 15g，酒大黄 6g。21 剂。二诊：患诉双下肢轻度水肿消除，夜寐改善，辰下：唇暗，夜尿 2~3 次，舌暗红苔黄腻，脉弦滑。处原方续服 21 剂。后续门诊随访，肾功能稳定。

按

　　患者既往有多囊肾、高血压病史，现症见双下肢水肿，查尿检示蛋白尿、血尿，当属中医学"积聚、水肿、尿浊"范畴。病者年逾八八，脾肾已亏，元气不足，气虚而水湿输布失常、溢于肌肤、发为水肿。多囊肾日久，伏毒结瘀，故见唇暗，肌肤甲错，舌色暗红；脾虚失运，湿热内生，故见苔黄腻。结合正邪辨证，患者邪盛正虚，体质为腻滞质与晦涩质夹杂，病性属虚实夹杂，病位属脾肾，辨为脾肾气阴两虚，伏毒结瘀。采用攻补各半法，处方参芪地黄汤加减治疗，益气养阴行水，活血化瘀消癥。生地黄、淮山药、山茱萸补五藏之阴以纳于肾也，车前子、牛膝利水通淋，制水湿之邪。西党参、三棱、莪术为阮师治疗多囊肾经验用药，活血不伤气，行气不留瘀，酌加六月雪、酒大黄通腑解毒降浊，可降低湿热型肾衰患者血肌酐。加入桑椹滋脾肾，秘精微，桑寄生补肝肾，以防止精微物质继续流失。药后症缓，水肿消退，顾其患病日久，予原方久服，缓缓图之。

　　[作者：周楚、许勇镇、丘余良、阮诗玮，发表于《广西中医药》2020，4,43（2）:35-37]

第八节　阮诗玮治疗慢性肾衰竭四时变化用药特点及典型病例分析

　　摘　要　本课题通过临床观察阮诗玮教授四时变化用药治疗慢性肾衰竭患者的中医临床症状、体征以及客观指标变化，总结分析临床疗效，进一步探索慢性肾衰竭四时辨治规律，进而创建符合慢性肾衰竭患者随季节变迁而体内环境、病情变化自然规律的治疗理论，以便更好地指导临床。

　　关键词　慢性肾衰竭；四时变化；用药统计；病例分析；名医经验

慢性肾衰竭（chronic renal failure，CRF），是发生在各种慢性肾脏疾病后期的一种临床综合征。主要表现为代谢产物潴留、水电解质紊乱、酸碱平衡失调及全身各系统症状，为各种肾脏疾病持续发展的最终归宿。祖国医学中没有"慢性肾衰竭"的病名记载，一般多归属于"关格""肾风""癃闭""溺毒""水肿""虚劳"等范畴。阮诗玮教授认为 CRF 病机为寒热交错，虚实夹杂；正虚多以脾肾两脏气阴亏虚为主，邪实为湿浊、湿热、瘀毒内留，虚实并存，互为因果；后期久病入络，痰瘀交阻，形成了本病错综复杂的病理过程。在治疗 CRF 时阮师主张临证必须"六看"：一看天（天气情况、五运六气），二看地（地理环境、水土方宜），三看时（时令季节），四看人（体质禀赋、心理状况），五看病（包括中医的病和西医的病），六看症（四诊症候），而综合分析，审证求因，辨证论治。

中医治病，强调辨证论治，顺应自然，人体是一个整体，是一个小天地，而大自然的四季变化与人体息息相关，防病治病，不能一成不变，应按照季节气候的变化规律和特点，采取相应的治疗措施。阮师认为虚、瘀、湿、毒存在于 CRF 的全过程，只是程度不同而已。虚是本病的根本，在考虑补虚的同时，针对瘀、湿、毒的偏盛偏衰，按照急则治其标，缓则治其本的原则，解决最突出的问题。

CRF 的四时变化用药是阮师在继承《黄帝内经》《伤寒论》《脾胃论》《临证指南医案》等经典，并融合伤寒、温病学派的思想基础上，通过近三十年的临床实践验证，总结出的符合慢性肾衰竭患者生理、病理特点的治疗法则。本次研究以历代医家对"四时"的论述为基础，以阮师治疗 CRF 门诊病历为着手点，对其进行整理分析，归纳总结，从病因、病机、辨证论治、理法方药对其进行全面系统的叙述，使之成为完整的理论体系，更有效地指导临床。

CRF 四时用药选择，目的是适应四季发病的特点，选择疗效好，常用的药物，在常规治疗的同时，根据症因脉治，做到相应的加减，做到对症下药，辨证施治。现论述如下。

（一）按四时变化用药统计

福建属于温暖湿润的亚热带海洋性季风气候，西北有山脉阻挡寒风，东南又有海风调节，温暖湿润是福建气候的显著特点。年平均气温 17~21℃，最冷月（1 月）平均气温：东南沿海 10~13℃，内陆山区 5~8℃；最热月（7 月）平均气温 26~29℃。年平均降雨量在 1000mm 以上。

1. 春季用药统计 2009 年 2 月 3 日至 2009 年 5 月 5 日共收集 CRF 处方 325 张，其中符合春季时令用药的有 247 张。

（1）春季用药：肝属木，主生发，与春相应，春季气温上升，肝火比较旺盛。风为春季之主气，风邪善动。而风邪既可单独作为致病因素，也常与其他邪气兼夹为病，如常兼夹风寒、风湿、风热。常出现恶寒发热，咽喉疼痛，头痛项强，肢体酸楚疼痛等症状。且初春寒邪仍较重，易损伤人体阳气，而出现下利清谷、小便清长等症状。阮师根据春季时令特点及致病因素，喜用疏肝解郁、解表散寒、解表清热、温里药等。如表 7-8-1、表 7-8-2。

表 7-8-1　春季阮师用药统计（次）

药物	频率	药物	频率	药物	频率
金银花	35	桂枝	20	连翘	42
防风	35	桑叶	19	羌活	35
菊花	25	独活	26	牛蒡子	24
柴胡	55	生姜	15	白芍	36
薄荷	35	升麻	13	荆芥	18
附子	12	豆豉	25	肉桂	6
干姜	21	小茴香	12	麻黄	4

表 7-8-2　春季阮师用方统计（次）

方剂	频率	方剂	频率
升阳益胃汤	24	补中益气汤	11
银翘散	23	桑菊饮	17
四逆散	28	小柴胡汤	13
桂枝汤	12	九味羌活汤	9
半夏泻心汤	15	麻黄汤	4
四逆汤	8		

春为四时之首，万象更新之始。春天寒冷减退，春风送暖，草木萌发，万物复苏，人体的皮肤腠理变得疏松，阳气向外发泄，腠理开泄。春归大地，受气象因素的影响，人的情绪也会随之而变化。医学气象学认为：每当低气压中心出现，因气压突然下降，气温相对升高，出现闷热天气时，人们会陷入不知所措、沮丧、抑郁的精神状态；而在暖风经过时，人的情绪可发生显著的波动，易出现激惹、骚动、暴怒、吵闹等病态。为此春季治疗 CRF 在辨证论治的基础上，或专方应用时，常配伍疏肝解郁之药物。如表 7-8-1、表 7-8-2 所示：春天使用柴胡、白芍的频率非常高；四逆散使用频率最高。柴胡透邪升阳以疏郁，枳实下气破结，与柴胡合而升降调气，芍药益阴养血，与柴胡配合疏肝理脾，炙甘草甘温益气以健脾。四味互配，使邪去郁解，气血调畅。春季生发无制约，天地间阳气生发过快，而人体冬季储存的阳气显得不及，故导致许多出现目倦神疲、腰

膝酸软的状态，也就是常说的"春困"现象；且春季是肝气最足、肝火最旺的时候，肝气旺盛，其排浊气、畅气血的能力就开始展现，人的机体有一个本能，身体注入了阳气，就是有了动力，它就要冲击身体的病灶，并将病邪赶出体外，故要顺应阳气生发之势，注意阳气的补养，以使正胜邪退。如表7-8-1、表7-8-2所示：春季柴胡、防风、升麻、羌活、独活的使用频率比较高，以升举清阳；升阳益胃汤、补中益气汤的使用频率较高。两方补中有散，发中有收，使气足阳升，则正旺而邪退。春季气候多变，乍暖还寒，昼夜温差大，风为春季之主气，而风邪既可单独作为致病因素，也常与其他邪气兼夹为病，如常兼夹风寒、风湿、风热。福建属于亚热带海洋性季风气候，根据门诊观察总结春季风热感冒多于风寒感冒，故银翘散、桑菊饮得使用频率远大于麻黄汤、桂枝汤的使用频率。福建全年湿邪比较重，感冒常兼夹湿邪，常用九味羌活汤加减治疗。慢性肾衰患者自身抵抗力差（特别是肾衰竭期、尿毒症期的患者），对环境改变调节能力差，由于春季气候多变，故更容易感受外邪发病或加重病情，其中以寒邪影响最大，特别是春之初，寒邪仍较重，易损伤人体阳气，阳气受损，失去正常的温煦气化作用，可出现阳气衰退的寒证，如足冷蜷卧、下利清谷、小便清长、精神萎靡、脉微细等症，加之患者抵抗力差，故寒邪常直犯少阳或直中少阴，常用小柴胡汤、四逆汤加减。

（2）典型病例：患者李某，女，53岁，2009年2月10日初诊。患慢性肾炎10余年，近2年出现倦怠嗜卧，四肢无力，纳呆腹胀，食不知味，腰膝酸软，大便干结，小便频数，舌质暗，苔白腻，查血肌酐（Scr）251mmol/L，尿素氮（BUN）16.3mmol/L，二氧化碳结合力（CO_2CP）11.6mmol/L。血常规示：血红蛋白91g/L。尿常规：尿蛋白（Pro）3+、隐血（BLD）2+。辨证：脾肾亏虚，湿浊内蕴。方药：升阳益胃汤加减，药用羌活15g，防风9g，柴胡9g，党参15g，白术10g，茯苓15g，黄芪15g，白芍15g，半夏9g，黄连3g，泽泻15g，陈皮12g，丹参15g，六月雪15g，酒大黄3g，炙甘草3g，加生姜3片，大枣3枚（自备）。共7剂。二诊：患者倦怠嗜卧，四肢无力，纳呆腹胀减轻，大便正常，小便次数减少，唯腰膝酸软无明显变化。上方去白芍加杜仲15g，共14剂。三诊：患者上述症状均明显减轻。复查肾功能示：Scr 237mmol/L，BUN14.5mmol/L，CO_2CP 10.2mmol/L；尿常规：Pro 1+，BLD+-。效不更方，继以前方加减，服药两个月余，病情平稳。

按

患者久病，中运不健，传化失宜，故二便皆不调顺。中焦不能布化水谷精微，故食不知味。阳气不得伸，故倦怠嗜卧，四肢无力，纳呆腹胀等。方中半夏、白术燥湿；茯苓、泽泻渗湿而降浊阴；羌活、防风、柴胡升举清阳之气，风药并能胜湿；少佐黄连以退阴火疗湿热；陈皮平胃气；参、芪、甘草益胃气；白芍酸收敛阴而和营，并能防羌活、柴胡辛散太过。全方补中有散，发中有收，使正气足、阳气生，自然身健病瘥。二诊考虑白芍滋腻碍胃，暂去之，加杜仲补肝肾、强腰膝。

2. 夏季用药统计 2009年5月6日至2009年8月7日共收集CRF处方357张，

其中符合夏季时令用药的有 286 张。

（1）**夏季用药**：暑为夏季的主气，乃火热所化。暑邪致病有明显的季节性，暑性升散，耗气伤津，暑为阳邪，阳性升发，故暑邪侵犯人体，多直入气分，可致腠理开泄而汗。汗出过多，则耗津伤液，津液亏虚，则出现口渴喜饮，尿赤短少等症。暑必夹湿，长夏之时，阳热下降，氤氲熏蒸，水气上腾，潮湿充斥，湿热之邪易侵犯人体，出现发热、烦渴等暑热症，以及兼有四肢困倦、胸闷呕恶、大便溏泻而不爽等湿阻症状。阮师根据秋季时令特点，喜用清热解暑、芳香化湿、利水渗湿、益气养阴药物。如表 7-8-3、表 7-8-4。

表 7-8-3　夏季阮师用药统计（次）

药物	频率	药物	频率	药物	频率
荷叶	58	竹叶	54	西瓜翠衣	57
藿香	55	香薷	49	丝瓜络	46
佩兰	56	白扁豆	40	砂仁	50
茯苓	42	薏苡仁	52	滑石	67
萹蓄	28	瞿麦	28	灯心草	26
枇杷叶	29	明党参	32	太子参	41
黄芪	56	白术	35	山药	48
沙参	34	麦冬	42	知母	21
石斛	30	玉竹	32	石膏	8

表 7-8-4　夏季阮师用方统计（次）

方剂	频率	方剂	频率
清络饮	24	六一散	32
鸡苏散	26	碧玉散	9
新加香薷饮	28	藿香正气散	18
三仁汤	25	清暑益气汤（王孟英）	30
六和汤	18	清暑益气汤（李东垣）	21
生脉散	23	五叶芦根汤	15
二陈汤	12	平胃散	8
当归拈痛汤	5	缩脾饮	11
八正散	21	白虎汤	6

夏季气候炎热，万物生机旺盛。夏季主阳，是阳升之极，阳气盛、气温高，充于外表，人体阳气运行畅达于外，气血趋向于体表。暑邪致病有明显的季节性，暑邪伤人多出现如壮热、心烦、面赤、口渴引饮、汗出不止、脉洪大等一系列阳性症状。常使用清络饮、六一散、鸡苏散、碧玉散、新加香薷饮、藿香正气散、缩脾饮、五叶芦根汤等加减以清解暑热（如表7-8-4）。由于慢性肾衰竭患者本虚标实的多，故使用白虎汤的频率不高（如表7-8-4），且使用时常加益气养阴药物。暑为阳邪，阳性升发，故暑邪侵犯人体，直入气分，致腠理开泄而多汗，汗出过多，则耗伤津液，津液亏虚，可出现口渴喜饮、尿赤短少等症；汗出过多，气随津泄，而致气虚乏力，可用李氏清暑益气汤或王氏清暑益气汤、生脉散加减以清热解暑、益气养阴为主（如表7-8-4）。暑热之邪，扰动心神，出现心烦闷乱、心神不宁等症状，治疗上常在清热解暑的基础上加泻火除烦的药物。暑气蒸腾，热蒸湿动，加上多雨潮湿，暑邪常夹湿邪侵犯人体，可出现头重如裹、四肢酸重等症状，多用三仁汤、八正散、平胃散、二陈汤、当归拈痛汤、六和汤等清热解暑、清利湿热（如表7-8-4）。夏季慢性肾衰的治疗，需结合夏季暑邪的性质及致病特点，进行辨证加减，或专方加减治疗。如表7-8-3所示：滑石甘淡而寒，既能清热解暑，又能利尿通淋，使用频率最高；荷叶、枇杷叶、西瓜翠衣的使用频率也很高，用以清解暑热；石膏、竹叶、知母清热泻火除烦；藿香、佩兰、砂仁芳香化湿；茯苓、薏苡仁、丝瓜络利水渗湿；萹蓄、瞿麦、灯心草利尿通淋；香薷化湿和中兼解表；白扁豆补脾化湿和中；明党参、太子参、黄芪、白术、山药、沙参、麦冬、知母、石斛、玉竹益气养阴。

（2）典型病例分析：患者王某，男，72岁，2009年6月11日初诊。患者8年前患有"急性肾小球肾炎"，经治疗后病情缓解。1个月前无明显诱因出现腰痛、恶心、呕吐，未重视。现症见面色晦暗，腰痛，周身乏力，纳呆，恶心，呕吐，双下肢水肿，小便量少，色黄，大便干、2~3天一行，舌质红，苔黄腻，脉象沉滑。实验室检查：Scr495mmol/L，BUN21.5mmol/L，CO_2CP 17.2mmol/L。血常规示：Hb84g/L。尿常规：Pro3+。辨证：虚劳（脾肾两虚，湿浊内蕴）；治法：健脾益肾，利湿泄浊。方药（阮师自拟益肾降浊汤）如下：黄芪15g，白术15g，太子参15g，茯苓15g，桑寄生25g，桑椹15g，怀牛膝15g，六月雪15g，大黄6g，车前子15g，当归15g，丹参30g，炙甘草3g，陈皮12g。共14剂，并嘱患者低盐，优质低蛋白饮食，忌食生冷、刺激性食物。二诊：患者大便大致正常，腰痛、周身乏力稍有缓解，纳呆，恶心、呕吐无明显减轻。双下肢仍水肿，小便量少，舌象、脉象无变化。复查Scr 575mmol/L，BUN 23.6mmol/L，CO_2CP 18.6mmol/L。血常规示：Hb85g/L。尿常规：Pro 3+。适时正值夏至前后，暑湿较重，改为王氏清暑益气汤加减如下：太子参15g，石斛15g，竹叶15g，荷梗15g，川连3g，六一散15g，粳米18g，藿香12g，佩兰15g，白豆蔻6g，薏苡仁30g，甘草3g，西瓜翠衣30g（自备），共14剂。三诊：患者腰痛、周身乏力缓解。纳可，恶心、呕吐明显减轻，小便量增多。大便正常。复查Scr 403mmol/L，BUN14.5mmol/L，CO_2CP 11.7mmol/L。尿常规：Pro 2+。继以前方加减，服药1个月余，病情平稳。再以三仁汤加减，服药半个月，最后以沙参麦冬汤和益肾降浊汤加减治疗，随访半年，病情稳定。

 益肾降浊冲剂是阮师自拟方，以黄芪、太子参、茯苓、白术健脾益气为君，桑寄生、桑椹滋补肾元为臣，佐以六月雪、车前子利湿泻浊，当归、丹参、怀牛膝活血化瘀，陈皮为使理气助运，并予小剂量大黄推陈出新。全方具有补益脾肾、降浊祛瘀的综合功效，不但切中 CRF 本虚标实、以脾肾亏虚为本、以湿浊、瘀血为标的病机特点，而且使扶正不碍邪，祛邪不伤正。二诊时复查肌酐有上升之势，考虑正值夏至，暑湿较重，标实比较突出，予王氏清暑益气汤加减，湿浊较重，故去麦冬、知母，加藿香、佩兰、薏苡仁、白豆蔻化湿醒脾。三诊时患者症状明显减轻，实验室指标好转，说明在中医辨证的同时，结合外界自然规律，往往收到事半功倍之效。

3. 秋季用药统计 2009 年 8 月 8 日至 2009 年 11 月 7 日共收集 CRF 处方 332 张，其中符合秋季时令用药的有 264 张。

（1）秋季用药：由于其气候以前温后寒、前湿后燥为特点，长夏主湿，脾主长夏，早秋脾伤于湿；秋分后燥气当令，肃杀之气，病变在肺，肺为水上之源，肺失宣肃，累及于肾。肾主五液而恶燥，燥邪又易伤肾。阮师根据秋季时令特点，喜用清热解暑、清化湿热、清肺化痰、滋阴润燥药物。如表 7-8-5、表 7-8-6。

表 7-8-5 秋季阮师用药统计（次）

药物	频率	药物	频率	药物	频率
荷叶	12	竹叶	14	西瓜翠衣	18
藿香	16	香薷	15	丝瓜络	15
佩兰	14	白扁豆	23	砂仁	18
桑叶	38	梨皮	35	黄芩	16
黄连	25	黄柏	28	茯苓	34
薏苡仁	15	滑石	26	贝母	31
杏仁	52	栀子	18	生地黄	21
薄荷	15	连翘	14	金银花	12
沙参	35	竹茹	16	太子参	42
麦冬	31	玉竹	37	百合	12
枸杞子	28	桑椹	24	墨旱莲	25
女贞子	20				

表 7-8-6　秋季阮师用方统计（次）

方剂	频率	方剂	频率
杏苏散	15	桑杏汤	26
翘荷汤	14	加减葳蕤汤	13
沙参麦冬汤	13	清心莲子饮	15
清络饮	10	六一散	17
清暑益气汤（王孟英）	11	清暑益气汤（李东垣）	13
生脉饮	18	百合固金汤	12
二至丸	20		

　　秋季是万物成熟，丰收的季节。立秋后盛夏余热未消，秋阳肆虐，特别是立秋前后，福建仍处于炎热之中。长夏是指从立秋到秋分的时段，这是中医学的范畴，湿为长夏主气，加之时有阵雨绵绵，湿气较重，天气以湿热并重为特点。中医认为湿为阴邪，易伤阳气，尤其是脾阳。由于脾脏喜燥而恶湿，一旦受损，则导致脾气不能正常运化，而使气机不畅。表现为消化吸收功能低下，临床可见脘腹胀满、食欲不振、口淡无味、胸闷想吐、大便稀溏等。治疗上以清热解暑、清化湿热为主。如表 7-8-5、表 7-8-6 示：荷叶、竹叶、西瓜翠衣、滑石清解暑热；藿香、佩兰、砂仁芳香化湿；黄芩、黄连、黄柏、栀子清化湿热；香薷化湿和中兼解表；白扁豆补脾化湿和中；茯苓、薏苡仁、丝瓜络利水渗湿等。且以上药物与夏季比较，清热解暑、芳香化湿药物使用频率明显降低。李氏清暑益气汤、王氏清暑益气汤、清络饮、六一散使用频率较夏季明显降低。燥为秋季的主气，经夏季过多的发泄之后，机体各组织系统均处于水分相对贫乏的状态，特别是白露之后，雨水渐少，空气中缺乏水分之濡润，其气候特点为干燥，在自然界中属于秋金肃杀之气，故燥邪伤人最先伤肺。容易耗伤津液，人体会出现口干、唇干、鼻燥、咽干、眼干、干咳少痰等症状。秋季气候的差异，有凉燥与温燥之别。久晴无雨，秋阳以暴，多为温燥；秋深初凉，西风肃杀，多为凉燥。且温燥、凉燥与人体体质有很大关系，南方阴虚体质偏多，故温燥患者较多。治疗上以清宣润肺、滋阴润燥为宜。如表 7-8-5、表 7-8-6 示桑叶、杏仁宣肺散邪，使用频率最高；梨皮、贝母、沙参、太子参、麦冬、百合、玉竹、竹茹养阴润燥、清热化痰、润肺止咳；薄荷、连翘清上焦之燥热。加减葳蕤汤、沙参麦冬汤、翘荷汤、清心莲子饮、杏苏散、桑杏汤、生脉饮使用频率较高。且清宣温燥的桑杏汤、沙参麦冬汤、翘荷汤的使用频率远大于杏苏散的使用频率。肺为水上之源，肾为水下之源，浚其源而安其流，则金水相生。因肾主五脏而恶燥，故燥邪为病，初则伤肺而久必伤肾。燥邪常与热邪合而致病，而燥热之邪最易灼伤阴液，导致肾之真阴亏损。治疗上予滋阴补肾为主。如表 7-8-5、表 7-8-6 示：生地黄、枸杞子、桑椹、墨旱莲、女贞子使用频

率较高，以滋养肾阴。二至丸、百合固金汤使用频率高。

（2）典型病例分析：患者万某，男，38岁，2009年8月24日初诊。患者患慢性肾衰竭5年余，血肌酐最高达506mmol/L。现症：身热困倦，口渴自汗，纳呆，胸闷身重，双下肢水肿，小便量少，色黄，大便可，舌淡苔腻，脉虚弱。实验室检查：Scr 432.6mmol/L，BUN18.3mmol/L，CO_2CP 15.4mmol/L。血常规示：HGB 81g/L。尿常规：Pro3+、BLD3+。辨证：水肿（暑湿困脾）；治法：清热益气，醒脾化湿。方药（李东垣的清暑益气汤加减）如下：黄芪15g，苍术10g，升麻6g，太子参15g，泽泻15g，橘皮12g，白术15g，麦冬15g，当归15g，炙甘草3g，六月雪15g，大黄5g，六一散15g，葛根20g，共14剂。二诊：患者上述症状明显减轻，现症：口渴咽燥，干咳无痰，身体困重，双下肢轻度水肿，纳可，二便可，舌红，脉濡数。以桑杏汤加减：桑叶10g，杏仁10g，沙参15g，浙贝母12g，栀子6g，淡豆豉6g，白术15g。白豆蔻6g，茯苓15g，六一散15g，六月雪15g，大黄3g，梨皮少许（自备），共14剂。三诊：上述症状减轻，继续守方14剂。四诊：以百合固金汤加减，随访3个月，血肌酐平稳，无明显不适。

按

患者初诊，气候仍处于炎热之中，湿气较重，天气以湿热并重为特点。暑热袭人，汗出伤津，形成热不去，湿仍在，津已伤，而气随津脱。因此，治法当以清热、化湿、益气生津为主，故以清暑益气汤益气、除湿、健脾。二诊时，气候渐燥，秋感温燥，灼伤肺津，故以杏仁与桑叶为君，配伍清热润燥，止咳生津药品，意在轻宣温燥，凉润肺金。因燥邪为病，初则伤肺而久必伤肾，而肾主五脏而恶燥，燥邪常与热邪合而致病，而燥热之邪最易灼伤阴液，导致肾之真阴亏损，故四诊时予百合固金汤润肺补肾为主。阮师灵活地将天、地、人有机结合起来，立法处方，顺应四时，用药法度，注重时令，随时令的变化，灵活加减用药。

4. 冬季用药统计 2009年11月8日至2010年2月4日共收集CRF处方328张，其中符合冬季时令用药的有273张。

（1）冬季用药：寒为冬季之主气，"寒气通于肾"，肾为寒水之脏，寒邪致病，与肾有一定的亲缘性，二者同气相求，有"寒喜中肾"的说法。福建属于湿润的亚热带海洋性季风气候，一年四季均有湿邪，寒邪更易夹湿，或湿邪化寒，成为寒湿之邪，侵袭于肾，以致肾阳虚衰，出现肾泄、水肿、痰饮等病变。寒为阴邪，其性凝滞，易伤阳气。阮师根据冬季时令特点及致病因素，喜用补虚药（补气、补血、补阴、补阳）、解表散寒药、温里药、利水渗湿药及收涩药等。如表7-8-7、表7-8-8。

表7-8-7 冬季阮师用药统计（次）

药物	频率	药物	频率	药物	频率
黄芪	53	党参	46	白术	54

药物	频率	药物	频率	药物	频率
山药	87	当归	32	熟地黄	91
茯苓	95	泽泻	67	白芍	52
何首乌	24	仙茅	18	淫羊藿	26
怀牛膝	36	桑寄生	31	鹿衔草	28
枸杞子	25	沙参	14	玉竹	12
女贞子	28	墨旱莲	31	山茱萸	86
干姜	27	附子	65	肉桂	22
杜仲	26	桂枝	21	麻黄	8
生姜	18				

表 7-8-8　冬季阮师用方统计（次）

方剂	频率	方剂	频率
六味地黄丸	34	肾气丸	20
附子理中丸	10	二至丸	28
四君子汤	32	四物汤	30
归脾汤	21	左归丸	15
右归丸	12	四逆汤	14
真武汤	12	五苓散	10
麻黄汤	7	桂枝汤	4

　　冬季寒临大地,是万物潜伏闭藏的季节。冬季人体阳气收藏,气血趋向于里,皮肤致密。感受寒邪,最易损伤人体阳气,阳气受损,失去正常的温煦气化作用,可出现阳气衰退的寒证。如寒客肌表,卫阳被遏,会出现恶寒、头痛、身疼等症,治疗上予解表散寒为主;由于慢性肾衰患者自身抵抗力差,对四时变化适应能力差,寒邪常直中少阴,可见恶寒、手足厥冷、下利清谷、小便清长、精神萎靡、脉微细等症,治疗上予温肾散寒为主;寒邪直中脾胃,脾阳受损,可见脘腹冷痛、呕吐、腹泻等症,治疗上以温里散寒为主。如表 7-8-7、表 7-8-8 所示:以麻黄、桂枝、生姜解表散寒;附子、干姜、肉桂温里散寒。麻黄汤、桂枝汤解表散寒,四逆汤、附子理中丸温里散寒;且四逆汤、附子理中丸使用

频率大于麻黄汤及桂枝汤的使用频率。福建属于湿润的亚热带海洋性季风气候，一年四季均有湿邪，寒邪更易夹湿，或者湿邪化寒，成为寒湿之邪，寒邪稽留不散，湿性黏滞，多缠绵难愈。治疗多以温阳利水为主。如表7-8-7、表7-8-8所示：茯苓、泽泻的使用频率很高以利水渗湿，附子温壮肾阳，桂枝温阳化气，白术健脾燥湿；生姜辛而微温，走而不守，助附子行散溢于肌表之湿，白芍利小便以行水气，且能敛阴舒筋。常用真武汤及五苓散加减以温阳化气、利水渗湿。冬季应合理及时补充气血津液，抵御寒气的侵袭，又能使来年少生疾病。人体在生命活动过程中，气、血、阴、阳是相互依存的，在虚损不足的情况下，是相互影响的，气虚和阳虚表示机体活动能力的衰退，阳虚多兼气虚，而气虚易导致阳虚；阴虚和血虚表示机体精血津液的损耗，阴虚多兼血虚，而血虚易导致阴虚。因此，补气药和助阳药，补血药和养阴药，往往是相须为用的。而出现气血两亏、阴阳俱虚的病症，当根据病情，应采取气血两补或阴阳兼顾。对那些实邪未除，正气已虚的情况，在祛邪的同时，应适当选用补虚药，以扶正祛邪，达到治疗的目的。根据门诊观察阴虚燥热体质的人偏多（特别是慢性肾衰竭代偿及失代偿期患者），滋阴药的使用频率较高。另外使用补虚药时应保护脾胃，适当配伍健脾胃的药物同用，使补益而不腻滞。如表7-8-7、表7-8-8示：黄芪、党参、白术、山药补气；当归、熟地黄、白芍、何首乌补血；枸杞子、沙参、玉竹、女贞子、墨旱莲滋阴；仙茅、仙灵脾、杜仲补阳。山药、山茱萸、熟地的使用频率最高，以滋补肾阴。常用六味地黄丸、肾气丸、二至丸、四君子汤、四物汤、归脾汤、左归丸、右归丸等加减。六味地黄丸与左归丸的使用频率大于肾气丸与右归丸的使用频率。

（2）**典型病例分析**：高某，男，31岁，2009年12月20日初诊。患者1年前发现肌酐升高，行B超示：双肾实质弥漫性改变。现症：面色晦暗，倦怠乏力，气短懒言，易汗出，腰膝酸软，晨起感恶心、呕吐，二便尚可，舌淡苔，白厚腻，脉沉细。实验室检查：Scr 386.1mmol/L，BUN15.2mmol/L，CO_2CP11.3mmol/L。血常规示：HGB102g/L。尿常规：Pro 2+，BLD3+。辨证：虚劳（肾气不足，湿浊内蕴）；治法：温肾健脾，利湿泄浊。方药：肾气丸加减：茯苓15g，泽泻15g，牡丹皮15g，熟地黄15g，山茱萸15g，淮山药15g，薏苡仁30g，六月雪15g，大黄5g，附子（先煎）10g，肉桂6g，甘草3g，怀牛膝15g，桑寄生30g，生姜3片，大枣（自备）5枚，共7剂。二诊：患者上述症状无减轻，恶心、呕吐加重。复查Scr 496.3mmol/L，BUN16.9mmol/L，CO_2CP 12.7mmol/L。上方去附子、肉桂，加女贞子15g、墨旱莲15g、知母10g、黄柏6g，共7剂。三诊，汗出及腰膝酸软症状减轻，晨起仍有恶心呕吐，舌脉同前，效不更方，守上方，共14剂。四诊：无明显汗出，无恶心呕吐，仍感倦怠乏力，腰膝酸软，复查Scr 355.3mmol/L，BUN14.5mmol/L，CO_2CP 10.1mmol/L。血常规示：HGB105g/L。尿常规：Pro 2+，BLD 2+。继以前方加减，服药2个月余，病情平稳。随访半年，病情稳定。

按

患者初诊时已近冬至，气候寒冷，考虑患者肾气亏虚为本，湿浊是标，用附子、肉桂温肾，而忽略其更偏重阴虚体质（如身材高大，偏瘦，盗汗明显，口干咽燥等）。中医讲究辨证论治，因人而异，治疗疾病不能一成不变。如对于阴虚之人，在严寒的冬季时，由于阴精亏损，真水不足，阳无所依，外泄为热或反汗出，虽时值冬令理当温阳而用辛温之品，但必贻害患者，对此应"舍时从证"，投以养阴生津之品，如知母、黄柏、沙参、麦冬、地黄、枸杞子、女贞子之类。天、地、人相互联系，治疗疾病时要整体地辨证地看问题，注重天时物候的变化对人体生理病理的影响，避免那种头痛医头、脚痛医脚的片面的机械的方法。

（二）讨论

充分考虑时令气候的影响因素，处方遣药合乎时宜，是中医临床医学中值得重视的一个问题。阮师在临诊中，既注重五脏的内在联系，又灵活地将天、地、人有机结合起来，立法处方，顺应四时，用药法度，注重时令，随时令的变化，灵活加减用药，采用整体治疗，在辨证的基础上再依据四时变化用药，以达到最佳的治疗目的，而不是拘泥在某一环节或层面，体现了中医药治疗 CRF 的优势所在。我们应该对四时理论作进一步、更深层次的研究，以便更好地指导临床。

[作者: 赵凯彬、阮诗玮、张荣东、王建挺，发表于《中医药通报》2011,10(06):13-18]

第九节　甲状旁腺激素相关蛋白的临床研究

摘　要　目的：探讨慢性肾衰竭（CRF）患者甲状旁腺激素（PTH）和甲状旁腺激素相关蛋白（PTHrP）与中医辨证分型的关系。方法：采用放免法测定92例CRF患者和30例正常人血清PTH和血浆PTHrP含量，并按中医辨证分型，将CRF患者分为脾肾气虚、脾肾气阴两虚、肝肾阴虚、阴阳两虚4型。结果：4个不同证型中的血清PTH、血浆PTHrP含量较正常对照组明显升高。结论：①血清PTH可作为慢性肾衰竭中医辨证分型的参考指标。②血浆PTHrP不宜作为中医辨证的参考指标。

关键词　肾衰竭；辨证分型；甲状旁腺激素；甲状旁腺激素相关蛋白

慢性肾衰竭（chronic renal failure，CRF）是多种慢性肾脏疾病的共同转归，发病率为1/万，病死率高，严重危害人类健康。研究CRF发展的机制，寻找可逆因素，对阻止病情的发展至关重要。近年来，慢性肾衰竭导致甲状旁腺激素（parathyroid hormone，

PTH）分泌增多，进而加重肾功能损害的研究日益受到重视。关于甲状旁腺相关蛋白（parathyroid hormone related protein，PTHrP）在 CRF 中的作用目前尚不清楚。近年来发现其结构和生理效应与 PTH 有相似之处。因此 PTHrP 在 CRF 中的作用也正在研究之中。从中医理论出发，研究 PTH、PTHrP 与 CRF 中医证型的关系尚未见报道。本研究通过检测 CRF 不同中医证型血清 PTH、血浆 PTHrP 的含量，探讨两者在 CRF 不同中医证型中的变化规律，从中医理论揭示 CRF 发展的机制。

（一）资料和方法

1. 诊断标准

（1）慢性肾衰竭的分期标准：按照《中华内科杂志》编委会肾脏病专业组 1992 年 6 月安徽太平会议的诊断标准，将慢性肾衰竭分为 4 期。第一期（肾功能不全代偿期）：GFR80~50ml/min，血清肌酐（Scr）133~177μmol/L；第二期（肾功能不全失代偿期）：GFR50~20ml/min，Scr186~442μmol/L；第三期（肾衰竭期）：GFR20~10ml/min，Scr442~707μmol/L；第四期（尿毒症期或肾衰竭终末期）：GFR<10ml/min，Scr>707μmol/L。

（2）慢性肾衰竭的中医辨证分型：参照 1993 年国家卫生部发布的《中药新药临床指导原则》，慢性肾衰竭中医辨证分为以下 4 型：肺肾气虚、脾肾气阴两虚、肝肾阴虚、阴阳两虚。

2. 研究对象

所有病例均来自于 1998 年 7 月至 1999 年 11 月期间，在福建省人民医院和福建省第二人民医院肾内科住院的病人。共 92 例，其中男 58 例、女 34 例；年龄 16~69 岁，平均（42.7±17.0）岁，病程 2~10 年，平均（6.5±3.8）年。慢性肾衰竭患者中，原发病为慢性肾小球肾炎 58 例，系统性红斑狼疮性肾炎 4 例，糖尿病肾病 9 例，尿酸性肾病 5 例，原发性肾病综合征 13 例，不明原因 3 例。中医辨证分型：脾肾气虚 23 例，脾肾气阴两虚 25 例，肝肾阴虚 24 例，阴阳两虚 20 例。

3. 客观指标

检测血清 PTH、血浆 PTHrP 测定，采用放射免疫法。血生化指标检测，用 BECK-MAN-CX5△全自动生化分析仪。

4. 统计学方法

用 t 检验、q 检验和直线相关分析，计量资料以（$x±s$）来表示。

（二）结果

（1）慢性肾衰竭患者血清 PTH 含量及血浆 PTHrP 含量：见表 7-9-1。

表 7-9-1　慢性肾衰竭患者血清 PTH 含量及血浆 PTHrP 含量

组别	例数	PTH（ng/L）	PTHrP（pg/ml）
正常对照组	30	76.54±5.875	105.85±61.63
肾衰竭组	92	1181.19±1034.036	207.55±148.33

（2）慢性肾衰竭各期血清 PTH 含量及血浆 PTHrP 含量：见表 7-9-2。

表 7-9-2　慢性肾衰竭各期血清 PTH 含量及血浆 PTHrP 含量

组别	例数	血肌（Scr）	肌酐清除率（Ccr）	PTH（ng/L）	PTHrP（pg/ml）
正常对照组	30	66.00 ± 10.67	98.6 ± 12.87	76.54 ± 5.87	105.85 ± 61.63
肾功能不全代偿期	26	149.92 ± 14.79	61.45 ± 7.30	$159.19 \pm 18.37*$	$160.29 \pm 48.93*$
肾功能不全失代偿期	33	227.85 ± 48.54	37.81 ± 9.26	$338.24 \pm 120.61*$	$173.08 \pm 61.56*$
肾衰竭期	24	601.87 ± 92.92	15.13 ± 3.65	$1191.71 \pm 786.49*$	$204.20 \pm 31.99*$
尿毒症期	9	1236.09 ± 438.37	6.14 ± 1.58	$2444.43 \pm 1084.51*$	$294.50 \pm 102.66*$

注：各组与正常对照组比较，$*P<0.01$。

表 7-9-2 结果表明：慢性肾衰竭各期血清 PTH 含量及血浆 PTHrP 含量明显高于正常对照组（$P<0.01$）。

（3）慢性肾衰竭各期之间血清 PTH 含量及血浆 PTHrP 含量均数两两比较：见表 7-9-3。

表 7-9-3　慢性肾衰竭各期之间血清 PTH 含量的均数

组别	慢性肾功能不全代偿期	慢性肾功能不全失代偿期	肾功能衰竭期	尿毒症期
PTH 均数（ng/L）	159.19	338.24	1191.71	2444.43
PTHrP 均数（pg/ml）	160.29	173.80	204.20	294.50
组次	①	②	③	④

PTH 均数进行 F 检验：F=10.4725927，当 $df_1=1$，$df_2=88$ 时，5% 界 =2.73，1% 界 =4.04，故 $F>F_{0.01}$，$P<0.01$，组间差异非常明显。在此基础上进一步进行 q 检验，见表 7-9-4。

PTHrP 均数进行 F 检验：F=2.17，当 $df1^1=1$，$df_2=88$ 时，5% 界 =2.73，1%=4.04，故 $F<F_{0.05}$，$P>0.05$，组间差异不显著。结果表明：慢性肾衰竭各期血浆 PTHrP 含量无显著差异（$P>0.05$）。

表 7-9-4　慢性肾衰竭各期之间血清 PTH 含量的均数两两比较

比较组（A 与 B）	差数（XA-XB）	a	q 值	P 值
①与④	2285.24	4	20.43	<0.01
①与③	1032.52	3	9.23	<0.01

比较组（A 与 B）	差数（XA−XB）	a	q 值	P 值
①与②	179.05	2	1.60	>0.05
②与④	2106.19	3	18.83	<0.01
②与③	853.47	2	7.63	<0.01
③与④	1252.72	2	11.60	<0.01

注：慢性肾功能不全代偿期与慢性肾功能不全失代偿期血清 PTH 含量差异不显著（$P>0.05$），其余各期差异非常显著（$P<0.01$）。

（4）慢性肾衰竭中医各证型的血清 PTH 及血浆 PTHrP 含量：见表 7-9-5。

表 7-9-5　慢性肾衰竭中医各证型的血清 PTH 及血浆 PTHrP 含量

组别	例数	PTH（ng/L）	PTHrP（pg/ml）	Scr（μmol/L）
正常对照组	30	76.54±5.87	105.85±61.63	66.01±10.66
脾肾气虚组	23	151.68±27.89**	166.66±79.99**	140.29±18.96
脾肾气阴两虚组	25		196.54±48.47**	225.84±46.23
肝肾阴虚组	24	568.48±103.37**	160.01±35.84**	594.28±99.47
阴阳两虚组	20	2030.71±929.59**	219.89±155.78**	1207.65±468.47

注：与正常对照组比较，**$P<0.01$。

表 7-9-5 结果表明：肾衰竭患者血清 PTH 含量、血浆 PTHrP 含量较正常对照组明显升高（$P<0.01$），血清 PTH 含量由低向高的中医证型顺序为：脾肾气虚＜脾肾气阴两虚＜肝肾阴虚＜阴阳两虚，以脾肾气虚型血清 PTH 含量最低。血浆 PTHrP 含量升高的中医证型顺序为：肝肾阴虚＜脾肾气虚＜脾肾气阴两虚＜阴阳两虚，以肝肾阴虚型血浆 PTHrP 含量最低。

（5）慢性肾衰竭不同中医证型之间血清 PTH 含量及血浆 PTHrP 含量均数两两比较：见表 7-9-6。

表 7-9-6　慢性肾衰竭不同中医证型之间血清 PTH 含量及血浆 PTHrP 含量均数两两比较

组别	脾肾气虚组	脾肾气阴两虚组	肝肾阴虚组	阴阳两虚组
PTH 均数（ng/L）	151.68	252.45	568.48	2030.7

组别	脾肾气虚组	脾肾气阴两虚组	肝肾阴虚组	阴阳两虚组
PTHrP 均数（pg/ml）	166.66	196.54	160.01	219.89
组次	①	②	③	④

血清 PTH 含量均数进行 F 检验：F=5.992，df_1=3，df_2=88 时，5% 界 =2.73，1% 界 =4.04，故 F>$F_{0.01}$，$P<0.01$，组间差异非常显著，在此基础上进一步进行 q 检验，见表 7-9-7。

血浆 PTHrP 含量均数进行 F 检验：F=1.45，df_1=3，df_2=88 时，5% 界 =2.73，1% 界 =4.04，故 F<$F_{0.05}$，$P>0.05$，组间差异不显著，表明：慢性肾衰竭不同中医证型之间血浆 PTHrP 含量无显著差异。

表 7-9-7　慢性肾衰竭不同中医证型之间血清 PTH 含量均数两两比较

比较组（A 与 B）	差数（Xa-Xb）	A	q 值	P 值	结论
①与④	1879.03	4	20.64	<0.01	非常显著
①与③	416.83	3	4.67	<0.01	非常显著
①与②	100.77	2	1.11	>0.05	不显著
②与④	1778.26	3	19.54	<0.01	非常显著
②与③	316.03	2	3.48	<0.05	显著
③与④	1462.23	2	16.07	<0.01	非常显著

表 7-9-7 结果表明，除脾肾气虚组和脾肾气阴两虚组血清 PTH 含量无显著差异（$P>0.05$）外，其余各证型之间血清 PTH 含量差异非常显著（$P<0.05$）或（$P<0.01$）。

（三）讨论

（1）PTH、PTHrP 与 CRF 的关系：慢性肾衰竭可导致血液中 PTH 升高，升高的 PTH 成为肾衰竭进展的重要原因。在 GFR 为 80~60ml/min 时，虽然磷排泄正常，由于 1，25（OH）2D$_3$ 相对或绝对缺乏，出现低钙血症，导致血液中 PTH 水平升高；随着 GFR 下降，血磷排泄减少，发生高磷血症，致低血钙，亦刺激 PTH 水平升高。此外 CRF 时，肾脏清除 PTH 大分子物质的功能下降，导致其血液浓度升高。一旦 PTH 升高，其可成为尿毒症毒素，促使细胞内钙含量增高，引起细胞线粒体功能丧失，导致细胞死亡，使机体广泛受损。PTH 损害肾脏本身，使肾脏与其他组织中的钙降低、磷沉积增加，造成肾单位进一步损害，这也是肾衰竭进展的重要原因。PTHrP 分子量比 PTH 大，生物活性比 PTH 广泛，对肾脏的作用与 PTH 有相似之处。总之，在肾衰竭发展过程中，PTH 起重要作用，PTH 升高加重肾功能损害及其他系统的功能障碍。因此，早期诊断、治疗 CRF 继发 PTH 升高至关重要。

本研究表 7-9-1、表 7-9-2、表 7-9-3、表 7-9-4 结果均表明：血清 PTH 随肾功能损害的加重而逐渐升高。其升高程度与肾衰竭严重程度一致，与文献报道结果相符。表 7-9-4 通过 q 检验显示：肾功能不全代偿期与肾功能不全失代偿期差异不显著（$P > 0.05$）。而其余各期差异非常显著（$P < 0.05$），这与 PTH 水平在肾衰竭早期升高机制与终末期升高机制不完全相同有关。GFR 早期 PTH 升高的主要原因是 1,25(OH)2D$_3$ 水平低下，接近终末期肾衰竭时，高磷血症成为加重继发性甲状旁腺功能亢进（SHPT）的重要因素。肾功能不全代偿期、失代偿期，两者均属于 CFR 早期，其 PTH 升高的主要原因是 1,25(OH)2D$_3$ 水平低下，故两者之间差异不显著。

从表 7-9-1、表 7-9-2、表 7-9-3 结果显示，血浆 PTHrP 随肾功能损害加重而逐渐升高（$P < 0.01$），血浆 PTHrP 在 CRF 早期即可升高，各期与正常对照组差异显著（$P < 0.01$）。表 7-9-3 经 F 检验显示 CRF 各期间无显著差异（$P > 0.05$），表明血浆 PTHrP 与血清 PTH 对 CRF 的影响不完全相同。血浆 PTHrP 含量在 CRF 中升高的机制可能是由于 PTHrP 半衰期长且较难分解，故易在体内积聚，导致血中浓度升高。也可能是由于 CRF 时 GFR 下降，致 PTHrP 易在体内潴留所致。

（2）PTH、PTHrP 与 CRF 中医证型功能的关系：祖国医学认为肾衰竭病症复杂，与"关格""虚劳""癃闭""腰痛""肾风""血证"等均有关系。《证治汇补》说："关格者既关且格，必小便不通，徒增呕恶，此因浊邪壅塞三焦，正气不得升降，所以关于下而小便闭，格于上而生呕吐，阴阳闭绝，一日即死，最为危候。"对肾衰竭作了描述。

肾衰竭由风热、水湿、湿毒之邪外侵肌腠，内侵脏腑，致使肺、脾、肾功能失常，正虚邪实，寒热错杂，诸症丛生。因肾为先天之本，藏真阴而寓元阳，只宜固藏，不宜泄露，所以肾脏多虚证，故临床按虚证为主将 CRF 分为 4 个证型：脾肾气虚、脾肾气阴两虚、肝肾阴虚、阴阳两虚。

表 7-9-5 结果显示：CRF 各中医证型血清 PTH 含量较正常对照组明显升高（$P < 0.01$）。增高的顺序依次为：脾肾气虚、脾肾气阴两虚、肝肾阴虚、阴阳两虚。从中医理论出发，CRF 早期多表现为乏力、易上感、易疲劳等气虚表现。气虚日久，气不统血，致血虚，临床上会出现气阴两虚表现。肝肾精血同源，皆属于阴，若阴伤明显，则会致阴虚或阴虚火旺表现，如皮肤干燥、小便量少色黄等。阴阳互生，阴损及阳，晚期致阴阳两虚，表现为乏力、畏冷、便溏、尿少等较重的症状。血清 PTH 与 CRF 临床表现由轻到重相一致，并与血肌酐升高顺序相一致。其中虽然表 7-9-7 结果显示脾肾气虚与脾肾气阴两虚无显著差异（$P > 0.05$），但其余各中医证型差异均非常显著（$P < 0.01$），且表 7-9-6 经 F 检验示 CRF 中医证型各组间存在显著差异（$P < 0.01$），故血清 PTH 可作为 CRF 中医辨证分型的参考指标。

血浆 PTHrP 在 CRF 各中医证型含量较正常对照组明显升高（$P < 0.01$），由低到高的

顺序为：肝肾阴虚、脾肾气虚、脾肾气阴两虚、阴阳两虚。祖国医学中关于气虚、阴虚在 CRF 发展中哪个证型表现肾功能损伤更轻，文献报道不一致。有人报道是气虚，有人报道是阴虚。这主要是因为中医辨证分型标准是以症状为主的，而肾功能损伤要结合临床表现及实验室肾功能检查结果综合分析。本研究中，血浆 PTHrP 肝肾阴虚组虽然血肌酐水平比气虚、气阴两虚组高，但因表 7-9-6 F 检验示组间无显著差异（$P>0.05$），不能说明肝肾阴虚组肾功能损伤一定比气虚、气阴两虚组重。我们分析原始资料也发现，肝肾阴虚组有些患者 Scr 水平比气虚、气阴两虚组低。由此，我们得出，血浆 PTHrP 不宜作为 CRF 中医辨证分型的参考指标。

［作者：阮诗玮、任文英、孙光等，发表于《中国中西医结合肾病杂志》2001,2(10):582-585］

第十节 轻度肾小管间质病变慢性肾炎患者尿表皮生长因子与中医证型的关系

摘 要 目的：探讨轻度肾小管间质病变的慢性肾炎患者尿表皮生长因子与中医证型的关系。方法：用放射免疫法检测尿 EGF。结果：轻度肾小管间质病变患者尿 EGF 含量高于正常人组（$P<0.01$）；肺肾气虚和气阴两虚病人尿 EGF 含量明显高于正常人组及脾肾阳虚组（$P<0.01$）；肝肾阴虚组病人尿 EGF 含量高于脾肾阳虚组和正常人组（$P<0.05$）。结论：同是肾小管间质病变而中医分型不同，其尿 EGF 含量也不同，说明了不同的中医证型具有某些不同的物质基础，从而提示了临床辨证论治的重要性。

关键词 肾小管间质病变；放免测定；中医证型

表皮生长因子（epidermal growth factor，EGF）是由 53 个氨基酸组成的多肽生长因子，能刺激多种细胞增殖，促进损伤愈合。正常人尿中 90% 的 EGF 由肾脏合成，远曲小管和亨利袢升支厚壁段是主要合成部位，我们检测了 62 例经肾活检病理确诊的轻度肾小管间质病变患者尿中的 EGF 含量，旨在探讨轻度肾小管间质病变的慢性肾炎患者尿中的 EGF 与中医证型的关系。

（一）对象与方法

（1）一般情况：共观察 62 例，均系住院病人，病例按第二届全国肾脏病学术会议的慢性肾炎诊断标准进行选择，均经肾穿刺活检确诊为轻度肾小管间质病变患者，其中伴有系膜增生 32 例，局灶节段肾小球硬化 29 例，膜性肾病 1 例。62 例中男 40 例，女 22 例；年龄 16~42 岁，平均年龄（29.36±18.23）岁。中医辨证分型按第二届全国中医肾病专题学术会议讨论通过的《慢性原发性肾小球疾病中医辨证分型试行方案》分为 4 型，其中肺肾气虚型 23 例，气阴两虚型 12 例，肝肾阴虚型 11 例，脾肾阳虚型 16 例。

（2）对照组：30 例，男 16 例，女 14 例；年龄 22~60 岁，平均年龄（38.8 ± 11.8）岁，均为健康正常人。

（3）检测方法：尿 EGF 测定用放射免疫法：125I-HEGF，试剂盒由北京免疫试剂研究所提供。收集 24h 尿液（内加甲苯 10ml 防腐）中取 1ml 即置 -20℃冰箱中保存待测。严格按试剂说明书操作。

（4）统计学处理：采用 t 检验，所有数据用均数 ± 标准差（$x \pm s$）表示。

（二）结果

（1）轻度肾小管间质病变患者尿 EGF 与正常人的关系：62 例患者尿 EGF 含量为（98.49 ± 96.34）μg/24h，较 30 例正常人的（45.88 ± 16.33）μg/24h 高，经统计学处理，差异非常显著（$P<0.01$）。

（2）轻度肾小管间质病变患者尿 EGF 与中医证型的关系：肺肾气虚及气阴两虚组病人尿 EGF 明显高于正常人组及脾肾阳虚组（$P<0.01$），肝肾阴虚组病人高于正常人组及脾肾阳虚组（$P<0.05$），脾肾阳虚组病人与正常人组无显著性差异（$P>0.05$），详见表 7-10-1。

表 7-10-1　尿 EGF 与中医证型的关系（$x \pm s$）

证型	例数	尿 EGF（μg/24h）
肺肾气虚	23	120.68 ± 80.76 △ *
气阴两虚	12	92.37 ± 64.83 △ *
肝肾阴虚	11	84.29 ± 57.15 △△ **
脾肾阳虚	16	50.22 ± 31.45
正常人组	30	45.88 ± 16.63

注：与正常人组比较，△ $P<0.01$，△△ $P<0.05$；与脾肾阳虚组比较，△ $P<0.01$，△△ $P<0.05$。

（三）讨论

近年来研究表明，肾脏是体内合成 EGF 的主要部位之一，肾组织中含有少量的 EGF，但能从尿液中排出高水平的 EGF。EGF 对肾脏的修复和再生起重要作用，远曲小管和亨利祥升支厚壁段是 EGF 主要合成部位，我们发现轻度肾小管间质病变患者尿中的 EGF 含量明显高于正常人组，说明当肾小管有轻度病变时，能刺激性地产生大量的 EGF，促进肾组织的修复，同时刺激系膜细胞增殖，使肾小球硬化。

本文中，同是肾小管间质病变的患者，其 4 个中医证型中，尿 EGF 出现了差异，表现为肺肾气虚组 > 气阴两虚组 > 肝肾阴虚组 > 脾肾阳虚组，说明了不同的中医证型所包含的物质基础也不一样，本文从肺肾气虚型、气阴两虚型病人尿 EGF 含量非常显著地高于正常人组（$P<0.01$），到肝肾阴虚型高于正常人组（$P<0.05$），再到脾肾阳虚组与正常人组无显著差异，说明不同的机体状态不同的证型病人刺激肾脏产生 EGF 的能力亦不相同，从而提示了临床辨证论治的重要性。

［作者: 阮诗玮、杨爱国、王智等，发表于《中国中西医结合肾病杂志》2001,2(3):139-140 ］

第十一节　滋阴利水法在肾性水肿治疗中的运用探讨

摘　要　滋阴利水法在肾性水肿治疗中的运用，主要针对阴虚型水肿。阴虚型水肿分为两端，其一为阴虚特质者，其二为病情进展过程中出现的各种阴液损伤。在现行中医药院校教材中多将水肿病机归结为肺、脾、肾及三焦气化不利，并未提及阴虚致水肿一说，更无阴虚水肿这一证型。然阴虚水肿在临床上并不少见。今笔者试通过探讨滋阴利水法在肾性水肿治疗中的运用机制，结合病情演变，提出方药的具体运用，通过临床观察，分析滋阴利水法在临床上的使用注意，以期为肾性水肿提供进一步的治疗思路。

关键词　滋阴利水法；阴虚；肾性水肿；中医治疗

水肿的发病，自古以来多有记载，但大抵以邪实或阳虚为主。如张介宾所言："阳旺则气化，而水即为精，阳衰则气不化，而精即为水，水不能化，因气之虚，岂非阴中无阳乎? 此水肿之病，所以多阳虚也。"然水肿并非只阳虚一端也，临床上诸多顽固性水肿虽经温阳利水或驱邪逐水治疗后，仍收效甚微。今就滋阴利水法在阴虚型肾性水肿治疗中的运用进行深入探讨，如有不当之处，望予指正。

（一）滋阴利水法在肾性水肿中的运用机制探讨

滋阴利水法在肾性水肿治疗中的运用，主要针对于阴虚型水肿。我们把阴虚型水肿分为两端，其一为原有阴虚特质者，次为病情进展过程中出现的各种阴液损伤。

1. 原有阴虚特质者发为水肿　阴虚体质的形成，大抵有如下几种：有缘于父母精弱，先天不足者；或后天劳碌体虚，气血馁弱者；或嗜食辛辣炙煿，损伤脾胃，燥热伤阴者；或性急易怒，郁火久耗肝阴者；以及不知持满，纵欲酒色，徒竭其精者；或产后、外伤出血过多、久病疮疡、所处地理气候环境等，皆可导致阴虚体质的形成。而阴虚体质者，其阴损轻重有营血和肾精之异。

（1）素体营血亏虚：大凡失血、耗血、久病之人，脾胃日衰，而化源不足，营血亏虚。营血属阴，经云：阴虚则内热。诸内热深伏，则继而煎熬血液，血液者，以脉为腑，行于脉中，倘经浓炼则质稠而流动迟缓，久则血脉行迟而留瘀。此意即《医林改错》所言"血受热则煎熬成块"。而营血亏虚之人，又有阴不涵阳者，血弱而寒独留温气去，仲景明言："经为血，血不利则为水"，指出了无论生血之源乏竭，还是久病伤血、耗血，都会使行于脉中之血不足或干涩，血少则行之不畅，血行不畅即是瘀。血瘀使脏腑组织失于濡润，水气趁虚侵之，则为胀为肿。上二种均解释了临证时血虚之人病水之理。

（2）素体肾精不足：肾精不足，可见于先天不足或后天失养。肾者，主藏精也。精化为气，气分阴阳，为一身之所主。膀胱者，州都之官，津液藏焉，气化则能出矣，其司职与否有赖肾气的蒸腾。三焦者，决渎之官，水道出焉。亦在于元气之推运。今肾精不足则气化不能，而开关不利，水道不通，则发为水肿。而肾阴不足者，因失于荣润，膀胱机关不利，开阖失司，亦可导致水肿的发生。此恰如《症因脉治》所云"若阴精素亏，色欲太过，肝肾之阴不足，虚火灼金，小水亦不利。"

2. 病情进展中兼见的阴液损伤　阴液，有津液、营血、阴精之分。实不可混淆。水肿病情演变过程中，除外原有体质因素，感邪不一、病机转化、药物之过、失治误治等因素皆可导致阴液损伤，而阴液的受损将进一步影响病情的转归。

（1）津液耗伤：肾性水肿，多有继发于热病者。诸如流行性出血热、狼疮肾炎、过敏性紫癜肾炎等，此类疾病以热邪为居，或有邪热外犯太阳之卫表，正气不固，而内陷少阴，发为水肿者，或有伏邪为病，邪热深居，内伏肾络，耗气伤阴，经外邪引触，发为水肿者，故其病多伴见热盛津伤症候。而又有病水肿者，水湿内停，肺气不利，津液不化，亦致津液失于濡养、滋润五脏之功。

（2）营血亏弱：脾胃者，仓廪之官，主受纳腐熟水谷也，散精而化生气血。病水者，则水湿内著，久伤脾胃，中气屡弱，运化不能，则气血不生，恰如《医门法律》所言"水在脾之部，则阴竭于内，而谷精不布"，此其一也；其二，《脾胃论》明言："脾胃既虚，不能升浮，为阴火伤其生发之气，营血大亏，营气伏于地中，阴火炽盛，日渐煎熬，血气亏少"，可见脾胃既虚，则元气不充，阴火四起，亦可煎熬血液，使营血愈涸；又水肿者，水湿留于脉中，气化不利，脉道血行迟缓，留而为瘀。瘀血久留则新血不生，亦可导致营血亏弱。再者肾性水肿的病人，多有兼见高凝状态，而时师多从血瘀论治，故不乏有滥用活血化瘀药者，终致耗气伤血，气虚血弱，此亦是营血屡遭克伐之故。

（3）肾精羸弱：肾性水肿者，多伴有蛋白、血液等精微物质从溺孔而出，精微者，亦属阴液。倘大量精微物质不固而漏出不止，亦加重阴虚的发展。所谓"阴虚则无气"，气化不行，而水肿反见日益笃重。此与西医低蛋白血症所致水肿有一定相似处。古语云，久病及肾也。邪气久居不去，则元气亦日受戕伐。水肿日久者，一者水湿不行，二者久病邪伏肾络，水瘀互结，均可耗伤肾气。而肾性水肿者，多有久服激素、免疫抑制剂等辛热苦燥之品，故极易耗伤肾精阴血，加重阴虚症状。且又有恣意猛浪者，久用重用利尿之品，亦可耗伤肾中精气。图一时之缓，而反重其疾。

可见临床上治疗阴虚水肿，针对原有阴虚特质者，或病情进展过程中出现的各种阴液损伤，当兼顾养津液，益营血，填阴精。正如唐宗海《血证论》所言"水阴不滋，水邪也不能去"，水湿内盛可致气化失职，蕴热化毒，皆可使阴液亏损，而阴虚精馁，气化不行，肾关不利，又加重小便不利，令水肿难消。二者相互影响，互为因果。故而临床当重视滋阴利水之法，将滋阴与利水同用，使利水而不伤阴，滋阴而不助湿，如此自可相得益彰。

（二）滋阴利水法的具体运用

对于阴虚水肿，应辨清水湿与阴伤的严重偏颇，而决定治疗偏于养阴或者重在利水。阴虚首辨程度之轻重，一辨津液耗伤。津液者，滋养濡润也。《灵枢·决气》曰："腠理发泄，汗出溱溱，是谓津。……谷入气满，淖泽注于骨，骨属屈伸，泄泽补益脑髓，皮肤润泽，是谓液。"又《灵枢·五癃津液别》言及："津液各走其道，故三焦出气，以温肌肉，充皮肤，为其津；其留而不行者，为液。"可见津液输布周身，清轻上供于口，流动不息。在肾病演变过程中，因阳虚湿胜，化生与输布障碍；或几经吐下利水，或热病耗气伤津，必致津液耗伤。此时于利尿之品中，可适当佐入石斛、芦根、葛根生津止渴。二辨营血亏虚，脾主升清，藏营舍意，化生气血。《灵枢·营卫生会篇》明言："中焦亦并胃中，出上焦之后，此所受气者，泌糟粕，蒸津液，化其精微，上注于肺脉，乃化而为血，以奉生身，莫贵于此，故独得行于经隧，命曰营气"，又"中焦受气取汁，变化而赤，是为血"。若久病，脾胃虚衰，清阳不升，气血化生无源，或长期水谷摄入不足，屡受攻伐，致使营血亏弱。此时当用补血养营之品，常用当归、黄芪、白芍之类。三辨肾虚阴精馁弱，肾主五液，《素问》言及"肾者主蛰，封藏之本，精之处也"，又"两神相搏，合而成形，常先身生，是谓精"。病者或因先天不足或后天失养，或肾病日久，终至肾精虚损者，当用血肉有情之品，如鹿角胶、阿胶、淡菜之属，填补肾精，滋阴和阳。

病水湿者，首先辨病位，恰如仲师所云"诸有水者，腰以下肿，当利其小便，腰以上肿，当发汗乃愈"。后再辨清寒热，寒湿水肿，多伴有形寒畏冷，小便清长，皮肤干燥，舌淡少苔，治当温化寒湿；湿热水肿，多表现水肿皮肤光亮，小便黄，口干欲饮，舌苔腻而花剥，治当以清利。然而因病阴虚水肿者，阴液已伤，故不宜攻下逐水，治宜淡渗利水。合而言之，滋阴利水法，当审阴伤之分及湿胜之寒热，权衡用之。

临证时，又当视具体病位而判处方药。心肺阴虚者，可选用生脉散加减；脾胃阴虚，可用益胃汤或沙参麦冬汤加减；肝阴亏虚者，选用一贯煎化裁；肾阴亏虚者，可用六味地黄丸化裁，至肾病后期，阴精亏耗者，亦可选用左归丸，适当佐入滋阴填精之品。张镜人教授认为肾阴不足则相火妄动，肺因热灼，治节不行，水受热激而泛滥，表现为水肿者，方用猪苓汤合六味地黄丸加减。著名医家程门雪在其著作《金匮篇解》中提出阴虚水肿的治疗，其认为"肾阴暗耗者，大都由于病后阴伤，不复所改，津不化气，气不化水，积不满溢，亦由下肿而起，既肿而喘，肿势日轻夜重，小溲短赤，懊恼不安，舌光红或光绛，脉细数，燥渴欲饮，宜六味丸、知柏八味丸，……其或久病胃薄，不胜重药者，可投沙参、石斛、白术、山药、茯苓、炙草等清滋之品；他若千金鲤鱼汤，草方蛤士蟆亦一妙法，二者均属甘淡养阴而不滋腻，利水而不伤阴，所以补成方之不及也"，"阴阳并损者，或属肺燥肾寒；或属脾寒肾燥，观其偏损而斟酌轻重"，其中肺燥肾寒方用栝楼瞿麦丸，脾寒肾燥选古方交加散着实是为良训。总之，对于阴虚水肿，终究要斟酌阴伤、水湿之轻重，合理选用治法，辨证用药。

（三）滋阴利水法的使用注意事项

运用滋阴利水法时，需注意以下几点：①若水湿内盛或脾胃虚弱者，选入养阴之品不宜过于滋腻，药量不宜过大，以免助长内湿，有碍脾胃运化，使湿气更甚；运用温阳利水之品，应注意防止温燥伤阴，须时时照顾津液，正所谓，留得一分津液，便有一分生机；《素问·五常政大论篇》曰："病有久新，方有大小，有毒无毒，固宜常制矣。大毒治病，十去其六；常毒治病，十去其七；小毒治病，十去其八；无毒治病，十去其九。"因阴液已伤，利小便应避免使用峻下攻逐之品，利水当中病即止，不可过用，以免犯虚虚实实之戒。②对于阴虚水肿，运用滋阴利水法，又当审其有无兼证及他邪。《时病论》明言："本证兼证，讵可以不辨哉"，故临证时，若有兼见瘀血伏于肾络者，宜祛瘀通络；或有浊邪上泛，又须降浊解毒；兼见气虚者，当益气养阴；阴损及阳者，又当滋阴和阳。③临证须辨清气虚津液失于输布或阳虚津液不化与阴虚失于濡润之别，以免误诊。阳虚者，口干欲饮而少或不欲饮，当伴有形寒肢冷、面色㿠白、小便清长、大便滑泻、舌淡苔白润，脉微沉；气虚者，表现为口干不欲饮，伴身困乏力、精神倦怠、食少脘痞、大便溏、舌淡苔白润，脉缓弱；而阴虚者，其口干欲饮，伴有面赤、心烦、皮肤干燥、小便多短黄、大便可实或不实、舌苔有剥脱、脉象细数，临证可资鉴别。阳虚或气虚未见津液受损者，不可一见口干，即与养阴之品，以免见阳攻阴，复虚其里。④阴虚型肾性水肿者，应注意守方治疗。肾性水肿属急性者，由热毒内陷伴有阴津损伤，治当兼顾养阴生津。急性水肿，起病快，消退亦迅速，但尤须注意疾病后期的调护，正所谓"炉烟虽息，灰中有火"。倘余热未清，仍有可能复燃，并暗耗津液，故治当益气生津，清其余热。而久病伤阴或素体阴虚体质者，须时时兼顾养阴，待阴液回复。而滋阴利水之法，又不可一味使用，当根据病情变化，灵活变通，如此方得要领。

小结：临证治疗肾性水肿，万不可拘泥于教材，否则难免有削足适履之患，以药杀人之虞。总要于细微之处辨清病机。不可将水肿单纯归为阳气虚损一端。而使用滋阴利水法时，又不可不顾病情变化，一味投用滋阴之品，总要审证求因，辨证施治。始终遵循"观其脉证，知犯何逆，随证治之"的原则。

［作者：许勇镇、阮诗玮，发表于《中医药通报》2017,16（2）:25-27］

第十二节　IgA 肾病湿热证与肾穿刺活检病理组织关系的临床研究

　　摘　要　目的：研究 IgA 肾病湿热证与肾穿刺活检病理组织的关系。方法：每例肾穿刺活检病理组织均经光镜，酶标检查。结果：全病程的湿热总分与肾小球病变度、小管间质病变度、系膜增生度、免疫沉积度呈显著或非常显著等级相关；肾穿时的湿热证分值与肾小球病变度、系膜增生度、免疫沉积度无显著相关。结论：① IgA 肾病中，湿热影响 IgA 肾病的病理过程，加重肾脏的损害，进而影响预后及转归。②肾小管间质损害与湿热证的发生同步，湿热证时肾脏细胞因子和炎症因子活跃造成了小管和间质的急性损伤。③肾小球的损害与湿热证不同步，有时间上的相对滞后，反映了免疫复合物的产生和在肾脏局部的堆积而引起肾小球损害需要一定的时间。

　　关键词　IgA 肾病；湿热证；病理类型

　　IgA 肾病与湿热证的关系密切，已有多位学者的研究证实了这一点。本文旨在研究 IgA 肾病湿热证与肾穿刺活检病理组织（包括肾小球病变程度、肾小管间质病变程度、系膜增生和免疫复合物沉积程度）的关系。并进一步探讨 IgA 肾病中医湿热证的证型规律。

（一）资料与方法

1. 诊断标准

　　（1）IgA 肾病的诊断标准：①肾组织免疫酶标检查有大量 IgA 或以 IgA 为主的循环免疫复合物在肾小球系膜区沉积。②排除红斑狼疮、紫癜性肾炎、肝硬化等疾病。

　　（2）IgA 肾病的湿热辨证定量积分标准：参照第二次全国中医肾病专题学术讨论会通过的标准：①尿浊尿血、尿道不利。②口苦口干、或口臭黏腻。③咽喉肿痛或乳蛾增大。④便秘或大便不爽。⑤腰酸重、胀痛、叩击痛；按轻、中、重分别计为 1、2、3 分。

2. 湿热证分值的计算方法

　　IgA 肾病肾穿时的湿热证分值 = ∑ 肾穿时患者每个湿热症状的分值。

　　IgA 肾病的全病程湿热总分 = ∑ 每个湿热症状的分值（以患者最常发作的轻重程度为准）× 发作频率（按高、中、低、无，半量化为 3、2、1、0）× 病程（按发病年数计算，如 1 年内为 1 分，2 年为 2 分，依此类推）。

　　每个湿热症状最常发作的轻重程度和发作频率根据患者的门诊和住院病历记录以及患者本人对病史的描述来确定。

3. 观察项目及标准

　　（1）肾小球病变程度定量标准：参照《中华内科杂志》，1992，31：52。

　　（2）肾小球系膜增生度标准：轻度 1.0 分，轻 - 中度 1.5 分，中度 2.0 分，重度 3.0 分。

　　（3）肾小管间质病变程度定量标准：参照《中华内科杂志》，1992，31：52。

（4）免疫物沉积度定量标准：凡 IgG、IgM、IgA、C3、C4、HbsAg 在系膜区沉积为 + 计为 1.0 分，++ 计为 2.0 分，+++ 计为 3.0 分，++++ 计为 4.0 分。

4. 病例选择

（1）病例纳入标准：诊断符合 IgA 肾病的诊断标准，湿热辨证定量分值 > 0 分者，可纳入试验病例。

（2）病例排除标准：①红斑狼疮、紫癜性肾炎、肝硬化等继发性肾小球肾炎者。②凡不符合纳入标准，资料不全的患者。③病史和症状叙述不清的患者。

5. 一般资料　共 80 例，其中男 44 例，女 36 例；年龄 8~64 岁，平均年龄（34.19 ± 11.6）岁；病程为 1~11 年，平均病程（5 ± 0.57）年。其中肾穿时的湿热证分值大于 10 分者 33 例，肾穿时的湿热证分值小于 10 分者 47 例；有肉眼血尿者 29 例，无肉眼血尿者 51 例。均为福建中医学院附属人民医院和南京军区福州总医院的肾内科住院或门诊病人。肾穿刺活检病理组织的检定方法：在 B 超定位下经皮肤肾穿刺取肾组织的 2.5cm，经固定、脱水、包埋、切片及 HE、PAS、MAS 染色等，在光学显微镜下观察组织切片。

6. 统计学方法采用等级相关分析（spearman 法）

（二）结果

表 7-12-1　IgA 肾病肾穿时的湿热证分值、全病程湿热总分与肾穿刺活检病理组织病变程度的相关性分析

病变部位	肾穿时的湿热证分值		全病程的湿热总分	
肾小球病变度	0.124	>0.05	0.278	<0.05
小管间质病变度	0.221	<0.05	0.357	<0.01
系膜增生度	0.153	>0.05	0.334	<0.01
免疫沉积度	0.008	>0.05	0.435	<0.01

表 7-12-1 结果显示：除小管间质病变度与肾穿时的湿热证分值成显著等级相关外，肾小球病变度、系膜增生度、免疫沉积度无显著相关；而全病程的湿热总分与肾小球病变度、小管间质病变度、系膜增生度、免疫沉积度均成显著或非常显著等级相关。

（三）讨论

（1）湿热影响：IgA 肾病的预后及转归湿热可能标志细胞因子及炎症介质的活跃，造成肾实质的病理损伤。IgA 肾病公认的发病机理是，疾病的始发阶段是免疫复合物在肾脏不断沉积，直接损害肾小球。在此基础上，通过细胞因子及炎症介质的参与，最终导致肾小球损伤和产生临床症状，有人研究指出，湿热毒邪是影响肾小球疾病病程的主要病理因素，湿热病理的基础是免疫反应。

（2）肾穿时的湿热证分值与小管间质病变度成显著等级相关的意义：在本研究统计

中发现，肾穿时的湿热证分值与小管间质病变度成显著等级相关，而肾穿时的湿热证分值反映的就是机体当时的炎症状态。我们推测，可能是湿热证重时肾脏细胞因子及炎症介质活跃，造成肾小管和肾间质的急性损伤，其与慢性肾小管损害相叠加，从而使二者显示出相关性。此外，可能由于肾小管是肾脏调节水液代谢的关键部位，湿热是水湿运化失常的证候表现之一，所以，肾小管的损害容易表现为湿热证候。

（3）肾穿时的湿热证分值和全病程的湿热总分与肾脏病理的严重程度的关系及意义：全病程的湿热总分的研究是我们的一个初步尝试，虽然分值的估算尚嫌不够客观，但它反映的信息与肾穿时的湿热证分值相辅相成。中医理论认为，湿性黏滞，湿热病邪留连难去，但湿热程度并不是一直不变或逐渐加重的，而是时轻时重的，随着有无外感以及饮食起居、四时阴阳的改变而改变。但在多数情况下，肾穿病理却是个始终在不断加重和进展的过程，故肾穿前那一时刻的湿热证分值与肾穿刺活检病理组织的关系只能用来断定湿热证与肾组织的急性损伤的关系，而更能全面反映湿热证程度和肾病理二者之间关系的应是全病程湿热总分。

本研究多因素分析证实，全病程的湿热总分与肾小球病变度、系膜增生度、免疫沉积度、小管间质病变度呈显著或非常显著等级相关，表明湿热影响 IgA 肾病的病理过程，加重肾脏的损害，进而影响 IgA 肾病的预后及转归的观点，为临床治疗 IgA 肾病要坚持清热利湿的方法提供了一个有力的证据。而肾小球病变度、系膜增生度、免疫沉积度仅与全病程的湿热总分相关，而与肾穿时湿热分值不相关，其原因可能是炎症反应所导致的免疫复合物的形成和沉积在肾脏局部以形成对肾脏的损害需要一段时间的过程，所以与肾穿时湿热分值不同步而表现为相对的时间上的滞后。

［作者：阮诗玮、郑敏麟、王智等，发表于《中国中西医结合肾病杂志》2003,4（10）:583-584］

第十三节　保肾口服液治疗 IgA 肾病小鼠的实验研究

　　摘　要　目的：探讨保肾口服液对实验性 IgA 肾病小鼠的作用机制。方法：采用口服牛血清白蛋白及静注葡萄糖球菌肠毒素制成的小鼠 IgA 肾病模型，分析保肾口服液的作用机制。结果：保肾口服液大剂量组对降低小鼠尿红细胞计数最为明显；小鼠血清 IgA 含量组间比较未见显著性统计学差异；3 个剂量的保肾口服液治疗组比双嘧达莫治疗组肾组织 IgA 荧光强度弱，双嘧达莫治疗组比肾炎康复片组肾组织 IgA 荧光强度弱。3 个剂量的保肾口服液组 IgA 荧光强度比较未见明显变化；5 个治疗组肾小球轻度增大，系膜细胞和系膜基质增生的程度较病理组均轻，系膜细胞数较病理组少，毛细血管管腔受压不明显。结论：保肾口服液能降低 IgA 肾病小鼠尿红细胞，减少肾组织中 IgA 的沉积，抑制系膜细胞和系膜基质的增生。

关键词　保肾口服液；IgA 肾病；实验研究

保肾口服液是福建省人民医院肾内科多年努力研制出来治疗 IgA 肾病的有效方药，具有益气滋阴/清热利湿活血的功效。在治疗 IgA 肾病的长期临床应用中获得了显著疗效，本研究通过动物实验初步探讨保肾口服液防治 IgA 肾病的可能作用机制，报告如下。

（一）材料与方法

1. 实验动物　昆明雌性小鼠 79 只，SPF 级条件下饲养，体重 16~18g，中国科学院上海实验动物中心提供。随机分为正常对照组、模型组、保肾口服液大剂量组、保肾口服液中剂量组、保肾口服液小剂量组、双嘧达莫组、肾炎康复片组，正常对照组小鼠 9 只，其余各组分别为 12 只。

2. 药物　保肾口服液主要由益气养阴的药物（太子参、黄芪、桑椹、苦石莲、益母草、当归、茯苓、车前子、茜草等）组成，院内制剂，每 1ml 保肾口服液含生药 1.86g。双嘧达莫购自上海九福药业有限公司。肾炎康复片，购自天津同仁堂制药厂。

3. 主要试剂　牛血清白蛋白(BSA)，购自华美生物工程公司。葡萄球菌肠毒素(SEB)，购自军事医学科学院微生物流行病学研究所。IgA 放射免疫分析试剂盒，购自同济大学上海放射免疫分析技术研究所。尿液检测试纸，购自苏州第一制药厂。荧光抗体为 FITC 标记的羊抗小鼠 IgA 抗体，购自美国 Sigma 公司。

4. 主要仪器　美国产 CRYO-CUT Ò MICRO-TOME 型冰冻切片机，LEICA RM 2145 型石蜡切片机，NIKON B01-12-011 型荧光照相机。SN-682 放射免疫 γ 计数器，中国科学院上海原子核研究所日环仪器厂。日本 HITA CHI H-600 electron micros-cope 型透射式电子显微镜。

5. 模型制备　参照刘宏伟等报道的方法（刘宏伟参照 Emiancipator 和刘志红等报道的方法加以改良）：隔日口服含牛血清白蛋白（BSA）200mg/kg 体重（用 1% 盐酸酸化水稀释）的酸化水，在口服 BSA 的同时于第 6 周开始尾静脉注射 BSA 20mg/kg 体重，每日 1 次，连续 3 次，8 周时附加尾静脉注射葡萄糖球菌肠毒素（SEB）0.6mg/kg 体重，每周 1 次，连续 3 周，然后观察至第 12 周末。

6. 分组与用药　正常对照组：正常饲养观察。模型组：按上述方法造模，于第 6 周给予 0.1~0.6ml 自来水灌胃，至第 12 周末。保肾口服液小剂量组：按上述方法造模，于第 6 周给予 2.5ml/kg·d 体重保肾口服液（相当于 60kg 成人每 kg 用量的 5 倍）灌胃给药，至第 12 周末。保肾口服液中剂量组：按上述方法造模，于第 6 周给予 5ml/kg·d 体重保肾口服液（相当于 60kg 成人每 kg 用量的 10 倍）灌胃给药，至第 12 周末。保肾口服液大剂量组：按上述方法造模，于第 6 周给予 10ml/kg·d 体重保肾口服液（相当于 60kg 成人每 kg 用量的 20 倍）灌胃给药，至第 12 周末。双嘧达莫组：按上述方法造模，于第 6 周给予 15mg/kg·d 体重双嘧达莫（相当于 60kg 成人每 kg 用量的 10 倍）灌胃给药 5 至第12周末。肾炎康复片组：按上述方法造模，于第6周给予1.2g/kg·d体重肾炎康复片（相当于60kg成人每kg用量的10倍）灌胃给药，至第12周末。

7.检测项目和方法 尿红细胞计数(位相显微镜)。尿蛋白测定(SFP尿液检测试纸)。放射免疫分析法检测血清IgA合量。取1/2肾脏一块，用10%中性福尔马林液固定，24h后逐级乙醇脱水，二甲苯透明，60℃石蜡包埋，用于HE染色，观察肾组织形态学变化。新鲜肾组织切成小决（1mm³），用戊二醛固定，丙酮逐级脱水，树脂包埋，以超薄切片机切成厚50nm的超薄切片，经醋酸铀和柠檬酸铅等重金属电子染色后，置于电镜下观察。取1/2肾脏一块入液氮速冻，-70℃保存用于免疫荧光冰冻切片，肾小球IgA荧光染色采用直接法。

8.统计学处理 用SPSS10.0统计软件进行统计分析：根据实验设计和资料的类型分别采用T检验，秩和检验，方差分析。检验水准 α =0.05。

（二）结果

1.一般情况 静脉注射BSA缓冲液后，病理组和治疗组小鼠均有不同程度的精神欠佳、厌食等表现，经4~5天后基本恢复正常；在注射SEB后病理组和治疗组小鼠也有不同程度的精神欠佳、厌食等表现，注射4~5天后基本恢复正常，共有2只小鼠在灌胃时死亡，空白对照组小鼠精神状态一直良好（表7-13-1）。

表7-13-1 第12周末小鼠晨尿红细胞计数组间比较（只）

红细胞计数（HP）	正常组[1]	模型组④	大剂量组(四)	中剂量组¼	小剂量组½	双嘧达莫组¾	肾炎康复组⑧
++++	0	6	0	0	1	2	4
+++	0	6	0	2	2	5	2
++	0	0	5	3	2	2	3
+	0	0	7	6	7	3	2
-	9	0	0	0	0	0	0

注：经秩和检验组间有非常显著性差异 $P<0.001$ 。

2.保肾口服液对IgA肾病小鼠模型尿液的影响

（1）保肾口服液对IgA肾病小鼠模型尿蛋白的影响：小鼠与其他哺乳动物不同的是，在正常情况下从其尿液中能排出较多量的蛋白质（6.8~25.8mg/24h），各组小鼠治疗前经尿蛋白试纸检查均有蛋白尿+左右，静脉注射BSA缓冲液后的小鼠第二天经尿蛋白试纸检查均有蛋白尿++左右，到第3天经尿蛋白试纸检查蛋白尿又降为注射前水平+左右，后经多次尿蛋白度试纸检查各组小鼠尿蛋白均在+左右，各组之间治疗前后尿蛋白定性未见明显变化。

（2）保肾口服液对 IgA 肾病模型小鼠晨尿红细胞计数的影响：7 组小鼠尿红细胞计数经秩和检验有非常显著的统计学差异（$P<0.001$，见表 7-13-1）。组间两两比较显示：正常组和模型组小鼠尿红细胞计数比较有非常显著的统计学差异（$P<0.001$），表明模型组小鼠尿红细胞计数明显升高，实验模型复制成功。保肾口服液大剂量组、保肾口服液中剂量组、保肾口服液小剂量组、双嘧达莫组与模型组尿红细胞计数比较有明显减少（$P<0.001$ 和 $P<0.05$），肾炎康复片组与模型组尿红细胞计数比较未见明显差异（$P>0.05$），由表 7-13-2 中可以看到在 5 个治疗组中保肾口服液大剂量组对降低尿红细胞计数最为明显。

表 7-13-2 各组间尿红细胞计数两两比较

①与④	④与(四)	④与¼	°与½	°与¾	°与⑧	(四)与¼	»与½	»与¾	»与⑧	与½	¼与¾	¼与⑧	与¾	½与⑧	与⑧
Z −4.099	−4.295	−3.846	−3.442	−2.420	−1.580	−0.523	−0.491	−2.533	−2.702	−0.069	−1.943	−2.189	−1.676	−1.993	−0.509
P <0.001	<0.001	<0.001	<0.001	<0.05	>0.05	>0.05	>0.05	<0.05	<0.01	>0.05	>0.05	<0.05	>0.05	>0.05	>0.05

（3）保肾口服液对 IgA 肾病小鼠模型血清 IgA 含量的影响：小鼠血清 IgA 含量组间比较未见显著性统计学差异（$P>0.05$），模型组和正常组比较无显著性差异（$P>0.05$），模型组和其他各治疗组比较均无显著性差异（$P>0.05$），见表 7-13-3。

表 7-13-3 各组小鼠血清 IgA 含量比较（$x \pm s$）

	只	血清 IgA 含量（mg/100ml）
正常组	9	0.0198±0.01423
模型组	12	0.0280±0.2602***
大剂量组	12	0.0318±0.2406
中剂量组	11	0.0291±0.2175
小剂量组	12	0.0270±0.02547
双嘧达莫组	12	0.0333±0.3706
肾炎康复片组	11	0.0502±0.4756

注：F=1.027，$P>0.05$；和正常组比较 *$P<0.05$；和各治疗组两两比较 **$P>0.05$。

（4）保肾口服液对 IgA 肾病小鼠模型肾组织 IgA 荧光强度的影响：7 组小鼠肾组织 IgA 荧光强度经秩和检验有非常显著的统计学差异（$P<0.001$，见表 7-13-4）。组间两两比较有非常显著的统计学差异（$P<0.001$），表明模型组小鼠肾组织 IgA 荧光强度明显增强，实验模型复制成功。保肾口服液大剂量组、保肾口服液中剂量组、保肾口服液小剂量组、双嘧达莫组、肾炎康复片组与模型组肾组织 IgA 荧光强度比较有明显减弱（$P<0.001$、

$P<0.01$ 和 $P<0.05$），由表 2 中可以看到在 3 个剂量的保肾口服液治疗组比双嘧达莫治疗组肾组织 IgA 荧光强度弱，双嘧达莫治疗组比肾炎康复片组肾组织 IgA 荧光强度弱。3 个剂量的保肾口服液组 IgA 荧光强度比较未见明显变化，见表 7-13-5。

表 7-13-4 小鼠肾组织 IgA 荧光强度组间比较

IgA 荧光强度	正常组¹	模型组④	大剂量组(四)	中剂量组¼	小剂量组½	双嘧达莫组¾	肾炎康复组⑧
+++	0	7	0	0	0	1	1
++	0	3	2	3	3	4	7
+	0	0	8	7	7	5	2
−	10	0	0	0	0	0	0

注：经秩和检验组间有非常显著性差异 $P<0.001$。

表 7-13-5 各组间 IgA 荧光强度两两比较

	¹与④	④与(四)	④与¼	°与½	°与¾	°与⑧	(四)与¼	»与½	»与¾	»与⑧	与½	¼与¾	¼与⑧	与¾	½与⑧	与⑧
Z	−4.147	−3.788	−3.647	−3.647	−3.022	−2.768	−0.503	−0.503	−1.446	−2.644	−0.000	−1.009	−2.260	−1.009	−2.260	−1.147
P	<0.001	<0.001	<0.001	<0.001	<0.01	<0.05	>0.05	>0.05	>0.05	<0.05	>0.05	>0.05	<0.05	>0.05	<0.05	>0.05

（5）保肾口服液对 IgA 肾病小鼠模型的肾脏病理影响：光镜观察：正常组小鼠肾小球体积正常，系膜区不宽，系膜基质未见增加，袢开放尚好。模型组小鼠肾小球体积增大，系膜区明显增宽，系膜细胞轻、中度增生，系膜基质中度增生，保肾口服液大剂量组、保肾口服液中剂量组、保肾口服液小剂量组、双嘧达莫组、肾炎康复片组 5 个治疗组肾小球轻度增大，系膜细胞和系膜基质增生的程度较病理组均轻，系膜细胞数较病理组少，毛细血管管腔受压不明显。

电镜观察：正常组电镜显示肾小球系膜细胞增生不明显，毛细血管基底膜无明显病变，足突均匀分布，内皮细胞窗孔清晰。模型组：系膜细胞轻度增生，系膜基质增多，肾小球系膜区有少量电子致密物沉积，上皮细胞足突融合，肾小球毛细血管基底膜无明显病变。保肾口服液大剂量组、保肾口服液中剂量组、保肾口服液小剂量组、双嘧达莫组、肾炎康复片组 5 个治疗组肾小球毛细血管基底膜大致正常，系膜细胞和系膜基质增多不明显，未见电子致密物沉积。

（三）讨论

国内外学者根据 IgA 肾病的发病机制的不同环节，设计了多种 IgA 肾病模型，从不同侧面展示了 IgA 肾病的发病机制，为人们深入研究 IgA 肾病提供了实验依据和手段。我们选择了刘宏伟等隔日口服含牛血清白蛋白并尾静脉注射牛血清白蛋白，再附加尾静脉注射葡萄球菌肠毒素的方法，建立了以血尿为主要特征的小鼠 IgA 肾病模型。实验结果表明，模型组从第 6 周开始个别小鼠出现血尿，到实验结束时全部出现了血尿。小鼠与其他哺乳动物不同的是，在正常情况下能从其尿液中能排出较多量的蛋白（6.8~25.8mg/24h），各组小鼠治疗前经尿蛋白试纸检查均有蛋白尿 + 左右，静脉注射 BSA 缓冲液后的小鼠第 2 天经尿蛋白试纸检查均有蛋白尿 ++ 左右，到第 3 天经尿蛋白试纸检查蛋白尿又降为注射前水平 + 左右，直到实验结束经多次尿蛋白试纸检查各组小鼠尿蛋白均在 + 左右，各组之间治疗前后尿蛋白定性未见明显变化。小鼠尿蛋白的存在及变化与人类 IgA 肾病患者尿蛋白的发生、发展及变化不尽相同。本研究中小鼠的肾脏病理提示有系膜增生和系膜基质增多，免疫荧光染色显示 IgA 在肾小球系膜区呈线或块状沉积，实验结果基本符合文献的报道，从而提示该模型是成功的。7 组小鼠尿红细胞计数经秩和检验有非常显著的统计学差异（$P<0.001$，见表 7-13-1）。由表 7-13-2 中可以看到在 5 个治疗组中保肾口服液大剂量组对降低尿红细胞计数最为明显。现代医学对 IgA 肾病血尿产生的机制尚不清楚，药理研究表明车前子具有良好的止血尿作用，茜草活血止血，黄芪、太子参等益气止血，桑椹等滋阴止血，苦石莲等清热止血，益母草等活血止血，因此保肾口服液治疗血尿有效。从本实验来看，保肾口服液大剂量组效果最好，但保肾口服液治疗 IgA 肾病血尿的确切机制尚需进一步研究。

IgA 是外分泌系统中拮抗病毒或细菌抗原的主要免疫球蛋白，其功能是防止大量微生物、药物及环境抗原对机体造成损害。IgA 系膜沉积的来源究竟来自循环免疫复合物还是免疫复合物肾内原位产生，对此多年来始终存在争议。IgA 肾病患者系膜 IgA 沉积的原因至今仍然不明，但可能为发病机制的关键。IgA 肾病患者血清中 IgA 水平增高的发生率，各国报道不尽相同，我国 10%~30% 患者血清 IgA 增高。我们既往也观察到临床 IgA 肾病患者中 12.3% 血清 IgA 增高。本次实验小鼠血清 IgA 含量组间比较未见显著性统计学差异，而 7 组小鼠肾组织 IgA 荧光强度经秩和检验有非常显著的差异。由表 5 中可以看到 3 个剂量的保肾口服液治疗组比双嘧达莫治疗组肾组织 IgA 荧光强度弱，双嘧达莫治疗组比肾炎康复片组肾组织 IgA 荧光强度弱。3 个剂量的保肾口服液组 IgA 荧光强度比较未见明显变化。说明保肾口服液可以减少肾组织中 IgA 的沉积，但确切机制尚需进一步研究。

近 30 年来人们对 IgA 肾病的发病机制进行了许多深入的研究，但其发病机制迄今仍不明了，多种机制参与了原发性和继发性 IgA 肾病的发生。系膜细胞对 IgA 肾病的发病起重要作用，系膜细胞培养技术有助于我们进一步了解这些细胞的生理功能，以往认为在 IgA 肾病中系膜细胞仅作为无害旁观者的概念是错误的，系膜细胞积极参与 IgA 肾病的发病，光镜下主要表现为系膜细胞增生引起系膜增宽，系膜基质增加，随着病程进展，增生的系膜组织逐渐增多。正常组小鼠肾小球体积正常，系膜区不宽，系膜基质未见增加，袢开放尚好。模型组小鼠肾小球体积增大，系膜区明显增宽，系膜细胞轻、中度增生，系膜基质中度增生，保肾口服液大剂量组、保肾口服液中剂量组、保肾口服液小剂量组、双嘧达莫组、肾炎康复片组 5 个治疗组肾小球轻度增大，系膜细胞和系膜基质增生的程度较病理组均轻，系膜细胞数较病理组少，毛细血管管腔受压不明显。正常组电镜显示肾小球系膜细胞增生不明显，毛细血管基底膜无明显病变，足突均匀分布，内皮细胞窗孔清晰；模型组系膜细胞轻、中度增生，系膜基质增多，肾小球系膜区有少量电子致密物沉积，上皮细胞足突融合，肾小球毛细血管基底膜无明显病变；保肾口服液大剂量组、保肾口服液中剂量组、保肾口服液小剂量组、双嘧达莫组、肾炎康复片组 5 个治疗组肾小球毛细血管基底膜大致正常，系膜细胞和系膜基质增多不明显，未见电子致密物沉积。说明保肾口服液能抑制系膜细胞和系膜基质的增生。

[作者：吴竞、杨爱国、阮诗玮等，发表于《中医药学刊》2005,23（11）:1982-1985]

第十四节　益肾降浊冲剂治疗慢性肾衰竭的实验研究

　　摘　要　目的：探讨益肾降浊冲剂治疗慢性肾衰竭（CRF）的疗效和机制。方法：采用 5/6 肾切除大鼠 CRF 模型，随机分为模型组、大黄治疗组、益肾降浊冲剂大、小剂量治疗组，观察各组 Scr、BUN、Ch、TG、MDA、SOD 和肾脏常规病理及超微结构改变。结果：大黄组和益肾降浊冲剂大、小剂量组肾脏病理均显著轻于模型组，而其中益肾降浊冲剂大、小剂量组病变最轻（$P<0.01$ 及 $P<0.05$），血浆 Scr、BUN、Ch、MDA、SOD 的结果同前。肾脏超微结构的改变与光镜下观测的肾脏病理结果相同，益肾降浊冲剂组的病变最轻，线粒体形态无明显改变。结论：益肾降浊冲剂可以延缓 CRF 的进展，作用强于单味大黄；其机制可能是减少自由基，保护和改善线粒体功能。

　　关键词　益肾降浊冲剂；慢性肾衰竭；自由基；线粒体

　　中医药在治疗和延缓慢性肾衰竭（CRF）进展方面近年取得了较多成就，特别是大黄的作用，更是得到公认，说明中医药在这方面大有可为。益肾降浊冲剂是笔者在长期治疗 CRF 中总结出来的经验方。我们从 1985 年以来对益肾降浊冲剂开展了系统的临床研究工作，已观察 1000 多人次，并对其中 186 例资料完整的病例进行了总结，其疗效相对肯定，显效率 54%，总有效率 85%。本项研究通过 5/6 肾大部切除建立 CRF 动物模型，对比了益肾降浊冲剂与大黄治疗 CRF 的疗效，并初步探讨了机制。

（一）材料与方法

1. 实验材料

　　（1）动物：选用健康的清洁级 SD 雄性大鼠 40 只，购自中科院上海动物饲养中心，体重 180~220g，用含蛋白 19% 的块状饲料喂养，自由饮水进食。

（2）药物：益肾降浊冲剂主要由生黄芪、太子参、白术、茯苓、当归、桑椹、桑寄生、玉竹、益母草、陈皮、六月雪、大黄等药物组成，用水提2次，每次1.5h，醇提至稠膏状，加入糊精、糖制粒，干燥，每克含原生药1g，由福建中医学院附属人民医院制剂室协助制剂。

2. 实验方法

（1）实验分组和模型制作：先以平衡饲料喂养5d，待适应环境后随机分出32只，在腹腔麻醉（氯胺酮100mg/kg）下，取腹卧位，在背部手术区常规消毒、铺巾，沿肋脊角行左背部斜切口1.5~2.0cm，用左手食指从腹侧往切口托出左肾，充分暴露肾脏后，分离肾周脂肪囊，迅速弧形切除左肾上、下极皮质，共占左肾皮质的2/3，立即往肾脏切除面滴一滴凝血酶并马上以明胶海绵压迫止血片刻，复位肾脏，缝合各层组织；1周后行右肾摘除。另外8只按上述手术程序进行，但不切除肾脏，为正常对照组。切除肾脏的32只大鼠在术后1个月随机分为模型组、大黄治疗组、益肾降浊冲剂大剂量治疗组、益肾降浊冲剂小剂量治疗组，每组8只。

（2）治疗方法：益肾降浊冲剂大剂量组每日灌服益肾降浊冲剂20g/kg；益肾降浊冲剂小剂量组每日灌服益肾降浊冲剂10g/kg；大黄组灌服大黄中药配方颗粒0.21g/kg（相当于生药0.5g，由广东一方药业有限公司生产，生产批号：020167）。以上药物均用2.5ml蒸馏水溶解后灌胃，正常对照组及模型组灌服等量蒸馏水。各组按以上方法分别进行治疗，持续2个月后处死，采集标本，进行相应各指标的检测。

（3）标本的采集和处理血：采集前1d使大鼠空腹，用眼球采血法采集4ml非抗凝血，静置1h，2000r/min离心15min，取出血清备作肾功能检查。

肾组织：动物采血后迅速采取左肾，先切出一条直径约1mm的皮质，立刻用4℃的3%戊二醛-1.5%多聚甲醛-0.1mmol/L磷酸盐缓冲液（pH=7.2）固定后再切细为1mm³的小块，放入装有电镜固定液的小瓶中保存，备做电镜检查；其余的肾脏组织沿纵轴一分为二，放入甲醛水溶液中固定，备做光镜检查。

3. 观察项目和检测方法

（1）肾功能及MDA、SOD检测：① Scr用速率法测定；BUN用尿酶法测定；血清总胆固醇（TC）、甘油三酯（TG）采用酶法。② MDA采用硫代巴比妥酸（TBA）比色分析法，单位为nmol/ml；SOD采用黄嘌呤氧化酶法，单位为nU/ml，试剂选用南京建成生物工程研究所生产的MDA和SOD测试盒。

（2）肾组织损伤的半定量分析：经固定后的肾脏标本，经常规梯度脱水，石蜡包埋，切出2~3μm厚的切片，做HE、PAS、MAS染色，试剂用迈新公司的产品，采用双盲法，由南京军区福州总医院病理科医生进行阅片。①肾小球病变积分评定标准 参照Purkerson等对肾小球病变组织学的分级标准，分为以下五级记分。0分：无任何病变；1分：轻度系膜增生—系膜区增生不超过毛细血管直径；2分：中度系膜增生—系膜区增生宽度超过毛细血管直径，并压迫毛细血管；3分：重度系膜增生（重度系膜区严重压迫和毛细血管破坏，出现结节状或团块状），并伴节段血管塌陷和硬化；4分：肾小球球性硬化。每张切片连续观察 30 个肾小球，并分别归入上述 5 个等级。病理积分计算方法为各级病变肾小球个数乘以相应级数之和，再除以肾小球总个数（1/30 ∑ 各个等级肾小球 × 该级分数）。②肾小管病变积分评定标准（参照 Kata-fuchi 积分标准）：A. 肾小管间质病变积分：每张片观察肾皮质总的肾小管间质病变（间质炎症细胞浸润、间质纤维化、肾小管萎缩），以病变所占皮质肾组织的面积计算（0 分：无；1 分：< 25%；2 分：25%~50%；3 分：> 50%）。B. 血管病变积分：按血管病变（管壁增厚、透明度）所占百分比计算（0 分：无；1 分：< 10%；2 分：10%~25%；3 分：> 25%）。C. 肾小管病变积分 = 间质炎症细胞浸润积分 + 间质纤维化积分 + 肾小管萎缩积分 + 血管管壁增厚积分 + 血管透明变积分。

（3）肾脏超微结构：肾脏标本在 4℃的 3% 戊二醛 -1.5% 多聚甲醛 -0.1mmol/L 磷酸盐缓冲液（pH=7.2）前固定 4h 后，经缓冲液漂洗后用 4℃的 1% 锇酸后固定 1.5h，再漂洗后用系列酒精、丙酮脱水，环氧树脂 618 包埋。经半薄切片定位，超薄切片 60nm，用醋酸铀、枸橼酸铅染色，置 Hu-12A 型透射电镜 75kV 下观察摄片。由福建医科大学电镜室协助完成。

4. 统计学方法 测定数据以（$x \pm s$）表示。计量资料组间比较采用 t 检验。

（二）结果

1. 各组肾功能比较 模型组 BUN、Scr 显著升高，说明本实验造模成功；益肾降浊冲剂大、小剂量组、大黄对照组 BUN、Scr 均显著低于模型组，可见均有治疗作用，其中益肾降浊大、小剂量组又显著低于大黄组（$P<0.05$ 或 $P<0.01$）。见表 7-14-1。

2. 各组 MDA、SOD 比较 模型组 MDA 显著升高，SOD 显著降低，说明 CRF 大鼠血浆自由基增多。益肾降浊冲剂大、小剂量组、大黄对照组、MDA 均显著低于模型组，SOD 均显著高于模型组；而其中益肾降浊大、小剂量组 MDA 又显著低于大黄组，SOD 又显著高于大黄组；$P<0.01$，说明益肾降浊冲剂能有效减少 5/6 肾切除 CRF 大鼠血浆自由基（见表 7-14-1）。

表 7-14-1 肾功能和 MDA、SOD（$\bar{x} \pm s$）

组别	BUN(mmol/L)	Scr（μmol/L）	Ch(mmol/L)	TG（mmol/L）	MDA（nmol/ml）	SOD（nU/ml）
假手术组	5.69±0.80*	55.77±6.17**	1.03>±0.161*	1.3>±0.31>	5.00±0.90**	194.39±5.56**
模型组	42.57±17.38	211.60±45.56	2.636±0.622	1.335±0.339	12.15±1.138	103.31±19.43
大黄组	18.63±4.98**	127.45±10.76**	1.924±0.331*	1.860±1.135	9.27±0.94**	144.59±11.94**
小剂量组	12.65±2.40**△	105.38±13.35**△△	1.66±0.552*△△	1.059±0.213	6.91±0.96**△△	165.88±7.32**△△
大剂量组	12.12±2.37**△△	92.59±6.72**△△	1.539±0.233*△	1.168±0.310	6.80±0.68**△△	163.08±8.52**△△

注：与模型组比较，$P<0.05$，$P<0.01$；与大黄组比较，$P<0.05$，$P<0.01$（下同）。

3. 各组肾脏外观变化 假手术组肾脏外观无异常；模型组动物残肾缩小，失去正常的肾脏形态，呈苍白色，包膜紧张，表面不平呈结节状、质地坚硬，肾皮质萎缩，皮髓质分界不清；益肾降浊冲剂大、小剂量组和大黄组残肾病变均较轻，大、小剂量组又轻于大黄组。

4. 光镜下各组肾脏组织病理变化的比较 模型组病变最重，益肾降浊冲剂大、小剂量组、大黄对照组较轻，其中益肾降浊大、小剂量组最轻。各组之间肾小球病变积分和肾小管病变积分均有统计学差异（$P<0.01$）（见表7-14-2）。

表 7-14-2 肾小球和肾小管病变积分（$\bar{x}\pm s$）

组别	肾小球病变积分	肾小管病变积分
假手术组	0.23±0.201**	0.50±0.53**
模型组	2.19±0.430	8.63±2.00
大黄组	1.42±0.312**	4.88±1.3**
小剂量组	1.00±0.337** △	2.00±1.20** △△
大剂量组	1.09±0.210** △	1.63±1.06** △△

5. 肾脏超微结构变化的比较

（1）假手术组：肾小管毛细血管腔通畅，系膜区见有系膜细胞及基质，足细腻足突清晰，肾小球囊腔通畅。肾小管无萎缩，上皮细胞结构正常，核呈圆形，胞浆内见大量线粒体，板状嵴平行排列，此外还有少量粗面内质网及溶酶体，细胞表面有多少不等的微绒毛。

（2）模型组：见4个肾小球，1个肾小球硬化，毛细血管均已闭塞；1个肾小球见系膜区扩大较明显，系膜细胞及基质均有明显增生，有的区域见系膜插入现象，部分毛细血管腔狭窄甚至闭塞，部分足细胞足突融合；2个肾小球表现为系膜区轻度扩大，系膜细胞及基质轻度增生，毛细血管多数通畅。部分肾小管萎缩，多数上皮细胞水肿，部分线粒体嵴型肿胀，间质胶原纤维增生较明显，并伴有淋巴细胞及单核细胞浸润。

（3）大黄对照组：见3个肾小球，仅1个肾小球部分节段硬化数其余部分毛细血管较通畅，有的毛细血管有轻度狭窄。系膜区轻~中度扩大，系膜细胞及基质轻~中度增生，偶有"插入"，少数足突融合。多数肾小管未见有明显萎缩，部分肾小管上皮细胞水肿，少数细胞线粒体肿胀。间质见少量炎症细胞浸润，胶原纤维轻度增生。

（4）益肾降浊冲剂治疗组：见3个肾小球，多数毛细血管腔通畅，少数狭窄。系膜区轻度扩大，系膜细胞及基质均轻度增生，未见"插入"等改变，少数足突融合。多数肾小管无明显萎缩，少数上皮细胞水肿，仅极个别线粒体肿胀。间质胶原纤维增生不明显，极少量炎症细胞浸润。

（三）讨论

在生物体内，90% 以上的氧分子在线粒体中被消耗。由于呼吸链的电子漏，在正常生理情况下，其中约有 2% 不是用来生成 ATP，而是生成了活性氧。而细胞在超负荷或高代谢状态下时，电子漏大大增加，从而导致活性氧剧增。当超过了细胞内的抗氧化体系的承受能力，活性氧就氧化线粒体膜上的不饱和脂肪酸链、功能蛋白和线粒体 DNA，从而导致线粒体功能缺陷，呼吸效率降低，电子漏增加，活性氧产生更多，从而形成一个恶性循环。

细胞培养实验证明，活性氧在 nmol 水平时促进细胞增生，μmol 水平时导致细胞凋亡，mmol 水平时导致细胞损伤和死亡。CRF 时残存肾单位的过度负荷导致的高代谢是 CRF 进行性恶化的重要机制之一，高代谢使氧自由基增多，导致残余的健全肾单位经历了正如上述所说的一个从增生肥大到死亡萎缩的不断进展恶化的过程。

Schrier 等认为，残余肾单位肾小管的高代谢水平是造成 CRF 进行性恶化的重要机理之一，因而于 1988 年提出了肾小管高代谢学说。这个学说的主要论点是肾小管在 CRF 的发生中与发展中，并非处于被动的代偿性适应以及单纯受损状态，而是积极参与了肾功能持续减退的病理过程。实验资料证明，患者丧失大量肾单位后，每个肾单位的平均耗氧量明显增加，组织内 RNA、DNA 及蛋白质合成能力增加，反映 CRF 时残余肾单位处于高代谢状态。肾脏组织的形态变化表现为近曲小管上皮细胞肥大和增生，远曲小管细胞表面积扩展。

一些资料表明，CRF 时残余肾单位钠滤过负荷增加，引起小管内 Na^+ 转运增多及小管上皮细胞内 Na+ 浓度增高，因而刺激小管基底和小管细胞内的 Na^+-K^+-ATP 酶活化和线粒体合成 ATP 明显增加。为合成足量的 ATP，线粒体超负荷工作，结果是造成了氧化磷酸化效率的降低和自由基产生的增多，而增多的自由基导致功能细胞的增生和残余肾单位的肥大，而当自由基增多超过细胞的调节能力时，则出现功能细胞的凋亡和肾单位的硬化。

5/6 肾切除大鼠虽然切除的是肾皮质（主要为肾小球），但肾小球被毁损的肾单位也就丧失了滤过功能而成为废弃的肾单位；残存的肾单位必须担负起整个肾的功能，所以残存的肾单位的小管必然是高代谢的。本实验研究中模型组大鼠肾脏组织超微结构显示，CRF 时肾小管细胞线粒体出现形态异常，提示肾小管高代谢小管细胞线粒体产生的过量自由基损伤了线粒体自身，而这极可能是引起小管细胞凋亡的主要原因和起始环节。

现代研究表明，中药大黄能延缓 CRF 的进展，其疗效确切。其药理机制就是大黄的有效成分大黄素、大黄酸和芦荟大黄素对线粒体呼吸链电子传递有抑制作用，从而抑制了肾脏高代谢，减少自由基的产生，从而起到保护肾脏的作用。

袁发焕采用 ESR 方法检测，发现大鼠 5/6 行肾切除 30 天后，残余肾组织总自由基含量显著增高，而同时给予抗自由基药物（大剂量 VitE）组的大鼠的残余肾单位自由基显著降低，且肾小球和肾小管的纤维化程度显著减轻并在另一研究中认为，CRF 血浆脂质过氧化物残肾组织的相应指标相关非常显著。

益肾降浊冲剂组方中除大黄外，还含有多种改善线粒体呼吸功能和清除自由基的中药，如黄芪、太子参、白术等各药均能改善细胞线粒体的功能，提高线粒体呼吸控制率，清除自由基。本实验研究表明，益肾降浊冲剂可以减少自由基，改善肾功能和肾脏病理，能明显减轻线粒体形态异常，其作用强于单味大黄；推测是由于本冲剂的药理作用是由于同时具有上述 3 个途径——降低肾脏高代谢、提高线粒体氧化磷酸化效率和有效清除产生的自由基，协同减少自由基对肾脏的损害的结果。

[作者: 阮诗玮、郑敏麟、陈建等,发表于《中国中西医结合肾病杂志》2003,4(09):506-509]

第十五节　益肾降浊冲剂对慢性肾衰竭肾脏的保护作用及其对与肾脏自由基、肾小管 Caspase-3 和 Caspase-9 表达的影响

　　摘　要　目的：探讨益肾降浊冲剂减缓慢性肾衰竭（CRF）的恶化进程是否通过减少活性氧，并抑制线粒体介导的肾小管细胞凋亡实现的。方法：采用 5/6 肾切除大鼠 CRF 模型，随机分为模型组、大黄素组及益肾降浊冲剂大、小剂量组，观察肾脏病理改变、测定各组尿素氮（BUN）、肌酐（Scr）、总胆固醇（TC）、甘油三酯（TG）、超氧化物歧化酶（SOD）、丙二醛（MDA）的表达水平，以及利用免疫组化观察肾脏组织的 Caspase-3 和 Caspase-9 的表达情况。结果：大黄素组和益肾降浊冲剂大剂量组 BUN、Scr、TG、MDA 的表达水平和 Caspase-3 与 Caspase-9 的 IOD 值均显著低于模型组（$P < 0.01$），SOD 显著高于模型组（$P < 0.01$）；HE 染色下观察肾脏细胞，模型组的病变最重；益肾降浊冲剂大剂量组的病变最轻；大鼠肾组织自由基的水平与 Scr、BUN 呈显著正相关，并与肾脏病理、肾小管上皮细胞 Caspase-3 和 Caspase-9 的表达量相一致。结论：益肾降浊冲剂可能通过减少和清除产生的活性氧保护肾小管线粒体，从而最大限度地减少肾小管的细胞凋亡，起到治疗 CRF 的作用。

　　关键词　益肾降浊冲剂；慢性肾衰竭；肾小管；活性氧；线粒体；Caspase-3；Caspase-9

　　现代医学认为，对水液（包括水、电解质、代谢废物）的排泄调节是肾的功能，肾小管的重吸收和排泄功能在其中起着关键作用,此二者均为主动转运，是一个耗能的过程，由肾小管上皮层细胞内线粒体生成的 ATP 提供能量。线粒体生成 ATP 的同时，也生成了活性氧（reactive oxygen species, ROS），线粒体既是细胞各种活动所需能量的提供者，也

是细胞凋亡的主开关。

残余肾单位肾小管的高代谢水平是造成慢性肾衰竭（chronic renal failure，CRF）进行性恶化的重要机制之一，越来越受到医学界的重视。CRF肾小管的高代谢产生了过量的ROS，通过线粒体启动了小管上皮细胞凋亡，导致了肾小管萎缩和间质纤维化，其机制正被越来越多的研究者所阐明。

笔者前期曾采用5/6肾切除大鼠CRF模型，同时用大黄作为治疗对照组，观测用益肾降浊冲剂治疗CRF的疗效，并初步探讨CRF"肾小管高代谢学说"的深层机制和益肾降浊冲剂作用机制。发现模型组的肾脏的病理和超微结构损伤最重，线粒体肿胀明显，且血浆丙二醛（cmalondial-dehyde，MDA）水平显著增高，超氧化物歧化酶（superoxide dismutase，SOD）水平显著降低，而经益肾降浊冲剂干预，以上改变能明显减轻。本研究在此前对益肾降浊冲剂治疗5/6肾大部切除术CRF大鼠实验结果的基础上，继续观测益肾降浊冲剂对5/6肾大部切除术CRF大鼠的肾脏组织SOD、MDA，以及Caspase-3和Caspase-9的表达的影响；基于活性氧、线粒体介导的细胞凋亡途径，对益肾降浊冲剂的药物作用靶点和药理机制进行进一步的深入探讨。

（一）材料

1. 动物　选用健康的清洁级SD雄性大鼠60只，体重180~220g，7周龄，购自上海斯莱克实验动物有限责任公司，合格证号：2015000535181，许可证号：SCXK（沪）2012-0002，用含蛋白19%的块状饲料喂养，自由饮水进食。

2. 药物　益肾降浊冲剂购自福建中医药大学附属人民医院，药物组成：生黄芪30g，太子参15g，白术15g，茯苓15g，玉竹15g，当归15g，桑椹15g，桑寄生15g，怀牛膝15g，丹参15g，山楂15g，陈皮15g，大黄15g，六月雪15g，车前子15g。大黄素（货号：E8390）购自北京索莱宝科技有限公司。益肾降浊冲剂用水提2次，每次1.5h，醇提至稠膏状，每克含原生药1g，由福建中医药大学附属人民医院制剂室协助制剂。

3. 仪器　酶标仪（美国Bio-Tek公司）；生物石蜡包埋机（孝感亚光医用电子技术公司）；半自动石蜡切片机（德国MICROM公司）；生物组织烤片机（孝感亚光医用电子技术公司）；显微镜用数码相机等（日本Nikon公司）；高速离心机（美国艾本德公司）。

4. 试剂　SOD试剂盒（货号：A001-3-2）及MDA试剂盒（货号：A003-3-1）购自南京建成生物工程研究所，苏木素（货号：H8070）及伊红染液（货号：G1100）购自北京索莱宝科技有限公司，Caspase-3（货号：ab197202）及Caspase-9（货号：ab219590）购自Abcam公司，SABC三步法试剂盒（货号：SA1022）及DAB显色试剂盒（货号：AR1000）购自武汉博士德生物工程有限公司。

（二）方法

1. 分组和模型制作　先以平衡饲料喂养7天，待适应环境后随机分出48只，在腹腔麻醉（戊巴比妥钠 30mg/kg）下，取腹卧位，在背部手术区常规消毒、铺巾，沿肋脊角行左背部斜切口 1.5~2.0cm，用左手食指从腹侧往切口托出左肾，充分暴露肾脏后，分离肾周脂肪囊，迅速弧形切除左肾上、下极皮质，共占左肾皮质的 2/3，立即往肾脏切除面滴一滴凝血酶并马上以明胶海绵压迫止血片刻，复位肾脏，缝合各层组织；1 周后行右肾摘除。另外 12 只按上述手术程序进行，但不切除肾脏，为假手术组。切除肾脏的 48 只大鼠在术后 1 个月随机分为模型组、大黄素组及益肾降浊冲剂大小剂量组，每组 12 只。

2. 治疗方法 益肾降浊冲剂大、小剂量组每日分别灌服益肾降浊冲剂 18、6g/kg；大黄素组灌服大黄素 500mg/kg；以上药物均用 2.5ml 蒸馏水溶解后灌胃，假手术组及模型组灌服等量蒸馏水。治疗 2 个月后处死，采集标本，进行相应各指标的检测。

3. 标本的采集和处理 血：采集前 1 天使大鼠空腹，用眼球采血法采集 4ml 非抗凝血，静置 1h，1500r/min 离心 15min，取出血清备做肾功能检查。肾组织：动物采血后迅速摘取左肾，沿纵轴一分为二，放入 4% 多聚甲醛水溶液中固定，备做光镜检查。

4. 检测指标

（1）肾功能及 MDA、SOD 检测：Scr 用速率法测定；BUN 用尿酶法测定；血清总胆固醇（TC）、甘油三酯（TG）采用酶法。MDA 采用硫代巴比妥酸（TBA）比色分析法，单位为 nmol/ml；SOD 采用黄嘌呤氧化酶法，单位为 U/ml。

（2）肾组织光镜检查：经固定后的肾脏标本，经常规梯度脱水，石蜡包埋，切出 4μm 厚的切片，做 HE，检测肾脏病变。

肾脏病变包括：①肾小球有无萎缩，系膜基质增多，纤维化。②肾小管腔有无扩张，上皮细胞有无变性、坏死，管腔内有无管型。③间质有无炎症、纤维组织增生。④血管壁增厚程度。根据病变轻重程度分别记为轻微"0.5 分、±"，轻度"1 分、+"，中度"2 分、++"，重度"3 分、+++"，极重度"4 分、++++"，无明显病变部位为"0 分"。累加所有分数，并计算出每组每只动物的均分，计算肾脏病变指数，每组每只动物均分 = 该组各只动物病变的总得分 / 该组动物数量。

（3）免疫组化检查：采用 SP 法。将肾组织石蜡切片脱蜡至水，用柠檬酸缓冲液（pH=6.0），进行微波抗原修复，高火 1min，间歇 1min，反复 3 次。冷却至室温，山羊血清封闭 20min，兔抗 Caspase-3（1∶150）4℃过夜。滴加二抗 A 放置 20min，后 PBS 洗 3 次，每次 5min，滴加二抗 B 放置 30min，PBS 洗 3 次，每次 5min。用 DAB 显色，苏木素复染、封片。阴性对照以 PBS 代替一抗作阴性对照。结果判断以胞浆呈棕色颗粒为阳性。Caspase-9 的操作步骤同 Caspase-3。

（三）统计方法

结果采用 SPSS 22.0 软件包进行统计学分析，实验数据以（$\bar{x}\pm s$）表示，多组数据分析采用单因素方差分析，以 $P < 0.05$ 为差异有统计学意义。

结果

1. 肾功能与自由基

（1）肾功能：见表 7-15-1。模型组 BUN、Scr、TC、TG 显著升高（$P < 0.01$），说明本实验造模成功；益肾降浊冲剂大剂量组、大黄素组 BUN、Scr、TG 均显著低于模型组（$P < 0.01$），可见以上两组有治疗作用。

（2）MDA、SOD：见表 7-15-1。模型组 MDA 显著升高（$P < 0.01$），SOD 显著降低（$P < 0.01$），说明 CRF 大鼠的肾组织自由基增多。与模型组比较，益肾降浊冲剂大剂量组、大黄素组 MDA 显著降低（$P < 0.01$），SOD 显著升高；益肾降浊大剂量组效果优于大黄素组（$P < 0.01$）。

表 7-15-1　各组大鼠肾功能和肾组织 MDA、SOD 比较（$\bar{x} \pm s$, $n=12$）

组别	BUN (mmol/L)	Scr (μmol/L)	CHOL (mmol/L)	TG (mmol/L)	SOD (U/ml)	MDA (nmol/ml)
假手术组	7.42±0.92	41.56±10.80	2.27±1.77	0.57±0.15	114.67±20.34	0.07±0.03
模型组	18.63±2.67**	120.96±20.43**	2.30±0.41	1.23±0.41**	30.61±10.24**	1.26±0.32**
大黄素组	16.33±1.95**△△	95.88±10.88**△△	2.65±1.40	0.69±0.44**△△	57.81±13.18**△△	0.86±0.11**△△
益肾降浊冲剂小剂量组	18.47±2.25	114.08±19.51	2.48±0.70	0.77±0.46	36.96±15.95	1.02±0.14
益肾降浊冲剂大剂量组	14.23±1.76△△▲	82.40±8.35△△▲▲	2.85±0.72	0.72±0.13△△	85.31±17.83△△▲▲	0.57±0.17△△▲▲

注：与假手术组比较，*$P<0.05$，**$P<0.01$；与模型组比较，△△$P<0.01$；与大黄素组比较，▲$P<0.05$，▲▲$P<0.01$。表 7-15-3～表 7-15-4 同。

表 7-15-2　各组肾组织 MDA、SOD 与血浆 BUN、Scr 相关性比较

指标	相关性	BUN	Scr
SOD	r	−0.77	−0.82
	P	< 0.01	< 0.01
MDA	r	0.83	0.82
	P	< 0.01	< 0.01

（3）MDA、SOD 与 BUN、Scr 之间的相关性分析：见表 7-15-2。SOD 和 BUN、Scr 之间呈现显著的负相关性，相关系数 r 分别为 −0.774 和 −0.819，MDA 和 BUN、Scr 之间呈现显著的正相关性，相关系数 r 分别为 0.836 和 0.822。

2. 各组肾脏外观变化　假手术组肾脏外观无异常；模型组动物残肾组织缩小，失去正常的肾脏形态，呈苍白色，包膜紧张，表面不平呈结节状、质地坚硬，肾皮质萎缩，皮髓质分界不清；益肾降浊冲剂小剂量组的肾脏残余肾组织形态与模型组类似，益肾降浊冲剂大剂量组和大黄素组残肾病变均较轻，益肾降浊冲剂大剂量组又轻于大黄素组。

3. 光镜下各组大鼠肾组织病理变化　见图 7-15-1。假手术组：肾小球未见充血，肾小球囊腔通畅。肾小管无萎缩，上皮细胞结构正常。模型组：肾小球见系膜区扩大较明显。部分肾小管萎缩，多数上皮细胞浊肿，部分肾小管中可见蛋白管型。肾小球周围伴有大量淋巴细胞及单核细胞浸润。大黄素组：肾小球代偿性增大。系膜区轻~中度扩大，系膜细胞及基质轻~中度增生。多数肾小管未见有明显萎缩，部分肾小管上皮细胞浊肿。间质见少量炎症细胞浸润。益肾降浊冲剂小剂量治疗组：肾小球见系膜区扩大较明显。肾小管细胞边界模糊，多数上皮细胞浊肿，部分区域伴有淋巴细胞及单核细胞浸润。益肾降浊冲剂大剂量治疗组：系膜区轻度扩大，系膜细胞及基质均轻度增生。肾小管上皮细胞轻度肿胀。间质纤维化不明显，极少量炎症细胞浸润。

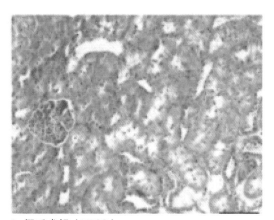

A. 假手术组（X200）

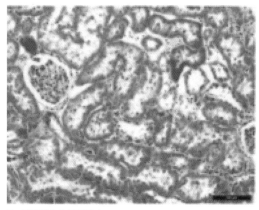

B. 模型组（X200）

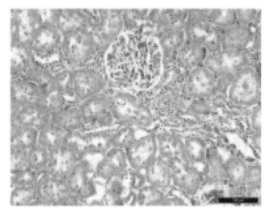

C. 大黄素组（X200）

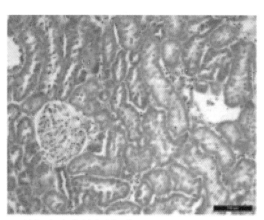

D. 益肾降浊冲剂小剂量组（X200）

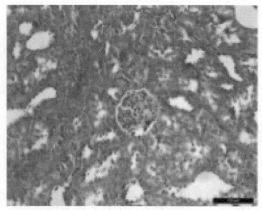 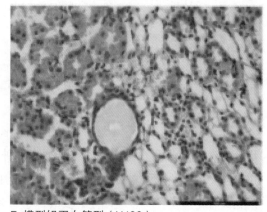

E. 益肾降浊冲剂大剂量组（X200）　　　　F. 模型组蛋白管型（X400）

图 7-15-1　光镜下大鼠肾组织病理变化

4. 各组肾脏组织病变指数的比较　见表 7-15-3。与假手术组比，模型组大鼠肾脏病变指数明显升高（$P < 0.01$）；与模型组比，益肾降浊冲剂大剂量组、大黄素组大鼠肾脏病变指数明显降低（$P < 0.01$）。

表 7-15-3　各组大鼠肾脏病变指数的影响（$\bar{x} \pm s$, $n=12$）

组别	病变指数
假手术组	0.58±0.52
模型组	8.75±0.84**
大黄素组	4.21±1.18**△△
益肾降浊冲剂小剂量组	8.00±1.61
益肾降浊冲剂大剂量组	2.58±0.60△△▲▲

5. 各组肾组织免疫组化结果的比较　见表 7-15-4、图 7-15-2、图 7-15-3。Caspase-3 和 Caspase-9 位于胞浆，呈棕黄色小颗粒状，主要在肾小管中呈现阳性反应。Caspase-3、Caspase-9 模型组和益肾降浊冲剂小剂量组表达量最多，大黄对照组表达较少，益肾降浊大剂量组表达最少。与假手术组比较，模型组 Caspase-3、Caspase-9 显著升高（$P < 0.01$）；与模型组比较，大黄素组及益肾降浊冲剂大剂量组 Caspase-3、Caspase-9 表达均显著降低（$P < 0.01$）；且益肾降浊冲剂大剂量组更低（$P < 0.01$）。

表 7-15-4　各组大鼠 Caspase-3 和 Caspase-9 积分光密度值（IOD）比较（$\bar{x} \pm s$, $n=12$）

分组	Caspase-3	Caspase-9
假手术组	6150.7±1447.2	30936.1±8209.8
模型组	20752.6±4428.8**	146452.9±22297.0

续表

分组	Caspase-3	Caspase-9
大黄素组	16569.3±1730.7**△△	102406.9±13188.9**△△
益肾降浊冲剂小剂量组	19776.9±3290.5	139226.8±16363
益肾降浊冲剂大剂量组	13455.2±1988.0△△▲▲	78011.8±21675.6△△▲▲

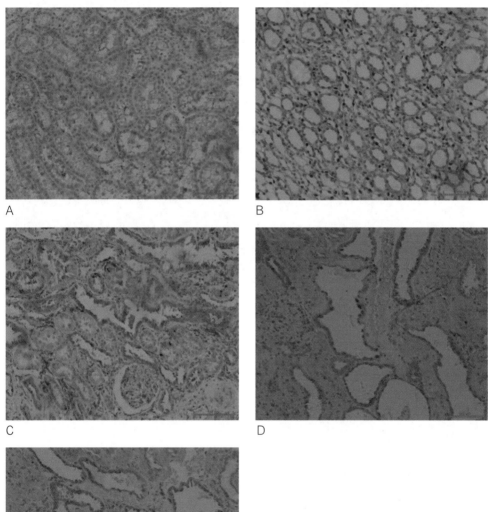

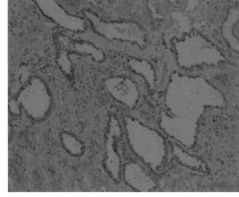

图 7-15-2　各组大鼠肾组织 Caspase-3
免疫组化图片（sp x200）

注：A. 假手术组；B. 模型组；C. 大黄素组；D. 益
肾降浊冲剂小剂量组；E. 益肾降浊冲剂大剂量
组。图 7-15-3 同。

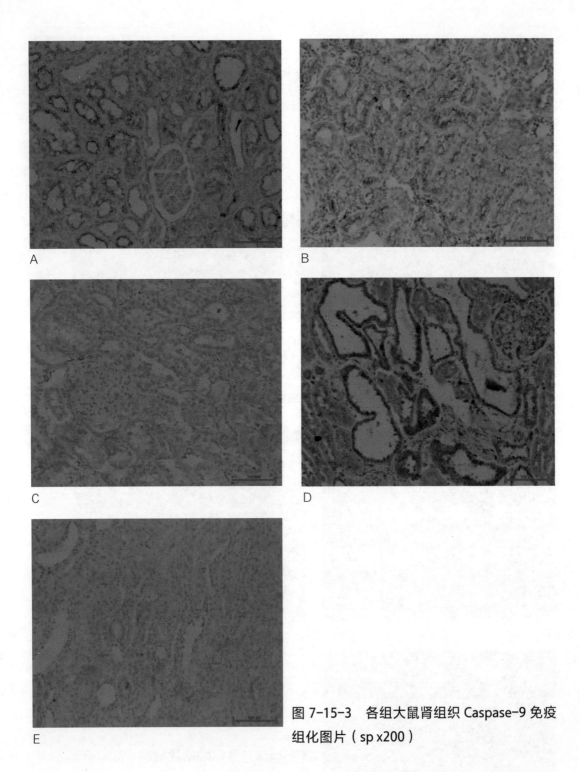

图 7-15-3　各组大鼠肾组织 Caspase-9 免疫组化图片（sp x200）

（四）讨论

1. 肾小管高代谢学说　Schrier R W 等提出了肾小管高代谢学说认为，残存肾单位肾小管的高代谢水平是造成 CRF 进行性恶化的重要机制之一。实验表明，CRF 时残体肾单位钠滤过负荷增加，引起肾小管内 Na^+ 转运增多及肾小管上皮细胞内 Na^+ 浓度增高，因而刺激肾小管细胞内的 Na^+-K^+-ATP 酶活化和线粒体合成 ATP 明显增加。为合成足量的 ATP，线粒体超负荷工作，结果是造成了氧化磷酸化效率的降低和 ROS 产生的增多，而增多的 ROS 导致功能细胞的增生而表现为残余肾单位的肥大，而当自由基增多超过细胞的调节能力时，则出现肾小管细胞的凋亡和肾单位的硬化。

2. 线粒体、活性氧和 Caspase-3、Caspase-9　在生物体内，90% 以上的氧分子在线粒体中被消耗。由于线粒体呼吸链的电子漏，在正常生理情况下，其中约有 2% 不是用来生成 ATP，而是生成了 ROS。而线粒体在超负荷状态下时，电子漏大大增加，从而导致 ROS 剧增。当超过了细胞内的抗氧化体系的承受能力，ROS 就氧化线粒体膜上的不饱和脂肪酸链、功能蛋白和线粒体 DNA，从而导致线粒体结构损伤和功能缺陷，呼吸效率降低，电子漏持续增加，ROS 产生更多，从而形成一个恶性循环，最终导致线粒体 PT 孔也开放，释放 cyto-C 到胞浆中。在胞浆中，cyto-C 再与 Apaf-1 结合，使 Apaf-1 发生构象改变，继而寡聚化。然后激活内源性（线粒体依赖途径）的凋亡启动因子 Caspase-9，Caspase-9 随后激活 Caspase-3。Caspase-3 又称为死亡蛋白酶，它是细胞凋亡过程中主要效应因子，它的活化是凋亡进入不可逆阶段的标志。

3. 中医"培土制水"的可能药理机制　笔者此前的实验研究已证明，"培土制水法"的益肾降浊冲剂可以减少血浆自由基，改善肾功能和肾脏病理，明显减轻线粒体形态异常。

本实验研究表明，5/6 肾切除的模型组大鼠的肾组织中 ROS 增多，说明残存肾单位处于高代谢学说状态，肾小管细胞的线粒体处于超负荷工作状态，从而导致了氧化磷酸化效率的降低和 ROS 产生的增多。模型组大鼠肾组织损伤严重，且肾组织 Caspase-9 和 Caspase-3 的表达量明显增多，而 Caspase-9 是内源性（线粒体依赖途径）的凋亡启动因子，说明应该是增多的 ROS 线粒体依赖途径的凋亡途径。

笔者于 2002 年时提出"中医藏象实质细胞生物学假说"，认为中医"脾"的微观物质基础是线粒体。残存肾小管的线粒体由于超负荷工作（过劳），导致 ROS 剧增而损伤，证属中医"劳倦伤脾""脾不制水"，其病位在"脾"——线粒体。

而与模型组比较，益肾降浊冲剂大剂量组肾组织中 ROS 明显减少，肾组织损伤较轻，且肾组织 Caspase-3 和 Caspase-9 的表达量较少，说明其治疗的药理机制可能是：通过提高线粒体呼吸功能、减少自由基（培土），抑制 ROS 介导的线粒体凋亡信号通路，从而减轻、保护了肾脏（制水）。

［作者：郑敏麟、骆丹岚、阮诗玮，发表于《中华中医药杂志》2011,8,34（08）:3460-3464］

第十六节　滋肾化毒饮联合环磷酰胺对狼疮性肾炎患者外周血淋巴细胞 Fas、FasL、bcl-2 表达的影响及临床疗效观察

　　摘　要　目的：观察滋肾化毒饮联合间断性环磷酰胺（CTX）静脉冲击疗法对活动期狼疮肾炎（LN）患者外周血淋巴细胞（PBL）凋亡调控因子及临床指标的影响。方法：将活动性 LN 患者 40 例，随机分为治疗组和对照组，每组各 20 名。治疗组予滋肾化毒饮联合间断性 CTX 静脉冲击疗法，对照组予间断性 CTX 静脉冲击疗法。观察治疗 3 个月前后的 PBL 的 Fas、FasL、bcl-2 表达及临床指标变化，Fas、FasL、bcl-2 用免疫组化法测定。结果：治疗后两组 Fas、FasL 及治疗组 bcl-2 表达下调（$P<0.05$），而 Fas、FasL 表达下调幅度大于对照组（$P<0.05$）。治疗组 SLEDAI、24h 尿蛋白、Hgb、Ocr、C3 指标的改善优于同期对照组（$P<0.05$）。治疗组肝功能受损、白细胞减少、舌苔厚腻、失眠、痤疮发生率明显少于对照组（$P<0.05$）。结论：调控 Fas、FasL 介导的凋亡可能是 CTX、激素、滋肾化毒饮有效治疗活动狼疮肾炎机制之一。

　　关键词　狼疮性肾炎；淋巴细胞；Fas；FasL；bcl-2；滋肾化毒饮

　　系统性红斑狼疮（SLE）是一种以产生多种自身抗体，并由免疫反应介导炎症为特征的自身免疫性疾病。其中 50%~80% 有临床肾炎表现，即"狼疮性肾炎"（LN），LN 是 SLE 最常见的内脏损害，是决定 SLE 预后最重要的因素。中西药结合治疗有其一定的优势。目前发现淋巴细胞及其亚群的凋亡异常或缺陷及其调控基因的异常表达与 SLE 的发生、发展密切相关。故观察药物干预对其凋亡调控因子 Fas、FasL、bcl-2 表达的影响。探讨其可能的药物作用机制。

（一）资料与方法

　　1. 诊断标准　按照美国风湿病学会（ARA）1982 年修订的 SLE 诊断标准。肾穿病理分型按照 WHO LN 肾脏组织学病理分型标准。中医辨证证候根据《中药新药临床研究指导原则》符合热毒炽盛证。凡肌酐 <265.2umol/L（3mg/dl）符合 Urowitz 活动期标准者，

复发患者至少一年以上未用过 CTX，且泼尼松的维持量不超过 10mg/d，方可纳入实验病例。

2. 排除标准 年龄在 16 岁以下或 65 岁以上；其他弥漫性结缔组织病、重叠综合征、药物性狼疮；合并有心、脑、造血系统等其他严重疾病者、精神病患者及合并严重感者；妇女妊娠或哺乳期患者；凡不符合纳入标准者，未按规定治疗，无法判断疗效或资料不全等影响疗效或安全性判断者。

3. 一般资料 40 例患者均为 2001~2004 年福建省人民医院、福建省立医院住院及门诊病人。均经肾活检证实，入选病例无一例退出。随机抽签分为两组。治疗组 20 例，男 3 例，女 17 例，年龄 19~52 岁（31.20 ± 8.85），病程 2~155 个月（中位病程 24.5 个月），新治患者 8 例，复发患者 12 例。肾病理Ⅲ型 4 例，Ⅳ 型 14 例，Ⅵ型 2 例；对照组 20 例，其中男 2 例，女 18 例，年龄 17~54 岁（32.00 ± 8.76）病程 1~140 个月（中位病程 23 个月），新治患者 11 例，复发患者 9 例。肾病理Ⅲ型 5 例，Ⅳ 型 13 例，Ⅵ型 2 例。经齐同性检验，两组在性别、年龄、病程、病理类型、治疗前的泼尼松维持量、病情轻重均具有可比性，无显著性差异。

4. 治疗方法 对照组用激素联合间断环磷酰胺（CTX）静脉冲击治疗。诱导期治疗时，泼尼松 1mg/kg·d，10 周后逐渐减量（第一次减量为 5mg，服至第 12 周后再继续逐渐减量），最后以最小维持量控制病情为宜；本组治疗初始时，同时予 CTX0·75/m² 体表面积 / 次，每月一次，连续 6 个月；以后 3 个月 1 次，共 2 次；半年 1 次，共 2 次。总量控制在 12g 以下。治疗组在统一应用西药的基础上加服中药，选用自拟滋肾化毒饮，药物组成为白花蛇舌草、紫草、鱼腥草、金银花、生地黄、黄芪、枸杞、墨旱莲、水蛭等。两组治疗均不合用其他免疫抑制剂，其他治疗措施包括抗凝、降脂等均相同。疗程观察 3 个月。

5. 检测指标和方法

（1）Fas、FasL、bcl-2 的检测：①标本采集：抽取清晨空腹肘静脉血 2ml，置于肝素抗凝管，即刻做淋巴细胞分离、涂片、保存以备检 PBL 凋亡调控因子。②淋巴细胞的分离、涂片、保存：抗凝血 2ml 加等量生理盐水稀释，拌匀，将稀释血 3ml 缓慢加在 1ml 淋巴细胞分离液面上，2000rpm 离心 20min 后小心吸取淋巴细胞层于另一个装有适量生理盐水的试管中，将此管 2000rpm 离心 10min，弃上清液，吸取管底细胞悬液于另一个装有适量生理盐水的试管，再次 2000rpm 离心 10min，弃上清液，留取少许的细胞悬液，滴涂于载玻片上，以冷丙酮固定 5min，4℃冰箱保存。③免疫组化染色、计数: Fas、FasL、bcl-2 试剂盒采用福州迈新生物工程有限公司，即用型 SABC，DAB 显色采用武汉博士德生物工程有限公司，全部过程严格按照试剂盒说明书操作。Fas、FasL、bcl-2 染色阳性细胞浆呈棕褐色，高倍视野（400 倍）下，双盲法计数 200 个细胞及其中阳性细胞数，算出阳性细胞百分率。

（2）临床指标检测：用半定量间接免疫荧光法检测血清 ANA、抗 ds-DNA 抗体，试剂盒由德国欧蒙医学实验诊断有限公司提供。免疫荧光镜产自德国（Axioskop200）。用美国贝克曼 Array360 及其配套试剂检测 C_3、C_4。用美国贝克曼 CX9 全自动生化分析仪检测血生化：用丽春红 S 法检测 24 小时尿蛋白定量；用美国 DiaSys 尿沉渣联合工作站检测晨起血尿；用美国贝克曼 IIAM 全自动血常规分析仪检测血常规：内生肌酐清除率（Ccr）采用标准 24 小时留尿计算法；肾脏组织经光镜染色，免疫荧光及电镜检查；血标本均取清晨空腹静脉血。

6. 统计学处理　计量数据用（$\bar{x} \pm s$）描述。组间比较用 t 检验或 t' 检验，同组自身比较用配对 t 检验：计数数据采用卡方 x^2 检验法。

（二）结果

（1）药物干预对 LN 的外周血淋巴细胞 Fas（%）、FasL（%）、bcl-2（%）表达的影响：见表 7-16-1。

表 7-16-1　药物干预对 LN 的外周淋巴细胞 Fas（%）、FasL（%）、bcl-2（%）表达的影响

组别	N		Fas（%）	FasL（%）	bcL-2（%）
治疗组	20	治前	35.83±8.68	32.05±9.04	28.33±8.29
		治后	25.68±4.444	21.48±3.82A**	25.75±7.52A
		差值	10.15±7.05**	10.58±9.19*	2.58±2.57
对照组	20	治前	34.30±8.84	32.33±8.89	26.4±5.24
		治后	29.55±6.20A	27.354±5.87L △	26.63±5.59
		差值	4.75±4.03	4.98±5.11	−0.18±7.63

注：同组治疗前后比较△$P<0.01$；两组治疗前后比较 $0.01<*P<0.05$，$**P<0.01$；两组差值 $0.01<*P<0.05$，$**P<0.01$。

（2）临床活动性指数根据 SLEDAI 文献准进行记分，两组临床指标观察比较：见表 7-16-2 及表 7-16-3。

表7-16-2 治疗组和对照组的Ⅰ临床指标观察（1）

组别	N		SLEDAI	尿蛋白 (g/d)	Hgb (g/L)	CREA (μmol/L)	Ccr (ml/min)	补体C$_3$ (g/L)	补体C$_4$ (g/L)
治疗组	20	治前	17.40±4.44	4.22±1.71	96.50±16.06	108.00±39.47	86.45±22.32	0.40±0.10	0.16±0.0
		治后	8.60±3.25	2.11±1.02△△*	109.55±7.60△△*	81.60±34.5	106.15±16.41	0.74±0.21	0.19±0.0
		差值	8.80±5.53	2.10±1.97	13.05±14.66*	26.40±24.53	19.70±22.69	0.34±0.19	0.03±0.0
对照组	20	治前	16.90±4.56	4.234±1.71	97.45±17.05	106.50±41.28	81.25±29.53	0.36±0.09	0.19±0.0
		治后	10.80±2.84	3.044±1.34	98.25±11.53	92.75±35.81A	94.90±17.79	0.58±0.08	0.19±0.0
		差值	6.10±3.39	1.19±1.12	0.80±8.83	13.75±17.21	13.65±23.25	0.22±0.12	0.00±0.1

注：同组治疗前后比较 $P<0.01$，$0.01<P<0.05$；两组治疗前后比较 $0.01<*P<0.05$，$**P<0.01$；两组差值 $P<0.05$。

表 7-16-3　治疗组合对照组的 I 临床指标观察（2）

项目	治疗组 N=20			
	治疗前	治疗后	治疗前	治疗后
ANA 例（%）	19/20（95）	17/20（85）	19/20（95）	17/20（85）
AnbdsDNA 例（%）	17/20（85）	9/20（45）△△	15/20（75）	7/20（35）△
血尿例（%）	17/20（85）	10/20（50）△	17/20（75）	11/20（55）△

注：治疗后与治疗前比较 $0.01 < ^{\triangle}P < 0.05$，$^{\triangle\triangle}P < 0.01$。

此外，不良反应治疗组肝功能受损、白细胞减少发生各 1 例（5.0%）少于对照组各 6 例（30.0%）；治疗组舌苔厚腻 8 例（40.0%）少于对照组 15 例（75.0%）；治疗组失眠、痤疮发生各 5 例（各 25.0%）少于对照组各 12 例（各 60.0%）；上述两组间各种不良反应的发生率，差异有显著性意义（$P < 0.05$）。观察组胃肠道症状、月经紊乱各 4 例（20.0%）而对照组各 5 例（25.0%）；治疗组感染 4 例（20.0%），而对照组 7 例（35.0%），差异无显著性意义。

（三）讨论

滋肾化毒饮是我科长期治疗狼疮肾炎的经验方，我们认为活动期 LN 本虚标实，而热毒内蕴、瘀血停滞、阴血内耗是 LN 特征性病机，贯穿疾病的始终。治疗则以大剂量清热解毒，佐于益气阴、活血化瘀。故用大剂量白花蛇舌草、紫草为主药清热解毒，凉血利湿，蛇舌草大剂量应用有免疫抑制作用，具有较强的抗氧化活性，且富含熊果酸和齐墩果酸，是免疫增强剂；紫草有免疫调节和抗炎作用。据文献报道配方中清热解毒中药是具有抗菌、抗病毒作用，能抑制抗原抗体复合物产生，活血化瘀中药能清除血液中过剩的抗原、防止免疫复合物产生。本实验说明此配方不但具有提高西药的疗效、改善自觉症状、调整机体免疫功能、降低激素、细胞毒药物的副作用。

随着细胞凋亡的深入研究表明：SLE 的发生、发展与淋巴细胞凋亡缺陷有关。淋巴细胞的异常凋亡可能提供了细胞外核内抗原，诱导免疫复合物的形成。近年来，国内外对 SLE 患者外周血淋巴细胞（PBL）凋亡做了大量研究，大多证实 SLE 患者 PBL 凋亡率明显高于正常组，其中凋亡调控基因 Fas、FasL、bcl-2 起着重要的作用。Fas（Apo-1/CD95）/FasL（CD951），属于 TNF/NGF 受体及其配体超家族中的成员，存在于活化的 T 细胞、B 细胞各造血细胞表面以及各种组织中。通过与其自然配体 Fas 配体（FasL）结合，可以介导细胞凋亡。bcl-2 基因位于线粒体内膜、核周膜、内质网膜及质膜内表面，抵抗多种形式的细胞凋亡。在过去，多个实验及我们实验已证实活动性 LN 患者 PBL 细胞Fas、FasL、bcl-2 表达均显著；高于正常对照组，且 Fas、FasL 表达与活动性指数积分呈正相关。同样邓学兵等发现活动期 LN 的 CD4+、CD8+T 细胞表面 Fas 表达高于正常对照组，而B淋巴细胞表面表达降低,B淋巴细胞、CD8+T细胞表面bcl-2表达明显高于正常对照组, CD4+T细胞表面bcl-2表达降低;故有人认为SLE患者血中T淋巴细胞bcl-2蛋白表达与疾病活动指数呈正相关关系,可作为SLE疾病活动性指标。根据激活诱导的细胞凋亡(activation-induced cell death,AICD)概念的提出:静止的T细胞表达一定量的Fas,但对凋亡不敏感。当抗原与TCR结合后,在静止T细胞被激活而增殖,同时也启动凋亡,导致及Fas及FasL基因转录增加,表达上调,使激活的T细胞Fas/FasL介导的凋亡敏感。这可能就是狼疮性肾炎Fas、FasL表达上调的原因。PBL的T细胞数约占PBL的80%,即使在活动性的LN患者中B细胞表面表达低于正常人,我们亦认为T细胞表面表达增强在活动性的LN患者中仍占主导。目前观察到两组均有下调活动性LN患者PBL,细胞表达较高的Fas、FasL蛋白的表达,尤其是中西药治疗组,进一步说明有效的滋肾化毒饮可能参与调控LN异常凋亡。故我们推测CTX及滋肾化毒饮抑制激活T细胞的增殖而使T细胞处于相对的静止状态,凋亡率减少,进而使SLE患者细胞凋亡释放的核小体减少,同时减少了与抗体形成的免疫复合物。曾报道SLE患者外周血单核细胞(PBMC)FasL基因的表达显著上调,糖皮质激素治疗后FasL的表达明显下降,也是这样的道理。当然也可能存在矫枉过正,本身泼尼松及CTX均可诱导LN患者血中淋巴细胞进入凋亡状态。由于过量使用CTX、清热解毒、活血化瘀中药使正常T细胞的增殖过度抑制,凋亡增多导致Fas及FasL基因转录增加,表达上调,使患者走向一个极端。所以现在对LN的治疗更侧重于个性化恰到好处。而PBL凋亡调控因子Fas、bcl-2之间可能存在着某种反馈机制,一种因子的异常增殖,系统为了自身稳定性的需要,继发另一种因子的增多,在高水平上保持异常的动态平衡。或可能存在着通过某些细胞因子调节bcl-2的表达而防止凋亡的发生,如IL-2可以上调bcl-2的表达而防止细胞凋亡。所以在药物干预后,这种反馈机制起了一定的作用,如对照组未见bcl-2表达明显变化,可能与反馈中的bcl-2表达的下调滞后有关,而滋肾化毒饮可能加速反馈速度,所以治疗组治疗后bcl-2表达有较大变化。范永升等观察中药狼疮定(白花蛇舌草30g等)并用激素治疗SLE,用SP法测基因表达,SLE患者基因表达阳性率明显低于正常人,并用狼疮定组治疗后明显高于单用激素组。与我们的实验观察结果不一致,这可能与病例选择、治疗方案及检测手段有关。

[作者:阮诗玮、骆杰伟、兰健姿等,发表于《中国中西医结合肾病杂志》2005,6(05):270-273]

第十七节　益肾降糖饮治疗气阴两虚型糖尿病肾病临床观察及对同型半胱氨酸的影响

摘　要　目的：观察益肾降糖饮治疗糖尿病肾病（DN）的临床疗效及治疗前后同型半胱氨酸（HCY）水平的变化情况。资料与方法：按中华中医药学会肾病分会糖尿病肾病诊断、辨证分型及疗效评定标准（试行方案），选择 DN 患者Ⅲ期、Ⅳ期证 130 例，随机分为治疗组 65 例，对照组 65 例（脱落 2 例）。对照组采用一般治疗，治疗组加用益肾降糖饮，疗程 8 周，观察症状、血糖、血脂、尿白蛋白排泄率（UAER）、同型半胱氨酸（Homoeysteine，Hey）等指标及临床症状的变化。结果：治疗组临床疗效优于对照组（$P<0.05$）；治疗组降低尿白蛋白排泄率（UAER）水平、同型半胱氨酸水平明显优于对照组（$P<0.01$）；治疗组改善糖尿病肾病患者临床症状疗效比对照组明显（$P<0.05$）。结论：益肾降糖饮对糖尿病肾病辨证属气阴两虚证为主者，起到改善症状，能有效地降低早期糖尿病肾病尿白蛋白排泄率、同型半胱氨酸水平，对控制糖尿病肾病进程具有治疗作用；临床疗效优于西药组。益肾降糖饮能降低同型半胱氨酸水平，可能是其获得疗效的机制之一。

关键词　益肾降糖饮；糖尿病肾病；同型半胱氨酸；临床观察

糖尿病肾病（DN）是糖尿病常见微血管并发症，是导致终末期肾病的主要原因。糖尿病患者一旦临床发生肾损害，尚缺乏有效方法制止其进展。因而早期诊断治疗对糖尿病患者的预后极为重要。益肾降糖饮为福建省人民医院阮诗玮教授自创的方药，曾作为本院制剂在临床大量运用，目前已经临床使用十余年，益肾降糖饮采用何首乌、地黄等全方共奏滋阴养血、益肾通络之功。针对糖尿病肾病的肾气亏虚、阴血亏损、脉络瘀阻之临床期治疗，临床研究均证明本方对于治疗糖尿病肾病之蛋白尿，延缓糖尿病肾病的进展有较好疗效。

（一）资料与方法

1. 病例选择标准　糖尿病肾病（DN）诊断与分期标准：按中华中医药学会肾病分会糖尿病肾病诊断、辨证分型及疗效评定标准（试行方案），并参照 2002 年《中药新药临床研究指导原则》中的中医证候诊断标准及积分标准：本证（气阴两虚证主症）倦怠乏力，心悸气短，头晕耳鸣，自汗、盗汗；次症：面色㿠白，心烦失眠，遗精早泄，口渴喜饮；舌脉：舌淡红、少苔或花剥，脉濡细或细数无力。证候表现根据无、轻、中、重度评 0，1，2，3 分，主症加倍，其累计分数为积分。总积分 ≥ 7 分，气阴两虚证成立。符合糖尿病诊断标准，属于糖尿病肾病Ⅲ期、Ⅳ期，并排除下列引起尿白蛋白增加的因素：①原发性高血压。②心力衰竭。③泌尿系感染。④酮症酸中毒。⑤运动。以及气阴两虚证证候诊断标准及积分标准，可纳入试验范畴。同时排除以下情况：①不符合上述标准者。

②经确诊为 1 型糖尿病，其他类型糖尿病及妊娠糖尿病者。③同时患有其他疾病或并发症者，如充血性心力衰竭、原发性高血压或合并其他严重原发性疾病。④近 1 个月内有糖尿病酮症酸中毒及泌尿系感染者。⑤妊娠或哺乳期妇女。⑥年龄在 20 岁以下或 65 岁以上。

2. 研究对象来源　来源于福建省人民医院内分泌住院及门诊病人。经齐同性检验，治疗组及对照组在性别、年龄、病程、肾功能分期上均具有可比性（$P>0.1$）。

3. 治疗方法

（1）对照组治疗：①糖尿病教育。②运动。③糖尿病优质低蛋白饮食。④口服降糖药或注射胰岛素。⑤对应的降压、降脂治疗以及其他对症治疗。

（2）治疗组在对照组的基础上给予益肾降糖饮。中药由福建省人民医院药剂科采购；由福建省人民医院制剂室制成口服液，每次 20ml，每日两次，早晚口服。

（3）疗程：2 个月。

4. 观测项目　①空腹血糖。②血脂。③ 24h 尿微白蛋白定量。④同型半胱氨酸。

5. 判定标准

（1）临床疗效判定标准判定标准：按中华中医药学会肾病分会糖尿病肾病诊断、辨证分型及疗效评定标准（试行方案），显效：临床症状消失；尿白蛋白排泄率降至正常或下降 1/2 以上，血糖、糖化血红蛋白下降 1/3 或恢复正常，24h 尿蛋白定量下降 1/2 以上；肾功能正常。有效：临床症状较治疗前好转；尿白蛋白排泄率、血糖、糖化血红蛋白有所下降，但不足显效标准，24h 尿蛋白定量较治疗前下降不到 1/2；肾功能指标正常。无效：临床症状未改善或恶化；实验室指标无变化或升高。

（2）临床证候疗效判定标准：根据 2002 年《中药新药临床研究指导原则》，显效：中医临床症状、体征消失或基本消失，证候积分减少 ≥ 70%；有效：中医临床症状、体征消失或基本消失，证候积分减少 ≥ 30%；无效：中医临床症状、体征消失或基本消失，证候积分减少不足 30%。

6. 统计方法　测定数据以均数 ± 标准差（$\bar{x}\pm s$）表示。计量资料组间比较采用独立样本 t 检验，治疗前后组内比较采用配对 t 检验，等级分组的计数资料采用 Ridit 检验（统计学处理采用 SPSS 13.0 软件）。

（二）结果

1. 益肾降糖饮的临床疗效判定　治疗组与对照组的临床疗效比较结果，具体见表 7-17-1。

表 7-17-1　临床疗效比较结果

组别	n	显效	有效	无效	显效率（%）	总有效率（%）
治疗组	65	38	24	3	58.4	95.4
对照组	63	31	19	13	49.2	79.4

表 7-17-1 结果提示：经 Ridit 检验，$P<0.05$ 二者有显著性差异，说明益肾降糖饮治疗糖尿病肾病疗效比单用西药疗效好。

2. 益肾降糖饮的临床证候疗效判定 治疗组与对照组临床证候疗效比较结果，具体见表 7-17-2。

表 7-17-2 临床证候疗效比较

组别	n	显效	有效	无效	显效率（%）	总有效率（%）
治疗组	65	40	21	4	61.5	93.8
对照组	63	27	20	16	42.9	74.6

表 7-17-2 结果提示：经 Ridit 检验，$P<0.05$ 二者有显著性差异，说明益肾降糖饮治疗糖尿病肾病的临床证候疗效优于单用西药。

3. 益肾降糖饮对实验室指标的影响 具体见表 7-17-3。

表 7-17-3 结果提示：①治疗前两组各项指标组间比较无显著性差异（$P>0.01$）。②治疗组空腹血糖、血脂，治疗前后有显著差异（$P<0.05$）；治疗组与对照组组间比较差异不明显（$P>0.05$）。说明加用益肾降糖饮治疗后患者空腹血糖、血脂与对照组比较差异不明显。③治疗组血浆同型半胱氨酸、尿白蛋白排泄率治疗前后有显著差异，治疗组与对照组组间对比有显著差异（$P<0.05$）。说明糖尿病患者加用益肾降糖饮治疗降低血浆同型半胱氨酸、尿白蛋白排泄率水平效果显著，与单用西药治疗相比差异明显。

表 7-17-3 治疗组与对照组实验室指标比较

观察指标	治疗组（$\bar{x}\pm s$，$n=65$）		对照组（$\bar{x}\pm s$，$n=63$）	
	治疗前	治疗后	治疗前	治疗后
FBG（mmol/L）	8.11±1.60	5.27±1.56 ▲△	8.32±1.67	5.12±1.73 ▲
UAER（mg/24g）	162.99±80.77	77.3±43.22 ▲	161.23±82.55	123.07±73.56 ▲
TC（mmol/L）	7.4±0.98	4.8±0.92 ▲△	7.31±0.82	4.72±0.77 ▲
TG（mmol/L）	2.23±1.33	1.66±0.87 ▲△	2.40±0.88	1.96±0.93 ▲
Hcy（μmol/L）	15.3±2.6	12.1±3.1 ▲	15.7±3.7	13.7±4.3 ▲

注：与本组治疗前比较：▲ $P<0.05$；与对照组治疗后比较：▲△ $P<0.01$；与对照组治疗后比较：▲ $P<0.05$。

（三）讨论

糖尿病肾病（DN）是糖尿病常见微血管并发症，是导致终末期肾病的主要原因。目前病因尚不明确，近年来研究提示与血管内皮损伤有关。Hcy 是一种非必需氨基酸，是蛋氨酸代谢的中间产物，是一种反应性血管损伤性氨基酸，它能直接造成血管内皮细胞的损伤及平滑肌细胞增生，从而导致糖尿病肾病。目前认为，Hcy 促进血小板的聚集，低密度脂蛋白的氧化及泡沫细胞的生成，及血管内皮平滑肌细胞的增殖，并抑制内皮细胞谷胱甘肽过氧化物酶的表达。许多研究结果显示高 Hcy 血症与糖尿病微血管病变具有相关性，糖尿病肾病时微量蛋白尿是广泛血管内皮细胞损坏和功能异常的标志，其机制尚未明确。有学者认为与 Hcy 在细胞中堆积，诱导氧化应激抑制一氧化碳的生成，直接毒性作用等因素有关，本文糖尿病肾病患者血清 Hcy 浓度明显高于正常值（9.67±3.00μmol/L）也证明了这一点，由此可以推测，糖尿病肾病患者血浆同型半胱氨酸水平下降将有助于改善患者的症状并延缓肾功能下降的进展。

中医虽无糖尿病肾病之名，但在中医学文献中，糖尿病肾病既属消渴病，又属肾病。糖尿病肾病病机是"本虚标实"，根据临床观察，糖尿病肾病早期多表现为肾气阴两虚为主，可夹有痰湿、血瘀。吕仁和教授认为糖尿病肾病早期为气阴两虚，痰热血瘀互结于肾之络脉，治疗当益气养阴，化瘀散结；王刚教授认为糖尿病肾病的病机以肾为本，肾元不足贯穿了糖尿病肾病整个病程的始终，是糖尿病肾病转化及发展的内在基础和主要矛盾，气阴两虚证贯穿糖尿病肾病始终，是最基本的证型，瘀血证是糖尿病肾病的基本病理改变。益肾降糖饮为福建省人民医院阮诗玮教授自创的方药，曾作为本院制剂在临床大量运用，目前已经临床使用十余年，方以何首乌、地黄、当归、玄参为主滋阴养血；因气能生血，故加用黄芪、太子参、山药益气，因阴阳互根，善补阴者当阳中求阴，故加用肉苁蓉补肾助阳以使阴血得以化生；糖尿病肾病多夹有各种病理产物，故加用赤芍活血祛瘀、苍术健脾祛湿，僵蚕祛风化痰，黄芩、马齿苋清热，鲜石仙桃养阴生津，全方共奏滋阴养血、益肾通络之功。针对糖尿病肾病之肾气亏虚、阴血亏损、脉络瘀阻之临床期治疗，本研究结果显示采用益肾降糖饮治疗前后患者临床症状明显改善、尿白蛋白排泄率明显降低，表明该方能有效地降低早期糖尿病肾病尿微量白蛋白，对控制糖尿病肾病发展进程具有治疗作用。同时也说明了降低血浆同型半胱氨酸水平是能获得临床疗效的一个原因。

综上所述，益肾降糖饮治疗糖尿病肾病主要针对糖尿病肾病辨证属气阴两虚证为主。其与单用西药相比在改善症状方面有非常显著的作用，改善患者的预后，延缓病情进展的速度。提高了患者的生活质量并且能对患者有较好的远期疗效。另一方面，患者经益肾降糖饮治疗后血浆同型半胱氨酸水平明显下降，降低的机制需待进一步进行研究。这可能是由于肾血管内皮细胞和系膜细胞功能改善后，尿白蛋白排泄率降低，改善了肾小管对 Hey 代谢，同时滋阴养血、益肾通络是否有促进 Hcy 降解，或是促进 Hcy 的前体物蛋氨酸和半胱氨酸结合的作用，值得进一步研究。

[作者：叶彬华、张政、阮诗玮，发表于《光明中医》2009,24（3）:391-393]

第十八节　益肾清浊口服液治疗肝肾阴虚型糖尿病肾病Ⅲ期 30 例疗效观察

摘　要　目的：观察益肾清浊口服液治疗肝肾阴虚型糖尿病肾病Ⅲ期（DKD Ⅲ期）的疗效。方法：符合纳入标准的患者应用简单随机分组，分为对照组和治疗组各 32 例，对照组予西医治疗，治疗组予益肾清浊口服液合西药治疗，比较治疗前后两组 24 小时尿蛋白定量（24UPQ）、尿白蛋白排泄率（UAER）、尿 β_2 微球蛋白（Uβ_2-MG）、血肌酐（Scr）、血尿素氮（BUN）、糖化血红蛋白（GHb）、低密度脂蛋白胆固醇（LDL-C）变化及中医证候积分的变化。结果：①两组各剔除 2 例，治疗组中医证候积分改善情况优于对照组（$P<0.05$）；治疗组总有效率 83.33%，优于对照组的 73.33%（$P<0.05$）。②两组治疗后 24UPQ、UAER 及尿 Uβ_2-MG 均降低（$P<0.05$），并且治疗组疗效优于对照组（$P<0.05$）。③两组治疗前后 Scr、BUN、GHb、LDL-C 变化无统计学意义（$P>0.05$）。结论：益肾清浊口服液合西药治疗可以较好地改善肝肾阴虚型 DKD Ⅲ期患者的症状，并且能较好地降低尿蛋白，延缓肾脏病进展。

关键词　益肾清浊口服液；糖尿病肾病；肝肾阴虚型

糖尿病肾病（diabetic kidney disease，DKD）的发病率逐年升高。在我国 DKD 是发展为 ESRD 的第二大病因。DKD 起病隐匿，一旦进入大量蛋白尿期后，进展至 ESRD 的速度大约为其他肾脏病变的 14 倍，因此早期诊断、预防与延缓 DKD 的发生发展对提高糖尿病患者存活率，改善其生活质量具有重要意义。DKD 的西药治疗主要是积极控制血糖、血压、血脂，低蛋白饮食，改善循环，抗氧化等综合治疗，早期应用各种治疗方法积极降低尿蛋白是延缓 DKD 进展的主要目标。益肾清浊口服液是阮诗玮教授创立的院内制剂，临床用于治疗肝肾阴虚型 DKD Ⅲ期患者有较好的疗效。

（一）临床资料

1. 诊断标准

（1）西医诊断标准：糖尿病诊断参照 1999 年世界卫生组织推荐的标准。糖尿病肾脏病的诊断标准参照 2014 年美国糖尿病协会与美国肾脏病基金会达成的共识。糖尿病肾脏病的临床分期参照 1987 年 Mogenesen 的 DN 建议。

（2）中医证候诊断标准：参考中华医学会糖尿病分会在 2007 年颁布的《糖尿病中医防治指南》中 DKD 的辨证分型标准进行制订肝肾阴虚型的辨证标准。

主症：尿浊，小便短少，眩晕耳鸣；次症：五心烦热，腰膝酸痛，两目干涩；舌脉：舌体瘦，质红，少苔，脉细数。备主症、次症均至少二症及以上结合舌脉即可诊断该型。

2. 纳入标准　①符合西医糖尿病肾病诊断标准的患者。②符合 Mogensen 的 DKD

分期方法，确诊Ⅲ期的患者。③符合中医辨证为肝肾阴虚型有关标准的患者。④年龄18~80岁。⑤本研究符合医学伦理学标准，经医院伦理委员会批准，所有治疗获得患者或家属知情同意理解，并签署知情同意书。

3. 排除标准 ①患有糖尿病病足、肿瘤、结核、泌尿系炎症及其他内分泌代谢疾病的患者。②治疗期间有严重药物不良反应发生者。③妊娠及哺乳期妇女。④患有其他原因所致肾病的患者。⑤小于18周岁及大于80周岁的患者。⑥有手术及外伤等应激情况的患者。⑦严重肝功能异常、心血管疾病、脑血管疾病的患者。⑧不能按医生给予医嘱完成治疗的患者，依从性差的患者，或者是其他因素使得患者中断治疗者。

4. 剔除标准 ①患者不配合或者依从性差。②受试者自行退出的病例。③治疗期间出现并发症较为严重者，不良反应的事件，生理发生特殊改变不适合继续接受治疗者。

5. 一般资料 选择2016年2月至2017年1月于福建中医药大学附属人民医院肾病科住院及门诊的患者64例。应用简单随机化分组，分为治疗组32例（剔除2例：1例是治疗期间失访，1例是治疗间出现腹痛、腹泻，停药2天后自行缓解，不配合继续应用益肾清浊口服液治疗）和对照组32例（剔除2例：1例是自行停药，1例是治疗期间失访）。治疗组，男16例，女14例，年龄20~80岁，平均55.80±7.26岁。对照组，男17例，女13例，年龄19~79岁，平均53.8±7.49岁。两组治疗前24UPQ、UAER、Uβ_2-MG、Scr、BUN、GHb、LDL-C比较无统计学差异（$P > 0.05$）。两组在性别、年龄、病情方面均无统计学差异。

（二）治疗方法

1. 对照组 ①糖尿病肾脏病饮食，根据患者的体重以及每日的活动量控制摄入的热量，尽量使其维持接近理想体重，控制在每千克体重125.5~146.5kJ，消瘦者可适当增加热量，肥胖者可适当减少热量。予优质低蛋白饮食〔0.8g/（kg·d）〕。②控制血糖：应尽量控制血糖，以二甲双胍为基础，可联合其他降糖药物如阿卡波糖片，或瑞格列奈片，治疗效果不佳时可选用胰岛素皮下注射等降糖；剂量根据血糖进行调整，争取空腹血糖及餐后2h血糖分别控制在5.0~7.2mmol·L^{-1}、5.0~10.0mmol·L^{-1}。③控制血压：血压控制目标≤130/80mmHg，主要方式包括生活方式的干预，如禁烟、限饮酒、低脂饮食、减体重等；药物治疗：降压药物的选择：首选ACEI（如洛丁新，北京诺华制药有限公司）或ARB（如代文，北京诺华制药有限公司缬沙坦）其中一种降压治疗，不能耐受时以另一种替代，降压效果不理想时，可联合其他类的降压药物如钙通道阻滞剂（如络活喜，辉瑞制药有限公司）。④控制血脂：建议使用降低LDL-C的药物，如他汀类药物，LDL-C控制目标为 < 100mg·dL^{-1}。

2. 治疗组 在与对照组相同治疗方法的基础上加益肾清浊口服液，1日3次，一次10ml，疗程2个月。

3. 观察指标 24UPQ、UAER、Uβ_2-MG、Scr、BUN、GHb、LDL-C 等；安全性观测指标：血常规、尿常规、粪常规、肝功能、肾功能、心电图等。所有受试者于开始治疗的前 1 日和开始治疗后的次日检查。

4. 统计学处理 使用 SPSS 13.0 软件进行数据分析和统计处理；计量资料以"均数 ± 标准差"（$\bar{x} \pm s$）表示。等级资料采用秩和检验。卡方检验用于计数资料的比较，独立样本 t 检验用于计量资料的比较，成对样本 t 检验用于治疗前后组内之间比较。以 $P<0.05$ 为有显著性差异。

（三）治疗结果

1. 疗效判定标准 临床疾病疗效判定标准及中医证候积分的疗效判定标准均参照 2002 年《中药新药临床研究指导原则》。

2. 不良反应 对照组治疗过程均未发现不良反应，治疗组出现 1 例腹痛、腹泻的不良反应。

（四）结果

治疗组总有效率 83.33%，优于对照组的 73.33%（$P<0.05$）。治疗组中医证候积分改善情况优于对照组（$P<0.05$）。两组治疗后 24UPQ、UAER 及尿 Uβ_2-MG 均降低（$P<0.05$），并且治疗组疗效优于对照组（$P<0.05$）。两组治疗前后 Scr、BUN、GHb、LDL-C 变化无统计学意义（见表 7-18-1~ 表 7-18-3）。

表 7-18-1 两组疾病疗效比较 n（%）

组别	临床控制	显效	有效	无效	总有效率 /%
治疗组	2	13	10	5	83.33%△
对照组	0	5	17	8	73.33%

注：与对照组比较，△P<0.01。

表 7-18-2 两组治疗前后中医证候积分比较（$\bar{x} \pm s$）

组别	治疗前	治疗后
治疗组	18.63±4.08	7.83±3.01△*
对照组	17.40±3.36	10.70±4.69△

注：与治疗前比较，△P<0.01；与对照组相比较，*P<0.05。

表 7-18-3　两组治疗前后 24UPQ、UAER、U β$_2$-MG、Scr、BUN、GHB、LDL-C 的比较（$\bar{x} \pm s$）

组别		24UPQ （g/24h）	UAER （mg/d）	U β$_2$-MG （mg · L^{-1}）	Scr （μ mol · L^{-1}）	BUN （mmol · L^{-1}）	GHb （%）	LDL-C （mmol · L^{-1}）
治疗组	治疗前	225.7 ± 70.54	174.90 ± 64.16	3.24 ± 0.54	67.66 ± 7.48	5.41 ± 0.60	7.41 ± 0.55	3.34 ± 0.65
	治疗后	135.6 ± 30.22 $^{\triangle}$ *	108.70 ± 33.74 $^{\triangle}$ *	2.19 ± 0.50 $^{\triangle}$ *	66.86 ± 6.48	5.31 ± 0.73	7.38 ± 0.47	3.27 ± 0.55
对照组	治疗前	214.4 ± 66.98	168.86 ± 58.26	3.11 ± 0.50	65.93 ± 8.37	5.31 ± 0.89	7.27 ± 0.58	3.44 ± 0.63
	治疗后	179.10 ± 40.80 $^{\triangle}$	132.44 ± 1.09 $^{\triangle}$	2.65 ± 0.47 $^{\triangle}$	64.96 ± 5.86	5.43 ± 0.50	7.21 ± 0.56	3.46 ± 0.63

注：与治疗前相比，$^{\triangle}P<0.05$；与对照组比较，$*P<0.05$。

（五）讨论

DKD 在中医古籍中没有明确的病名记载，田风胜等研究认为消渴肾病作为 DKD 的规范化病名最为恰当。孙超等分析 DKD 中医证素分布规律认为病性所占比例最高的是阴虚，病位所占比例最高的在肝和肾，因此在 DKD 早期多可辨证为肝肾阴虚。益肾清浊口服液中淮山药、生地黄、山茱萸滋补肝肾；知母、牡丹皮、黄柏能滋阴清热；DKD 患者有多种病理基础相互夹杂，如浊、瘀、湿等，故方中茯苓、车前子、六月雪、大黄、川牛膝祛湿泻浊，活血化瘀，桑寄生、鹿衔草补肾除湿。全方共奏滋补肝肾，祛湿泻浊，活血化瘀之功。此方药物以阴柔滋润为主，久服常服用，易滞脾碍胃，治疗组有 1 例出现腹痛、腹泻，故脾虚泄泻者慎用。

在 DKD 的治疗中，中药提取物和中成药对降低蛋白尿及改善肾功能有一定的疗效，目前正在积累更多循证医学的依据。DKD Ⅲ 期是 DKD 治疗的关键。益肾清浊口服液结合西药治疗肝肾阴虚型 DKD Ⅲ 期患者总有效率显著优于单用西药治疗，能够较好地改善肝肾阴虚型 DKD Ⅲ 期患者的症状，并且能较好地降低尿蛋白，延缓肾脏病进展。通过对益肾清浊口服液组方中药物的研究，探讨其可能的作用机制是：①对抗肾小球基底膜增厚，抑制系膜增生，抑制肾小球纤维化：能通过上调肾组织的 MMP-2、下调 TGF-β，MMP-2 表达的增加及 TGF-β 表达的下降加速细胞外基质成分的分解，减少细胞外基质中纤连蛋白以及 Ⅳ 胶原蛋白的表达，对抗基底膜增厚，减轻足突细胞损伤，减少尿蛋白的漏出，并抑制肾小球系膜的增生、促进肾脏再生修复，从而减少糖尿病肾脏病的进展。②清除氧自由基：现代研究结果发现茯苓具有清除自由基等作用。张然等用车前子提取物车前子多糖治疗糖尿病小鼠，结果发现有抗氧化、防衰老等作用，其机制可能是车前子能够清除产生过多的自由基。③抑制微炎症状态：现代药理研究发现桑寄生、牛膝、茯苓具有抑制炎症反应的作用；鹿衔草具有抗感染等多种作用。

[作者：王建挺、谢灯飘、阮诗玮、丘余良，发表于《海峡药学》2018,30（8）:132-134]

第十九节 从《寒湿论治》浅析新型冠状病毒肺炎的病因病机

摘 要 基于阮诗玮教授编著的《寒湿论治》一书，试从寒湿病的病因、病机、致病特点探讨新型冠状病毒肺炎的中医病因与病机。根据新型冠状病毒肺炎的流行特点、四诊信息、诊疗方案以及预后，认为该病主要中医病因为寒湿疫毒，病机主要为寒湿疫毒侵袭肺脾，重者凝闭心肺，甚至内闭外脱，危及生命。同时根据表里及卫气营血辨证理论，可将新型冠状病毒肺炎的病程分为寒湿疫毒在表、寒湿疫毒闭肺、寒湿疫毒入营入血、恢复期 4 个阶段。这一思路可为新型冠状病毒肺炎的辨证论治提供参考。

关键词 新型冠状病毒肺炎；寒湿论治；中医病因病机

新型冠状病毒肺炎（下称新冠肺炎）是人感染新型冠状病毒后所引发的急性传染性肺炎。目前流行病学调查发现：大多数患者具有明确接触史，且所有人群普遍易感。阮诗玮教授编著的《寒湿论治》一书，详细论述了寒湿的病因、病机、辨证论治和理法方药，该书以三焦和正邪辨证为纲，综合运用六经、脏腑、卫气营血辨证等辨证方法，明确了寒湿的病变部位，探讨病理变化，分析病势传变，认识病性转变，预测病证预后。该书归纳了寒湿病的病候表现与证候特点，析其理，陈其法，选其方，示其案，用以指导寒湿病的临证辨治，是我国第一部中医治疗寒湿病的专著。我们通过对新冠肺炎的中医临床特点分析，认为该病的病因病机与中医寒湿病高度契合，可以将《寒湿论治》作为本病中医辨证论治的参考，试简述如下。

（一）寒湿疫毒是病因

从新冠肺炎的流行特点、五运六气、病证特点、病理损害来看，本病的中医病因当属寒湿疫毒为主。

1. 流行特点 从现有的流行病学调查来看，大多数新冠肺炎患者均可追溯到传染源，且呈聚集发病特点，人群普遍易感，存在人传人现象，呼吸道飞沫、接触传播是主要传播途径，感染者潜伏期也具有明显的传染性。本病流行正如《黄帝内经素问·刺法论》所述："黄帝曰：余闻五疫之至、皆相染易，无问大小，病状相似"；亦如明·吴有性《温疫论·原病》所述："疫者感天地之疠气，在岁有多寡，在方隅有厚薄，在四时有盛衰。此气之来，无论老少强弱，触之者即病。"由此可见，疫毒之邪为新冠肺炎的主要病因之一。

2. 五运六气 尽管疫毒之邪存于自然界，但是能否侵袭人体，与六淫之邪也是密不可分的。新冠肺炎新发于己亥年之末，庚子年之初。该时之主运为太金，少阳相火司天，阳明燥金在泉，主气为厥阴风木，客气为太阳寒水。《素问·气交变大论》指出："岁金太过，燥气流行，肝木受邪。民病两胁下少腹痛，目赤痛眦疡……甚则喘咳逆气，肩背痛"；《素问·六元正纪大论》曰："凡此少阴司天之政，气化运行先天，地气肃，天气明，寒交暑，热加燥……水火寒热，持于气交而为病始也。始也热病生于上，清病生于下，寒热凌犯而争于中，民病咳喘。"因此，新冠肺炎发病时的气运特点为太阳寒水，易伤及肺脾，发为咳喘。

3. 气候特点 阮诗玮教授认为中医诊疗必须要做到"六看"：一看天、二看地、三看时、四看人、五看病、六看症。这六看同样可以用于分析新冠肺炎患者病因特点。目前新冠肺炎患者的体质特点我们尚未见报道，但是该病发病时气候正是以寒湿为主。从湖北气象局官方网站收集到的天气预报资料显示：以武汉为首的鄂东地区自 2019 年 11 月中下旬出现 1 次强冷空气和 2 次寒潮，下旬则出现轻中度阴雨；而 12 月下旬至 1 月间阴雨不断；

2020年1月湖北省出现3次较大范围雨雪过程，相对湿度较往年平均相对湿度增大8%，排历史同期第一位，出现了明显的寒湿气候。由此可见，寒湿气候是新冠肺炎发病的重要因素。从目前全球的新冠肺炎流行病学分析来看，处于气温较高的东南亚和南亚地区以及正处夏季的南半球，发病率明显低于高纬度的北半球地区，可见气候因素对于新冠肺炎的发病起着重要作用。这一发病规律与在2003年发生的严重急性呼吸综合征（SARS）相类似，该病也是起于冬春，止于夏。但是新冠肺炎疫情将来如何发展，尚需要进一步观察。由此可见，疫毒之邪本来在秋冬季节最为活跃，加之寒湿之气损伤人体正气，寒湿与疫毒合而为患，从而导致本病的发生与流行。

4. 中医证候特点　从新冠肺炎患者的中医证候特点与疾病进程来看，本病病因主要以寒湿疫毒为主，在临床上也符合《寒湿论治》中提出的寒湿病的病程特点。寒湿病的进展多侵犯上、中、下三焦或者卫、气、营、血。新冠肺炎病之初起，寒湿疫邪犯肺卫，患者出现发热，乏力，周身酸痛，咳嗽，咳痰，纳呆，恶心，呕吐，大便黏腻不爽，舌质淡胖齿痕或淡红，苔白厚腐腻或白腻，脉濡或滑。病之中期，寒湿疫毒闭肺，郁而化热，表现为发热面红，咳嗽，痰黄黏少，或痰中带血，喘憋气促，疲乏倦怠，口干苦黏，恶心不食，大便不畅，小便短赤，舌红，苔黄腻，脉滑数；若寒湿疫毒不解，热邪入里，气营两燔，则患者喘憋气促，谵语神昏，或发斑疹吐衄，或四肢抽搐，舌绛少苔或无苔，脉沉细数。病之后期，内闭外脱，呼吸困难，动则气喘或需要辅助通气，伴神昏，烦躁，汗出肢冷，舌质紫暗，苔厚腻或燥，脉浮大无根。寒湿与疫毒合而为邪，侵袭人体，初则在卫表，继而在气分，甚而侵营入血，逆传心包，出现内闭外脱之危候。

5. 病理损害特点　新冠肺炎临床可以表现为无症状感染，也可以为仅有咳嗽、乏力、咽痛、肢体酸痛、食欲下降等症的轻证，重型和危重型患者可以有呼吸、心血管、肾脏等多脏器多系统的损害。但是肺部损伤仍然是最为重要的：一方面，从影像学来看，肺部的多发的磨玻璃影到"大白肺"，主要表现为渗出性改变；另一方面，从死亡患者尸检结果看，肺部的气管、支气管含有大量黏液样分泌物。这些肺部的渗出和气管、支气管存在的大量黏液，结合患者具有"重、闷、呆、腻、濡"中医四诊表现，正符合中医"湿"邪的特点。

6. 体质因素　目前尚无新冠肺炎患者中医体质的报道，何种体质是新冠肺炎的易感人群，体质与病情轻重是否存在相关性，这些问题尚需要进一步研究。但是我们从病情可以推测，新冠肺炎易感体质当属迟冷质、倦㿠质、腻滞质的人群。迟冷质、倦㿠质之人，多因平素摄生不慎，贪凉饮冷，熬夜伤阳，或者病久中气、元气损伤，常见阳气不足。而腻滞质者里湿素盛，寒湿疫毒易乘之，更使其阳气虚弱，浊阴内盛，且感邪后邪易入里，或发为直中。从目前危重症和死亡患者的人群分析，年老久病者预后较差，亦可证明该观点。

除了以上6个方面，在我国各版新冠肺炎的中医治疗方案中，疾病早期均主要以芳香化湿和散寒祛风为主要治法，且获得较好临床疗效，可阻断疾病进展，这些治疗都说明寒湿疫毒是本病中医病因。但是，中医强调因时、因地、因人制宜，审证求因。也有部分患者发病时即表现为但热无寒的典型温病之象，且部分患者疾病进展迅速，一开始即出现湿郁化热症状，则需按照温病的思路治疗。因此，我们认为，新冠肺炎中医病因为寒湿疫毒为主，同时需要因时、因人、因地制宜，审证求因。

（二）寒湿疫毒的致病特点

寒为冬之主气，若寒冷太过，伤人致病则为寒邪。寒为阴邪，易伤阳气，而人体气血津液均依赖阳气温煦推动，寒盛而气血津液凝滞不通。正如《素问·举痛论》所言"寒气入经而稽迟，泣而不行，客于脉外则血少，客于脉中则气不通。"可见，寒邪不但伤及人体阳气，更可闭阻经脉，导致气血津液运行不畅。

湿亦为阴邪，可郁遏气机，导致气之升降出入异常。湿邪阻滞经脉，气血不畅，则肢体沉重乏力；湿邪阻滞心肺，则胸闷，喘憋；湿邪损伤脾阳，则纳呆，腹胀，大便溏薄不爽。且湿邪致病，来缓去迟，缠绵难愈，病程长。正如《温病条辨·上焦篇》所述"其性氤氲黏腻，非若寒邪之一汗即解，温热之一凉即退，故难速愈。"新冠肺炎患者病程较其他外感病明显偏长，且症状反复，症状好转后仍然有乏力、纳差及动则气短的症状，这也是湿邪致病特点。

疫毒之邪有"疫气""疠气""戾气""杂气"之称，吴又可把杂气中致病力强，传染性强的叫做"疫气""疠气""戾气"。《温疫论》指出"疫气者亦杂气中之一，但有甚于他气，故为病颇重，因名之疫气"。疫气是来势凶猛，变化迅速，病死率高的急性传染病。北宋医家庞安时在《伤寒总病论》中记载"天行之病，大则流毒天下，次则一方，次则一乡，次则偏着一家"。目前新冠肺炎已经全球大流行，正与中医疫疠毒邪流行特点一致。

现有的研究证实新型冠状病毒在寒冷潮湿的环境下容易生存，在高温干燥环境下存活时间短，这个特点也提示该病毒在寒冷潮湿条件下传染性和致病力强。从中医角度来看，这也说明了寒湿与疫毒容易合而为患，共同致病。中医认为人与自然界是一个整体，如果患者体质为迟冷质、倦㿠质，则可能容易感受寒湿疫毒而患病。从治疗上来说，中医药选择散寒化湿之剂，虽在体外实验中可能无法杀灭新冠病毒，但是由于改变了患者的寒湿状态，让病毒无生存之地，从而取得良好疗效，这一结果已经在临床实践中得到验证。

因此，疫毒与寒湿之邪共同致病，是形成新冠肺炎的主要病因。

（三）寒湿疫毒闭肺是关键病机

从新冠肺炎的疾病进程来看，基本遵循从表到里，由轻到重的过程，也是卫、气、营、血逐步进展的过程。

1. 寒湿疫毒在表 新冠肺炎的早期轻证患者，多症见微恶寒、发热，乏力，周身酸痛、苔薄白微腻或微黄，脉浮。该期主要病机为寒湿侵犯肺卫，影响肺卫的正常功能。如《灵枢·本脏》所言："卫气者，所以温分肉，充皮肤。肥腠理，司开合者也。"寒湿皆为阴邪，所以患者寒多热少，甚至部分患者无明显发热；若寒湿郁阻遏、清阳不升，可出现头重痛，或者头痛如裹；湿邪困脾，脾主运化水谷，脾失健运则纳呆；脾气充养四肢，脾气不足，则四肢乏力；则寒湿郁于肌肤，寒邪主痛，则可周身酸痛；舌苔白腻，脉浮为寒湿在表之象。此期患者在疾病之初，中医药若能积极参与治疗，可以阻断疾病进一步发展，避免病情加重而入气入血。在治疗上当以散寒化湿，发汗解表为主，可选苍术香薷饮、华盖散等。若寒湿中于脾胃，腹痛腹泻，可以藿香正气散加减治疗。

2. 寒湿疫毒闭肺　新冠肺炎患者早期失治或者误治，邪气渐深，症见发热，午后尤甚，胸闷喘憋，汗出不畅，胸闷脘痞，呕逆纳呆，腹泻或便秘，肢重酸楚，口干饮水不多，干咳或呛咳，或伴有咽痛，口苦或口中黏腻，舌红苔黄腻或白厚腻，甚至白厚如积粉，脉滑数。该期主要病机为寒湿疫毒闭肺，肺气失于宣发肃降。肺主气，司呼吸；主宣发肃降，通调水道；朝百脉、主治节。寒湿疫毒闭阻肺络，气机失调，肺之宣发肃降失职，呼吸失节，则呼吸困难，喘憋，动则气短，甚至口唇青紫；湿邪郁而化热，则发热汗出不畅，口苦或口中黏腻不爽；湿邪困脾，则呕恶纳呆，腹泻或便秘；舌淡红、苔白厚腻为寒湿之象，若湿郁化热，热重于湿，则舌红、苔黄厚腻，脉滑数。本期是新冠肺炎辨证论治的关键时期，若采用中医药及时介入，辨证准确，治疗得当，可以转为轻证，病情好转而痊愈。若失治误治，则可入营入血，病情迅速加重，转为重型和危重型。中医治疗关键在于及时施以重剂、猛药祛邪并恢复肺气宣肃功能，可选麻杏石甘汤、葶苈大枣泻肺汤、三物白散等加减以开宣肃肺；若湿郁化热，可选三仁汤、甘露消毒丹加减以三焦分消祛邪。国家中医药管理局推荐的清肺排毒汤，方中含有麻杏石甘汤和五苓散，其中麻杏石甘汤宣肺平喘，五苓散化气利水，让湿邪从小溲而出。此方正是契合了寒湿疫毒闭肺是新冠肺炎的主要病机，且经临床证实此方是治疗新冠肺炎的有效方剂。

3. 寒湿疫毒入营入血　若寒湿疫毒内传，临床可见胸闷气促，喘憋加剧，高热，神昏，便秘等症，甚至出现汗出肢冷、呼吸欲绝、脉微欲脱等危重症候。此期多为寒湿疫毒郁热侵营入血，逆传心包而欲犯心神，甚至内闭外脱。寒湿疫毒未解，郁而化热，痰热壅肺，则高热、胸闷喘憋加剧；热邪入营入血，可出现斑疹血症；逆传心包，热扰神明，则神昏；肺与大肠相表里，肺气不宣，热移大肠，则便秘；若疫毒之邪不解，则毒邪内陷，甚至内闭外脱而阴阳离决，可见大汗出、脉微欲绝之内闭外脱之危象。该期患者分型多属于重型和危重型，现代医学多在对症治疗和营养支持的基础上，重视生命征的改善及水、电解质的平衡情况，根据氧饱和度的变化，及时给予有效的氧疗措施；同时在充分液体复苏的基础上，加用血管活性药物来改善微循环。中医当以透热清营凉血之品，如清营汤、犀角地黄汤等祛邪截断逆传；而肺热腑闭者，可选宣白承气汤加减以通腑下气；若内闭外脱者，又当醒神开闭，救逆固脱以助矫枉复正。其中痰浊迷窍者，可予孙思邈还魂汤送服苏合香丸；热毒闭窍者，可予安宫牛黄丸；热闭动风者，可予紫雪丹；痰热迷窍者，可予菖蒲郁金汤合至宝丹。若阳气暴脱者，可予参附汤、四逆汤。尽管此期患者病情重，但是能积极采用中西医结合治疗，仍可以逆转病势，转危为安。

4. 恢复期 此期患者热已退，喘促好转，多表现为气短，倦怠乏力，纳差呕恶，痞满，大便无力，便溏不爽，舌淡胖，苔白腻。由于寒湿疫毒损伤肺脾，耗伤气阴。肺气不足，则气短，倦怠乏力，活动后明显；脾虚运化无权，则纳差；湿邪留恋，困阻中焦，则呕恶、痞满、便溏不爽；舌淡胖、苔白腻为气虚之象。此期患者中医治疗可选用参苓白术散、六君子汤加减治疗，偏于气阴两虚可与参芪地黄汤、生脉散等治疗。同时可以配合八段锦、呼吸操及其他中医康复理疗方法，以利于病情全面康复。

小结：新冠肺炎的防控需遵循"早发现、早报告、早隔离、早治疗"的原则。现有的临床实践和疗效观察显示：早期患者单用中医药治疗就可以控制病情，阻止疾病向重型和危重型进展；对于已经发展到重型和危重型患者，中西医结合治疗可明显提高疗效，减少病死率。对新冠肺炎的中医病因病机的研究，是该病辨证论治和提高疗效的基础。由于患者体质等各种因素，也有部分患者发病初始即表现为温热疫毒之邪侵袭的证候，则需采用辛凉解表、清热解毒治法。但是总体而言，寒湿疫毒是新冠肺炎的主要病因，寒湿疫毒闭肺是关键病机，病位以肺为主，涉及脾、肾、心及大肠。《寒湿论治》作为我国第一部关于寒湿病的专著，可以作为新冠肺炎辨证论治的参考。

[作者：曹慧、王建挺、丘余良、阮诗玮，发表于《福建中医药》2020,4,51（04）:08-10]

第二十节　基于《寒湿论治》探析新型冠状病毒肺炎的中医认识

摘　要　基于《寒湿论治》理论视角下，本文试从"新型冠状病毒肺炎"的病因病机、论治思路、瘥后调理3个方面探析中医对"新型冠状病毒肺炎"的认识，结合发病地点的地域、气候特点及病患临床表现考虑"寒湿疫"为本病的根本病机，强调辨证论治应综合考虑病变部位、寒湿多寡、体质差异、时令变化、病程久暂、兼夹病证的相互影响，瘥后调理应重视理气化痰、醒脾开胃、健脾渗湿、温肾益气、理血通络、激阳柔筋的综合运用。《寒湿论治》是我国第一部寒湿病学专著，内容丰富，深入学习挖掘，可使论治"新型冠状病毒肺炎"更加有迹可循、有法可依，对本病的辨治具有重要的现实意义。

关键词　新型冠状病毒肺炎；寒湿论治；寒湿疫

新型冠状病毒肺炎（COVID-19）是由人体感染新型冠状病毒（2019-nCoV）而引起的一种急性呼吸道传染病，临床表现以发热、干咳及乏力等全身症状为主。截至1月27日，全球COVID-19确诊病例累计超1亿例，死亡病例达2149818例。COVID-19已经严重威胁到人类的生活及生命健康，并造成巨大的资源消耗和经济负担，但目前尚无针对病毒的特效药物，使控制疫情传播变得困难重重。结合临床抗疫一线收集到的疾病症状体征及舌脉表现来看，COVID-19 属于中医"寒湿疫"的范畴。阮诗玮教授于 20 世纪 80 年代就提出寒湿辨治理论，几经创作，编著有《寒湿论治》一书，系统论述了寒湿病的诊疗思路及治法方药。笔者有幸师从于门下，侍诊左右，拜读阮师著作《寒湿论治》后受益匪浅，今欲从病因病机、论治思路、瘥后调理三个方面试论 COVID-19 的中医认识，以期为中医药防治疫情提供有效的辨治方法和治疗思路，提高临床疗效。

（一）COVID-19 病因病机

此次疫情在武汉被首次发现系新型冠状病毒 COVID-19 引起，所感患者症状相似，并且具有较强的传染性，属于传染病范畴。根据其发病特点与传播途径，应属于中医"疫病"范畴，正如《素问·刺法论》所言："五疫之至，皆相染易，无问大小，病状相似。"阮师作为福建省卫健委抗疫防治中医专家组成员，结合 COVID-19 发病地点的地域、气候特点及患者的临床表现，一开始就指出此次疫情属于"寒湿疫"，可从"寒湿"论治。

1. 基于发病地域及气候特点分析　《寒湿论治》曰："沿海湖泽地带、低洼卑湿之处、近海之山区寒湿之邪尤甚"，武汉地处我国中部，四面丘陵，中间低平，岗垄山川，左挹右掩，长江、汉水交汇市境，江河湖港纵横交织，全市水域面积占总面积约四分之一，水气丰富，湿气氤氲，正是书中所言易感之地。《寒湿论治》另有曰："冬春之淫雨，夏秋之寒流台风，皆为易病寒湿之气候"，武汉市属亚热带季风气候，本为雨热同季，冬冷夏热，然发病之日，时值冬季，寒气当令，据湖北气象局官方网站查询资料得到，武汉市于冬至前后气温仍有 20℃ 以上，应冷而不冷，虫兽不安；12 月至 1 月期间连续阴雨不断，应雪却未雪，阳气不潜；并受寒潮影响，温度骤降至个位数，寒热不及，反生异气。如此气候水文，就导致了湿气蛰伏，寒独外束，卫外不及，寒客于形，正如《素问·六微旨大论》有云："至而不至，来气不及也；未至而至，来气有余也。"内困于湿，外伤于寒，是为寒湿所作。

2. 基于临床症状表现分析　普通型 COVID-19 主要表现为：①身热不扬，大部分患者以低热为主（低于 38℃）或自觉发热。②咳嗽，少痰，痰质黏色白。③乏力，倦怠，四肢沉重。④纳差，恶心，腹泻便溏。⑤舌苔厚腻，或白或黄，甚者腐苔。《温病条辨》曰："寒湿者，湿与寒水之气相搏也，最损人之阳气"，所以知湿盛则阳微。寒湿困阻，易伤阳气，郁遏气机，故见身热不扬，发热而热势不高，但需注意的是，正邪相峙，寒湿亦有化热之象，正如《寒湿论治》曰："寒湿伤于阳旺之躯，或用药过于温燥可热化而成湿热之证"，故用药温凉，还需辨明主导病机。寒主凝滞，湿性重浊，寒湿相合，闭阻上焦则见肺气不利，咳嗽痰黏，困阻中焦则脾失运化，症见乏力倦怠，四肢沉重，痞满呕恶，"内生寒湿，中阳多怠"即是如此。舌苔厚腻，甚者腐浊，此为湿毒内浸，郁遏不化之征象。

（二）COVID-19 论治思路

《寒湿论治》明言寒湿病的论治思路不仅要考虑病变部位、寒湿多寡、兼夹病证等，还要根据不同体质差异、时令变化综合辨治，尤其根据寒湿病本身的特点，辨治应重视调理气机、顾护阳气，健运脾胃是寒湿病治疗与康复的关键。

1. 病变部位　此次 COVID-19 病位主要在肺，兼有脾胃消化症状，少数患者合并有多系统损害。《温病条辨》曰："治上焦如羽，非轻不举，治中焦如衡，非平不安"，寒湿之邪，最易凝滞气机，伤于上焦，每多肺气郁闭，侵入中焦则与脾湿胃垢相结，阻碍中枢，枢机失运，水湿愈盛，《寒湿论治》曰："俾不通者使之通，气化则寒湿易化也"，故治以开宣肺卫，燥湿行气，在表者发之，宜麻黄、香薷、苍术、葱豉之类；在里者化之，宜厚朴、砂仁、豆蔻、苏叶之类。另外合并有神经系统损害者，症见颈项强直、口噤抽搐，应为寒湿郁滞肝筋致痉，可予如圣饮散寒除湿，柔肝止痉。

2. 寒湿多寡　《寒湿论治》曰："寒重宜辛温，湿重多芳香。"新冠患者以发热、咳嗽、畏寒肢冷，舌苔白滑为主症者，此为寒，寒重者宜辛温，散而兼温，治用麻黄苍术汤、苍术香薷饮等；若苦痰少质黏、胸脘痞闷、腹泻便溏，舌苔白腻者，此为湿，湿重者多芳香，温而兼散，治用藿朴夏苓汤、平胃散、理中汤等。寒湿并重，湿性黏滞，着眼于湿，兼顾散寒，祛湿则寒自去，可用厚朴温中汤、胃苓汤或神术汤等。

3. 体质差异　《寒湿论治》按照六大体质，其有病寒湿者，治应如下：迟冷质、倦㿠质者，素体卫阳不足，最易感寒湿，治以甘温，注重温阳；腻滞质者，形体羸胜，阳虚于内，湿困于中，受邪即病寒湿，治以健脾助运，化痰祛湿；晦涩质者，为寒湿所客，易凝精血，阻塞不通，治以温里散寒，理血散凝；燥红质者，寒湿客之易化热从燥，治以芳香辛散，佐以柔润；正常体质者，阳气内足，客邪亦多从阳，治之温燥适宜，中病即止。诚如《湿热病篇》曰："人身阳气旺即随火化而归阳明，阳气虚则随湿化而归太阴也。"

4. 时令变化　《寒湿论治》曰："春令淫雨，冬季严寒，辛温之剂，多投之时"，本次新冠疫情发于冬季，盛于春令，是以冬季严寒，春令淫雨，利于不时之气，有研究表明，低温多湿环境有利于 2019-nCoV 的存活与传播，此时可用辛温。"夏令炎暑，湿多从热，苦寒不远"，延至夏季，疫情扩散局限，但患者多从热化，缘因夏令炎暑，寒湿之邪受克，活性降低，但湿性黏滞，化而不去，受热则从阳热化，故患之多表现为温病、湿温，针对刻下主导病机，可用苦寒之剂。"秋之燥虎，化火伤阴，柔润莫离"，时至秋季，燥金当令，疫情处于低谷，并相对稳定，是以疫毒蛰伏，此时报道多见无症状感染者与复阳患者，应注重未病先防，既病防变，可治以益气健脾，清肺养阴，休养生息。年末冬季北方疫情反弹，也是由于严寒的适宜环境复现，人体阳气不足，病毒活性增加，然疫情并未大范围扩散，缘因北地干燥，未有淫雨夹湿，病毒缺少长期存活条件，加之医疗人员防控迅速，故而及时扑灭了疫情的火苗。

5. 病程久暂　《寒湿论治》曰："寒湿初起，病性多实，攻伐可投"，COVID-19 早期，初病寒湿，邪未深入，正邪相搏，病性多实，症见发热、咳嗽、舌苔厚腻，治以攻伐，速去其邪，投用达原饮、小青龙汤、藿香正气散主之；若延日久，寒湿可化热，可成积，邪毒闭肺，症见身热不退、痰少质黏、胸闷呕恶、舌苔腐腻或干焦，治应破结攻下，方用十枣汤、宣白承气汤、膈下逐瘀汤等；"延病日久，阳气戕伤，体质多虚，温补必施，攻伐宜慎"，病至深重，阳气受损，体质虚弱，症见呼吸短促困难、汗出厥冷、或伴神昏、舌苔腻浊，治宜回阳救逆，攻伐宜慎，投用急救回阳汤、参附汤，酌加苏合香丸、安宫牛黄丸等。病至终末，疫毒已去，正气内虚，症见乏力、纳差、舌淡胖苔白腻，治宜清疏余邪，方用香砂二陈汤、六君子汤、胃苓汤主之。

6. 兼夹病证　新冠患者主病寒湿，或有兼夹痰饮、气郁、瘀血者，是以主症相似，兼症各异，治宜多维辨治，合方并用，可参《寒湿论治》。夹痰饮者，胶粘疫毒，寒湿互结，病愈难去，因此蠲饮必须，半夏、陈皮、南星、白芥、牵牛酌情加用，在此需着重提醒，黏痰是导致本次肺炎病情加重的关键因素，痰黏不去，充塞气道，导致呼吸困难，应用呼吸机亦效差，可予三物白散斩关夺将，或可扭转病机；夹食积者，枢机不转，邪气难驱，中气难复，健运脾胃为要，杏仁、神曲、麦芽、谷芽适宜选择；夹气郁者，气机不转，易受寒湿，湿困更郁，难解难分，治应疏肝解郁，逍遥散、柴胡剂参而用之；夹瘀血者，宿瘀阻络，经气不行，寒湿所伤，则易入络，治以活血通络，方用丹参饮、逐瘀汤之类；寒湿深重，化秽浊者，蜀椒救中，苏合至宝急宜投之；症见因质因时化热者，芩连花粉亦要兼施。

（三）COVID-19 瘥后调理

《寒湿论治》曰："寒湿病，邪气大势已去，唯脾气未醒，气机欠调，余恙留恋，脉络不畅，脾肾虚弱。"寒湿阴邪，最易伤阳，浊毒凝滞，阻碍气机，治之应温阳益气，祛湿散寒，使离照当空，则阴霾自散，瘥后调理应重视调达气机，健中扶阳，可从理气化痰、醒脾开胃、健脾渗湿、温肾益气、理血通络、激阳柔筋六个方面入手考虑。

1. 理气化痰　《湿热病篇》曰："太阴内伤，湿饮停聚。"寒湿病瘥后，痰饮浊邪留恋，气机不畅，症见头晕心悸，胸脘痞闷，咳嗽痰白，舌淡苔白润，脉濡滑，二陈汤主之；胸闷短气，气逆呕恶者，橘枳姜汤亦主之。

2. 醒脾开胃　《湿热病篇》曰："中气虚则病在太阴。"寒湿病去，脾胃之气未醒，中焦欠运，症见纳谷不馨，食后痞满，大便不坚，舌淡苔白腻，脉缓或濡，白术和中汤主之；脘痞为甚，伴腹痛腹泻者，宜神术汤。

3. 健脾渗湿　《素问·六元政纪大论》云："湿胜则濡泄，甚则水闭跗肿。"寒湿病瘥后，脾胃虚弱，运化失司，水湿不化，症见面色萎黄，乏力纳差，胸闷脘痞，大便溏薄，舌淡苔白腻，脉虚缓，参苓白术散主之；身重胸闷者，加苍术、厚朴；小便不利，大便溏泻，水肿者，加猪苓、泽泻、大腹皮。

4. 温肾益气　《素问·阴阳应象大论》云："阴胜则阳病。"寒湿病愈后，命门火衰，下元冷急，肾气不足，症见腰膝酸软，晕眩耳鸣，神疲短气，四肢欠温，舌淡嫩苔白，脉沉细，右归丸主之，肾气丸亦主之；五更泄泻，完谷不化，脐腹疼痛，宜合四神丸。

5. 理血通络　《素问·举痛论》云："寒气入经而稽迟，泣而不行，客于脉外则血少，客于脉中则气不通，故卒然而痛"。寒湿病初愈，余邪客络，阻碍气分，血络不通，气滞血瘀，营阴凝滞，症见局部刺痛，四肢青紫，腰背四肢不舒，面色或紫，舌淡暗或瘀斑瘀点，脉涩或代，大活络丹主之；胸腹疼痛者，宜丹参饮或血府逐瘀汤。

6. 激阳柔筋 《素问·生气通天论》云："阳气者，精则养神，柔则养筋"。寒湿病恢复期，正气不足，邪气留恋，证属肺脾两伤，兼有寒湿滞络，治宜振奋人体阳气，疏利关节筋脉，太极拳、八段锦等导引术可行之，适当的体育锻炼，体操、慢跑亦可行之。

小结：目前对于 COVID-19 的临床治疗，中医药具有明显的优势，在整体观念与辨证论治思想的指导下，中药、艾灸、导引等治疗方式均取得良好的疗效。《寒湿论治》是我国第一部寒湿病学专著，内涵丰富，阐述全面，认识深刻。本文基于《寒湿论治》角度探析 COVID-19 的中医认识，包括其病因病机、论治思路、瘥后调理等，强调论治应综合考虑病变部位、寒湿多寡、体质差异、时令变化、病程久暂、兼夹病证的相互影响，使论治 COVID-19 更加有迹可循、有法可依，对 COVID-19 的辨治具有重要的现实意义。

（作者：余永鑫、阮诗玮）

第二十一节 基于"矫枉平衡"理论探析新型冠状病毒肺炎的中西医防治

摘 要 本文基于矫枉平衡理论，根据人体正气强弱与感受疫疠邪气反应强弱情况分析新型冠状病毒肺炎（新冠肺炎）患者发病特点，包括矫枉平衡，即正气强感邪轻者，机体能抵御疫邪；矫枉失衡之矫枉无力，即正气弱而疫邪易乘袭；矫枉过正，即疫邪强盛内陷与正气交争，正不胜邪而渐损；矫枉生枝，即产生变证或诱发宿疾。并强调中西医结合治疗新冠肺炎关键在于促进机体矫枉平衡，把握矫枉扶正、矫枉复正，矫枉节枝等共同治疗法则，发挥中西医优势。其中矫枉扶正应注重正邪辨证以祛邪扶正；矫枉复正应把握疾病内陷传变的转折点，及时截断以固复正气；矫枉节枝应注意规避中西药物的毒副作用。此外，对易感人群的预防提倡养护身心健康，增强体质，调畅情志。

关键词 新型冠状病毒肺炎；矫枉平衡；正邪辨证；中西医防治

新型冠状病毒肺炎（novel corona-virus pneumonia，NCP），简称新冠肺炎，是人感染新型冠状病毒（2019-nCoV）后所引发的急性传染性肺炎。据目前流行病学调查发现，所有人群普遍易感，感染者发病初期表现为发热、乏力、干咳等不适，可逐渐出现呼吸困难，临床病情轻重不一，其中免疫力低下的老人和有基础疾病者病情较重，亦有无症状的隐性感染者。习近平总书记指示，国家卫健委和中医药管理局通知要求开展中西医结合治疗，对此次新冠肺炎的防控救治具有重要的指导意义。我们认为从"矫枉平衡"

理论出发，重新认识该病发病特点及机制，有助于促进中西医诊治思路的融合，虽然新冠肺炎中西医治疗方法不同，但都是针对新型冠状病毒感染后人体生理病理失衡状态的干预，其共同目标都是维护和恢复机体矫枉平衡状态，以达到控制疾病发展，预防并发症，恢复患者健康的目的，因此"矫枉平衡"理论有助于促使中西医结合在治疗新冠肺炎上取得理论与实践上的统一。

（一）从"矫枉平衡"认识新冠肺炎的发病

新冠肺炎，发病突然，无论老少妇孺皆相染易，临床皆以咳嗽、喘促等肺病症状为主要表现，当属中医"疫"病范畴。《温病条辨》曰："温疫者，疠气流行，多兼秽浊，家家如是，若役使然也。"新冠肺炎发病亦是人体染疫气浊毒，正气奋抗，正邪斗争，从而形成矫枉失衡的临床表现。《温疫论》言："若其年气来之厉，不论强弱，正气稍衰者，触之即病，则又不拘于此矣。其感之深者，中而即发；感之浅者，邪不胜正，未能顿发。或遇饥饱劳碌，忧思气怒，正气被伤，邪气始得张溢。"可见，对于同等致病性的疫疠邪气，体质强弱、正气盛衰是感染疫邪是否发病和病情轻重及传变的关键点，基于此我们指出新冠病毒感染的发病形式有矫枉平衡、矫枉失衡，后者包括矫枉无力、矫枉过正、矫枉生枝。

1. 矫枉平衡论 阮诗玮教授从医学哲学角度阐述人体协调内部各脏腑功能和机体内环境稳态，以及对外部自然和社会环境变化的适应，都是通过机体正、负反馈调节，即不断矫枉的过程，从而达到"动态平衡"的状态。矫枉是机体的一种自卫修复能力，依靠人体正气，通过五脏六腑及精气血津液等功能协调而发挥作用。故人体生命健康即为一种矫枉平衡的状态，即《黄帝内经》所谓"阴平阳秘"。结合临床报道发现，感染新型冠状病毒患者中有部分未发病，还有部分轻型患者仅表现为低热、轻微乏力等症状，无肺炎表现，在临床观察、对症支持治疗后往往可以自愈，人体正常免疫调控功能以抵抗病毒的一种自身矫枉能力的表现。从中医角度分析，这部分患者因正气充盛，感受疫邪较浅，足以抵御疫邪，故未发病或病情较轻。诚如《景岳全书·避疫法》所言："瘟疫乃天地之邪气，若人身正气内固，则邪不可干，自不相染。"又如吴又可在《温疫论》论述："疫邪在经者，可自汗而解"；邪伏膜原者可凭借"精气自内由膜原以达表"，战汗而解，总以"出表为顺，即不药亦可自愈"。此皆人体正气御邪有力而致矫枉平衡的体现。

2. 矫枉失衡论 若人体感染新型冠状病毒，因机体免疫功能不足以抵抗病毒繁殖与侵害，导致机体矫枉失衡，就会出现相应的症状表现。新型冠状病毒就是机体矫枉平衡破坏的使动因素，而作用于不同体质状态的机体可出现矫枉无力、矫枉过正、矫枉生枝等病理过程，同时这三种病理状态往往在疾病发展过程中相互影响。

（1）矫枉无力：矫枉无力是患者体质虚弱或久病正气消耗，现代所谓免疫力较差，以正气不足、抗邪无力为特征的一种矫枉失衡状态。据调查研究表明新冠肺炎患者中高龄患者疾病进展较快，高龄伴有基础疾病者更易发病，且病情易进展至重型或危重型。《温疫论·传变不常》言："宿有他病，一隅之亏，邪乘宿昔所损而传者……传变不常，皆因人而使。"对于高龄患者，本身正气渐虚，又常兼有其他慢性疾病，体质较弱，正气亏虚，故而疫邪易侵犯直中，且易内陷传变，致生命垂危。因此，机体的矫枉无力常是新冠病毒侵袭人体并进一步损伤人体重要脏器的主要原因。

（2）矫枉过正：矫枉过正是邪气乖张，邪正交争剧烈，现代所谓激烈的炎症反应，并导致正气耗伤、机体损害为特征的一种矫枉失衡状态。据《Lancet》最新的研究报道，99 例新冠肺炎患者中有 17 例发展成急性呼吸窘迫综合征，11 例多死于多器官功能衰竭。根据实验室检查分析，这些危重症及死亡患者与病毒感染后在体内诱发细胞因子风暴密切相关。细胞因子风暴是病毒感染产生一系列失控的过激反应，免疫调控网络失衡使得多种细胞因子异常升高，最终导致单个或多器官损伤、功能衰竭而致死。这是机体为清除病毒不断自我放大正反馈，即不断产生促炎细胞因子，而免疫调控失衡致负反馈缺失，使得抗炎细胞因子减少而失于制衡，出现矫枉过正，导致机体进一步损伤的病理状态。所谓"杀敌八百，自损一千"。此即新冠肺炎进展到重型及危重型时，机体矫枉过正，邪正处于激烈交锋阶段，正气虚弱而勉力抗邪，疫疠之邪蓄势渐长、嚣张弥漫，易致变证丛生，病情危笃。

（3）矫枉生枝：矫枉生枝是疾病治疗或发展过程中产生的变证或诱发宿疾的一种矫枉失衡状态。变证的发生包括药物介入治疗不当而产生的毒副作用，如激素的滥用，可导致消化道出血，特别是对于既往有糖尿病等基础疾病患者，在抑制机体免疫反应同时也增加高糖血症和继发感染等风险；又如，抗生素的使用造成的肠道菌群失调；以及实验室研究建议使用洛匹那韦/利托那韦等抗病毒药物，临床大多疗效不理想而反增毒副作用。其次是疾病发展传变而发生变证，如矫枉过正后出现心、肝、肾等多器官功能异常甚至衰竭、脓毒血症等，以及诱发或加重原来基础疾病。因此，新冠肺炎治疗过程及疾病进展中所产生的各种并发症即机体矫枉生枝的结果。

（二）基于"矫枉平衡"论新冠肺炎的治疗

根据新冠肺炎的发病特点，中西医结合治疗的关键在于促进机体矫枉致衡。新冠肺炎以干咳、发热、乏力为主要临床表现，根据一线临床信息和国家第六版诊疗方案建议，可以看出其疫疠邪气致病性质以寒湿疫毒为主。从"矫枉平衡"理论出发，我们认为在中医治疗方面，应该把握正邪辨证，重视扶正与祛邪的关系，明确邪气的致病特性与体质正气相互作用后的变化规律，针对性地把握祛邪或扶正先后缓急及其权重，亦或攻补兼施的方法；在西医治疗方面，也要遵守矫枉致衡的原则才能提高疗效，挽救更多患者。

1. 矫枉扶正　矫枉扶正即针对体质正气虚弱、无力抵御疫疠邪气者，在祛邪时要注重扶正。扶正应根据患者体质正气偏颇，以及药物干预对正气的影响综合考虑，予以适当的中药治疗。辨治原则如下：①辨清正气强弱、体质偏颇。《寒湿论治》中明言："寒湿邪气致病特性易挫伤阳气，阻遏气机，郁闭三焦。"故在正气辨证中应注意寒湿疫毒最易侵害体质属迟冷质、倦㿠质、腻滞质的人群。迟冷质、倦㿠质之辈，多因病久中气元气损伤，常见阳气不足，而腻滞质者里湿素盛，此类人寒湿疫毒易乘之，更使其阳气虚弱，浊阴内盛，邪易入里，或发为直中。因此，迟冷质、倦㿠质患者扶正当以甘温益气助阳为主，可选黄芪、白术、党参、干姜、吴茱萸、炙甘草等；腻滞质者扶正注重健脾助运兼以化痰祛湿，可选陈皮、茯苓、苍术、薏苡仁等；又当注意辛温香燥之药最易伤阴耗气，对于体质属燥红质、正常质患者，因其阳常有余，寒湿疫毒多化热成湿热之患，或呈寒热错杂之证，故不可轻用辛燥之品，治当微芳辛散，佐以柔润，固护阴津为要，可选苍术、白术、陈皮、麦冬、沙参、玉竹、百合等配伍；对于体质素虚，正气虚羸者，寒湿疫邪直中，多致正气虚脱，急当固本救脱，偏于阳气虚脱者可选人参、炮附子、干姜等，偏于气脱阴竭者，可予人参、山茱萸、龙骨、牡蛎等。②邪犯之初，正气未损，辨疫邪寒湿性质的轻重、感邪部位之深浅，及时驱邪即以扶正。如寒湿束表者，寒重者用辛温散表之品为主，如麻黄、桂枝、紫苏、生姜等，配伍苍术、藿香、佩兰等芳香醒脾之药；湿重者，当以芳香化浊之品为主，如藿香、苍术、草果等；寒湿滞肺者，湿重聚痰者当以辛温香燥之品，如厚朴、姜半夏、杏仁、草果、皂角等以燥湿化痰；寒重郁闭者，宜以麻黄、干姜、细辛等辛温开宣为主。寒湿并重直中而伏于膜原者，则当从达原饮或雷氏芳香化浊法以疏利祛邪、开达膜原。

西医治疗方面，目前缺乏特效抗病毒药，以治愈患者特异性血清抗体辅助治疗即是一种矫枉扶正的手段。同时新冠病毒疫苗的研发，其作用也是激发人体特效抗体以抵御病毒以使矫枉致衡。此外，临床也重视新冠肺炎患者营养治疗，尤其对于老年人及有基础疾病患者，保证其每日足够的营养能量需求，防止过度消耗以提高治疗效果、促进患者康复。

2. 矫枉复正　矫枉复正即当疫邪乖张，机体正气激烈抗邪，勉力而为，日趋而下，施以攻邪为主，力挫疫邪以保正气，或攻补兼施以攻逐邪气兼补益正气，或者正气虚脱，则当力挽狂澜以救固正气，以促进机体达到矫枉平衡的原则。新冠肺炎发展到重型及危重型时常因邪正交争、矫枉过正而导致内陷传变，此时矫枉复正的关键在于把握疾病内陷传变的转折点，及时予以截断干预。杨栗山于《伤寒瘟疫条辨》曰："疫邪见证千变万化，然总不离表里二者"，而表里相传不离纵向三焦传变及横向卫气营血传变。故根据《温病条辨》三焦传变中五大死症以参考辨析危重证候。其中传变节点当把握如下原则：①上焦传变："上焦有二，一曰肺之化源绝者死；二曰心神内闭，内闭外脱者死。"新冠肺炎以寒湿疫毒侵犯上焦肺脏为主，最易郁闭气机，肺气宣肃失司、呼吸失节，重则肺闭失其治节，故若疫毒犯肺，郁闭气机者，矫枉复正的关键在于及时重剂猛药祛邪并恢复肺气宣肃功能，可选麻杏石甘汤、葶苈大枣泻肺汤、三物白散等加减以开宣肃肺；若疫毒郁热侵营入血、逆传心包而欲犯心神，当以透热清营凉血之品，如清营汤、犀角地黄汤等祛邪截断逆传；若致内闭外脱，又当醒神开闭，救逆固脱以助矫枉复正。其中痰浊迷窍者，可予孙思邈还魂汤送服苏合香丸；热毒闭窍者，可予安宫牛黄丸；热闭动风者，可予紫雪丹；痰热迷窍者，可予菖蒲郁金汤合至宝丹。若阳气暴脱者，可予参附汤、四逆汤。②中焦传变：又因肺以大肠相表里，寒湿疫毒易困阻脾胃，故新冠肺炎疫邪易传入中焦，应当明晰"阳明太实，土克水者死；脾郁发黄，黄极则诸窍为闭，秽浊壅塞者死"等危重证候，治疗当明辨疫毒郁闭中焦，防其腑闭脾郁危象，及时因势利导以辟秽通腑化浊，用三物白散或走马汤，防止进一步传变。而肺热腑闭者，可选宣白承气汤加减以通腑下气；疫毒郁脾发黄者，可选茵陈术附汤或茵陈蒿汤。③下焦传变：若疫毒弥漫三焦，寒湿致痉者，用陶氏如圣饮，散寒湿而柔肝脉；喘而肿者，寒湿伤肾，真武汤合全真一气汤化裁；而化热之深入下焦者，则当防止其"销烁津液，涸尽而死"，治宜分消走泄以祛邪，兼以固护津液，可选三仁汤、甘露消毒丹加减以三焦分消祛邪，配伍加减复脉汤、竹叶石膏汤等益气养阴之品。

西医利用现代人工技术在新冠肺炎危重患者抢救中发挥重要作用。如对重症急性呼吸窘迫综合征患者予以呼吸机、体外膜肺氧合以辅助肺脏功能；对于有高炎症反应的危重患者以血液净化技术或者人工肝技术辅助清除炎症因子及毒素等。此类均属矫枉复正的治疗手段。

3. 矫枉节枝　矫枉节枝即在治疗中一方面预防疾病进展所产生的并发症和防止宿疾发作加重，另一方面要避免药物治疗所产生的毒副作用。因新型冠状病毒毒性强，故疾病的发生进展过程可能十分迅速，在积极矫枉扶正、矫枉复正的干预治疗中，应时时注意并发症及合并症的出现；其次矫枉节枝应重视药物干预治疗所产生的毒副作用：首先，中医药治疗当根据患者体质、证候、病因、病机辨证用药，不可见年老者则妄用补剂致邪气闭郁而生变，不可见热象则妄投寒凉药以损碍正气，贵在中病即止；不可偏信药理实验研究而妄用所谓抗病毒"特效药"以徒损正气，如板蓝根、"双黄连"之寒可伤阳气；西药治疗亦需规范激素、抗病毒药物的使用，避免滥用产生药物副作用，从而加重病情。

（三）新冠肺炎的预防

在严峻的疫情环境下，易感人群的预防保护也是十分重要。除了注意日常卫生清洁消毒、戴口罩、避免人员聚集等防护措施外，所有的易感人群不仅要保持生理健康，增强机体的矫枉平衡能力以抵御病毒；同时重视心理平衡与健康。生理方面，当遵循《素问·上古天真论》养生保健准则："法于阴阳，和于术数，食饮有节，起居有常，不妄作劳"，"虚邪贼风，避之有时，恬惔虚无，真气从之，精神内守，病安从来"。在家隔离可操练八段锦、五禽戏、太极拳等导引术和养生功法以锻炼身体，增强免疫力；心理方面，要科学理性看待疫病，避免产生焦虑恐慌心理。《黄帝内经》曰"百病生于气也……思则气结……恐则气下"，"悲伤肺"，情志失调导致的气机逆乱会影响身心健康。有研究表明情绪愉快能增强免疫功能，相反，恶劣的情绪可抑制免疫功能，降低免疫细胞活性，减弱免疫监视能力，故在疫情期间养生保健也要注重保持情志顺畅。

小结：基于矫枉平衡理论，新型冠状病毒肺炎发病可因机体矫枉平衡而自愈，机体矫枉无力而感邪发病，或因机体矫枉过正而传变内陷，机体矫枉生枝而生变证。因此，中西医发挥其各自优势治疗新冠肺炎，把握矫枉扶正、矫枉复正、矫枉节枝的共同法则，致力于促进机体矫枉致衡以恢复健康的根本目的，具有一定指导意义。同时，对于预防新型冠状病毒感染，易感人群要注重身心健康，适度锻炼身体，增强体质，调和情志保持心情舒畅。

〔作者：周少峰、许勇镇、丘余良等，发表于《福建中医药》2020,3,52（02）：120-123〕

第二十二节　普通型新型冠状病毒肺炎恢复期患者中医证候分布及思考

摘　要　目的：探讨 2020 年 2 月至 3 月湖北武汉普通型新型冠状病毒肺炎恢复期患者的中医证候特点，为临床辨治提供参考。方法：对 2020 年 2 月 25 日至 2020 年 3 月 20 日在武汉市金银潭医院确诊的 124 例普通型新冠肺炎恢复期患者进行中医证候调查，包括基本信息、中医证候及舌象，运用传统中医辨证后进行分析并提出思考。结果：124 例患者中医证候主要为咳嗽、咽痒、胸闷、心烦、乏力；最常见的舌象包括舌红、黄苔、薄苔、腻苔；证型主要为湿热证、郁热证、气阴两伤证。结论：此阶段新冠肺炎中医证型出现了湿郁化热、气阴两伤，并且肝郁气滞或者气郁化火者明显增多，使证型呈现复杂多样化，成为此阶段新冠肺炎患者证型的主要特点和辨证论治方向。

关键词　新型冠状病毒肺炎；普通型；中医证候

根据国家卫生健康委员会官方网站信息，截至 2020 年 5 月 23 日新型冠状病毒肺炎（简称新冠肺炎）在我国湖北省武汉市病例已累计确诊 50340 例，全国 31 个省和新疆兵团累计确诊 82974 例，海外病例大幅度增长，累计确诊 5322493 例。在新冠肺炎的治疗上，目前仍无明确有效的特异性治疗药物和疫苗，中医药治疗可以改善患者全身状况，减轻症状和缩短病程，发挥出了中医药的独特优势。中医证候学研究对于指导该病的中医治疗意义重大，现在已经有多篇文献报道新冠肺炎不同阶段的中医证候分布特点。笔者作为福建第十一批援鄂医疗队队员，于 2020 年 2 月 24 日进驻武汉市金银潭医院，一线工作 1 个月余，通过临床观察发现部分病例出现不同于前阶段新冠肺炎相关文章描述的中医证候特征，也在诊治中引发了一些思考，现总结如下，供大家参考。

（一）临床资料

1. 诊断标准和分型标准　新冠肺炎诊断参照 2020 年 3 月国家卫生健康委员会发

布的《新型冠状病毒肺炎诊疗方案（试行第七版）》，即具备以下病原学证据之一者：①呼吸道标本或血液标本实时荧光 RT-PCR 检测出新型冠状病毒核酸阳性。②呼吸道标本或血液标本病毒的基因测序与已知的新型冠状病毒高度同源。临床分型：①轻型。②普通型。③重型。④危重型。

2. 中医辨证标准 参考中华中医药学会发布的《中医内科常见病诊疗指南：中医病证部分》中相关中医辨证标准。

3. 纳入标准 ①属于普通型患者。②病程处于恢复期。③年龄 18~70 岁。

4. 排除标准 ①无法配合采集信息者。②病情变化再次加重者。

5. 一般资料 收集 2020 年 2 月 25 日至 3 月 20 日在武汉市金银潭医院综合 4 层和 5 层病区，临床确诊的恢复期普通型新冠肺炎符合本次研究标准的住院患者 124 例，其中男性 63 例、女性 61 例，年龄 18~70 岁，平均 57.27 ± 15.66 岁。

6. 统计学方法 采用 EXCEL 建立数据库，运用 SPSS 20.0 对数据进行统计分析，计数资料用例数和百分比表示，描述性资料用频次分析。收集资料后，以四诊信息为变量，采用聚类分析中系统聚类的 Ward 法（最小离均差平方和法），距离的计算选平方 Euclidean 距离。将距离最近的两条数据先整合为同一类别，从而分为 N 到 1 个类别，新产生的类别与其他各类别间的距离形成矩阵，再将距离最接近的两个类别与其相关的其他类别再次合并形成新矩阵，最终汇成一个类别。

（二）结果

1. 124 例患者中医证候分布情况 占比 > 20% 的中医证候由大到小排列分别为咳嗽（91.9%）、咽痒（57.2%）、胸闷（45.1%）、心烦（35.4%）、乏力（29.0%）、咳痰（27.4%）。见表 7-22-1。

表 7-22-1　124 例患者中医证候分布情况

中医证候	例数	占比 /%	中医证候	例数	占比 /%
咳嗽	114	91.9	咳痰	34	27.4
咽痒	71	57.2	气促	9	7.2
胸闷	56	45.1	纳呆	8	6.4
心烦	44	35.4	不寐	8	6.4
乏力	36	29.0	便溏	2	1.6

2. 124 例患者舌象分布情况 占比 > 40% 的舌象由大到小排列分别为舌红（68.5%）、黄苔（53.2%）、薄苔（42.7%）、腻苔（41.0%）。见表 7-22-2。

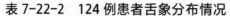

表 7-22-2　124 例患者舌象分布情况

舌象	例数	占比 /%	舌象	例数	占比 /%
舌红	85	68.5	白苔	29	23.3
黄苔	66	53.2	少苔	22	17.7
薄苔	53	42.7	齿痕	19	15.3
腻苔	51	41.0	舌暗	18	14.5
舌淡红	31	25.0	裂纹	4	3.2

3. 124 例患者中医四诊关联信息组合情况　见表 7-22-3。

表 7-22-3　124 例患者中医四诊关联信息组合情况

症状或舌象组合	频次	症状或舌象组合	频次
咳嗽，舌红	83	舌红，腻苔	38
咳嗽，咽痒	67	黄苔，腻苔	36
咳嗽，黄苔	63	舌红，薄苔	34
咽痒，舌红	62	胸闷，黄苔	33
舌红，黄苔	61	心烦，黄苔	32
咳嗽，胸闷	51	胸闷，腻苔	27
咽痒，黄苔	48	心烦，胸闷	20
咳嗽，腻苔	48	乏力，舌淡红	17
心烦，舌红	44	乏力，薄苔	16
舌红，黄苔，腻苔	36	胸闷，舌红，苔腻	25
心烦，舌红，苔黄	31	乏力，舌淡红，薄苔	16

4. 中医证候聚类分析树状图　如图 7-22-1 所示，在聚类分析过程中，四诊资料中的症状和舌象等被逐步合并，根据聚类分析树状图类别间密切程度（纵轴为系统分类证候情况，横轴为证候间相对距离），结合中医理论知识和专家意见，当标尺距离取 7 时，此类患者中医证候主要合并为 3 个证候群：①便溏、裂纹舌、气促、纳呆、舌暗、少苔，可归属气阴两伤证。②白苔、淡红舌、乏力、咳痰、胸闷、腻苔、舌红，可归属湿热证。③黄苔、咽痒、咳嗽、心烦、薄苔，可归属郁热证。当标尺距离取 25 时，中医证候主要聚为两个证候群：乏力以上诸症符合气阴两伤证；咳痰以下诸症符合湿热郁阻证。

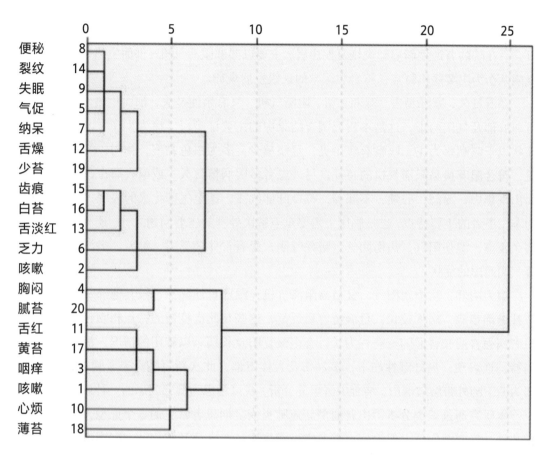

图 7-22-1　中医证候聚类分析树状图

5. 中医证候典型舌象　见图 7-22-2、图 7-22-3、图 7-22-4。

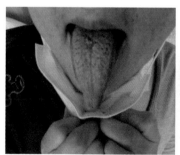
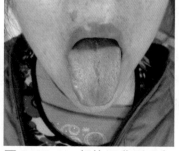
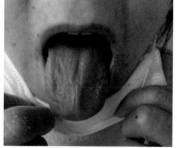

图 7-22-2　湿热证典型舌象　图 7-22-3　郁热证典型舌象　图 7-22-4　气阴两伤证典型
舌象

（三）讨论

　　此次新冠肺炎疫情在武汉表现出"湿邪"的特征明显，符合中医的"湿毒疫"。早期武汉气温偏低，低温 0℃ 左右，故当时患者主要表现出寒湿的特点，之后随疫情发展、治疗用药、气候变化、病情演变等因素影响，逐渐出现湿邪困脾、痰湿阻滞、湿邪化热、肝郁气滞、气郁化火、气滞血瘀、气阴两伤等证候表现。本研究发现，2020年2月25日之后在院的普通型新冠肺炎恢复期患者，主要以湿邪阻滞气机，郁而生热，肝郁化火，气阴两伤为主要病机特点，符合中医学的证候发展规律。

寒湿日久，寒邪易去，湿邪独留，阻滞气机，气有余便是火，郁而化热，湿热内阻，可兼肝郁及气阴两虚，这是本研究调查结果中的主要证型。"痒为小痛"，属热，患者症状以干咳咽痒为主；咳嗽有痰少见，且痰量少，多为白色黏痰，胸闷，气息不畅等多见，符合湿邪最易阻滞气机的特征。另外患者多因病情日久、或家人病亡、或恐惧焦虑而出现焦虑、易怒、心烦、不寐等，符合肝郁气滞，甚至气郁化火的表现，这些症状成为本批患者的主要特点，也是临床上需要重点解决处理的主要问题之一。还有部分患者，病久正虚，湿伤阳气，热伤阴气，暗耗气阴，患者常伴随乏力、纳差、多汗、便秘或溏等气阴两虚的症状。

湿为阴邪，易损伤阳气，又最易阻滞气机；湿邪重浊黏滞，较其他邪气不易清除，往往缠绵难愈，病程较长，且病情容易反复，这些与此次疫情的特点相吻合。新冠肺炎患者病程普遍较普通肺炎病程为长，有核酸复阳及长期难以转阴的情况，都是湿邪作祟的特征性表现；另外湿性趋下，多易伤及人体下部，此次新冠肺炎患者胸部CT表现主要为两下肺外带磨玻璃影，结合中医辨证分析，或可考虑为湿邪为患的一种影像学表现。

本研究通过聚类分析得出普通型新冠肺炎恢复期患者常见的3个证型，即湿热证、郁热证、气阴两伤证，但治疗上需考虑患者体质、兼夹证及转化证。阳虚者甘温助阳，痰湿者健脾化痰，血行不畅者理血散凝。另外，湿邪凝滞最为碍气，调理气机是治疗的关键，即张仲景《伤寒杂病论》曰："大气一转，其气乃散"之谓。而肺主气，肝主疏泄，脾胃为气之枢机，以上三脏当为调理中心。故此阶段治疗，我们常常选择柴胡陷胸汤，组方：柴胡9g，炒黄芩9g，黄连3g，法半夏9g，陈皮3g，茯苓12g，枳壳9g，竹茹9g，瓜蒌皮12g，北沙参12g。临证可加郁金、牡蛎、柏子仁加强解郁安神；加杏仁、旋覆花、枇杷叶加强理气止咳；加黄精、百合、太子参加强益气养阴之效。

另外，新冠肺炎有病情反复的现象，患者有核酸复阳二次入院治疗的情况，中医称为复症。包括：食复，多为病后中气虚弱，暴饮暴食，饮食失节所致，治宜振其中阳，消其食，化其湿，可予神术汤加减；劳复，则多因病后阳气未复，又过度劳累，阳气再耗而致，治当温阳兼以化湿，可选全真一气汤化裁。因新冠肺炎为湿毒作祟，预防上我们提倡先安易受湿邪之地，即中焦脾土，方选理中汤合玉屏风散：黄芪15g，白术10g，防风5g，党参15g，苍术15g，茯苓10g，干姜5g，甘草5g，以培土生金，燥湿固本。

综上所述，本研究初步揭示本阶段新冠肺炎普通型恢复期患者的中医证候分布特点，可为辨证施治提供一定参考，但受制于传染病研究和援鄂工作的特殊性，本研究为单中心横断面调查，样本数量较少，以后有条件可以进一步扩大深入研究，以便更全面阐明本病的中医证候发展演变规律，更好指导临床治疗。

[作者：李大治、阮诗玮、陈可强等，发表于《福建中医药》2020,51（05）:7-9]

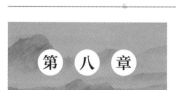

第 八 章　论著选辑

第一节　《上卿济生录》

阮诗玮教授主编的《上卿济生录》于 2003 年由厦门大学出版社出版。本书是作者对林上卿先生行医 60 余载临床经验的整理汇编。全书分为临证经验、方药运用和医案医话三部分。书中林老临证善举经方，拈之得心应手，频获效验，特别是对疑难症具有独到见解，研用峻烈猛药果敢，多次挽救辨治内外妇儿科的各种急危重病。本书立足临床，融古汇今，内容丰富，简明实用，理论与实际结合，继承与创新并举，是一部医术佳作。

内容节选：

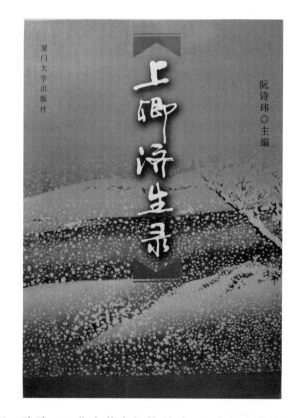

三焦分治法在肾炎治疗中的应用

肾炎以其症状而言属于祖国医学的"水肿""癃闭""关格""虚损"等范畴。其发病机制比较复杂，主要与肺、脾、肾、膀胱、三焦有着密切的联系。正常的水液代谢过程，要在各脏的气化功能作用下完成。若气化失司，相关脏腑各失其职，或肺失输布，或脾失运化，或肾失开合，或膀胱三焦水道失职，则水溢肌肤，水肿、尿闭等恶症丛生。故历代医家在治疗此病时非常重视恢复脏腑气化功能，正如《谢映庐医案·癃闭门》所曰"小便之通与不通，全在气之化与不化……"回顾古今医家方药，亦可窥其一斑。如治疗肺失肃降、水湿不行之麻黄连翘赤小豆汤、三拗汤、泻白散、越婢加术汤等均以宣肺通调而取效；五苓散、八正散、龙胆泻肝汤等以清热化湿、调化三焦而显效；有肾阳虚而浊阴盛，以肾气汤阳蒸而阴化之；有肾阴虚，虚阳亢以六味丸、滋肾丸之壮水制阳光；冷结而气凝不化，以真武汤通阳泄浊而化之；至于补中益气汤、理中汤、左归饮、大黄附子汤、救逆汤、桃花汤等，均以温脾阳振肾阳，不利水而水自行是也。古法林立，名方屡见不鲜，难以枚举，唯治病必求其本是其精髓。林老在几十年临床摸索中，结合古今经验，根据病位之所在、邪之寒热、体质之虚实，以恢复相关脏腑气化功能为目的，把肾炎水肿按上、中、下三焦辨证施治，颇能取效，今以文析之。

1. 上焦　肺为水之上源，宣降通调水道，肾主水与纳气相关联。若邪客于肺，肺失宣布，上焦不利，下窍亦为闭塞，水湿泛滥则见面目、四肢水肿，咳嗽不爽，伴发热恶风、咽痛、皮疹等症。上焦为病，重在宣肺通调。选用枇杷叶、麻黄、连翘、杏仁、鱼腥草、益母草、瓜蒌皮、桑白皮、板蓝根、蝉蜕、柿叶等宣肺气、清热毒、利膀胱之品，以"提壶揭盖"法，达到水液畅行之目的。（消除此型肾炎蛋白尿，林老选用赤小豆、豆蔻花、麻黄、连翘、益母草、柿叶等药物）

例一，郑某，男性，8岁，福鼎城关人。患儿患肾炎已月余，曾在某医院门诊治疗，屡用糖皮质激素、抗菌素及利尿剂水肿未见消退，蛋白尿反复发作，故而求治于林老。证见：面部及全身水肿，以上半身为甚。伴头眩头痛，咳嗽稀痰，微恶寒，时烘热无汗，口渴不欲饮，大便秘结，小便短小。苔白厚腻，脉浮濡。尿常规：蛋白 +++，红细胞 +，脓球 +，管形颗粒少许。此系邪客于肺，肺失宣降，水道阻滞，而成水肿。拟用宣通肺气、通调水道之法。处方：麻黄3g，鱼腥草10g，枇杷叶10g，柿叶10g，蝉蜕8g，连翘10g，杏仁8g，豆蔻花8g，益母草8g，车前草8g。3剂后复诊：上半身水肿已消，但双足面部水肿未消。知药已中的。上方去麻黄，加赤小豆10g、玉米须10g。10剂后再诊，水肿尽消，唯蛋白 +。此时肾虚为本，健肾筑坝方为良策。拟六味地黄汤加赤小豆、蝉蜕、益母草、豆蔻花、炙枇杷叶等加减，连服月余，以后反复检查尿常规半年之久，均未见异常。

2. 中焦　脾胃居中焦，运化失职有虚实之分。如感受风寒邪热温毒，加之脾失健运，水湿不行，郁结不化。证见面目及四肢微肿，面色萎黄，恶心呕吐，纳差，便溏尿短，舌红苔腻，脉濡数等。此证型肾炎，以转化中焦之芳香化湿法治之颇能奏效。处方：藿香、佩兰、苏叶、薄荷、连翘、竹叶、川厚朴、法半夏、忍冬藤、车前草等。（此型肾炎消除蛋白尿，林老选用藿香、佩兰、鹿衔草、鱼腥草等）若系脾虚不能制水，气化不行，则水湿内停，三焦失司，脾为湿困，水液妄行。证见肌肤水肿，腰以下为甚，按之凹陷不起，伴面色黄胖，精神疲倦，胸腹胀闷，纳呆，便溏尿少，舌淡苔白腻，脉沉细弱。此型治以温中健脾法，使脾旺，枢机气化自如，升降得常，水湿自行常道，是谓利水而化之。处方：党参、白术、黄芪、干姜、肉桂、陈皮、茯苓、赤小豆、苍术等。（此型肾炎消除蛋白尿，林老选用苍术、玉米须、黄芪、赤小豆等药物）

例二，林某，男性，22岁，浙江苍南人。患者以打石开山为生，终日风餐露宿，劳累过度，自觉神疲乏力，纳食不香，逐渐全身水肿，尿蛋白在"++"与"+++"之间。

病已数月，屡用中草药未见好转，于 1992 年 3 月 3 日求诊于林老。证见：全身水肿，腹部为甚，双足按之凹陷不起，伴纳呆，腹胀，大便时溏时结，小便短小，舌苔白腻，脉滑。此患者开山劳累之余，饮酒充饥，复日晒雨淋，致湿滞中焦，脾胃气化失职，水流旁道，溢于肌肤。前医忽视恢复脏腑气化功能，一派寒凉利尿，尿未行而肿更甚。此时当温运中焦，使脾胃升降复常，水自流渠道，不利尿而肿自消。处方：生黄芪 15g，干姜 15g，桂丁 15g（肉桂的幼嫩果实，辛甘，温。温中散寒，治胃脘寒痛呕哕），二术各 20g，茯苓 30g，猪苓 30g，泽泻 30g，赤小豆 30g，玉米须 15g。6 剂后再诊，全身水肿消退，二便通利，尿蛋白 +。知湿邪已化，脾胃复健，中焦气化如常，步上方加党参、仙鹤草，再服 10 剂，后用六君子汤加减服用半个月，尿检未见蛋白，随访半年未见复发。

例三，肖某，女，19 岁，浙江苍南人。患慢性肾炎一年余，经温州某医院住院治疗，水肿尽退，但尿蛋白反复在"+"与"++"之间。于 1990 年 10 月求治于林老。证见：面色晦暗，形体消瘦，语声低微，夜眠不安，腰部、背部刺痛，经前更甚。此次月经已停经两个月未潮，少腹闷痛，素有痛经，舌淡紫边有齿印，指甲微紫，脉涩。证系气血瘀滞，以活血化瘀治之，是从血分走表，调气血顺转，达到消除蛋白尿的目的。处方：徐长卿 15g，刘寄奴 15g，虎杖 15g，泽兰 15g，红花 6g，桃仁 10g，益母草 15g，赤芍 15g，熟地黄 30g，当归 15g，青黛（布包）10g。5 剂后月经来潮，紫黑有血块，少腹疼痛消失，但尿蛋白仍为"+"。续用上方再服 3 剂，转以四物汤加徐长卿、刘寄奴、泽兰、黄芪、青黛，或加党参、紫河车等。于 1991 年 7 月间来信告知，尿蛋白已消失半年，并索方巩固，乃告以四物汤常服用。

3. 下焦　肾司二便，主水。若肾阴为湿热所灼，则水湿不化，三焦阻滞，下窍不通。证见发热或午后低热，小便淋漓急痛或尿血，便闭，舌质红，苔黄腻，脉数。此证型应清热化湿，开三焦气机，利下窍水道乃气化之根本。药选用白花蛇舌草、白茅根、土茯苓、鹿衔草、瞿麦、萹蓄、大黄、栀子。（此型肾炎消除蛋白尿，林老选用鹿衔草、瞿麦、萹蓄等药物）

肝肾同属下焦，肾阴虚损，水不涵木，则肝阳上亢，阳无以化而呈上盛下虚之危候。临床多见面目、全身水肿，眩晕，头痛，鼻衄，面赤等。治以滋养肝肾法，使阴阳平衡，湿热之邪从二便而出。药用羚羊角、茅根、生地、草决明、夏枯草、虎杖、玄参、牛膝、石决明。（消除此型肾炎蛋白尿，林老选用虎杖、牛膝）

病久累及脾肾，致肾阳衰惫，命门火衰。患者肾气衰竭，肺气不降，肾水凌心，血行不畅，病情至危。临床多见面目、全身水肿，腰以下为甚，按之没指，面色晦滞或㿠白，腰部冷痛，神疲形寒，四肢不温，大便泄泻，小便少，舌质淡，舌体胖大，苔白腻，脉沉微迟弱。甚者气息喘急，不能平卧，恶心呕吐，心悸，唇紫，阴囊肿大，尿闭等。此证型是肾病发展的危重阶段。只有温补脾肾阳气鼓动命火，恢复三焦气化功能，才能力挽颓势。药用仙灵脾、鹿胶、龟甲、党参、干姜、杜仲、补骨脂、枸杞子、白术、仙茅；或用五叶莲、伏龙肝、附子、大黄、半夏、枇杷叶、黄芪、冬虫夏草、红参、鹿茸。（消

除此型肾炎蛋白尿，林老选用冬虫夏草、红参、鹿茸等药物）

例四，林某，男，10岁，学生，宁德籍。患者以反复全身水肿、尿少9个月为主诉，于1984年9月25日入医院儿科病房，曾住院3次，诊断为急性肾炎、肾病综合征。经用糖皮质激素、利尿剂等治疗，病情好转出院。此次尿少，每日约300ml，全身水肿，腹胀如鼓，干咳少痰，气喘。T 38.3℃。双肺听诊闻及干湿性啰音，腹部移动性浊音阳性，肾区叩击痛阳性。尿常规：尿蛋白+++，白细胞极少，管型透明极少，颗粒极少。血常规：白细胞$9.8×10^9$/L，中性粒细胞89%，淋巴11%，总胆固醇24μmol/L，总蛋白46g/L，白蛋白29g/L，球蛋白17g/L，诊为肾病综合征并发肺炎。给予大量糖皮质激素、抗菌素、利尿剂等治疗，症略减轻，但病情仍属危重。于是邀林老会诊。见其面色㿠白，目肿如卧蚕，睁眼如线，腹大如鼓，脐部突起，阴囊肿大透亮，干咳气促，无恶心呕吐，舌淡苔薄白，脉微弱。追溯以往得知患儿较长时间服用清热利尿之中草药，利尿太过，导致阳气日损，肾气无以气化，寒水凝滞，水液泛滥而肿胀；有寒水射肺，肺失宣降。故急当大温大补肾气，佐以宣肺降逆。处方：西洋参（另炖）10g，鹿茸（另炖）0.5g，冬虫夏草（另炖）10g，紫河车6g。本方以鹿茸、参芪、冬虫夏草、紫河车温补肾气。标本同治故选用枇杷叶、杏仁、川贝母、柿叶宣降肺气，使其上下相彰，气化得行，水道得利。若惑于尿闭水肿，肺部感染，而行清利，势必微阳速亡，以致不救。故本方出入或增生脉，或加六味，连服50余剂诸症向愈，尿蛋白已转阴。肾炎恢复期，拟平温平补，缓图治本。处方：党参、炙黄芪、白术、山药、山茱萸、当归、茯苓、肉苁蓉、枸杞子、柿叶、鹿角霜、枇杷叶、金樱子、覆盆子。间断服药两个月，完全康复。随访两年无复发。

例五，江某，男，15岁，学生，福鼎籍。患者5年前因外感发热，咽痛，3天后即见晨起颜面水肿，延至双下肢，经当地卫生院检查：尿蛋白+++，颗粒管型+，红细胞+，白细胞+，脓球少许，曾住院于某省级医院，诊断为急性肾炎。使用环磷酰胺、糖皮质激素等治疗，病情反复。此次以水肿收住院。当时患者全身水肿，按之没指，伴头痛、恶心、腹胀、纳呆、便溏尿少。血压13/8kPa。尿常规：蛋白+++，红细胞+，白细胞+，脓球少许，颗粒管型少许，透明管型+。血常规未见异常。血生化：CO_2CP21mmol/L，肌酐309mmol/L，尿素氮21.5mmol/L，总胆固醇20μmol/L，总蛋白45g/L，白蛋白29g/L，球蛋白18g/L，K^+6.9mmol/L。诊断为慢性肾炎肾病型、慢性肾衰竭氮质血症期。西药治疗未见疗效，反而呕吐频见，尿量极少，每日约200ml。林老认为，本例证属肾阳衰竭，下焦无以气化，唯有辛热温阳化气才能恢复下焦气化。处方：附子10g，炙黄芪60g，西洋参（另炖）5g，冬虫夏草（另炖）3g，白术15g，伏龙肝30g，炙枇杷叶15g，茅根15g。林老特别提及：本例与例四均用温肾气化之法，其中唯有选用附子与鹿茸之别，鹿茸对阳衰伴阴虚证尤宜，以其血肉有情之品而奏效。若肾炎证属阳虚而伴脾胃寒浊者，则非附子之大辛大热达温燥鼓动，行阳化气不可。服上方后日尿量渐至650ml。另加益母草15g、蝉蜕6g、豆蔻花5g以增加消除蛋白尿的力量，10剂后尿量恢复正常，尿蛋白+。血生化：CO_2CP24mmol/L，肌酐296mmol/L，尿素氮7.5mmol/L，K^+4.7mmol/L。病情稳定后，补肾健脾，以肉苁蓉、枸杞子、沙苑子、菟丝子、川续断、巴戟天、杜仲、蝉蜕、鹿角霜、龟甲、党参、黄芪、白术、附子等药，前后服用 80 余剂，病愈。

若水肿日久，血流不畅致血瘀者，常见全身水肿，腰部刺痛，面色晦暗，伴有午后或夜间低热，脉涩或弦数。血瘀者采用化瘀法。笔者在选用桃红四物汤基础上加用刘寄奴、虎杖、泽兰、青黛、徐长卿，以通中州利二便，化气调中，入血走表。（此型肾炎消除蛋白尿，林老选用益母草、泽兰、虎杖、红花、桃仁、赤芍等药物）

第二节 《寒湿论治》

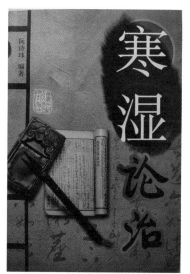

阮诗玮教授主编的《寒湿论治》大约在 20 世纪 80 年代后期初稿就已完成，直到 2008 年才由福建科学技术出版社出版。本书详细叙述了寒湿的病因病机、辨证论治、理法方药。提出寒湿病以三焦和正邪辨证为纲领，六经、脏腑、卫气营血辨证等辨证方法亦参用其间，临证贵在提纲挈领。该书内容精当，简明扼要，思路清晰，切合临床，读后令人思想顿开，能更清晰地认识和准确辨治，有助于提高临床思维和诊疗水平。

内容节选：

（一）体质因素

素禀阳气不足，里湿内盛之人，易患寒湿。有人将体质分为 6 种类型，其中迟冷质、腻滞质、倦㿠质 3 种最易感受寒湿。迟冷质、倦㿠质多寒重于湿，腻滞质多湿重于寒。

6 种体质类型具体如下：

1. 正常质 阴阳无明显的偏盛偏衰，对致病刺激之反应无过亢与不及。此型禀赋特厚，体壮力强，面色润泽，胃纳佳，能耐寒暑，口微干，二便调，脉有力，舌象如常。正常质的人一生少病，一旦得病则多属外感暴病，而多见阳明腑实等实热之证。此型体质多见于劳动人民，亦可见于青春期前后发育正常的健康男女。

2. 晦涩质 常见肤色晦滞，口唇色紫，眼眶黯黑，爪甲枯槁，肌肤甲错，丝缕斑痕，脉沉涩弦紧，舌质瘀。此型体质的人发病后多见痞满作胀，痛有定处，或有时出血，或癥瘕结聚，或午后潮热。中医所见气血易阻者常属于此种体质类型。

3. 腻滞质 常见体形肥胖，口甜而黏，身重如裹，口干不饮，大便不实，脉或濡或滑，舌苔多腻，可见于嗜酒者。此型体质的人发病后常见中脘痞满，胸满昏眩，肢节疼痛，带浊淋漓，往往延绵难治。中医临床所见痰湿易盛者常属于此种体质类型。

4. 燥红质 常见形弱消瘦，面颊潮红，口燥咽干，内热便秘，阳兴遗精，尿黄短少，喜凉饮而饮不解渴，少眠心焦，五心烦热，耳鸣耳聋，脉细弦数，舌红少苔或无苔。发病后常见内热炽盛，易入里化热，耗伤津液。中医临床所见阴易亏者常属此种体质类型。

5. 迟冷质 常见形体白胖，形寒怕冷，唇淡口和，四肢怠倦，肌冷自汗，面色不华，大便溏薄，毛发易落，夜尿频频而清长，喜热饮，脉沉迟无力，舌淡胖嫩，有齿痕。此型体质的人发病后常见外寒较甚，易从寒化而伤阳气。中医临床所见阳易衰者常属此种体质类型。

6. 倦㿠质 常见面色㿠白，气短懒言，乏力眩晕，心悸健忘，动辄汗出，子宫下坠，脱肛，手易麻，月经淡少，舌淡，脉细弱无力。此型体质的人发病后抗病能力往往较差，常易虚脱。气血易虚者属此种体质类型。

必须指出，上述 6 种体质类型并非机械的，人的体质是多种多样的，也是多变的。比如，迟冷质、倦㿠质并见，迟冷质、晦涩质并见。后者亦易患寒湿，每多夹瘀，"凝"的病机较为突出。亦有燥红质、晦涩质，其偶猝受寒湿，易于化热，成湿热或温热之证。章楠（虚谷）谓："人身阳气旺即随火化而归阳明，阳气虚即随湿化而归太阴。"

（二）寒湿与伤寒、湿热、温热的鉴别

寒湿、伤寒、湿热、温热，同属外感病，具有相同的地方，如一般均由外邪所致，与时令有密切的联系，地理环境对病变性质存在影响，普遍发病较急，由表入里，因邪伤正；六经、卫气营血四层、三焦等辨证是他们共同的辨证纲领，邪祛则正安是论治它们的指导思想等。但是，在外邪的种类、时令、地理、病性、临床表现、辨证方法、论治思想等方面，各具特点，医者务必明鉴，以免张冠李戴，贻误病人。

1. 寒湿与伤寒 伤寒有广义、狭义之分。广义伤寒，指一切外感病而言，当然，也包括寒湿病在内。正如《难经·五十八难》所说"伤寒有五，有中风、有伤寒、有湿温、有热病、有温病。"狭义的伤寒，系上述五种之一，指感受寒邪、感而即发的外感病。这里需要鉴别的就是后者。

寒湿与伤寒，同系寒性病理过程的外感病，但在病因上有寒湿与风寒之别。寒湿凝滞黏腻，风寒则风性轻扬。寒性阴凝，前者易伤腻滞质，病程缠绵；后者易伤迟冷质，发病迅速，较为单纯，也易表散。寒湿初起病邪在表，每兼气机阻滞，卫气同病；伤寒初起，寒邪束表，卫阳郁闭，病在卫表。前者阳伤重在太阴，后者阳伤重在少阴。前者热化多为湿热，后者热化多为温热。症候上均恶寒发热，寒多热少。前者汗闭，身疼且重，头痛裹重，胸闷脘痞，苔白腻，脉浮缓；后者无汗，头痛身疼较甚，苔薄白，脉浮紧。辨证方法上，前者主要以三焦辨证为主，后者以六经辨证为纲。治疗上风寒用辛温可达，寒湿缺芳香不解。因寒与湿合，湿为寒凝，寒为湿胶，湿邪不化，寒邪难散，故单独辛

温发汗，却汗出不解。前者慢也（若寒得湿凝，为病偏速，但较之风寒则慢也），缓图；后者疾也，速祛。以其人之道，还治其人之身也。

2. 寒湿与湿热 寒湿与湿热，同系湿性病理过程的外感病，均内蕴、外感夹杂，初起常卫气同病，病程缠绵，辨证方法颇同，但具有寒热阴阳性质的不同。前者多发于阴盛之体，后者多伤于阳旺之躯。前者重在太阴，后者重在阳明。症候上前者恶寒发热，寒多热少，汗闭身痛而重，头痛如裹且重，胸闷脘痞，舌淡苔白腻，脉濡缓；后者身热不扬，汗出不畅，头重如裹，心烦胸闷，舌红苔黄腻，脉濡数。治法方面前者散寒祛湿，后者清热化湿。必须指出，寒湿伤于阳旺之躯，或用药过于温燥可热化而成湿热之证，湿热伤于阴盛之体，或用药过于寒凉，亦每多寒化而成寒湿之证。

3. 寒湿与温热 寒湿与温热，是性质不同的两类外感病，其性，一寒一热，一湿一燥；其治，一温一清，一燥一润，迥然有别。前者表现为阴寒内盛，阳气损伤，水液留滞的病理过程，多伤迟冷质；后看表现为阳热亢盛，阴液枯涸的病理过程，多伤燥红质。辨证方法，前者主要以三焦辨证为主，后者以卫气营血四层辨证为纲。初起症候，前者恶寒发热，寒重热轻，汗闭身痛而重，口不渴，胸闷脘痞，舌淡苔白腻，脉濡缓；后者发热重，恶寒轻，口渴，舌红，苔薄白，脉浮数。在治疗上，前者散寒燥湿，顾护阳气；后者辛凉清热，顾养阴津。

诚然，《伤寒论》是一部纲领性的外感病著作，为广义伤寒而设，但是由于时代的限制，地理因素的影响，以及临床经验的约束，其书涉广而未尽，详寒略温，对湿热、寒湿之论述尤嫌过简。因而，我们不能作茧自缚，把自己约束在《伤寒论》的小圈子里。清代温病学派的崛起，树立了论治外感病的新旗帜，羽翼伤寒，颇多建树，精神可嘉。本书则详论寒湿，旨在补前人外感病未详之一隅。

（三）正邪辨证

正邪辨证，包括正气辨证和邪气辨证两方面，以了解正气的虚实、体质的寒热；分析邪气盛衰，性质归属，病情轻重，由此达到估计病性发展趋势和权衡用药的分量。

1. 邪气辨证

（1）寒重于湿：多见于严寒冬令，迟冷质之人，伤少阴经多，以寒邪特性为主要表现。"寒伤营"，营阴凝结较重，疼痛拘急绞痛突出，恶寒，舌淡或胖或青，苔白薄腻，脉紧或弦。

（2）湿重于寒：多见于初夏湿蒸之际，腻滞质之人，伤太阴经多，以湿邪特性为主要表现。湿郁气分，气机阻滞较突出，胸闷脘痞，身重头裹，胀痛明显，舌苔白厚腻，脉濡缓。

（3）寒湿并重：多见于春令阴雨季节，以寒湿合邪特性为主要表现。气机郁阻，营血凝结，恶寒体痛，胸闷脘痞，头痛如裹，舌淡苔白腻，脉弦濡。

2. 正气辨证 正气辨证即体质辨证。

（1）阴：凡迟冷质、倦㿠质、腻滞质之辈，多见阳气不足，里湿素盛，寒湿乘之，更使阳气虚弱，浊阴内盛，邪易入里，或发为直中，表现为面色㿠白或暗晦浊垢，或形体肥胖，恶寒发热，口淡不渴，身重冷痛，尿清，大便稀溏，或尿少水肿，舌淡胖苔白腻，脉迟微而紧。

（2）阳：凡燥红质，多数晦涩质、正常质之人，阳常有余，寒湿入犯多轻且渐，一般未传中下焦，就化热成湿热之患，或寒热错杂之证。寒湿初起多见面黄体瘦，头痛如裹，胸闷而烦，恶寒发热，而不似温热之喜饮，其人口干不欲饮，尿黄，舌淡红或红赤，苔白腻，脉濡。继而身热不扬，初按不热，久之灼手，心烦更甚，小便短赤，大便溏臭，舌红苔黄腻或白而燥，脉濡数，甚则动风发斑，热厥神昏等。

（3）虚：寒湿伤于中下焦，或病久中气元气损伤，多有虚证表现，如神疲乏力，腰酸喜按，耳鸣，面色㿠白，声低懒言，完谷不化，五更肾泻，肛门下坠，四肢不温，畏寒怕冷，舌淡胖嫩，脉弱等。迟冷质、倦㿠质为多见。

（4）实：寒湿初起，病在上焦，多为实证，症见恶寒发热，无汗身痛，头重而痛，脉浮紧。胃为藏污纳垢之所，邪传胃府，可与糟粕凝结，成中焦实证，见脘腹剧痛，硬而拒按，恶寒发热，大便不通，苔白腻浊，脉沉弦实等。晦涩质者多瘀，寒湿伤之，每多滞营凝血，而成瘀血与寒湿夹杂之实证，多刺痛拒按喜热。正常质之人，内无虚，发病多见实证。

第三节　《十二经方议秘要》

《十二经方议秘要》是清代福建霞浦名医陶思渠撰著的，后由福建中医学院刘德荣、肖林榕、俞宜年三位教授根据阮诗玮教授提供的福鼎县郑敏生先生家藏手抄珍本和该县中医研究所及医药卫生学会的油印本整理校注。该书以十二经为纲，风、寒、暑、湿、燥、火与气、血、虚、实等为目，辨证分型，以证议方，以方析义，且权衡加减，汇集了历代医家之精华，又有作者的独特见解。本书选方精要，切于临床实用，让读者阅习后能在临床诊疗中较快地掌握经络、脏腑的辨证立法和遣方方法。

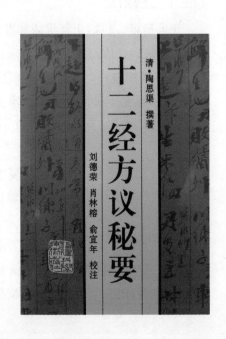

第四节 《福建历代名医名著珍本精选》

　　中国中医药出版社 2014 年出版的福建省卫生厅筹划、审定的《福建历代名医名著珍本精选》，由阮诗玮教授主审并为该书写序，由福建中医药大学刘德荣教授及中医医史专业的老师整理校勘。本书遴选的 18 部尚未整理出版的重要中医古籍，是宋代至民国时期 12 位医家的代表作，其中既有中医基础理论研究、阐发仲景学说的医籍，又有反映中医临床名医的医疗经验和医家高尚道德的医籍。根据古医籍的篇幅字数分为三卷，第一卷：《类证增注伤寒百问歌》《卫生家宝方》《痘疹活幼心法》《奇效医述》《秘传眼科七十二症全书》《轩岐救正论》；第二卷：《勿听子俗解八十一难经》《名方类证医书大全》《伤寒六书纂要辨疑》《婴儿论》《症治备览》；第三卷：《伤寒论章句方解》《验方别录》《鼠疫约编》《疹症宝筏》《删补中风论》《奇验喉症明辨》《四时感症》。该书的出版弥补了福建省外医界对闽医知之甚少，今之学者和临床医生欲学习前贤经验而鲜见其书的遗憾。

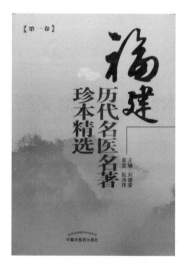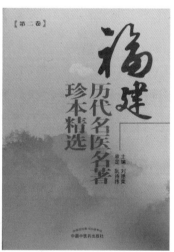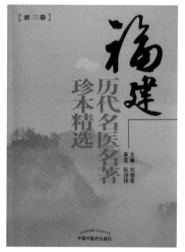

第五节 《福建中医63年概览》

《福建中医63年概览》是由阮诗玮教授主编，福建省中医药管理局、福建省中医药学会出版。本书是一册资料性汇编，采取科学分类，以类立目，横分纵写，多章并列的构架，包含福建中医概述、中医医疗机构建设、中医临床医学的发展、名老中医学术经验继承工作、中医古籍和名老中医学术经验整理、中医教育的发展、中医中西医结合研究、福建中药和青草药、民间疗法和畲族医药、闽台中医药交流和国际中医药交流等。本书客观地记录了福建中医1949年至2012年走过的63年历程，全面准确地记述反映了福建中医的历史与现状，为研究闽医学派的发展提供主要依据。

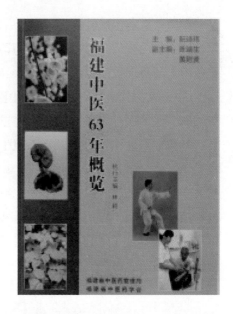

第六节 《第三批全国老中医药专家学术经验继承论文荟萃（福建省2002-2005年）》

由阮诗玮教授主编的《第三批全国老中医药专家学术经验继承论文荟萃（福建省2002-2005年）》，主要汇编了杜建、曾章超、陈扬荣、陈长华、吕绍光、卢太坤、张永树、林禾禧、陈炳焜、丁秀贝、唐江山、吴熙等12位老中医带教的18位学员的结业论文和跟师期间发表的学术论文，涵盖了指导老师的学术经验和技术专长，以及继承人对本学科领域某一方面的见解。该书的出版为促进中医药学术传承，推动中医药事业发展做出了伟大贡献。

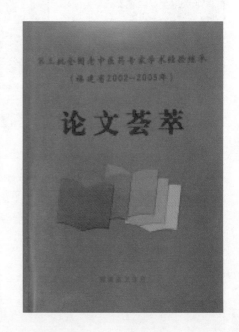

第七节　《福建医学史略》

《福建医学史略》是由阮诗玮教授主审，刘德荣教授主编，福建科学技术出版社于 2011 年出版发行的。全书共分 8 章，以历史发展为主线，根据福建医学发展的特点，划分为 8 个时期。每个时期均在简要介绍社会背景的基础上，系统介绍各个历史时期医学发展概况和著名医家的主要成就。内容包括社会经济、军事制度、古医籍整理、中医理论研究、药物学、方剂学、临证医学成就和对外医药交流等，各个时期因内容详略不同而有所差别。本书编写跨越数千年，是一部反映福建古代和近代医学成就的书，不仅可以作为医学史研读，也为中医临床与科研工作提供参考借鉴。

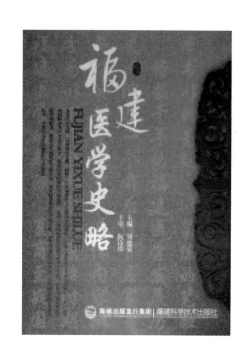

第八节　《福建历代名医学术精华》

《福建历代名医学术精华》是由阮诗玮教授主审，刘德荣、邓月娥教授主编，中国中医药出版社于 2012 年出版发行的。本书收载"福建历代名医" 62 位，是选定自东汉末年起至民国以前出生的闽籍或在闽从事医疗活动、在福建医学史上有一定影响的医家（包括董奉、苏颂、杨士瀛、陈梦雷、陈修园、萧治安、林如高等）。这些医家大多有医书传世或医学成就突出，包括基础理论研究、药物方剂和中医文献整理者及临床内科、妇科、儿科、外科、五官科、针灸科、骨伤科等科的名医，地域涵盖福州、泉州、莆田、厦门、漳州、龙岩、三明、南平、宁德等地区，时间跨越汉末吴国至近代千年，该书编写力图

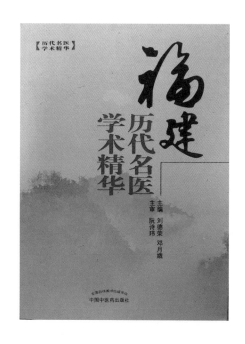

全面展现八闽名医的学术成就和诊疗特色。书中遴选的每位医家，均分别介绍其生平、主要著述、学术成就、医案选析、古今评价等几部分，其中以医家的"学术成就"为重点，内容包括医家的学术成就和临床辨证用药特点。本书旨在继承弘扬福建名医的学术经验，为当前中医临床科研提供更多的辨证论治思路和方法。

第九节　《农村常见病中医诊疗》

《农村常见病中医诊疗》由阮诗玮教授担任编委会主任组织编写，于 2001 年由厦门大学出版社出版。该书由肖诏玮、俞宜年教授担任主编，以问答的形式，将内科、外科、妇科、儿科、眼科、耳鼻喉科、痔疮科等科的 91 个常见病种的中医诊疗知识做了介绍，有助于在农村中普及中医药知识，提高乡村医生中医药防病治病的能力和水平，也有助于培养一支能用中西医两法诊治疾病的农村实用性乡村医生队伍。

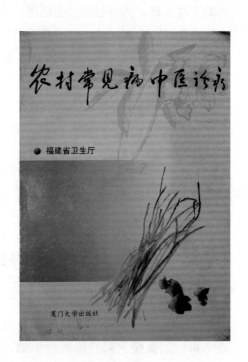

精正大医图

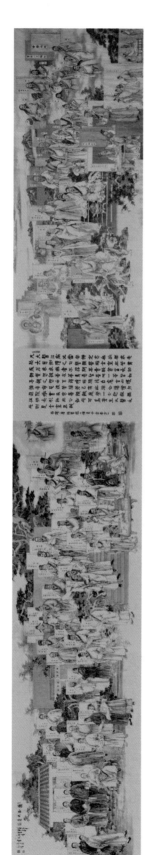

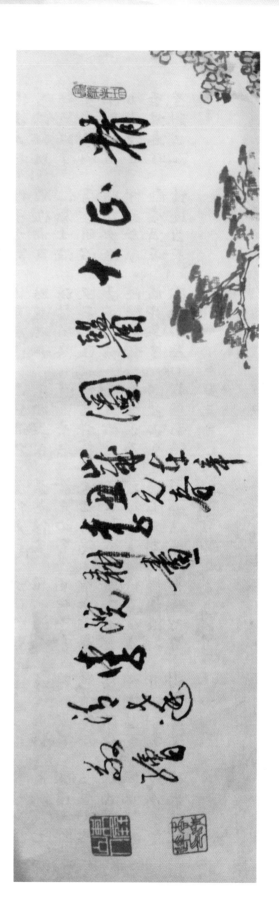

矫正大醫圖記

歲逢庚子　寒濕瘟疫
生命至上　科學為尊
佑我中華　國粹中醫
陰陽五行　矯為神機
建安三神　仲景方劑
著洪論道　肘後備急
婦產端章　仁齋士瀛
蒙岳善補　省瑩明治
濕熱薛雪　時病少逸
力沟倡導　甲而合璧
杏林春暖　君壺濟世
李耕巨匠　清達盟友

五洲肆瘧　四海危機
中西并重　所向披靡
淵遠流長　薪火接力
國粹中醫　經絡藏象
矯為神機　正邪醫理
俟寒金遷　仁經雜折
思邈矯誠　于金奧義
洗冤錄集　金元四家
法醫宗慈　又西論疫
房為詳輝　天士療溫
省堂明治　醫宗金鑒
孟英經緯　奮揚治疫
滬純晬證　襄甲來西
矯勤不倦　轉轉正為
播場致知　守正創新
繪圖乾緒　閩山後學
懷恩聖賢

辛丑元春穀旦龍崗山人阮诗玮謹記

章我中華　領袖英明
東升西降　百年变局
黃帝內經　大道之行
伏羲八卦　先耀天地
神農百草　同道俞岐
望聞問切　史載诊籍
浮犯倉公　救生脈濟
董奉歸隱　窒庫第一
麻沸舍裁　是屬大醫
華館外科　作跋頂礼
惟一洞人
蘇頌圖經
兒科錢乙
劉勰季來
時珍本草
綱濟回晰
三焦分治
鞠通條分
營血衛氣
清任改瘀
代有賢哲
中國醫葉
白衣執甲
同心戰疫